AF345204

ENCYCLOPÉDIE

ANATOMIQUE.

IX.

ANATOMIE PATHOLOGIQUE GÉNÉRALE.

ENCYCLOPÉDIE
ANATOMIQUE

COMPRENANT

L'ANATOMIE DESCRIPTIVE, L'ANATOMIE GÉNÉRALE,
L'ANATOMIE PATHOLOGIQUE, L'HISTOIRE DU DÉVELOPPEMENT,
ET CELLE DES RACES HUMAINES;

PAR

G.-T. BISCHOFF, J. HENLE,
E. HUSCHKE, S.-T. SŒMMERRING, F.-G. THEILE,
G. VALENTIN, J. VOGEL, R. WAGNER,
G. & E. WEBER;

TRADUIT DE L'ALLEMAND

PAR A.-J.-L. JOURDAN,

Membre de l'Académie royale de médecine.

TOME IX.

ANATOMIE PATHOLOGIQUE GÉNÉRALE.

A PARIS,

CHEZ J.-B. BAILLIÈRE,

LIBRAIRE DE L'ACADÉMIE ROYALE DE MÉDECINE,
Rue de l'École-de-Médecine, 17;

A LONDRES, CHEZ H. BAILLIÈRE, 219, REGENT-STREET.

1847.

Paris. — Imprimerie de L. Martinet, 3o. rue Jacob.

TRAITÉ

D'ANATOMIE

PATHOLOGIQUE GÉNÉRALE,

PAR

JULIUS VOGEL,

PROFESSEUR DE CLINIQUE MÉDICALE A L'UNIVERSITÉ DE GIESSEN.

Traduit de l'Allemand

PAR A.-J.-L. JOURDAN,

Membre de l'Académie royale de médecine.

———————— ❖ ————————

A PARIS,

CHEZ J.-B. BAILLIÈRE,

LIBRAIRE DE L'ACADÉMIE ROYALE DE MÉDECINE,

Rue de l'École-de-Médecine, 17.

A LONDRES, CHEZ H. BAILLIÈRE, 219, REGENT-STREET.

1847.

1846

AVIS DE L'ÉDITEUR.

Dans le siècle où nous vivons, on n'attache de prix qu'à un positif fructueux. La médecine ne pouvait se soustraire à cette tendance générale des esprits : il lui fallait se montrer moins curieuse que jadis de spéculations pures, donner une tendance pratique aux diverses sciences qui la constituent, et plus que jamais les faire converger vers le but final de ses efforts, le perfectionnement de l'art de guérir. En se plaçant à ce point de vue pour exposer les principes généraux de l'anatomie pathologique, l'auteur devait s'attacher surtout aux notions qui ont le plus d'importance pour le praticien, c'est-à-dire aux changements, transitoires ou permanents, que les maladies apportent dans la structure des organes, et s'étendre moins sur les modifications de forme, de situation et de volume, dont l'histoire n'intéresse guère que l'anatomie proprement dite. Par la même raison, il devait mettre à profit les données fournies par deux sciences de création toute moderne, l'histologie et la zoochimie, en tenant d'ailleurs un juste milieu entre l'affectation de ceux qui les dédaignent, parce qu'ils les ignorent, et la présomption de ceux qui s'en exagèrent la portée, parce qu'ils n'ont étudié qu'elles. La plupart des résultats consignés dans cet ouvrage reposent sur plus d'un millier de faits recueillis depuis 1837. Plusieurs sans doute ont été trouvés simultanément ou même auparavant par d'autres; mais l'auteur n'élève aucune prétention à la priorité, parce qu'il lui semble au fond peu curieux de savoir à qui revient réellement l'honneur de découvertes que chacun peut faire en approfondissant un sujet nouveau, après s'être armé des connaissances préalables nécessaires et de tous les secours dont nous pouvons disposer aujourd'hui.

Le volume que nous publions ne contient que *les généralités de l'anatomie pathologique*; il est suivi d'un article sur l'INFLAMMATION, du même auteur, inséré dans le *Dictionnaire de physiologie* de Wagner, et qui a semblé devoir être un complément utile des doctrines de M. Vogel.

Très prochainement nous ferons paraître l'*Anatomie pathologique spéciale*, comprenant l'histoire des changements que l'état morbide peut faire naître dans les divers systèmes et appareils de l'organisme humain.

---

et qui a semblé devoir être un complément utile
des doctrines de M. Vogel.

TRAITÉ D'ANATOMIE PATHOLOGIQUE.

INTRODUCTION.

Les autres volumes de l'*Encyclopédie anatomique* traitent de la structure normale du corps humain ; ils en décrivent les parties élémentaires, avec les propriétés qui les caractérisent : ils font connaître le mode de réunion de ces éléments pour produire des tissus, la manière dont ceux-ci sont répartis dans l'économie, et leur mode d'association pour constituer des organes ; enfin ils tracent l'histoire du développement et de chaque organe en particulier et du tout qui résulte de l'ensemble des organes. Les éléments, tissus et organes dont il y est fait mention sont les mêmes, quant au fond, chez tous les individus : si parfois on observe quelques diversités, surtout en ce qui concerne le nombre des éléments, la configuration et la situation des résultats de leur combinaison, elles s'effacent devant la multitude des points de ressemblance, et on les passe sous silence, ou, quand elles sont marquées, on les énonce, à titre de simples variétés.

Il n'en est pas de même lorsqu'on porte le scalpel sur des corps ou des organes qui ont reçu l'atteinte des maladies. Fréquemment alors on rencontre des choses qui diffèrent de ce qu'on voit dans l'état normal. Mais les anomalies varient infiniment : tantôt les parties élémentaires ont changé, et tantôt des formations tout-à-fait nouvelles se sont insinuées entre elles ; ici de grandes régions du corps ont pris une autre situation ou d'autres formes, et là c'est seulement sur des portions limitées ou sur des éléments d'un ou de plusieurs organes que le changement a porté. Décrire ces altérations, en rechercher l'origine, en étudier le mode de développement, tel est le but de l'anatomie pathologique. Celle-ci suppose donc, par cela même, la connaissance de l'anatomie normale, sur laquelle elle s'appuie, comme sur son fondement naturel. Chacune de ces deux sciences s'approprie, en conséquence, ce que l'autre exclut de son domaine. Toutefois, la limite entre elles n'est pas si bien marquée qu'il ne puisse s'élever des contestations eu égard à leurs attributs respectifs. Toutes deux puisent leurs matériaux dans les cadavres, où, à la vérité, l'une recherche l'état de choses compatible avec la santé, tandis que l'autre s'occupe uniquement des produits de la maladie. Mais *santé* et *maladie* sont des mots qui expriment des idées purement relatives, et, comme il n'y a pas d'organisme humain qui offre l'idéal de la santé dans toute sa perfection, l'occasion doit se présenter souvent de douter si certains phénomènes sont du ressort de l'anatomie pathologique, ou s'ils rentrent dans les attributions de l'anatomie normale. Lorsque le changement affecte des organes entiers ou de grandes portions d'organes, le problème est généralement susceptible d'une solution précise; mais, plus on entre dans les détails, plus la distinction devient difficile, et l'on se voit forcé, en fin de compte, de reconnaître qu'il existe un certain champ neutre sur lequel les deux sciences peuvent et doivent étendre simultanément leurs investigations.

Mais ces relations de l'anatomie pathologique avec l'anatomie normale ne sont pas le seul lien qui l'attache au domaine de la médecine, ni même le plus important. Elle a pour mère l'anatomie proprement dite, du sein de laquelle elle sort, et qui l'a nourrie de son lait; mais, parvenue à l'âge adulte, elle a quitté les bras de cette mère chérie, et, d'abord comme une fiancée affectueuse, puis comme une bonne femme de ménage, elle s'est mise, en silence et sans craindre la fatigue, à la recherche des moyens de servir l'époux qui lui est nécessaire dans sa lutte contre la maladie. C'est ainsi qu'elle a conclu avec la pathologie une alliance qui devient de plus en plus intime, de plus en plus utile, à mesure que la science, avançant en âge, continue d'ajouter à la dot qu'elle a reçue, et que son époux apprend à estimer les trésors qu'on lui abandonne, à en tirer tout le parti possible.

L'influence de l'anatomie pathologique sur la pathologie, qu'on a souvent méconnue ou mal appréciée, mais dont parfois aussi on s'est exagéré la portée, consiste donc essentiellement à montrer quels sont les changements naturels qui, dans les diverses parties du corps, accompagnent ou occasionnent les maladies. En exposant la manière dont ces changements morbides surviennent et se développent peu à peu, elle sert la pathologie proprement dite; en faisant voir comment ils repassent à l'état normal, elle vient en aide à la thérapeutique. A ces deux branches de la médecine elle fournit une importante partie des matériaux positifs nécessaires pour établir leurs fondations. Ces matériaux peuvent être incomplets, et par cela même susceptibles de s'accroître; mais, quand ils reposent sur des observations justes, quand ils ne sont pas mêlés avec des hypothèses prématurées ou inexactes, ils portent le cachet de la certitude et conservent leur valeur dans tous les temps; ils resteront debout dans l'avenir, comme ils y sont demeurés par le passé, au milieu des modifications incessantes que les théories médicales subissent dans leur ensemble ou dans leurs détails.

Ce n'est point assez d'avoir indiqué les rapports généraux de l'anatomie pathologique avec les autres sciences médicales : il faut examiner de plus près sa position par rapport à chacune de ces sciences, et rechercher non seulement quelles sont les ressources dont elle dispose, mais encore ce qu'il lui est donné d'accomplir.

Le mot *médecine* a deux sens différents, suivant qu'il exprime l'idée d'une *science* ou celle d'un *art*. C'est à ce dernier sens que se rattache l'importance pratique de la médecine, et la force même des choses veut que ce soit là en effet le point de vue sous lequel l'envisagent la plupart de ceux qui la cultivent. Mais c'est en méconnaître la vraie portée, et y introduire la mesquinerie des vues professionnelles, que d'attacher du prix uniquement à son côté pratique, et de n'en considérer le côté scientifique que comme un ornement presque superflu, comme un clinquant qui éblouit sans avoir d'utilité réelle. Il peut bien suffire à l'artisan de suivre des procédés que la tradition a consacrés, et d'étudier en vraie machine le comment, sans prendre nul souci du pourquoi, bien que, même dans les arts techniques, les immenses progrès qu'ils ont faits entre les mains des modernes et ceux dont ils s'enrichissent encore chaque jour soient la meilleure preuve qu'il n'y a pas jusqu'aux manipulations les plus simples en apparence, celles qui semblaient fixées à tout jamais depuis des siècles, qui ne puissent subir des perfectionnements essentiels par l'application raisonnée des principes scientifiques. En médecine, c'est tout autre chose. Ici l'influence de la science sur la pratique ne peut être mise en doute que par les cerveaux étroits, qui s'imaginent que les recettes dont ils ont meublé leur mémoire suffisent pour guérir toutes les maladies, ou par les esprits sceptiques, qui rejettent la médecine en bloc parce qu'elle ne donne pas le mot de toutes les énigmes que les maladies proposent à ses adeptes. Ces deux manières d'envisager la médecine sont également fausses.

D'un côté, les préceptes pratiques que les différentes écoles nous ont légués ne suffisent pas, à beaucoup près, et tout médecin consciencieux conviendra que les indignes disciples d'Esculape qui donnent effrontément leurs méthodes de traitement pour les seules vraies, pour infaillibles, méritent les sarcasmes dont la satire les a de tout temps accablés. D'un autre côté, le scepticisme absolu en médecine n'est pas moins déplorable. A la vérité, il s'en faut de beaucoup que la science puisse résoudre tous les problèmes complexes soulevés par les maladies, qui changent de nature non moins fréquemment que Protée changeait de forme, et le temps où elle y parviendra est encore fort éloigné de nous, si même il doit jamais arriver. Cependant la croyance aux résultats de la science est la seule base sur laquelle puisse reposer l'action du médecin ; la conviction d'avoir suivi rigoureusement les indications de cette science, et ainsi d'avoir accompli un devoir, est son unique consolation quand il a la douleur de voir ses efforts impuissants pour arracher des victimes à la mort. Avant tout, ici, il faut se mettre en garde contre les grands mots de *tact* et de *coup d'œil*, dont on fait un si étrange abus. Le tact du médecin est la conséquence d'observations bien faites et d'idées que ces observations lui suggèrent à l'égard du traitement des maladies ; il ne diffère de l'expérience proprement dite qu'en ce que les motifs qui déterminent à agir de telle ou telle manière sont plus ou moins voilés à la conscience. Si le tact du praticien semble quelquefois opérer plus que la science, c'est parce qu'il y a des cas où un homme qui ne se rend pas bien compte de ses idées peut cependant s'élever au-dessus des autres, sans parler de ceux où le hasard seul amène d'heureuses coïncidences. Mais la science est faite avec l'expérience des individus ; plus elle comprend en elle d'expériences individuelles, plus elle doit dominer les conceptions de chacun, qui, de leur nature, sont toujours bornées, en supposant toutefois que celles ci ne reposent pas elles-mêmes sur une base scientifique, comme dans la cas précité. Or, plus la science progresse et plus les médecins mettent de zèle et d'ardeur à la cultiver, plus le tact devient la propriété de tous ceux qui ont été élevés à la double école de la théorie et de la pratique, de sorte que ce qui était d'abord la possession exclusive de quelques privilégiés, finit par se partager presque également entre tous les hommes qui mettent le même empressement à l'acquérir.

Quant au scepticisme, l'histoire nous apprend qu'en médecine comme en religion il mène presque toujours au fanatisme. La plupart des sceptiques se jettent tête baissée dans quelqu'un de ces systèmes incomplets qui, depuis les siècles les plus reculés jusqu'à nos jours, ont apparu plus ou moins parés des couleurs de la vérité, et qui, sous les noms d'humorisme, de solidisme, de brownisme, d'iatrochimie, d'homœopathie, d'hydropathie, etc., tantôt sont morts sans laisser aucune trace de l'éclat momentané dont ils avaient brillé, tantôt, s'ils n'étaient pas absolument sans valeur, ont renoncé à leur vaine prétention de régner seuls en médecine, et se sont fondus modestement dans le grand tout de la science. Bien connaître la science est le meilleur moyen d'éviter de pareils écueils; celui qui, d'un seul coup d'œil, en embrasse l'horizon entier à une époque donnée, craint peu de céder à la séduction des systèmes : celui qui l'apprécie à sa juste valeur, et qui sait combien elle a de lacunes, n'est point tenté de se croire médecin parfait, ni de se dire praticien infaillible.

Ces réflexions sont applicables également à toutes les branches des sciences médicales; mais on peut établir avec plus de précision encore les rapports qui existent entre l'anatomie pathologique et ses sœurs.

L'organisme humain est plus compliqué qu'aucune des machines imaginées par le génie de l'homme. Il se compose d'un nombre immense de parties, liquides et solides, unies d'une manière aussi diversifiée que surprenante, comme le démontrent l'histologie, l'anatomie et la zoochimie. Ces diverses parties sont continuellement en action, et elles entretiennent les relations les plus variées, tant les unes avec les autres, qu'avec le monde extérieur : de là proviennent les phénomènes de la vie, dont la physiologie n'a pu jusqu'à ce jour qu'incomplétement débrouiller le nœud. Mais ces

phénomènes ne sont point uniformes : ils varient à l'infini, tant
chez les divers individus que chez une même personne à des époques différentes, de sorte que, même dans l'état normal, l'équilibre des parties constituantes et des systèmes de l'organisme subit
une oscillation continuelle. L'idée de la vie normale laisse donc un
grand vague dans l'esprit ; elle se rapporte à une chose non pas fixe
et stable, mais mobile et changeante. Ce n'est que par une abstraction forcée qu'on trace une démarcation entre la normalité et l'anomalie.

Il résulte de là que l'idée de maladie manque également de précision, qu'il n'y a pas de limite tranchée entre la santé et la maladie,
et qu'entre elles deux existe un domaine qu'elles revendiquent
l'une et l'autre. Ce n'est pas l'écart de la règle qui fait la maladie,
puisque la règle elle-même n'a rien de fixe. Pour qu'il y ait maladie,
il faut que l'écart nuise à l'organisme. Mais le préjudice qu'il y
apporte varie infiniment, quant au degré. Combien d'intermédiaires entre une lésion grave qui conduit rapidement à la mort, et
un léger malaise que personne presque ne serait tenté d'appeler
maladie ! Donc, sous ce rapport aussi, rien ne sépare nettement la
maladie de l'état normal.

L'idée de maladie demande à être considérée encore sous un autre aspect. Une maladie n'est pas, comme se l'imaginent quelques
personnes, un être jouissant d'une position indépendante : ce n'est
qu'un changement survenu dans les aptitudes vitales d'un organisme. Un organisme, vrai ou faux, ne saurait pas plus avoir d'in-
dépendance que n'en ont les divers états ou phénomènes vitaux
d'un organisme quelconque, comme le marcher, le dormir, le
parler, le manger, etc. Les maladies, envisagées dans les cas concrets, sont susceptibles d'offrir entre elles les plus grandes diversités, et chaque manifestation de la vie de l'organisme peut y subir
des changements, soit à elle seule, soit dans ses innombrables combinaisons avec d'autres. Il y a donc impossibilité de les classer
comme des organismes proprement dits, comme des animaux ou
des végétaux. Organismes et maladies sont bien, généralement parlant, des choses complexes ; mais, dans chaque espèce, animale ou
végétale, tous les individus se composent des mêmes parties, à de
très faibles nuances près, tandis qu'à peine rencontre-t-on deux cas
de maladies dans lesquels les phénomènes spéciaux soient parfaitement semblables. Si donc nous tentons d'établir de pareilles classi-

fications pour rendre l'enseignement et l'étude plus faciles, nous ne devons pas oublier qu'elles sont, de toute nécessité, fort incomplètes et purement arbitraires, et qu'à proprement parler elles manquent de fondement dans la nature.

Comme les phénomènes normaux de la vie deviennent possibles à la condition que toutes les parties du corps sont dans l'état normal, et agissent d'une manière normale les unes sur les autres, de même les maladies doivent naissance à ce qu'un plus ou moins grand nombre de ces parties s'éloignent de la règle, et par conséquent cessent de fonctionner ou ne fonctionnent plus que d'une manière anormale. Les changements morbides survenus dans les fonctions des parties du corps sont très souvent accompagnés de changements matériels, appréciables à la vue et au toucher, dans ces parties elles-mêmes. Apprendre et enseigner à connaître ces changements matériels, est, nous l'avons déjà dit, le problème de l'anatomie pathologique.

Mais on ne parvient pas toujours, avec les moyens dont aujourd'hui nous disposons, à démontrer l'existence d'altérations de ce genre : aussi l'anatomie pathologique n'est-elle point applicable à toutes les maladies. Ainsi, certaines modifications morbides passagères des phénomènes vitaux, qui dépendent du système nerveux, surgissent et disparaissent sans que, jusqu'à présent, les médecins aient réussi à découvrir les changements matériels qui y correspondent. Quoique des changements de cette nature s'accomplissent vraisemblablement alors, ils sont encore inconnus, et par conséquent n'existent pas pour la science. Dans d'autres cas, les changements appréciables qui accompagnent les maladies se rapportent, non aux parties constituantes solides du corps, mais aux liquides, qui sont modifiés sous le point de vue de la quantité ou de la qualité. Nous sommes également libres de faire entrer l'étude de la composition chimique des liquides dans le domaine de l'anatomie pathologique, ou de l'en exclure. Si l'on considère l'anatomie générale comme la science qui apprend à connaître les parties desquelles dépendent la forme et la composition du corps humain, l'anatomie pathologique doit s'occuper aussi des anomalies de la composition chimique. Cependant les médecins ont commencé à en faire une science à part, sous le nom de chimie pathologique.

L'anatomie pathologique n'a point seulement à rechercher, tels que l'observation nous les offre, les changements matériels qui ac-

compagnent certaines maladies; elle doit encore en scruter les
causes, en étudier le développement, en rechercher les conséquences. Mais cette partie de son œuvre, elle ne doit l'accomplir qu'autant qu'il lui est permis de le faire d'une manière certaine; condition que les hommes qui la cultivent ne sauraient trop s'inculquer
dans l'esprit. La pathologie est, de sa nature, obligée de recourir
souvent aux hypothèses; il lui faut, dans beaucoup de cas, se contenter du probable, à défaut du certain, parce que le médecin ne
peut suspendre son action, alors même qu'il ne voit pas bien clairement. Mais l'anatomie pathologique, qui n'est pas, comme la
médecine pratique, soumise aux nécessités du moment, doit s'en
tenir au positif, et toujours être bien convaincue de la certitude des
conclusions qu'elle pose. A cette condition seulement, il lui est
permis d'espérer que ses doctrines ne crouleront pas avec les systèmes kaléidoscopiques des médecins, qu'elles résisteront à l'é-
preuve du temps.

La plupart des maladies se composent d'un ensemble de désor-
dres dont, presque toujours au détriment de la science et du malade,
l'usage veut qu'on fasse un seul tout, désigné sous un nom collectif. L'anatomie pathologique ne doit pas agir de cette manière; son
premier soin, au contraire, est de séparer les changements matériels les uns des autres, de les considérer isolément, d'en étudier
toutes les particularités, d'en poursuivre les causes et les effets
jusque dans les moindres détails; après quoi, elle s'enquiert des
relations qui peuvent exister entre eux. Ce n'est qu'en procédant
ainsi qu'elle parvient à ne pas trébucher dans sa marche, et qu'elle
contribue à élever l'édifice de la médecine sur une base à la fois
large et sûre.

L'anatomie pathologique est donc purement au service de la pathologie. Elle doit se contenter de lui fournir des matériaux de bon
aloi, sans afficher la prétention de construire à elle seule la science
médicale. C'est en cela que consiste la différence, si souvent méconnue, entre elles deux. Les uns ont donné trop d'extension à
l'anatomie pathologique; en y faisant entrer les troubles fonction-
nels du système nerveux et d'autres phénomènes morbides qui ne
sont pas de son ressort, ils l'ont confondue avec la pathologie, mais
en même temps l'ont dépouillée de son caractère positif, et lui ont
enlevé sa position spéciale, qui la met en dehors des mutations auxquelles sont astreints les systèmes de médecine. D'autres, au con-

traire, n'ont vu dans la pathologie que l'anatomie pathologique ; en voulant expliquer tous les phénomènes morbides par des changements matériels connus, ils ont réduit la médecine aux proportions d'un maigre et étroit solidisme.

L'anatomie pathologique n'a pas des rapports de même nature avec toutes les branches de la pathologie. C'est pour la chirurgie qu'elle a eu jusqu'à présent le plus d'importance. La chirurgie s'occupe surtout de changements, survenus dans la situation, le volume ou la continuité, qui frappent les sens, et dont fort souvent les causes et les effets sont faciles à saisir : aussi la partie chirurgicale de l'anatomie pathologique fut-elle la première à se former. Mais les changements qui s'accomplissent dans les maladies dont traite la médecine dite interne ne sautent point autant à la vue : ils portent en général sur les parties élémentaires du corps, qui ne sont accessibles qu'à l'anatomie délicate et au microscope ; une obscurité bien plus épaisse en couvre les causes et les effets : aussi l'influence de l'anatomie pathologique sur cette branche de la pathologie date-t-elle d'une époque proportionnellement plus récente. Là même, comme nous l'avons déjà dit, elle ne se montre vraiment utile que dans les maladies des solides, et ne répand presque aucun jour sur celles des liquides, non plus que sur celles auxquelles ou donne l'épithète de nerveuses.

Quoiqu'il puisse sembler au premier aperçu que l'anatomie pathologique n'a aucune importance pour la thérapeutique, ou du moins n'en a qu'une très subordonnée, ce serait tomber dans une grande erreur que d'adopter cette opinion. Toute médecine qui aspire au titre de science suppose nécessairement une connaissance exacte des changements matériels auxquels se rattachent les phénomènes morbides. De cette manière, les données de l'anatomie pathologique sont du nombre des notions positives qui servent de base à la thérapeutique. Il y a plus, elle indique aussi les opérations au moyen desquelles chaque changement matériel revient peu à peu à l'état normal. Elle montre donc à la médecine non seulement ce qu'elle doit guérir, mais encore, dans beaucoup de circonstances, la marche qu'il lui faut suivre pour venir en aide aux efforts curatifs de la nature. D'un autre côté, elle sert de contrôle à la thérapeutique, et fait ressortir jusqu'à l'évidence l'absurdité de plus d'une méthode de traitement. Ainsi, par exemple, elle nous apprend qu'à une certaine période des inflammations du pou-

mon, le liquide qui émane du sang a rendu une portion du parenchyme pulmonaire imperméable, par la coagulation de la fibrine
dont il est chargé, par la formation d'un caillot qui demande plusieurs jours pour repasser à l'état liquide et céder peu à peu à
l'absorption; si donc on voyait un homme se dire capable de guérir
la maladie à cette époque d'une manière complète et par l'usage
d'un moyen quelconque, des connaissances même superficielles
en anatomie pathologique suffiraient pour démontrer le ridicule
d'une pareille jactance.

Examinons maintenant quels sont les moyens dont l'anatomie
pathologique emploie le secours.

L'étude des changements que la maladie peut faire subir aux
diverses parties du corps suppose nécessairement la connaissance
de l'état normal de ces dernières. L'anatomie pathologique exige
donc que l'on possède bien l'anatomie ordinaire, et même la physiologie, notamment dans les spécialités (*de usu partium*), afin
d'être en état d'apprécier l'influence qu'un changement morbide
quelconque survenu dans un organe exerce sur sa fonction. Elle
ne doit pas non plus se contenter d'observer les changements
grossiers et perceptibles à la vue simple : il lui faut aussi aller à la
recherche des modifications plus délicates subies par les parties
élémentaires dont l'accès n'est permis qu'au microscope. Elle demande donc que celui qui la cultive possède à fond l'anatomie
générale, spécialement l'histologie. L'histologie et l'anatomie descriptive tiennent à l'anatomie pathologique par les liens les plus
intimes : non seulement elles en sont les prémisses indispensables,
mais encore il y a un vaste champ tout entier qu'elles cultivent
simultanément à elles trois. Ainsi, par exemple, certaines variétés
dans la forme et la situation des parties du corps, notamment des
vaisseaux, peuvent être rapportées aussi bien au domaine de l'anatomie normale qu'à celui de l'anatomie pathologique : de même
l'histoire du développement de la plupart des tissus n'appartient pas
moins à celle-ci qu'à l'histologie. Pour concevoir les anomalies qui
surviennent lors de la formation première du corps humain dans le
sein de la mère, l'anatomie pathologie a besoin d'être bien au courant de l'histoire du développement, et les deux sciences ont des
points de contact multipliés l'une avec l'autre sur l'extrême limite de leur domaine respectif.

Pour faire les observations qui sont de son propre ressort, l'anatomie pathologique ne réclame pas seulement les connaissances théoriques qui viennent d'être énumérées ; elle exige aussi les qualités indispensables à l'exercice de l'anatomie normale, en particulier l'habileté dans l'art des dissections, qualités qui s'acquièrent plus aisément par la pratique que par l'enseignement oral ou par la lecture des livres. Cependant l'ignorance de la méthode d'investigation stéréotypée dans certaines écoles, le manque de ce savoir-faire dans les autopsies, qui contribue certainement à abréger et faciliter le travail, n'a pas tant d'importance qu'on n'y puisse suppléer par l'attention et l'application, sans lesquelles le savoir-faire mène à un charlatanisme fait sans doute pour éblouir les spectateurs ignorants, mais incapable de fournir des résultats utiles à la science. Les recherches délicates d'histologie pathologique supposent qu'on s'est habitué à faire usage du microscope, et qu'on ne néglige pas non plus les recherches micro-chimiques (1). En effet, l'anatomie pathologique ne peut plus se passer du secours de la chimie, qui seule parvient à éclairer une multitude de points. Malheureusement pour la science, on ne compte encore que bien peu de personnes qui reconnaissent toutes ces conditions : mais un temps viendra où l'analyse chimique sera regardée comme non moins indispensable que le microscope l'est aujourd'hui, et où l'on exigera de tous ceux qui se livrent à l'anatomie pathologique qu'ils exécutent eux-mêmes les recherches chimiques nécessaires, ou que, si le temps et l'occasion leur manquent, ils sachent au moins surveiller celles que les chimistes entreprendront sous leur direction, car le chimiste qui n'est point pathologiste ne saurait juger les points qu'il importe surtout d'examiner dans les travaux de cette nature, ni quelles sont les conclusions qu'on en doit tirer eu égard à la pathologie.

Deux voies sont ouvertes à l'anatomie pathologique pour se procurer les matériaux sur lesquels elle opère. La première est celle des observations. Cette voie lui est tracée par la nature elle-même, qui lui permet d'étudier les parties altérées par la maladie, soit après qu'elles ont été, ou enlevées au moyen d'une opération chirurgicale,

(1) Je renvoie pour cela à mon ouvrage intitulé : *Anleitung zum Gebrauche des Mikroskops und zur mikrochemischer Untersuchung*. Leipzick, 1841, et à l'excellent article *Microscope* que Purkinje a inséré dans le *Dictionnaire de physiologie* de Wagner. — *Traité pratique du microscope*, par L. Mandl, Paris, 1839, in-8°. — *Cours de microscopie complémentaire des études médicales*, par A. Donné, Paris, 1844, in-8°.

ou excrétées, dans l'acception la plus large du mot, soit au moyen de l'autopsie cadavérique. L'examen après la mort suffit quelquefois à un homme exercé pour se faire une idée nette du cours entier de la maladie ; mais, la plupart du temps, il a besoin d'être aidé et complété par la connaissance de ce que le sujet a éprouvé pendant la vie. C'est pourquoi les faits recueillis par des médecins instruits, exempts de préjugés et au courant de l'anatomie pathologique, sont, dans tous les cas, plus profitables à la science que ceux qu'on doit à de simples anatomistes. Seulement, il faut bien se garder de mettre trop d'empressement à admettre un rapport intime entre les phénomènes qui ont eu lieu pendant la vie et les changements qu'on découvre dans le cadavre. On ne saurait sans doute pas plus éviter les hypothèses en anatomie pathologique que dans la médecine en général ; mais il faut, à cet égard, se contenter du strict nécessaire, et donner les hypothèses pour ce qu'elles sont réellement, au lieu de les présenter comme autant de vérités démontrées, sans quoi la science perdrait son caractère positif, cesserait de planer au-dessus du chaos des systèmes de médecine, et mériterait le mépris que certains médecins affectent pour elle.

L'autre voie est celle de l'expérimentation. Les expériences faites sur les animaux, parfois aussi sur l'homme lui-même, et ayant pour but de provoquer des changements pathologiques qu'on étudie ensuite à son aise, sont un moyen d'autant plus précieux qu'il permet d'apprécier la qualité et la quantité des causes agissantes beaucoup mieux qu'on ne le peut faire dans les maladies naturelles. On a bien plus de facilité, en effet, pour découvrir les véritables conditions et conséquences de chaque phénomène pathologique que quand il s'agit d'altérations survenues spontanément, dont les causes échappent si souvent à l'observation ou du moins ne peuvent être discernées avec certitude, ni même parfois avec vraisemblance, au milieu de la foule des effets produits. A la vérité on entend souvent dire que des expériences ainsi faites sur des animaux, nulle conclusion applicable à l'homme ne saurait être tirée ; mais cette objection est depuis longtemps tombée devant les faits qui ont prouvé qu'on peut très bien admettre les inductions en tant toutefois qu'on a égard aux différences provenant de la non-similitude d'organisation, que même l'anatomie pathologique et la pathologie comparées n'ont pas moins d'utilité pour celles de l'homme que l'anatomie et la physiologie humaines n'en retirent de l'anatomie comparée. Souhaitons donc que ces sortes d'expérimentations deviennent plus nombreuses qu'elles ne le sont aujourd'hui. Il est d'autant plus nécessaire de les multiplier, qu'on ne peut rien conclure de certain qu'autant qu'on en possède beaucoup. L'application de la méthode expérimentale doit avoir encore ici l'avantage particulier de faire que l'étude de l'anatomie pathologique cesse d'appartenir exclusivement aux praticiens qui, d'ordinaire fort occupés, et n'ayant pas l'habitude de manier le microscope ni les réactifs, laissent souvent échapper les faits qui s'offrent à eux sans en tirer l'utilité dont ils pourraient être et pour eux-mêmes et pour la science.

Les matériaux qu'on a obtenus par l'observation et l'expérimentation demandent à être élaborés pour que la science en retire un avantage réel. Le soin doit porter d'abord sur la description : celle-ci ayant pour but de faire passer dans l'esprit des autres une idée claire et nette des changements qu'on a trouvés, il faut employer une terminologie qui ne laisse point de place à l'ambiguïté. Il importe, en second lieu, de préciser toutes les particularités que comporte une description exacte, comme nombre, volume, poids, qu'on ne doit négliger qu'autant que la chose est sans importance et que des indications générales suffisent. C'est la sagacité de l'observateur qui décide ici : aussi doit-il, dans chaque cas, avoir la conscience nette des points sur lesquels il importe d'insister dans ses recherches et ses descriptions, de ceux qui demandent à être approfondis et de ceux qui n'en ont pas besoin, qui n'en sont même pas susceptibles (1).

L'anatomie pathologique a pour but immédiat de poursuivre jusqu'aux moindres détails des changements qui surviennent dans les diverses parties du corps, et d'en isoler autant que possible les causes, le mode graduel de développement, les conséquences. Ce n'est qu'en procédant par cette voie d'analyse qu'elle devient véritablement utile et qu'elle évite ce qui nuit le plus aux sciences, ce qui est pire que l'erreur manifeste, la confusion. En comparant les changements, on découvre qu'entre beaucoup d'entre eux il existe certains points de contact, et que des actes identiques ou fort analogues s'accomplissent souvent dans les parties les plus diverses du corps. L'anatomie pathologique se propose donc aussi de recher-

(1) Consultez à ce sujet l'ouvrage de J. Engel qui a pour titre : *Propædeutik der pathologischen Anatomie*, Vienne, 1845.

cher ce qu'il y a de commun dans les phénomènes morbides, et de les présenter sous un point de vue général. De là vient qu'elle se partage naturellement en deux branches, l'anatomie pathologique générale et l'anatomie pathologique spéciale, dont la première, quoique postérieure à l'autre quant à la date de son origine, doit cependant marcher en tête dans une exposition dogmatique de la science.

Il y a également, pour arriver à des résultats généraux en anatomie pathologique, deux moyens qui correspondent à ceux dont on se sert pour acquérir les matériaux des recherches spéciales. L'un, emprunté à l'observation sur le cadavre, fait voir quels sont, parmi les changements, ceux qu'on trouve le plus souvent associés ensemble, et de leur coïncidence plus ou moins fréquente, conclut qu'il existe entre eux des rapports plus ou moins intimes. L'autre, fondé sur l'expérimentation, cherche immédiatement à découvrir les effets d'une cause que l'art a mise en jeu, afin de faire connaître d'une manière directe les causes et les conséquences de certains changements pathologiques.

Les faits empruntés à l'observation touchant la coïncidence de certains changements dans le corps humain, n'ont de valeur scientifique, en égard à la connaissance des relations qui peuvent exister entre ces changements, qu'autant qu'ils s'appuient sur les recherches les plus scrupuleuses. Ceux qui ont pu être confiés à la mémoire, d'une manière souvent fort imparfaite, ne suffisent pas pour tirer des conclusions; la comparaison demande à être faite avec une rigueur mathématique, d'après les principes du calcul des probabilités et de la loi des grands nombres. C'est ce qu'on appelle la méthode numérique ou statistique. Cette méthode peut et doit être employée en anatomie pathologique; mais il faut bien savoir ce qu'elle est en état de produire, afin de n'en pas faire une fausse application et de ne point exagérer la valeur de ses résultats. La certitude de ces derniers dépend essentiellement de deux circonstances, qui sont, d'abord, un nombre aussi grand que possible de faits, et ensuite une détermination aussi précise que possible de l'objet sur lequel l'observation doit s'exercer. Mieux ces deux conditions peuvent être remplies, plus on est en droit de compter sur les conclusions, et *vice versâ*. Citons quelques exemples pour rendre la chose plus sensible.

On peut admettre que, depuis les temps les plus anciens jusqu'au nôtre, il a vécu au moins un billion d'hommes, qui ont péri après avoir fourni une carrière plus ou moins longue. Aucun d'eux n'a atteint un certain âge sans tomber sous les coups de la mort, et, par exemple, il ne vit plus aujourd'hui personne qui soit venu au monde dans le quatorzième siècle. C'est un fait aussi sûrement établi que possible. De là résulte que, pour tel homme aujourd'hui vivant, la probabilité de mourir un jour est à celle de ne pas périr comme un billion est à un. Cette probabilité est tellement forte, que nul homme raisonnable ne doutera qu'il ne doive mourir tôt ou tard. Le nombre des observations est aussi grand que possible, et rien ne manque, du côté de la précision, à la fixation de l'objet sur lequel doit porter l'observation, c'est-à-dire à celle de la mort de tous les hommes nés dans les temps antérieurs au nôtre.

Il est d'autres problèmes encore dont la méthode numérique peut donner la solution, sinon avec une égale certitude, du moins avec un très haut degré de vraisemblance. Telle est la question de savoir combien d'hommes sur cent meurent avant d'avoir atteint leur trentième année. Ici on peut déterminer assez sûrement le sujet dont il s'agit, la mort avant ou après trente ans ; car, dans un État bien ordonné, le nombre est très petit des cas où l'on ignore à quel âge une personne succombe. D'un autre côté, les registres des naissances et des morts nous fournissent un très grand nombre de faits. Il nous est donc permis, non seulement de résoudre le problème d'une manière assez satisfaisante, mais encore d'indiquer approximativement, à l'aide des lois du calcul des probabilités, l'étendue de l'erreur qui peut se glisser dans le calcul.

L'anatomie pathologique ne se trouve pas dans le même cas. Outre que le nombre des faits est presque toujours peu considérable, il arrive souvent que le sujet de l'observation est très vague. Supposons qu'on demande à la statistique si le squirrhe et les tubercules s'excluent mutuellement. Il faudrait d'abord bien établir ce qu'on entend par tubercules et par squirrhe ; car si les médecins sont rarement partagés d'avis quand il s'agit de se prononcer sur la mort réelle d'un homme, à peine est-il une question à l'égard de laquelle les opinions s'accordent moins que celle de décider si une tumeur est ou non de nature squirrheuse. Mais, quand bien même cette difficulté serait écartée, quand bien même on admettrait qu'une série donnée d'observations sur la présence du squirrhe ne concerne que des cas indubitables de ce changement pathologique,

le nombre des observations recueillies jusqu'à présent à cet égard
n'en serait pas moins très faible. Mettons qu'on ait 30 cas de
squirrhe sans tubercules ; la probabilité que, dans un trente et
unième cas, les tubercules n'accompagneront pas le squirrhe, sera
:: 30 : 1. Mais, eu regard de ces 30 cas, il y en a peut-être
300,000 autres sur lesquels on n'a aucun renseignement quant à
ce qui concerne le point en litige. Si donc on voulait tirer de ces
30 cas la conclusion que le squirrhe exclut les tubercules, c'est-à-
dire que les deux maladies n'existaient pas ensemble dans les
300,000 autres, les lois du calcul des probabilités s'élèveraient hautement contre une pareille manière d'argumenter.

Les difficultés augmentent encore lorsqu'on invoque la statistique
pour déterminer, non plus seulement la simultanéité ou la non-
simultanéité de certains changements pathologiques, mais leurs
relations mutuelles, leur rapport de cause à effet, etc. Supposons
qu'on veuille prouver statistiquement par les cadavres que, chez
les enfants, l'hydrocéphale est la cause des tubercules, et *vice versâ*.
Il faudrait d'abord établir par des chiffres que les deux maladies se
rencontrent ensemble, ou que l'une d'entre elles précède toujours l'autre, ce qui serait, comme on vient de le voir, un problème fort épineux pour tout observateur à la disposition duquel on
ne mettrait pas le plus grand nombre possible de cas. Mais il y aurait encore à prouver que les tubercules sont le seul changement
pathologique qu'on rencontre assez fréquemment avec les tubercules pour pouvoir l'en considérer comme la cause, et que l'hydrocéphale n'a pas dépendu, dans la plupart des cas, d'autres causes
absolument invisibles sur le cadavre. Il suit donc de là qu'on ne
doit jusqu'à présent appliquer la méthode numérique à l'anatomie
pathologique qu'avec une extrême circonspection. Je ne veux pas
dire qu'elle doit en être exclue ; car, bien au contraire, je regarde
comme un pressant besoin de notre époque de rechercher avec
soin, pour les rendre publics, tous les changements pathologiques
que les cadavres peuvent offrir l'occasion d'observer dans les hôpi-
taux ; mais ces recherches demandent à être faites de la manière la
plus scrupuleuse ; la nature des changements doit toujours être
indiquée avec précision, jusque dans les moindres détails, et l'observateur doit avant tout se garder de mettre à profit quelques cas
mal vus, et surtout mal décrits, pour en tirer sur-le-champ des
conclusions générales. Notre science doit imiter en cela les astro-

nomes, les physiciens, les météorologistes, qui, depuis des années, recueillent et publient consciencieusement des observations faites avec tout le soin possible, dans l'unique espoir que la postérité parviendra peut-être à en déduire des lois générales.

L'autre méthode, dont l'anatomie pathologique peut et doit se servir, cherche à pénétrer immédiatement dans la liaison des phénomènes, et, loin d'exclure la statistique, lui sert au contraire de complément, attendu que ses résultats ont besoin, pour qu'on puisse compter sur eux, de passer par l'épreuve de la méthode numérique. Pour abréger, je donnerai à cette méthode l'épithète de physiologique. Les moyens qu'elle emploie sont d'un côté l'application immédiate des principes de la physiologie à l'anatomie pathologique, de l'autre l'expérimentation. Ici encore quelques exemples feront mieux ressortir ma pensée.

L'observation nous apprend que l'hypérémie des veines est souvent accompagnée d'un amas de liquide hydropique aux alentours. Ce que nous savons de la formation des vaisseaux sanguins rend probable que, dans ce cas, le liquide hydropique vient des veines, et que l'hypérémie de celles-ci est la cause de son accumulation. Des expériences faites avec soin, pour déterminer une hypérémie artificielle des veines, soit par la ligature de ces vaisseaux, soit autrement, et dans lesquelles on a vu toujours survenir un épanchement hydropique, confirment l'opinion qu'on s'était formée. Cette opinion devient d'autant plus sûre que le nombre des expériences est plus grand, et qu'on varie davantage les conditions au milieu desquelles on les exécute, afin d'éloigner toutes les sources possibles d'erreur.

L'expérience enseigne que certains changements de la substance rénale ont coutume d'être accompagnés de la sécrétion d'une urine chargée d'albumine. En examinant les reins ainsi altérés, on reconnaît que le plasma du sang s'est extravasé dans leur substance, et que sa fibrine s'y est coagulée. Mais les dogmes de la physiologie nous autorisent à admettre que la partie liquide du plasma se mêle à l'urine, et que l'albumine contenue dans celle-ci peut provenir de là, du moins en partie.

L'anatomie pathologique doit s'engager dans ces deux voies et les suivre avec persévérance, si elle veut remplir sa destination, qui est de rendre réellement service à la pathologie, tant générale que spéciale, et à la thérapeutique.

Mais elle ne peut aspirer au titre de science qu'autant qu'elle classe les résultats trouvés par elle, et en forme un tout bien coordonné. Malheureusement, elle n'a pu jusqu'à ce jour arriver là que d'une manière fort incomplète. C'est déjà, en pathologie, un problème difficile que de classer les maladies et de les ramener à un système scientifique ; la difficulté tient surtout à ce que les maladies ne sont ni des organismes, ni des pseudo-organismes, mais seulement des écarts de l'état normal. Elle se fait plus sentir encore dans l'anatomie pathologique, dans la nature de laquelle il entre d'avoir, pour point de départ, des faits totalement isolés et dont la partie générale ne peut être aujourd'hui présentée que sous une forme très aphoristique, si l'on veut s'en tenir aux notions positives et ne pas la surcharger d'hypothèses. Aussi l'ordre systématique me semble, du moins pour le présent, n'y jouer qu'un rôle très secondaire. Je vais faire connaître en peu de mots celui que j'ai adopté, non pour le justifier, mais seulement pour aider le lecteur à s'y orienter.

La partie spéciale, traitant des changements pathologiques qui surviennent dans les diverses parties du corps, les expose dans un ordre tout-à-fait arbitraire, pour le choix duquel je n'ai eu d'autre vue que de mettre en tête les parties dont les altérations peuvent se représenter dans d'autres organes, et cela afin d'éviter les répétitions.

La partie générale, celle qui remplit ce volume, passe en revue les changements, de nature plus générale, qui se manifestent de la même manière, ou à peu près, dans les tissus et organes les plus divers, ainsi que leurs rapports généraux, leurs causes, leurs conséquences, etc., en tant que nous possédons actuellement des notions à cet égard. L'ordre des chapitres est indifférent, et le dernier pourrait tout aussi bien être placé en première ligne. Je débute par l'histoire des accumulations anormales de fluides, tant gazeux que liquides ; ces derniers ont été classés d'une manière qui me semble naturelle et importante pour la pratique, bien qu'on y ait fait peu d'attention jusqu'à présent. Vient ensuite le tableau des changements pathologiques du sang, en tant qu'on les connaît aujourd'hui, puis l'histoire des formations pathologiques nouvelles, qui devait nécessairement avoir plus d'étendue. De là je passe à une exposition rapide des changements que les tissus subissent dans leurs propriétés physiques, et j'y joins quelques remarques sur la manière dont les divers changements pathologiques élémentaires s'unissent et s'associent ensemble. A ce chapitre en succède un consacré aux organismes indépendants qu'on rencontre dans le corps humain comme causes ou conséquences de changements pathologiques. L'histoire des changements pathologiques congéniaux, c'est-à-dire des monstruosités, vient après. Je termine par des considérations sur les changements qui n'ont coutume de se manifester qu'après la mort, dans le cadavre. La table des chapitres et une table alphabétique placée à la fin du dernier volume, faciliteront les recherches.

CHAPITRE PREMIER.

DES PNEUMATOSES OU DES ACCUMULATIONS ANORMALES DE SUBSTANCES GAZEUSES.

Il n'est pas rare d'observer, tant chez le vivant que sur le cadavre, des accumulations contre nature de matières aériformes. Ces amas de gaz sont désignés sous le nom collectif de *pneumatoses* (1). On en rencontre tantôt dans le tissu des organes (où ils constituent ce qu'on appelle *emphysème*), entre les fibres du tissu cellulaire, dans le parenchyme du poumon, du foie, tantôt dans les cavités naturelles du corps, spécialement dans le canal intestinal, dans le sac du péritoine, dans celui des plèvres, dans le péricarde, entre les méninges, dans les ventricules du cerveau, dans la vessie urinaire, dans la matrice, dans le cœur, dans les vaisseaux (2). Les collections de gaz dans le tube intestinal sont les plus communes de toutes ; les autres se voient rarement, proportion gardée.

La plupart de ces pneumatoses nous occuperont plus tard en détail, à l'occasion de chaque organe qui peut en être le siége. Ici je ne dois accorder place qu'à quelques considérations générales sur leurs causes et la manière dont elles se forment. Leur mode de production varie beaucoup, et l'on peut, à cet égard, distinguer les cas suivants.

(1) J.-P. FRANK, *De curand. hom. morb.*, lib. 6, §§ 701-730 ; *Traité de médecine pratique*, trad. par Goudareau, Paris, 1842, t. II, p. 10 à 57. — ANDRAL, *Anat. patholog.*, t. I. — LOBSTEIN, *Anat. pathol.*, t. I, p. 134. — BAUMES, *Traité des maladies veineuses*, Paris, 1837, in-8. — CANSTATT, *Spec. Pathol. and Therap.*, t. I, p. 178.

(2) OTTO, *Pathol. Anat.*, t. I, p. 12.

1° La collection est constituée par de l'air atmosphérique qui a pénétré du dehors.

Le mécanisme de ce mode de formation se montre de la manière la plus évidente dans les cas d'emphysème général, survenu à la suite d'une plaie pénétrante de poitrine avec lésion du poumon. Si, en pareille circonstance, l'orifice intercostal de la plaie n'est point parallèle à l'ouverture des téguments extérieurs, il se produit presque toujours un emphysème, parce qu'alors l'air qui, à chaque expiration, est chassé du poumon vers la plaie, pénètre dans le tissu cellulaire sous-cutané, au lieu de s'échapper au dehors. Lorsqu'au contraire il y a parallélisme entre les deux orifices, et que la plaie représente un canal libre, l'emphysème n'a point lieu, parce qu'aucun obstacle ne s'oppose à la sortie de l'air. La communication existante entre toutes les régions du tissu cellulaire fait que le fluide aériforme qui s'est introduit dans celui de la poitrine tend continuellement à s'étendre, et que l'emphysème envahit peu à peu le corps entier; les orbites se remplissent, les yeux et la bouche se closent, à cause du gonflement des paupières et des lèvres; le nez disparaît entre les joues boursouflées; la peau du cou cède à un point tel, que toute distinction s'efface entre la tête et le tronc; la peau de ce dernier se distend beaucoup, si ce n'est dans les points où elle adhère au sternum et aux apophyses épineuses des vertèbres, par conséquent sur la ligne médiane du corps, tant en avant qu'en arrière; le scrotum acquiert un volume si considérable qu'on n'aperçoit plus la verge; les membres se gonflent également et prennent une forme cylindrique; il n'y a que la paume des mains et la plante des pieds qui conservent leur forme, parce qu'en ces endroits la peau adhère avec plus de force aux parties sous-jacentes. La tumeur est rénitente, et crépite sous le doigt; quand la pression cesse, il n'en reste aucune trace. Dans les circonstances les plus graves, le malade meurt d'asphyxie et d'apoplexie, à cause de la compression que subissent la trachée-artère et les veines du cou. Larrey a décrit deux cas de ce genre, et en a figuré un (1). Frank en mentionne aussi plusieurs qui ont été observés après des plaies pénétrantes du larynx et de la trachée-artère, avec fracture des côtes, ou même sans lésion extérieure, chez des personnes atteintes

____
(1) *Clinique chirurg.*, t. II, p. 198, pl. IV.

d'une toux violente ou de phthisie pulmonaire ; chez d'autres qui avaient soulevé de pesants fardeaux ; enfin après l'accouchement (1). Dans tous ces cas, il s'était opéré, sans nul doute, des déchirures internes, à la faveur desquelles l'air passait des organes respiratoires dans le tissu cellulaire. Des emphysèmes partiels se produisent quelquefois d'une manière en tous points semblable : tel est, par exemple, d'après Frank, le cas de ceux qui jouent des instruments à vent ; la distension, souvent douloureuse, des joues détermine à la membrane muqueuse de la bouche des fissures qui permettent à l'air de s'insinuer dans le tissu cellulaire. La même cause entraîne aussi parfois un emphysème local après les insufflations auxquelles on a recours pour désobstruer et dilater la trompe d'Eustache dans certains cas de dureté de l'ouïe. Il faut également rapporter ici les diverses espèces d'emphysème pulmonaire, sur la génération desquelles je ne ferai que glisser en ce moment ; car elle devra m'occuper fort au long lorsqu'il sera question des états pathologiques du poumon. Quand une partie de ce dernier organe est tellement remplie de dépôts liquides ou solides que l'air n'y peut point pénétrer, ou quand il est serré et comprimé par de fausses membranes, il ne lui est pas possible, comme dans l'état normal, de suivre la dilatation que le thorax acquiert à chaque inspiration, et de se dilater proportionnellement à l'ampliation qu'acquiert sa cage osseuse ; entre celle-ci et lui s'établit donc un vide qu'en vertu des lois de la mécanique l'air pénétrant par la trachée-artère tend à remplir. La portion encore perméable du poumon se dilate plus qu'elle n'a coutume de le faire : de là l'emphysème vésiculaire, qui consiste en ce qu'un certain nombre de cellules de la portion encore dilatable du poumon deviennent plus spacieuses et contiennent plus d'air que dans l'état normal. Mais si la pression de l'air est considérable, ou si les parois des cellules se déchirent, le fluide pénètre dans le parenchyme du poumon, et l'on a ce qu'on appelle un emphysème interlobulaire.

Ce n'est pas seulement dans les interstices des tissus que l'air s'introduit ainsi d'une manière mécanique, soit du dehors, soit de l'appareil respiratoire ; la même chose arrive aussi pour les cavités du corps. Lorsque des cavernes pulmonaires, communiquant avec les bronches, viennent à s'ouvrir du côté du sac de la plèvre, l'air

(1) *Traité de médecine pratique*, t. II, p. 13, classe VI, § 797.

pénètre également dans ce sac, et il se forme un pneumothorax. Après les lésions de veines volumineuses, et surtout superficielles, en particulier de celles qui avoisinent le cœur, par exemple de celles du cou, où la diastole de l'oreillette droite et l'ampliation du thorax pendant l'inspiration exercent une espèce de succion sur le sang, l'air atmosphérique peut également s'introduire du dehors dans les veines, et arriver au cœur avec le liquide qu'elles charrient.

Enfin, il paraît que certaines collections gazeuses dans le tube alimentaire, celles principalement qui ont lieu dans l'estomac, dépendent aussi d'une cause mécanique, et sont dues à la pénétration de l'air atmosphérique. Les pneumatoses de l'œsophage, et surtout de l'estomac, ne sont point rares ; on les observe principalement chez les sujets hystériques et hypochondriaques, tantôt lorsque l'estomac est demeuré vide pendant longtemps, tantôt deux ou trois heures après le repas, quelquefois avec surabondance d'acidité. Elles reconnaissent le plus souvent pour cause une influence morale (1). L'estomac se gonfle, et forme au-dessous du sternum une tumeur élastique, qui rend un son clair par la percussion. Divers symptômes nerveux, des palpitations de cœur, la dyspnée, l'anxiété, des douleurs à la région précordiale, etc., accompagnent ce phénomène, auquel l'éructation met communément fin (2). Quelques écrivains, comme Frank et Lobstein, supposaient qu'alors le gaz était sécrété par la membrane muqueuse de l'estomac ; mais Budge, qui a fait voir que l'air atmosphérique pénètre du dehors dans l'estomac par l'œsophage pendant les efforts qui précèdent le vomissement, pense que la même chose a probablement lieu aussi dans ces sortes de cas. J'avoue que je ne comprends pas bien en vertu de quel mécanisme cette pénétration aurait lieu. Suivant Budge, l'estomac se gonflerait par une tension active de ses parois, et l'air s'y précipiterait en obéissance aux lois de la physique. Mais je ne conçois pas comment la contraction des fibres de ce viscère pourrait accroître sa capacité et faire naître un vide dans son intérieur. En tout cas, si le fait lui-même est incontestable, il me semble réclamer encore d'autres recherches.

Il est possible que plusieurs cas dans lesquels on dit que des gaz ont été expulsés des parties génitales de l'homme, de la matrice et

<hr>

(1) F. Smith, dans *Dublin med. Journal*, 1841, janvier, p. 454.
(2) Frank, *loc. cit.*, t. II, p. 17, § 114.

de la vessie (1), admettent la même explication, et qu'alors l'air atmosphérique ait pénétré uniquement dans les parties par suite de leur ampliation ou de leurs mouvements antipéristaltiques. Peut-être aussi l'air passe-t-il de la même manière de l'estomac dans le reste du canal alimentaire ; cependant, ainsi que nous allons le voir, la plupart des collections de fluides aériformes dans le tube intestinal peuvent être expliquées autrement.

Ces gaz, soumis à l'analyse chimique, ont tout naturellement la même composition que l'air atmosphérique : seulement il est probable que, par le fait de leur contact prolongé avec le sang et les liquides organiques, ils subissent un changement analogue à celui que l'air éprouve dans les poumons, c'est-à-dire qu'une partie de leur oxygène est remplacée par de l'acide carbonique, et qu'ils se saturent de vapeur aqueuse.

2° Les gaz se produisent dans le corps lui-même, en conséquence de la décomposition, de la fermentation et de la putréfaction.

On sait que, même en l'absence de l'air, la plupart des substances organiques, soumises à l'influence de l'eau et d'une température semblable à celle du corps humain, subissent des décompositions qu'on désigne sous les noms de fermentation et de putréfaction, et qui, dans beaucoup de cas, sont accompagnées d'un dégagement de produits gazeux. Quiconque aura suivi, même de loin, les progrès de la zoochimie, ne pourra révoquer en doute aujourd'hui que des décompositions de ce genre, avec dégagement de gaz, ont lieu jusque dans l'intérieur du corps vivant, que d'elles dépendent une partie des pneumatoses. Mais si le fait, considéré d'une manière générale, est hors de toute contestation, nous en connaissons fort peu encore les circonstances particulières ; de sorte qu'il nous est impossible, dans un cas donné, d'établir en théorie ni comment la décomposition s'accomplit, ni quelle est la nature des gaz auxquels elle donne naissance. C'est à titre d'essai seulement que je vais présenter les considérations suivantes.

Les décompositions de substances organiques qu'on connaît bien jusqu'à présent portent des noms divers en raison de leur nature différente. On distingue la *fermentation alcoolique*, dans laquelle le sucre se convertit en alcool et en gaz acide carbonique ; la *fer-*

<hr>

(1) FRANK, *loc. cit.*, t. II, p. 26, §§ 124-126.

mentation acide, qui ne donne lieu à aucun produit gazeux, et qui fait que le sucre se transforme en acide lactique, ou qu'en absorbant de l'oxygène, l'alcool devient de l'acide acétique et de l'eau ; la *fermentation putride*, qui varie beaucoup suivant la nature des substances, mais dans laquelle il se forme généralement des produits gazeux. La première de ces trois fermentations n'a lieu que très rarement dans le corps humain, et seulement après l'ingestion d'une grande quantité de boissons fermentescibles, comme le moût de raisin et la bière incomplétement fermentée. Il paraît qu'en pareil cas la fermentation commencée peut se continuer dans l'estomac, et, par la formation d'acide carbonique, y donner lieu à un dégagement de gaz. Comme la seconde n'engendre pas de produits gazeux, elle ne saurait non plus produire de pneumatoses. Il ne reste donc que la troisième qui mérite de fixer notre attention. En général, elle s'établit avec une grande rapidité lorsque des substances végétales ou animales sont exposées, en présence de l'eau, à une température semblable à celle que le corps humain possède. Les gaz dont elle amène le dégagement varient suivant la nature des substances qui pourrissent : les matières exemptes d'azote donnent de l'acide carbonique, des gaz hydrogènes carbonés et de l'hydrogène ; les matières azotées fournissent, avec l'acide carbonique, de l'ammoniaque, et, quand elles contiennent du soufre et du phosphore, du gaz hydrogène sulfuré, du gaz hydrogène phosphoré et du sulfhydrate ammonique.

Des phénomènes analogues peuvent avoir lieu chez l'homme vivant, par suite de la décomposition, soit des aliments dans le canal intestinal, soit des parties du corps lui-même.

α. Développement de gaz procédant de la décomposition des aliments dans le canal intestinal.

Les accumulations dans le canal intestinal, spécialement vers sa partie inférieure, de gaz qui s'échappent ensuite par l'anus, sont un phénomène si ordinaire qu'on ne saurait lui donner la qualification de pathologique ; elles ont lieu même chez les personnes qui jouissent d'une santé parfaite. Il est plus que vraisemblable qu'elles tiennent à la décomposition des aliments, et non, comme on le croyait jadis, à une sécrétion de la membrane muqueuse. En effet, l'espace de vingt-quatre à trente-six heures suffit pour que les aliments se putréfient quand on les imbibe d'eau et qu'on les expose à une température de 36 à 39 degrés ; les excréments humains ont tous les caractères d'une substance en putréfaction, comme odeur putride et formation d'infusoires; enfin, les gaz intestinaux, composés d'acide carbonique, d'hydrogène, d'hydrogène carboné, de sulfide hydrique, de sulfhydrate ammonique et d'azote, ressemblent parfaitement à ceux qui se développent, hors du corps, pendant la putréfaction des substances végétales et animales. L'azote vient probablement de l'air avalé, dont l'oxygène s'est converti en acide carbonique. Une autre circonstance encore témoigne que ces gaz proviennent de la nourriture; c'est que certains aliments, appelés pour cela venteux, donnent plus particulièrement lieu à leur production dans le tube intestinal, et que le soufre, pris à titre de médicament, provoque un dégagement abondant de sulfide hydrique.

Le développement des gaz dans le canal intestinal se réduit à peu de chose ou même n'a pas lieu du tout dans l'état de santé, tandis que, dans celui de maladie, il peut devenir très considérable, et même amener des accidents mortels; le cœcum, le colon, mais surtout le rectum, acquièrent alors parfois jusqu'au volume du bras ou de la cuisse, et peuvent crever (1). Mais, même en pareil cas, l'explication ne présente aucune difficulté, pourvu qu'on veuille avoir égard aux phénomènes chimiques qui se passent pendant la digestion. Chez l'homme dont cette fonction s'accomplit d'une manière normale, les aliments, dès qu'ils arrivent dans l'estomac, y déterminent une sécrétion de suc acide, qui empêche toute décomposition et toute formation de gaz. Ce suc acide accompagne dans le canal intestinal les aliments convertis en chyme; car celui-ci ne cesse pas d'avoir des réactions acides, même après son mélange avec la bile, et ce n'est que vers la fin de l'intestin grêle qu'il perd peu à peu son acidité. De là vient que, sous les conditions normales, il ne peut pas se produire de gaz dans l'intestin grêle. Mais la nature a trouvé d'autres moyens encore de limiter, même dans le cœcum et le colon, la décomposition des aliments. En effet, lorsque les substances alimentaires, parvenues à cette distance, conservent encore du sucre non décomposé, celui-ci se convertit en acide lactique, et de là vient, suivant Blondlot (2), que le chyme déjà neutralisé à l'extrémité de l'intestin grêle reparaît assez souvent acide dans le cœcum. Dans l'état normal, par

(1) FRANK, loc. cit., t. II, p. 17, §§ 715-720.
(2) Traité de la digestion. Nancy, 1843, p. 195.

conséquent, la décomposition des aliments, avec dégagement de gaz, se trouve réduite à la portion que contient la fin du tube intestinal. Mais lorsque, la digestion se faisant mal, la sécrétion du suc gastrique diminue ou manque entièrement, les aliments commencent bien plus tôt à se décomposer, et le dégagement de gaz peut devenir considérable. Blondlot a établi, par des expériences sur les animaux, que l'absence ou la manifestation du dégagement de gaz dépend jusqu'à un certain point de la nature des aliments. Lorsque les ruminants mangent des raves, des haricots ou des pois, qui, chargés de sucre, forment aisément de l'acide lactique, il ne se produit pas de gaz dans leur panse, tandis que le phénomène a lieu après l'ingestion du foin ou du trèfle, qui ne forment pas d'acide lactique, et qui en conséquence deviennent plus aisément la proie de la décomposition (1).

Ces gaz ne se rencontrent guère que dans le canal intestinal, où ils donnent lieu à l'état connu sous le nom de météorisme. Cependant ils peuvent aussi parvenir de là dans la cavité péritonéale, soit en écartant des déchirures de l'intestin, en cas de perforation, soit en pénétrant à travers les parois intactes du tube. Nous en avons pour preuve la couleur grise ardoisée que présente souvent la surface du foie et de la rate, et qui provient de l'influence exercée par le sulfide hydrique ou le sulfhydrate ammonique arrivé à ces organes à travers les parois du canal intestinal. C'est, du reste, un point sur lequel je reviendrai à l'article *Mélanose*.

b. Développement de gaz provenant de la décomposition des parties du corps lui-même.

La putréfaction de parties constituantes du corps lui-même peut aussi donner lieu à un dégagement de gaz, et cela tantôt pendant la vie, tantôt après la mort. Ce phénomène n'est pas très rare durant la vie ; on l'observe dans les fièvres dites putrides, dans le typhus et dans la gangrène. Il a ordinairement pour point de départ les liquides du corps, et plus souvent que tout autre le sang, lorsque celui-ci, déjà altéré par avance sous le rapport de sa composition chimique, demeure stagnant dans quelque partie du corps, de manière à ne pouvoir subir la purification nécessaire par la respiration et la sécrétion ; ou bien, quand le désordre s'est mis dans quelque sécrétion, par exemple celle de la bile ou de l'urine, et que les

(1) BLONDLOT, *loc. cit.*, p. 95.

matériaux de ces liquides restent dans le sang. Il se forme alors des produits gazeux qui s'accumulent dans le parenchyme des organes (1), dans le tissu cellulaire (2), et y déterminent un emphysème, ou qui s'épanchent dans des cavités, ou qui enfin s'échappent au dehors. Ces gaz sont généralement accompagnés de matières odorantes volatiles, ce qui fait qu'ils répandent une odeur pénétrante de putréfaction (voyez l'article *Gangrène*). Des liquides pathologiques épanchés dans des cavités du corps peuvent aussi se décomposer et dégager des gaz. Ainsi un pneumothorax peut dépendre de la décomposition d'exsudations dans les sacs des plèvres, et une collection gazeuse dans celui du péritoine survenir à la suite de la péritonite gangréneuse. Des matières excrémentitielles, telles que l'urine et les excréments proprement dits, sont également susceptibles d'occasionner un dégagement de gaz, lorsque, à la faveur de plaies, de déchirures, de fistules, etc., elles s'insinuent dans les parties voisines de leurs réservoirs naturels, et s'y décomposent. Beaucoup de collections gazeuses, résultant de la putréfaction, qu'on rencontre dans les cadavres, n'ont eu lieu, il est vrai, qu'après la mort; mais, toutes choses égales d'ailleurs, eu égard aux conditions extérieures, c'est-à-dire à la température des milieux ambiants, à la plus ou moins grande facilité avec laquelle le corps mort abandonne sa chaleur propre aux objets qui l'entourent, et au temps écoulé entre la mort et l'autopsie, cette putréfaction cadavérique s'établit avec d'autant plus de promptitude qu'aux derniers moment de la vie les parties constituantes de l'économie animale, notamment les liquides, avaient davantage de propension à se décomposer. Aussi un dégagement abondant de gaz dans le cadavre, quand on ne peut pas l'expliquer par les conditions extérieures seules, donne-t-il à penser qu'il y avait déjà, pendant la vie, une certaine tendance à la décomposition. Mais, dans tel ou tel cas donné, il n'est pas toujours facile de déterminer si une collection de gaz trouvée à l'ouverture d'un cadavre s'est produite pendant la vie ou seulement après la mort. Plusieurs de celles que les auteurs rapportent, en faisant remarquer qu'il n'y avait aucune trace de putréfaction (3), ne s'étaient formées probablement qu'après l'extinction de la vie. Ainsi, par exemple, il n'est pas rare de trou-

(1) Comp. mes *Icon. hist. pathol.*, explic. de la pl. XX, fig. 1.
(2) BALLY, *Lond. med. and phys. Journal*, juin 1831.
(3) OTTO, *loc. cit.*, p. 42.

ver des bulles de gaz dans les vaisseaux de l'arachnoïde cérébrale ; si elles avaient existé pendant la vie, lorsque la circulation s'accomplissait encore, les lois de la physique nous disent qu'elles auraient dû être entraînées au cœur avec le sang.

Nous avons vu qu'un très grand nombre des amas de gaz observés jusqu'à ce jour dans le corps peuvent être expliqués d'une manière satisfaisante par les causes physiques et chimiques ; mais il reste quelques cas où cette explication semble ne pas suffire, et que je vais examiner.

e. Gaz réellement sécrétés par diverses parties du corps.

Chez des chiens vivants, dont une anse intestinale avait été comprise entre deux ligatures, Magendie et Girardin ont trouvé, au bout de plusieurs heures, la partie liée pleine d'air qui s'échappait en sifflant dès qu'on pratiquait une incision aux parois (1). On rencontre parfois des amas considérables d'air entre les tuniques du canal intestinal des cochons. Des faits analogues se sont offerts aussi chez l'homme. F. Smith (2) rapporte à cet égard un cas assez intéressant pour mériter d'être consigné ici. » Le 12 mai 1840, dit-il, je fus consulté par un homme qui se plaignait d'être souvent tourmenté par des amas énormes d'air dans l'estomac, dont l'éructation le débarrassait. Cet homme rendait aussi des gaz par la vessie, et même par la peau, ce dont il s'aperçut dans le bain. Le 15, au matin, je le trouvai dans un bain de 29 degrés F.; sa peau était littéralement couverte de petites bulles d'air, à la poitrine, aux épaules, au bas-ventre et aux mains. Lorsqu'il sortait les bras de l'eau, les bulles disparaissaient, mais elles reparaissaient peu à peu quand il replongeait la partie dans le liquide. Ces bulles avaient le volume d'une tête d'épingle. Le frottement les faisait disparaître, mais elles ne tardaient pas à se reproduire. »

On pourrait objecter contre l'observation précitée de Magendie et Girardin, que le gaz développé devait peut-être naissance à la décomposition de débris d'aliments restés dans l'anse comprise entre les deux ligatures, ou que cette anse s'était imbibée d'air provenant soit de la cavité abdominale, soit des autres portions du canal alimentaire. De même, dans le cas de Smith, les gaz expulsés de l'estomac et de la vessie peuvent reconnaître l'explication mécanique précédemment donnée. Mais il n'en est pas ainsi du

<hr>

(1) *Recherches physiolog. sur les gaz intestinaux*, Paris, 1824, p. 24.
(2) *Dublin med. Journ.*, 1841, Janvier, p. 155.

dégagement gazeux par la peau ; car bien que celle-ci, comme tout corps qu'on plonge dans l'eau, laisse dégager une certaine quantité d'air atmosphérique adhérent, on ne saurait expliquer par là pourquoi les bulles se reproduisaient après le frottement. Il n'y a pas non plus d'explication mécanique ni chimique qui s'applique aux collections d'air entre les tuniques de l'intestin du cochon. Demande-t-on la cause de ce phénomène? Je n'en puis assigner aucune qui satisfasse. Dans l'état normal, nulle sécrétion gazeuse n'a lieu chez l'homme, car le dégagement de gaz qui accompagne la respiration est un acte purement physico-chimique, obéissant strictement aux lois de la compression et de la diffusion des gaz, ainsi que l'ont démontré Valentin et Brunner (1). La même loi régit, selon toutes les apparences, le dégagement de gaz par la peau. Nous ne pouvons ici invoquer que l'analogie des poissons, dans la vessie natatoire desquels s'accomplit une véritable sécrétion d'air ; quant au comment et au pourquoi, ce sont des questions auxquelles il ne nous est point permis actuellement de répondre.

CHAPITRE II.

DES HYDROPISIES, OU DES ACCUMULATIONS ANORMALES DE LIQUIDES.

Les accumulations morbides de liquides aqueux, sans parties solides essentielles, qu'on rencontre dans le corps, sont connues sous le nom générique d'*hydropisies*. Elles ont lieu très fréquemment, et présentent, en égard à l'anatomie pathologique, des différences tenant à la région du corps qui en est le siége, à leur manière de se comporter envers les parties environnantes, à la nature chimique du liquide qui les constitue, et à l'origine de ce liquide.

Tantôt le liquide est contenu dans les cavités séreuses du corps, à l'ouverture desquelles on le recueille souvent en assez grande quantité. Ici se rapportent l'hydropisie de la plèvre, ou hydrothorax, celle du péricarde, celle du péritoine, ou ascite, celle de la tunique vaginale du testicule, ou hydrocèle, celle du crâne, ou hydrocéphale, celle du canal rachidien, ou hydrorachis, et celle de l'œil, ou hydrophthalmie. Le liquide est ordinairement libre dans le sac séreux, dont, obéissant aux lois de la pesanteur, il gagne la partie la plus déclive. Rarement occupe-t-il un sac membraneux

(1) VALENTIN, *Lehrbuch der Physiologie*, t. I, p. 350.

particulier et de nouvelle formation, auquel cas l'hydropisie prend l'épithète d'*enkystée*.

Tantôt, au contraire, le liquide est épanché dans le parenchyme des organes. Cet état constitue l'*œdème*. L'œdème a ordinairement pour siége le tissu cellulaire sous-cutané, intermusculaire, etc. On lui donne le nom d'*anasarque*. Mais assez souvent aussi il occupe le parenchyme d'organes internes, comme dans l'œdème du poumon. Quelques auteurs, Lobstein (1) par exemple, ont nié qu'on le rencontrât dans des organes internes d'un tissu dense, tels que le foie, la rate, le rein, le cerveau; mais ils ont eu tort, car là aussi se voient des congestions de liquide hydropique, comme je le dirai lorsqu'il sera question des organes en particulier : seulement, en pareil cas, l'état morbide passe fréquemment inaperçu, ou bien on l'attribue à d'autres causes.

Le liquide constituant l'hydropisie du tissu cellulaire et du parenchyme des organes est parfois aussi renfermé dans des sacs membraneux de formation nouvelle, qui, conjointement avec leur contenu, reçoivent le nom d'*hydatides*. Ces cas se lient d'une manière étroite tant avec l'hydropisie enkystée qu'avec d'autres formations affines dont j'aurai plus tard occasion de parler.

En ayant égard à la nature et à la composition chimique du liquide, on peut distinguer trois sortes d'hydropisies :

1° Celle dans laquelle le liquide ressemble au sérum du sang, sous le point de vue de ses qualités et de sa composition : *hydropisie séreuse* ;

2° Celle dans laquelle ce liquide tient de la fibrine en dissolution et se rapproche du plasma du sang, quant à ses qualités chimiques : *hydropisie fibrineuse* ;

3° Celle dont ce liquide diffère essentiellement dans sa composition des deux qui précédent : *fausse hydropisie*.

Ces trois espèces diffèrent les unes des autres, non seulement par les qualités physiques et les propriétés chimiques du liquide constituant, mais encore par leurs causes.

Les liquides hydropiques ne sont pas toujours purs ; ils contiennent assez fréquemment des substances étrangères, du sang, du pus, de l'ichor, etc.

Mon but ne saurait être d'épuiser tout ce qu'il y aurait à dire sur

____

(1) *Anat. pathol.*, p. 156.

les diverses particularités de ces liquides. En traitant des organes, j'aurai à revenir sur les différentes espèces d'hydropisies considérées suivant les régions du corps. Pour le moment actuel, je n'ai à m'occuper que des caractères généraux et des causes productrices. Sous ce point de vue, la division admise d'après la composition chimique est celle qui convient le mieux. Les différences chimiques qui existent entre les divers liquides hydropiques n'ont été convenablement appréciées que dans ces derniers temps.

1. Hydropisie séreuse.

L'hydropisie causée par un liquide correspondant au sérum du sang est de beaucoup la plus commune. C'est elle qui constitue l'hydropisie proprement dite, dans le sens restreint du mot. La plupart des cas d'ascite, d'hydrothorax, d'hydrocèle, d'anasarque et d'œdème s'y rapportent ; mais elle comprend aussi les liquides accumulés dans les ampoules des brûlures, dans les vésicules du pemphigus, etc.

Propriétés et composition chimique des liquides de l'hydropisie séreuse.

Le liquide hydropique épanché dans des cavités séreuses ou renfermé dans des sacs particuliers est le seul qu'on puisse obtenir en grande quantité et à l'état de pureté, pour l'étudier. On n'a pas la même facilité pour celui de l'œdème ; mais il n'est pas douteux que l'un et l'autre se ressemblent parfaitement au point de vue physique et chimique.

Le liquide hydropique pur est tantôt limpide et incolore ou d'un vert jaunâtre, tantôt plus ou moins trouble, opalin ou semblable à du petit-lait.

Il y a des réactions ordinairement alcalines, plus rarement neutres, plus rarement encore acides. Quelquefois il est coulant comme de l'eau ; mais il lui arrive fréquemment d'être épais, visqueux, mucilagineux et filant.

Examiné au microscope, il se montre un liquide pur, sans particules solides ; quelquefois il lui arrive de contenir une petite quantité de molécules qui se déposent par le repos, et forment un sédiment tantôt rare, tantôt abondant. Ces molécules diffèrent de nature et d'origine. Ce sont des portions d'épithélium de la membrane séreuse, qui se trouvent mêlées accidentellement au liquide, des corpuscules de pus, provenant d'une suppuration secondaire, des

corpuscules du sang, ou enfin, mais plus rarement, de véritables
précipités, des dépôts inorganiques, produits aux dépens du liquide
lui-même : c'est ainsi que le liquide de l'hydrocèle contient fréquemment des dépôts cristallins de cholestérine.

Les variétés dans les qualités physiques du liquide hydropique
que signalent divers observateurs tiennent, pour la plupart, à des
mélanges accidentels. A l'état de pureté parfaite il est ordinairement incolore ; la teinte jaune ou jaune-verdâtre qu'il présente
quelquefois dépend de la matière colorante de la bile ; l'acide azotique lui fait alors éprouver les changements qui caractérisent la
présence de cette matière, c'est-à-dire qu'un peu de cet acide le
rend vert, et une plus grande quantité bleu, puis violet, ensuite
d'un rouge hyacinthe, enfin d'un jaune rouge pâle. La couleur
rouge provient de l'hématine ; la teinte laiteuse est due à de la graisse
ou à des cellules d'épithélium ou à de l'albumine séparée, surtout
quand le liquide est très coulant (1). Sa consistance varie suivant
la composition chimique : plus il contient d'eau, plus il est coulant.
Une abondance d'albumine le rend mucilagineux, visqueux ;
quand il en contient davantage encore (au-delà de 12 p. 0/0), il se
montre comme du blanc d'œuf, épais, visqueux et filant. La réaction
alcaline, qui est la plus ordinaire, dépend, comme celle du sang, de
carbonates (?) ou de sous-phosphates alcalins. La réaction acide
est rare : on l'observe parfois dans les hydropisies qui surviennent
à la suite du pourpre ou du rhumatisme aigu ; l'acide auquel elle
tient est probablement le lactique. J'ai plusieurs fois essayé de l'isoler, mais toujours en vain, parce que la quantité en est très-
faible.

Les principes constituants chimiques du liquide hydropique sont
tout-à-fait les mêmes que ceux du sérum du sang : de l'eau, des
matières organiques, telles que de l'albumine dissoute, de la graisse
et des matières extractives (parfois aussi de petites quantités d'urée,
de matière colorante biliaire et d'hématine), enfin différents sels
(la plupart du temps des carbonates (?) et des phosphates alcalins
et terreux, avec des chlorures métalliques). La quantité de ces matériaux est assez variable ; quelquefois le liquide ressemble parfaitement au sérum du sang sous ce rapport ; mais, d'ordinaire, avec
la même quantité de sels, il contient davantage d'eau et moins de

____

(1) SCHERER, Untersuchungen, p. 112.

matières organiques ; rarement est-il plus concentré et plus riche en matériaux organiques.

Les chimistes ont très souvent analysé ce liquide, celui du moins qui s'accumule en grande quantité dans des cavités séreuses. Je ne rapporterai ici qu'un petit nombre d'analyses (1), autant qu'il en faut pour faire ressortir la composition chimique et permettre de la comparer avec la composition moyenne du sérum normal du sang. Sur 1,000 parties (2) on en a trouvé :

	I. Sérum du sang.	II. Hydrocèle.	III. Hydrocèle.	IV. Ascite.	V. Ascite.	VI. Ascite.	VII. Ascite.
Eau.	905	920	927	916	956	988	704
Albumine.	78		48	33	29	0,9	290
Matières extrac-		71-5					
tives.	4-2		10	13	9	»	2
Graisse.	3-8	»	9		7-4	10	
Sels.	9	8,5	6	8	8		1

Ces analyses, exécutées d'après des principes différents, ne se prêtent pas sans doute à une comparaison rigoureuse ; mais elles établissent au moins qu'il y a une grande analogie entre la composition du sérum du sang et celle du liquide hydropique. Dans celle n° 2, l'identité est presque complète, même sous le point de vue des quantités ; dans les suivantes, la proportion de l'eau augmente et celle de l'albumine diminue, jusqu'à ce que, dans la sixième, celle-ci se réduit à un minimum ; au contraire, la proportion des sels reste la même, à peu de variations près ; la graisse et les principes extractifs sont très variables. La septième analyse

(1) Les principales analyses chimiques sont consignées dans les ouvrages suivants : BERZELIUS, *Traité de chimie*, t. VII, p. 638. — L. GMELIN, *Traité de chimie*, t. II, p. 1388. — D. WAGNER, dans *Medic. Jahrb. des OEsterr. Staates*, 1833, t. V, cah. 2. — VALENTIN, *Repertorium*, t. II, p. 188 ; t. V. p. 359 ; t. VI, p. 300, pour les analyses de Marchand, Bouchardat, Babington, Becker et Marquart. — BIBRA, *Chem. Unters. verschied. Eiterarten*, Berlin, 1842, p. 155. — SCHERER, *Chem. und Mikroscop. Untersuchungen zur Pathologie*, p. 112, 119, 125.

(2) Le n° 1 est la moyenne de deux analyses par Lecanu ; le n° 2 est de Marret ; le n° 3 de Bibra ; le n° 4 de moi ; le n° 5 de Bibra ; le n° 7 de Dub'ane ; le n° 6 de moi ; le liquide était trouble et lactescent

montre que le liquide hydropique peut aussi être plus concentré que le sérum du sang ; on n'aurait pas de peine à multiplier les exemples qui en fournissent la preuve ; Scherer en a consigné plusieurs dans son ouvrage (1) ; cependant le fait est rare, proportion gardée, et ne s'observe que quand, les liquides hydropiques ayant été retenus pendant longtemps dans le corps, la résorption leur a fait perdre peu à peu une partie de leur eau. La plupart des cas dans lesquels le liquide est devenu fort épais et semblable à de la bouillie, ne sont plus comptés pour des hydropisies, mais reçoivent d'autres noms, tels que ceux de kystes, hygromes, etc. En parlant des causes de l'hydropisie, je reviendrai sur l'étiologie, encore fort obscure, de ces différences.

Quoiqu'on puisse, en général, regarder le liquide hydropique comme du sérum du sang pur ou étendu, cependant il existe parfois, entre ces deux liquides, des différences chimiques qui méritent d'être prises en considération. Le principe constituant organique essentiel du sérum du sang et du liquide hydropique est l'albumine liquide. Celle-ci a, dans la pluralité des cas, toutes les propriétés de l'albumine pure et de l'albuminate sodique ; elle se coagule par la chaleur, tantôt sur-le-champ, tantôt, dans le second cas, après que la combinaison sodique a été détruite par un acide libre. Cette albumine, soumise à l'analyse élémentaire, présente également la même composition que celle qui appartient aux combinaisons de protéine (Scherer) (2). Mais, quelquefois, l'ébullition ne fait pas coaguler le liquide, même après l'addition d'un acide, bien qu'il contienne une grande quantité de matière albuminiforme ; l'albumine y a donc subi un changement quelconque : elle se sépare, par l'évaporation, sous la forme d'une pellicule, et en cela, mais non en ses autres réactions, elle ressemble à la caséine ; c'est ce qui est arrivé dans quelques cas examinés par moi. Dans le liquide d'une hydropisie de l'ovaire, Scherer a trouvé, outre de l'albumine et de l'albuminate sodique, une substance analogue, mais qui se comportait plutôt comme du mucus. L'analyse élémentaire a fait voir que sa composition différait de celle de la protéine (protéine $+ NH^3 - O^2$ (3). Collard de Martigny a également rencontré une matière analogue à l'albumine, mais différente d'elle,

(1) *Untersuchungen*, p. 125. 130.
(2) Bibra, *loc. cit.*, p. 129.
(3) Gmelin, *loc. cit.*, t. II, p. 1393.

dans le contenu d'une tumeur enkystée qui existait depuis longtemps entre la matrice et le rectum ; cependant il demeure douteux
pour moi que ce cas appartienne à l'hydropisie. Parfois il suffit d'a-
jouter de l'eau pour qu'une partie de la combinaison de protéine se
précipite ; mais, en ajoutant des sels neutres, le précipité se redissout, tout comme il arrive souvent au blanc d'œuf. Il suit de ces
observations que la combinaison de protéine du liquide hydropique
peut éprouver diverses modifications chimiques dont l'indication
précise est impossible dans l'état actuel d'imperfection de nos connaissances à l'égard des combinaisons de cette substance.

L'urée a été démontrée plusieurs fois dans le liquide hydropique ;
Marchand, par exemple, l'y a trouvée (0,42 — 0,68 et 0,50 p. 0/0).
Mais, dans d'autres cas, elle n'existait pas, ou était en si petite
quantité qu'on ne pouvait la doser (1).

Quant aux sels, ils sont, en général, les mêmes que ceux du
sérum du sang. Le chlorure sodique domine ordinairement ; les
autres, savoir le phosphate et le carbonate (?) sodiques, le sulfate
potassique, les phosphates calcique et magnésique et les lactates,
sont moins abondants, mais en proportion très variable (2).

Au liquide hydropique proprement dit s'en rattachent quelques
autres que les pathologistes distinguent, il est vrai, par des noms
particuliers, mais qui lui ressemblent tout-à-fait, eu égard à leur
composition chimique et à leur origine. Ce sont ceux des exanthè-
mes vésiculeux (érysipèle pustuleux, pemphigus, pompholix), des
ampoules de brûlure, des vésicules de vésicatoire et de gangrène.
Les formations bulleuses ne diffèrent de l'hydropisie proprement
dite qu'en ce que le liquide s'y épanche, non point dans des cavités intérieures ou dans le tissu des organes, mais sous l'épiderme,
qu'il soulève en forme d'ampoule. Quelques uns de ces liquides
font le passage de l'hydropisie séreuse à la fibrineuse. Tous n'ont
point été analysés d'une manière précise. Celui des ampoules de
brûlure ou de vésicatoire, abstraction faite de petits flocons dus à
la fibrine concrétée, de corpuscules purulents et de cellules épidermiques, est clair et parfois d'un vert jaunâtre ; il bleuit le papier
de tournesol rouge ; ses principaux éléments sont de l'albumine,
un peu de graisse, des matières extractives et les sels ordinaires du
sérum du sang. Bostock a trouvé, dans la sérosité d'un vésicatoire,

(1) D'après les observations de Scherer et les miennes.
(2) Comp. BIRD, *loc. cit.*, p. 159. — SCHERER, *loc. cit.*, p. 121, 124.

que l'action du feu faisait prendre en masse , 928,6 d'eau , 60 d'albumine , 1,4 de matières extractives , et 10 de sels. Le liquide des
vésicules qui naissent , dans la gangrène , sur la surface du corps ,
a une teinte rouge , due à de l'hématine dissoute ; mais il est clair
comme du vin rouge étendu d'eau, et contient une très grande proportion d'albumine , de sorte qu'il se prend en masse quand on le
fait chauffer. Le liquide de l'hydroa et des sudamina ne peut être
rangé ici , car il ne contient pas d'albumine (1).

Il peut aussi se mêler du liquide hydropique aux sécrétions, par
exemple à l'urine, qui paraît alors albumineuse , aux crachats
dans l'œdème du poumon, etc.

Causes et mode de production de l'hydropisie séreuse.

La concordance de composition chimique entre le liquide hydropique et le sérum du sang porte à présumer que ce liquide peut
avoir sa source dans le sang. Les observations d'anatomie pathologique et les expériences sur les animaux viennent à l'appui de cette
conjecture ; elles nous apprennent que tout obstacle à la circulation
veineuse , dans quelque endroit du corps qu'il ait lieu , est accompagné d'un épanchement de sérosité dans les parties environnantes.

Ces faits et autres analogues nous autorisent à penser que l'hydropisie séreuse a toujours pour point de départ le système veineux,
et qu'elle a lieu dès qu'il survient un défaut d'accord entre la poro-
sité des parois des veines et la densité du sang que ces vaisseaux
contiennent , que d'ailleurs les parois deviennent plus poreuses ou
le sang plus aqueux qu'ils ne le sont à l'état normal. Dans les deux
cas, la sérosité transsude en plus grande abondance à travers les tuniques vasculaires. C'est ainsi qu'il se produit une hydropisie locale
toutes les fois qu'une cause quelconque vient à resserrer ou obstruer
une veine , d'une manière passagère ou permanente , comme , par
exemple, quand une tumeur comprime le vaisseau , ou que celui-ci
s'est oblitéré. La pression de la matrice remplie du produit de la
conception, détermine l'œdème des jambes ; celle que les dégéné-
rescences du foie ou autres tumeurs de cette région exercent sur
la veine porte et sur la veine cave ascendante, donnent lieu à l'ascite
et à l'œdème de la moitié inférieure du corps.

Les exemples sont si nombreux , et se représentent si fréquem-

<hr>

(1) VOGEL, *Anleitung*, p. 409.

ment au médecin attentif, que je ne crois pas nécessaire d'en citer un seul. Dans tous ces cas, lorsque des anastomoses ne procurent pas une autre issue au sang veineux, sa pression hydrostatique sur les veines qu'il remplit occasionne la distension et l'amincissement de leurs parois. Le même effet résulte d'un accroissement de l'afflux du sang artériel vers une partie, et lorsque l'aorte d'un animal se trouve comprimée ou liée au-dessous de la naissance des artères rénales, un épanchement hydropique a lieu par les veines des reins, parce que ces vaisseaux, étant la portion du système vasculaire la plus disposée à céder, sont aussi les premiers qui se distendent sous l'effort d'une colonne sanguine plus considérable (1).

On pourrait croire que, sous l'influence d'une pression plus forte, la liqueur du sang passe à travers les parois amincies (devenues plus poreuses) des veines, que c'est elle qui constitue le liquide hydropique, et que tout par conséquent se réduit à un simple effet mécanique. Mais les choses ne se passent point ainsi, et le phénomène a encore plus d'un côté énigmatique. On est frappé d'abord de ce que la fibrine dissoute dans le sang ne passe point dans le liquide hydropique, et ensuite de ce que si celui-ci renferme généralement autant de sels que le sérum du sang, il contient davantage d'eau et moins d'albumine. Ces particularités prouvent que l'acte est plus complexe qu'il ne le paraît au premier abord. Nous aurions besoin, pour en donner une explication satisfaisante, de posséder sur l'endosmose des notions plus précises que celles qu'on a pu se procurer jusqu'à présent.

Comme une action locale qui porte sur une seule veine entraîne une hydropisie locale, de même les causes qui exercent une action semblable sur le système veineux entier produisent une hydropisie générale. C'est ce qu'on voit à la suite des lésions organiques du cœur et du poumon, qui gênent le retour du sang veineux dans la moitié droite du cœur, et déterminent ainsi une pression hydrostatique plus considérable dans tout le système veineux.

Mais les causes qui agissent mécaniquement du dehors sur les veines ne sont pas les seules qui puissent donner lieu à l'ampliation de ces vaisseaux, et par suite à l'hydropisie. Le même effet a lieu

(1) Comp. les expériences de Meyer dans Roser et Wunderlich, *Archiv*, 1844, cah. 1, p. 119, et celles de G. Robinson, dans *Med. chirurg. Trans.*, 1843, p. 51-79.

aussi sous l'influence de causes dynamiques, sous celle de l'action
nerveuse. De là vient qu'on observe l'hydropisie dans les membres
frappés de paralysie, dans les états de grande faiblesse. Ici se rapporte également l'hydropisie dite inflammatoire, qui consiste tantôt
en une complication d'hydropisie avec une exsudation inflammatoire, tantôt en une hydropisie pure, déterminée par une dilatation
des veines dépendante du système nerveux, et accompagnée de
symptômes d'irritation, ce que Fuchs appelle *hydrochyse*. Les hydropisies de cette classe sont très fréquentes, mais les phénomènes
qui surgissent alors sont ordinairement complexes, de sorte que les
causes ne paraissent pas aussi évidentes qu'elles le sont dans les hydropisies provoquées par une influence mécanique. On doit ranger
parmi elles l'érysipèle pustuleux, l'anasarque consécutive à la scarlatine et au rhumatisme aigu, l'hydrothorax inflammatoire, l'hydrocéphale aiguë, les ampoules déterminées par les brûlures et les
vésicatoires. C'est à la pathologie nerveuse, et non à l'anatomie
pathologique, qu'il appartient d'en discuter les causes.

Il est probable qu'une autre circonstance encore, l'atténuation
du sang, peut aussi amener l'hydropisie. Déjà, dans les anciens
temps, on attribuait à une altération du sang la plupart des hydropisies, même celles que nous savons aujourd'hui dépendre d'une
distension des parois veineuses. Des faits nouveaux ont parlé en faveur de cette opinion, du moins dans certains cas. Ainsi Magendie
a vu des épanchements hydropiques survenir après la défibrination
du sang. Lui et Valentin, ainsi que moi et d'autres, ont observé ce
phénomène après l'injection d'une grande quantité d'eau dans les
vaisseaux, spécialement chez les lapins; car l'hydropisie se dessine
avec plus de peine chez les chiens. L'hydropisie a lieu également
après des saignées souvent répétées, qui rendent le sang plus
aqueux. Il est vraisemblable que le même effet peut dépendre de la
rétention de sécrétions aqueuses dans le sang, notamment de la
suppression de la transpiration cutanée et de la sécrétion urinaire,
qui surcharge le sang de parties aqueuses. Cependant nos connaissances à cet égard sont encore fort imparfaites, et présentent
des vides qu'on parviendrait peut-être à combler en multipliant
les analyses quantitatives du sang des hydropiques. Il ne suffit pas,
pour produire l'hydropisie, que le sang soit surchargé momentanément d'eau, car autrement elle aurait lieu toutes les fois qu'on
boit beaucoup d'eau qui ne s'échappe pas sur-le-champ par les

reins. Cela seul prouve qu'il entre en jeu ici des causes dont nous n'avons aucune idée (1).

Sort qu'éprouve le liquide hydropique après son épanchement.

Une fois épanché, le liquide hydropique est résorbé, ou demeure sans subir de changements. Si la portion aqueuse seule se trouve résorbée, il peut s'épaissir. Il est absolument incapable d'organisation, et ne saurait servir de cytoblastême à des formations organiques.

La résorption du liquide hydropique et la proportion dans laquelle il est résorbé dépendent de diverses circonstances. Les veines en absorbent la portion aqueuse par endosmose, et cela d'autant plus facilement qu'il est plus étendu. Cette résorption veineuse ne peut naturellement point avoir lieu lorsque l'hydropisie a été causée par un arrêt mécanique de la circulation dans les veines ; mais elle s'opère quand la maladie dépend d'une dilatation dynamique de ces dernières, et cela aussitôt que l'ampliation cesse. Les lymphatiques fonctionnent en même temps que les veines, ou seuls, lorsque celles-ci sont inactives : viennent-ils à être eux-mêmes frappés d'inertie, on conçoit qu'il ne saurait y avoir de résorption. D'un autre côté, une résorption lymphatique fort active peut faire que le liquide épanché disparaisse sur-le-champ, et qu'il ne s'en forme pas d'amas considérables. En ce sens, il y a quelque chose de vrai dans l'ancienne opinion qui attribuait l'hydropisie à un accroissement de l'exhalation et à une diminution de la résorption. Mais la résorption dépend aussi de circonstances locales. L'œdème, dans des parties riches en lymphatiques et dont le tissu contenant le liquide est parcouru par des vaisseaux de ce genre, disparaît plus aisément que l'hydropisie dans des cavités qui n'offrent de vaisseaux absorbants qu'à leur surface. L'absorption de l'eau et des sels, avec persistance des matériaux organiques, notamment de l'albumine, d'après les lois de l'endosmose, épaissit le liquide hydropique, et le convertit en une masse filante, semblable à du blanc d'œuf, ce dont j'ai rapporté précédemment un exemple.

(1) Henle a répandu un grand jour sur les causes de l'hydropisie ; les lois établies par lui me semblent n'avoir besoin que d'une seule restriction, qui consisterait à rapporter la source proprement dite du liquide hydropique, non pas, comme il le fait, au système vasculaire entier, mais seulement au système veineux.

Je me suis convaincu, par de nombreuses recherches, que ce liquide ne joue jamais le rôle de cytoblastème, et qu'il ne peut s'y produire ni corpuscules de pus, ni autres cellules d'aucune espèce. Lorsqu'on y rencontre des corpuscules de pus ou d'autres formations organisées, ils doivent naissance à d'autres actes de plasticité qui se sont liés accidentellement à l'hydropisie. Mais on comprend que des influences chimiques peuvent en précipiter certains principes constituants, par exemple, de la cholestérine, de l'albumine, etc.

Diagnostic du liquide hydropique, et état anatomique des parties environnantes.

On reconnaît le liquide hydropique aux propriétés physiques et chimiques précédemment énumérées. Il diffère des faux liquides hydropiques dont nous parlerons plus tard, par l'albumine liquide qu'il contient et qui se coagule quand on le fait bouillir ou qu'on y verse de l'acide azotique. Cette précipitation par l'acide azotique a lieu alors même que, comme je l'ai dit plus haut, l'albumine a subi une modification, et n'est plus susceptible de se coaguler par la chaleur. Les cas dans lesquels le liquide de l'hydropisie contient si peu d'albumine qu'on ne peut le coaguler ni par l'ébullition ni par l'acide azotique, sont les seuls où le diagnostic présente des difficultés et reste même parfois douteux ; cependant, alors, une analyse quantitative procure ordinairement les lumières qu'on désire. Ce liquide diffère des autres liquides pathologiques, de celui de l'hydropisie fibrineuse, du pus, etc., par des caractères négatifs : il ne se coagule pas de lui-même, et ne contient point de corpuscules essentiels. Lorqu'il est mêlé avec eux, on réussit parfois à s'en convaincre par l'analyse quantitative, mais en général la chose est impossible.

Quand le liquide hydropique est contenu dans un sac séreux, il le distend, et par là comprime les parties environnantes. Les membranes séreuses qui l'entourent sont ordinairement ramollies, pâles et opaques, ce qui ne manque jamais d'arriver lorsque la maladie dure longtemps. Si les cavités ont des parois flexibles, on sent une fluctuation en les percutant.

Infiltré dans le tissu, ce liquide produit une tumeur molle, pâteuse, luisante, qui cède sous le doigt, et en conserve l'impression. Une piqûre ou une incision le laisse échapper, sous forme de gouttes ou de jet, suivant qu'il est plus ou moins abondant. Il occupe les interstices des parties élémentaires des tissus; mais il imbibe aussi ces derniers eux-mêmes, de manière à les faire paraître plus mous et plus flasques que dans l'état normal. Dans les cas récents, c'est-à-dire quand la dilatation veineuse qui déterminait l'hydropisie subsistait encore peu avant la mort, les parties atteintes sont rouges, ce qui arrive surtout fréquemment dans l'œdème du poumon; mais d'ordinaire elles sont pâles, et les veines volumineuses sont les seules qui renferment beaucoup de sang.

H. Hydropisie fibrineuse.

Cette espèce d'hydropisie, caractérisée par la fibrine que le liquide tient en dissolution, n'est point rare, et se présente même plus souvent que la précédente; mais, jusqu'à présent, on l'a peu décrite (1), et moins encore a-t-on su l'interpréter comme elle devait l'être. On ne l'a point distinguée de l'hydropisie séreuse, et on ne lui a même pas assigné de nom propre. Comme celui de l'hydropisie séreuse, le liquide se trouve ici tantôt libre dans des cavités diverses, la plèvre, l'arachnoïde, le péritoine, le péricarde, tantôt infiltré dans le parenchyme des organes, tantôt enfin contenu dans des cavités de nouvelle formation, au milieu de ces derniers, du cerveau, par exemple (2). L'état de choses qui résulte de là a reçu les mêmes dénominations que dans le cas précédent : on l'a appelé, en général, *hydropisie*, et, suivant que l'accumulation du liquide avait lieu dans le bas-ventre, dans la plèvre ou dans le parenchyme des organes, *ascite*, *hydrothorax* ou *empyème*, et *œdème*. Ce qui distingue encore cet acte pathologique, c'est que, la plupart du temps, le liquide ne se comporte point comme celui de l'hydropisie séreuse, ou, en d'autres termes, ne conserve pas ses propriétés, à quelques légers changements près, mais offre des caractères qui varient beaucoup suivant les circonstances, et sur lesquels je ne tarderai pas à revenir.

(1) Des faits de ce genre ont été décrits par Schwann et Magnus dans MULLER, *Archiv*, 1838, p. 95. DELAHARPE, dans *Archiv. générales*, juin, 1842. SCHERER, *loc. cit.*, p. 106, 110. GLUGE, *Anat. mikroscop. Untersuchungen*, 1838, p. 74. QUEVENNE, *Journ. de pharmacie*, nov. 1837. J'en ai moi-même observé un grand nombre.

(2) Comp. mes *Icones hist. patholog.*, p. 63.

Propriétés et composition chimique du liquide.

Les propriétés et la composition chimique de ce liquide sont les mêmes, quant aux points essentiels, qu'il occupe le parenchyme des organes, ou qu'il soit renfermé dans des cavités séreuses : toutefois c'est dans ce dernier cas qu'on parvient à l'obtenir le plus pur, et qu'il montre tous ses caractères.

Examiné aussitôt après son évacuation, il ressemble ordinairement en tous points au liquide de l'hydropisie séreuse. Il est tantôt limpide et incolore, tantôt trouble, lactescent, blanchâtre, opalin, d'un jaune verdâtre. Quand il est frais, le microscope n'y fait apercevoir aucun corpuscule ; ou bien ceux qu'on découvre tiennent uniquement à des mélanges accidentels ; rarement voit-on de petits caillots fibrineux, des corpuscules de pus, etc. Quelque temps après sa sortie du corps, il se prend ordinairement en masse, par l'effet de la coagulation de la fibrine, et forme alors une gelée homogène et tremblante, qui, avec le temps, devient un gâteau plus ou moins consistant, et incolore ou jaune rougeâtre, de fibrine coagulée, nageant dans un liquide clair et jaunâtre, parfaitement analogue au sérum de sang. Si on lave ce gâteau avec de l'eau, et qu'on l'exprime entre deux linges, on obtient une petite quantité de fibrine fibreuse et assez solide, tout-à-fait semblable à celle qu'on se procure en fouettant du sang frais et lavant bien le produit.

La coagulation de la fibrine dissoute a lieu quelquefois dans l'intérieur même du corps, pendant la vie, point sur lequel je reviendrai plus bas. Quant à celle qui s'opère hors du corps, elle exige un laps de temps plus ou moins long ; l'espace d'une heure suffit parfois, tandis que dans d'autres circonstances il faut douze à vingt-quatre heures. Delaharpe a vu quelquefois le caillot fibrineux se redissoudre de lui-même dans le liquide. La fibrine coagulée représente, au microscope, une masse complétement amorphe, sans nul vestige de formation de cellules.

Sous le point de vue de la composition chimique, le liquide dont il s'agit ici ressemble parfaitement au plasma du sang, c'est-à-dire au sang dépouillé de ses corpuscules. C'est du sérum ou de la sérosité d'hydropisie séreuse, plus de la fibrine dissoute. L'analyse y démontre de l'eau, de la fibrine, de l'albumine liquide, de la graisse, des matières extractives et des sels (chlorure de sodium, carbonate (?) sodique, phosphate sodique, sulfate potassique, phosphate calcique et magnésique, carbonate (?) calcique, lactates). Cette analogie avec le plasma du sang s'étend, dans quelques cas rares, jusqu'à la quantité respective des principes constituants; mais ordinairement il y a plus d'eau que dans le plasma et moins de matériaux organiques, spécialement d'albumine et de fibrine; le contraire se voit fort rarement. Sous ce rapport donc, la ressemblance est la même que celle qui a été signalée entre le liquide de l'hydropisie séreuse et le sérum de sang. Pour rendre la chose plus sensible, je vais transcrire un petit nombre d'analyses, auxquelles je joindrai, pour terme de comparaison, la composition moyenne du plasma du sang d'après Lecanu (1).

	1. Plasma du sang	2. Empyème	3. Empyème			4. Empyème		5. Ascite
			a.	b.	c.	a.	b.	
Eau.	906	933,5	945,6	953	941	925,5	936	881
Fibrine.	3,4	1,7	1,09	0,91	»	0,62	0,60	83
Albumine. . .	77	77,5	47,3	32	42,2	49,8	52,8	27
Matières extractives . .	3	»	»		7,2	3,4	1,6	
Graisse	3	17	6	6		2,1	1,4	9
Sels	8	»	»	8	8,1	8	7,4	

Ces analyses suffisent pour démontrer la grande analogie de composition chimique entre le liquide de l'hydropisie fibrineuse et le plasma du sang, même sous le rapport quantitatif. Les différences sont ici moindres que celles qui ont été signalées plus haut entre

(1) Le n° 2 est le liquide d'un empyème évacué par l'opération (QUEVENNE, *Journ. pharm.*, octobre 1837). Le n° 3 celui d'un empyème survenu à la suite d'une pleurésie; le liquide, évacué par l'opération, a été analysé par moi et Merklein. *a* est le résultat de la première paracentèse; *b* celui de la seconde; les deux liquides se coagulèrent au bout de quelques heures; *c* celui de la troisième, tiré peu avant la mort du malade; celui-ci ne se coagulait plus, et ne contenait pas de fibrine, laquelle s'était transformée en corpuscules de pus formant un sédiment blanchâtre et crémeux au fond du vase. Le n° 4 est emprunté à Scherer (*loc. cit.*, p. 106); *a* est le produit de la première opération, et *b* celui de la seconde, faite au bout de huit jours. Le n° 5 est le liquide d'une ascite analysé par Schwann (MÜLLER, *Archiv*, 1838, p. 95); la quantité de fibrine est telle, qu'on peut douter que cette substance fût pure.

le liquide de l'hydropisie séreuse et le sérum du sang. Les analyses 3 et 4 offrent surtout de l'intérêt, en ce qu'elles font voir que la sécrétion fournie par un même organe, chez un même individu, et dans les mêmes circonstances, peut varier à un assez haut degré. Je ne prendrai pas sur moi de concilier la cinquième analyse avec les autres; il est probable que la proportion de fibrine s'y trouve portée trop haut. Schwann a peut-être négligé de laver le caillot avant de le faire sécher, ou ce caillot contenait des matières étrangères, du pus, etc.; dans tous les cas, quand bien même nous en retrancherions la moitié et plus, il ne ressortirait pas moins de là que la fibrine d'un liquide hydropique peut dépasser celle du sang normal. Quant aux autres principes constituants, nous pouvons leur appliquer en général ce qui a été dit de ceux de l'hydropisie séreuse. L'albumine est tantôt pure, tantôt combinée avec de la soude. Parmi les sels fixes, Scherer signale : chlorure de sodium 7,5, carbonate sodique 0,8, phosphate sodique 6,4, sulfate potassique 0,9, phosphate calcique 0,3, carbonate calcique 0,3, en tout 10,2 dans 1000 parties de liquide. Dans l'analyse 3 b, faite avec Merklein, j'ai trouvé, sur 1000 parties, 8 de sels, dont 0,4 de phosphate calcique; en outre, beaucoup d'acide carbonique, moins d'acide sulfurique, du chlore, et une trace d'acide phosphorique; parmi les bases, beaucoup de soude, une trace de potasse, de la magnésie et de la chaux; l'analyse 3 a a donné beaucoup de chlore et d'acide carbonique, avec un peu d'acide phosphorique, sans acide sulfurique.

De même que le liquide de l'hydropisie séreuse, celui de l'hydropisie fibrineuse peut s'épancher à la surface du corps, dans des vésicules et des pustules. Le phénomène est de règle dans la variole et la varioloïde, du moins pendant les premières périodes : on l'observe fréquemment dans les ampoules de vésicatoires et de brûlures, avant l'établissement de la suppuration, et dans beaucoup d'autres cas analogues. Le liquide peut aussi se mêler aux sécrétions, qui par là acquièrent la propriété de se coaguler spontanément; ce dont l'urine surtout offre parfois des exemples (1). A ce sujet, je rapporterai le cas suivant, qui est intéressant en ce qu'il prouve que la même chose arrive chez les animaux. Dans l'été de 1842, je reçus un flacon contenant un liquide qui provenait d'une chèvre

____

(1) Comp. H. Nasse, *Untersuchungen*, cah. 2. p. 261.

atteinte d'inflammation aux trayons : ce liquide, qui, au moment de sa sortie avait une couleur verdâtre pâle , ne coulait que d'un seul trayon , les autres donnant du lait normal. La quantité s'élevait à une once environ : il était verdâtre et un peu trouble. On y voyait nager un caillot plus gros qu'une noisette , qui évidemment s'était formé depuis l'envoi du flacon , car il avait plus de volume que l'ouverture , et j'eus de la peine à le retirer. La liqueur paraissait homogène au microscope , mais elle contenait une infinité de corpuscules de pus , d'un diamètre de 1/400. Le trouble dépendait de ces corpuscules ; le caillot consistait en fibrine , qui paraissait amorphe au microscope , et renfermait beaucoup de corpuscules de pus. Je ne découvris aucune trace de globules du lait ni dans le liquide , ni dans le caillot.

Causes et mode de production de l'hydropisie fibrineuse.

Plus encore que pour l'hydropisie séreuse , on est porté à croire qu'il faut ici chercher la cause dans le sang. Le liquide ressemble tellement au plasma de ce dernier , que fort souvent on ne saurait l'en distinguer ; et nous parvenons à imiter le liquide de l'hydropisie fibrineuse en filtrant rapidement du sang de grenouille à travers du papier de soie. L'idée d'une transsudation purement mécanique à travers les parois des vaisseaux a donc plus de probabilités encore que dans le cas précédent. Cependant nous ne devons pas omettre de dire que le liquide paraît plus aqueux que le plasma du sang , et qu'en général il contient un peu moins de fibrine et d'albumine. Il se passe donc également ici des actes d'endosmose , seulement à un moindre degré que dans le cas d'hydropisie séreuse. Si , dans l'un comme dans l'autre , le liquide provient du sang et résulte d'une transsudation des parties liquides de celui-ci , comment se fait-il que tantôt le premier cas ait lieu et tantôt le second ? Dans l'état actuel des connaissances , on ne saurait donner une solution précise du problème ; mais du moins est-il très vraisemblable que si l'hydropisie séreuse doit naissance à la transsudation des parties liquides du sang à travers les parois des veines , l'hydropisie fibrineuse provient de celles de ces mêmes parties à travers les parois des capillaires. Deux circonstances parlent en faveur de cette hypothèse. La première est la différence qu'on remarque dans la structure des deux ordres de vaisseaux ; les veines ont des parois épaisses, formées de plusieurs couches de cellules et de fibres, tandis que celles des capillaires sont beaucoup plus minces et délicates. A la vérité, nous ne connaissons pas bien les différences qui existent entre les unes et les autres sous le point de vue des propriétés endosmotiques ; mais l'analogie permet de penser que le produit doit être plus aqueux et plus pauvre en matériaux organiques dans le premier cas, plus concentré et plus chargé de tels matériaux dans le second. Une autre circonstance consiste en ce que, si, comme nous l'avons vu précédemment, l'hydropisie séreuse s'accompagne d'une distension des veines et d'un amincissement de leurs parois, les observations microscopiques faites sur le système capillaire nous apprennent que l'apparition d'un liquide chargé de fibrine dans le parenchyme des organes ou dans des cavités est précédée et accompagnée d'une dilatation des capillaires (avec amincissement de leurs parois). La coïncidence des deux phénomènes est si constante, que nous pouvons, avec toute la certitude possible en pareille matière, nous permettre de conclure que la dilatation des capillaires est la cause de l'épanchement qui nous occupe. Il va sans dire que, les capillaires se transformant en veines d'une manière insensible, on ne saurait tracer une ligne de démarcation bien nette entre l'hydropisie séreuse et l'hydropisie fibrineuse, et que les deux maladies passent de l'une à l'autre par d'insensibles gradations. Ajoutons encore à cela que beaucoup de causes qui amènent la dilatation des vaisseaux capillaires peuvent entraîner aussi celle des veines, et qu'ainsi les deux actes se trouvent fréquemment associés ensemble. Voilà pourquoi il n'est pas rare de trouver de la fibrine en petite quantité dans le liquide de l'hydropisie séreuse.

Dans l'hydropisie séreuse, les causes de la distension des veines sont souvent mécaniques, et en conséquence appartiennent au domaine de l'anatomie pathologique. Il n'en est pas de même de l'hydropisie fibrineuse ; ici l'ampliation dépend de causes dynamiques, dont la recherche entraînerait nécessairement de longues excursions dans le champ de la pathologie nerveuse. C'est pourquoi je me borne à dire que l'hydropisie fibrineuse a essentiellement pour point de départ le système capillaire, qu'elle est accompagnée d'une ampliation de ces vaisseaux (avec distension et amincissement de leurs parois), et qu'elle dépend en grande partie de là.

Mais l'importance de cet acte, pour la pathologie ainsi que pour la physiologie de la nutrition, est telle, qu'à peine en pourrait-on mettre un autre au même rang. Toute nutrition repose sur un épanchement de liquide fibrineux dans le parenchyme des organes, et le passage de l'état normal à celui de maladie est si insensible ici, qu'on ne saurait établir une ligne de démarcation. C'est pour cette raison, et parce que l'acte en question peut s'associer à beaucoup d'autres, qu'il a reçu les dénominations les plus diverses. Beaucoup de parties du travail inflammatoire reposent sur lui et sur ses conséquences. L'exsudation de lymphe plastique n'est pas autre chose; et ce qu'on appelle lymphe plastique, fluide nourricier général, n'est que notre liquide chargé de fibrine dissoute. Cette courte indication suffira pour éviter d'inutiles répétitions; plus d'une fois, dans la suite, je serai obligé de reprendre le fil que je coupe ici et de le poursuivre plus loin.

Le sort qu'éprouve ultérieurement le liquide chargé de fibrine est très varié aussi, et joue un grand rôle en pathologie. Il dépend principalement de deux circonstances : tantôt le liquide est coagulable, et sa coagulation a lieu fréquemment dans l'intérieur même du corps; tantôt il est susceptible de se développer, et peut servir de cytoblastème à des formations organiques. Ces deux points méritent d'être examinés de plus près.

Le liquide chargé de fibrine peut rester des jours et même des semaines dans le corps sans éprouver le moindre changement; il se coagule alors dès qu'on vient à l'évacuer, et se comporte comme il a été dit précédemment. Parfois, cependant, la fibrine qu'il contient se coagule dès avant qu'il quitte le corps; de là résulte un caillot plus ou moins mou ou solide, qui, au microscope, paraît ou totalement amorphe ou vaguement fibreux, et qui, dans certains cas, est couvert d'une masse à grains fins ressemblant à de la poussière (1). Si le liquide était épanché dans le parenchyme d'un organe, ce caillot remplit tous les intervalles qui existent entre les parties élémentaires du tissu, il les entoure comme le mortier durci enveloppe les pierres d'une muraille, et forme avec elles une masse compacte, d'apparence homogène, dans laquelle on ne parvient à faire reparaître les éléments primitifs qu'en ayant recours à l'acide acétique ou à l'ammoniaque, qui rendent transparente la fibrine coagulée (2). Dans des cavités, au contraire, ces caillots produisent des masses floconneuses ou filamenteuses, qui tantôt tiennent aux parois, tantôt, et plus rarement, nagent en liberté au milieu du

(1) Voyez mes *Icones*, pl. II, fig. 4 et 5; pl. III, fig. 5 et 6; pl. IV, fig. 1.
(2) *Icones*, pl. XVIII, fig. 6 et 7.

liquide ; ou bien la fibrine se dépose par couches sur les parois, et donne ainsi naissance à des formations membraneuses. Quelquefois les fausses membranes constituent un sac parfaitement clos dans l'intérieur de la cavité ; on peut même rencontrer plusieurs de ces sacs accidentels renfermés les uns dans les autres. C'est ainsi que se produisent l'hydropisie enkystée (1) et certaines formes d'hydatides. Lorsque toute la fibrine tenue en dissolution s'est coagulée et séparée de cette manière, le liquide restant ressemble sous tous les rapports à celui de l'hydropisie séreuse. Voilà pourquoi les anciens observateurs ont rapporté tous les cas de ce genre à cette dernière maladie.

La question de savoir pourquoi la fibrine tantôt demeure très longtemps liquide, tantôt, au contraire, se coagule avec promptitude, et quelle est, dans ce dernier cas, la cause de sa coagulation, ne saurait recevoir aujourd'hui de réponse satisfaisante, pas plus qu'il ne nous est permis de dire en toute certitude ce qui fait que le sang se coagule après sa sortie du corps. La cause prochaine est sans doute chimique ; mais, à coup sûr aussi, il entre également ment en jeu des influences de l'organisme. Nous n'éprouvons pas moins de difficultés à rendre raison des différentes formes que la fibrine revêt en se coagulant (2). Lorsqu'on laisse en repos un liquide chargé de fibrine qui a été extrait du corps, il se prend d'abord tout entier en une gelée tremblotante ; plus tard, la fibrine coagulée se contracte, et forme une sorte de gâteau, en sorte que le liquide qu'elle contient, exprimé mécaniquement de ses pores, se sépare et constitue du sérum. Si, au contraire, on remue le liquide avec une baguette pendant la coagulation, ou qu'on le secoue avec des corps solides, morceaux de verre ou autres, dans un vase clos, la fibrine se dépose aussitôt à la surface de ces corps, sous la forme de filaments ou de membranes. Ces faits bien connus, joints à ce que nous apprennent les ouvertures de cadavres, permettent de tirer quelques conclusions relativement à la manière dont la fibrine se coagule dans le corps. Une coagulation complète, et de laquelle résulte une gelée, paraît n'avoir jamais lieu dans le corps, ou du moins être extrêmement rare, car il ne faut pas compter ici les cas où l'on rencontre, par exemple, à la surface de la plèvre, une

____

(1) *Icones*, p. 12.

(2) Henle a fait un exposé fort intéressant des divers phénomènes qui ont eu lieu pendant la coagulation de la fibrine (*Jahresbericht*, t. II, p. 168).

exsudation en apparence gélatineuse, celle-ci n'étant que du sérum
infiltré entre les fibres de la membrane séreuse. L'observation témoigne que la fibrine se coagule avec plus de lenteur dans l'intérieur qu'au-dehors du corps, et il est vraisemblable que les parties
organiques exercent sur elle une certaine attraction, analogue à
celle qui fait que, pendant les secousses, elle s'applique en forme
de membrane autour de la baguette de verre. Ajoutons que les parties du corps se trouvent rarement dans un repos absolu, que par
conséquent elles imitent jusqu'à un certain point ce que nous faisons en fouettant un liquide. De là proviennent les dépôts de fibrine
coagulée qui ont lieu couche par couche dans des cavités. La lenteur avec laquelle la coagulation s'effectue dans le corps fait que ces
couches sont fort minces ; car une couche épaisse d'une ligne peut
être divisée en une vingtaine de feuillets et plus. L'égalité d'épaisseur et l'uniformité des couches ne permettent pas de douter
qu'elles se déposent successivement, et qu'en conséquence la plus
extérieure, celle qui touche à la membrane séreuse, est aussi la
plus ancienne, fait attesté d'ailleurs par d'autres circonstances encore, car, d'ordinaire, cette couche extérieure est celle qui s'organise la première.

Si l'on réfléchit, en outre, que l'exsudation du liquide fibrineux
par les vaisseaux capillaires a lieu très lentement et par petites portions, qu'elle ne s'accomplit pas d'une manière uniforme sur tous
les points d'une membrane séreuse, par exemple, de la plèvre ou
du péritoine, on comprend sans peine pourquoi certaines parties
de ces membranes sont couvertes de couches de fibrine coagulée,
tandis que d'autres ne le sont pas. En pareil cas, la fibrine se coagule à l'endroit d'où elle a exsudé, s'applique à la séreuse, et y produit de petites saillies. Les exsudations subséquentes se collent de
préférence à ces élévations, qui agissent à la manière des corps
étrangers en général, c'est-à-dire comme autant de points d'attraction, d'où naissent des villosités, des flocons, etc. Telle est l'explication fort simple de ce qu'on a appelé les cœurs velus ou villeux,
et d'autres formes singulières de la fibrine coagulée ; il n'est donc
pas besoin, pour s'en rendre raison, de recourir à l'électricité,
comme l'a fait Eisenmann (1), à qui ces formes rappellent les figures
électriques.

____

(1) Dans HÆSER, *Archiv*, t. I, cah. 3, p. 273.

Tant que le liquide chargé de fibrine n'est point encore coagulé, il peut, ainsi que la simple sérosité, être résorbé et disparaître en totalité, ou devenir plus concentré. Cette résorption a lieu d'autant plus facilement, qu'en général ici les fonctions du système veineux ne sont pas suspendues, comme dans le cas précédent. Mais, une fois la fibrine coagulée, la résorption ne peut plus porter que sur le sérum; les caillots fibrineux acquièrent plus de fermeté et de consistance en perdant une partie du liquide qu'ils renferment. Quant à la fibrine concrète, elle ne disparaît, généralement parlant, qu'autant qu'elle subit une transformation organique, ainsi qu'on le verra dans d'autres chapitres. Reste à savoir s'il n'y aurait pas moyen de la fluidifier directement à l'aide de moyens chimiques, par exemple de l'iode ou autres médicaments analogues, et d'obtenir de cette manière qu'elle fût résorbée peu à peu.

Le liquide contenu dans un sac de fibrine coagulée est en quelque sorte isolé par ce sac des vaisseaux absorbants, veines et lymphatiques, de sorte que sa résorption a lieu avec bien plus de peine et de lenteur : c'est ce qui explique l'opiniâtreté des hydropisies enkystées.

Le liquide chargé de fibrine est susceptible de s'organiser. Cette organisation s'accomplit toujours aux dépens de la fibrine qu'il contient, et qui en est le point de départ, le cytoblastème proprement dit : aussi la propriété de se développer manque-t-elle au liquide de l'hydropisie séreuse, qui ne diffère de celui-ci que par l'absence de la fibrine. Peu importe pour l'organisation que la fibrine soit encore liquide ou déjà coagulée ; le liquide qui en contient peut donc jouer le rôle d'un cytoblastème liquide tout aussi bien que celui d'un cytoblastème solide. L'aptitude à s'organiser n'a point de limites, c'est-à-dire que la fibrine peut produire les tissus les plus divers, tant normaux, comme tissu cellulaire, fibres musculaires simples, cartilages, os, vaisseaux, fibres nerveuses, que pathologiques, comme pus, fongus médullaire, tubercules, concrétions, etc. Le travail de développement lui-même suit toujours les règles générales dont je donnerai plus loin l'exposition. Cette aptitude à l'organisation fait de l'hydropisie fibrineuse la source commune des formations pathologiques les plus diversifiées.

Ce n'est que quand le travail se met en train qu'on commence à apercevoir une formation de cellules dans la fibrine coagulée; jusque là elle demeure amorphe. Quelquefois les caillots fibrineux déposés sur des membranes séreuses contiennent déjà des cellules ; mais celles-ci ne proviennent pas du développement de la fibrine ; elles appartiennent à l'épithélium de la membrane, qui s'est détaché pendant l'exsudation, et dont les cellules ont été emprisonnées par la fibrine au moment de sa coagulation. C'est un phénomène qu'on observe surtout assez souvent dans les exsudations récentes du péricarde.

La coagulation paraît ne pas faire subir de changement essentiel à la composition élémentaire de la fibrine (1); mais plus tard celle-ci en éprouve dont j'aurai occasion de parler ailleurs.

Diagnostic de l'hydropisie fibrineuse, et état anatomique des parties environnantes.

Le liquide est suffisamment caractérisé par la fibrine qu'il tient en dissolution et par la propriété dont il jouit de se coaguler spontanément quelque temps après sa sortie du corps. Le diagnostic n'est douteux jusqu'à un certain point que quand un liquide séreux contient une quantité considérable de sang, qui, par suite de l'opération, s'y mêle souvent en abondance dans les paracentèses. En effet, la sérosité, mêlée avec un tiers ou un quart de sang, se prend également en gelée au bout d'un certain laps de temps. Mais si le sang est moins abondant, ce dont on juge par la couleur et par la quantité des globules, la coagulation du liquide prouve à coup sûr qu'il tenait primitivement de la fibrine en dissolution.

Lorsque la fibrine est déjà coagulée dans le corps, le diagnostic se trouve assuré par la présence simultanée d'un liquide, qui ressemble sous tous les rapports à celui de l'hydropisie séreuse, et d'un caillot, qui non seulement offre les caractères microscopiques indiqués plus haut, mais encore devient transparent par l'acide acétique et l'ammoniaque, et se dissout dans la potasse caustique.

Les parties environnantes sont ordinairement rouges ; au microscope, leurs vaisseaux capillaires paraissent rouges et gorgés de sang (2).

Infiltré dans le parenchyme, le liquide forme d'abord la même

---

(1) Cependant Fellenberg (*Fragment de rech. comp. sur la not. constit. de différ. sortes de fibrine du cheval*, Berne, 1841) se croit autorisé par ses analyses élémentaires à admettre qu'en se coagulant, la fibrine perd de l'hydrogène et de l'eau, opinion qui, en regard des expériences de Scherer et d'autres, a besoin d'être confirmée par de nouvelles recherches.

(2) *Icones*, pl. II, fig. 1.

tumeur molle et pâteuse que celle qui résulte de l'hydropisie séreuse; mais, par la coagulation de la fibrine, cette tumeur devient
dure, et, quand on l'incise, elle présente de la fermeté et un aspect lardacé dans son intérieur. A l'extérieur toutefois, dans les
inflammations de la surface du corps, comme l'exsudation du
liquide fibrineux par les vaisseaux capillaires s'accomplit ordinairement d'une manière fort lente, en sorte que la première portion
est déjà presque toujours coagulée quand l'épanchement de la seconde a lieu, la tumeur est généralement ferme et résistante à partir
du moment même où l'on commence à l'apercevoir.

Si l'épanchement s'effectue dans des cavités séreuses, il les distend, et par là opère la compression des parties environnantes.

C'est le plus fréquemment après la pleurésie et la péricardite
qu'on obtient ce liquide par la paracentèse; on se le procure
plus rarement après la péritonite. Dans les cadavres, on le trouve
d'ordinaire déjà coagulé.

III. Fausse hydropisie.

Les pathologistes, ceux surtout des temps antérieurs au nôtre,
rapportent encore à l'hydropisie certains cas où des liquides se sont
amassés, soit dans les organes sécrétoires, soit dans leurs conduits
excréteurs, quand l'orifice externe de ceux-ci se trouve obstrué.
C'est ainsi qu'on parle d'une hydropisie des reins, de la matrice, des
trompes de Fallope, de la cholécyste, de l'appendice vermiforme
du cœcum, du sac lacrymal, de la glande lacrymale. Ces cas n'appartiennent ni à l'une ni à l'autre des deux espèces précédentes
d'hydropisie. Ils dépendent de ce que le conduit excréteur d'un organe sécrétoire vient à être bouché, sur un point quelconque de
son étendue, d'une manière ou passagère ou permanente. Cette occlusion fait que la sécrétion s'amasse dans l'organe et dans son conduit excréteur jusqu'à l'endroit où celui-ci est obstrué, et qu'elle
les distend plus ou moins. Le liquide amassé ressemble donc toujours, dans le principe, au liquide sécrétoire par l'accumulation
duquel la tumeur est produite : c'est, dans les reins, l'urine; dans
l'intestin, la matrice et les trompes de Fallope, la sécrétion de la
membrane muqueuse, etc. Cependant, lorsque l'oblitération persiste, il paraît que la sécrétion elle-même subit un changement.
D'ailleurs son produit entre en rapport, par voie d'endosmose, avec
les liquides environnants, ce qui contribue encore à le modifier.

De là vient que le liquide qu'on trouve, par exemple, dans le cas d'hydropisie des reins, n'a pas toujours les qualités de l'urine normale.

CHAPITRE III.

DES ÉTATS PATHOLOGIQUES DU SANG.

Le sang humain peut s'éloigner de son état normal sous plusieurs points de vue. Les principales anomalies sont les suivantes.

1° Changement des propriétés physiques et chimiques. Le sang est plus liquide ou plus épais que de coutume ; il a une couleur rouge-brun foncé ou purpurine ; ses corpuscules paraissent changés ; la proportion de ses éléments chimiques est autre que dans l'état normal ; il contient des substances qu'on n'y rencontre ordinairement pas (sucre, acide lactique libre, etc.).

2° Augmentation ou diminution de quantité (*hypérémie* ou *polyémie*, et *anémie* ou *hypoémie*). Elle est tantôt générale, c'est-à-dire étendue à tout l'organisme, tantôt locale, ou bornée à certaines parties du corps (1).

3° Extravasation, par suite d'une déchirure des vaisseaux, et épanchement dans les interstices du parenchyme des organes ou dans les cavités du corps.

4° Décomposition, par l'effet de laquelle la matière colorante rouge, l'hématine, s'est dissoute dans le liquide et imbibée avec lui dans les tissus.

1. Changements physiques et chimiques du sang.

Les anomalies des propriétés physiques et chimiques du sang sont extrêmement communes. On les rencontre fréquemment après la mort, dans le cadavre, et aussi pendant la vie, lorsque, par la saignée, ou autrement, le sang a été amené au dehors. Cependant jusqu'aux temps les plus rapprochés de nous, qui ont vu les études chimiques sur le sang faites avec plus de suite et de succès que par le passé, la plupart des observateurs ne nous ont transmis que des données insuffisantes sur ces changements, de telle sorte qu'il est difficile de se former une opinion bien arrêtée sur les faits eux-mêmes, et plus encore d'en assigner les causes, d'en déterminer le degré d'importance. À peine trouverait-on, dans la pathologie entière, un autre point qui ait servi de base à tant de fausses hy-

(1) Voy. J. Bouillaud, *Traité de Nosographie médicale*, Paris, 1846, t. IV, p. 500 et suiv.

pothèses pathologiques ou thérapeutiques, et à l'égard duquel la majorité du public médical professe des idées plus vagues et plus confuses. C'en est assez sans doute pour établir la nécessité de soumettre le tout à un examen approfondi, afin de séparer le vrai du faux.

Fidèle au plan que je me suis tracé dans l'Introduction, je garderai le silence sur les propriétés physiologiques du sang, sur ce qu'appellent ses propriétés vitales un grand nombre de personnes qui en exagèrent beaucoup la portée. Mais les changements appréciables par les sens rentrent à juste titre dans les attributions de l'anatomie pathologique. Quant à ceux qui sont de nature chimique, je crois devoir faire connaître au moins ceux qui ont le plus d'importance et qu'on a le mieux constatés, quoiqu'il appartienne plus au chimiste qu'à l'anatomiste d'en donner la démonstration. Par bonheur l'époque actuelle a pour tendance de resserrer de plus en plus les liens qui rattachent les deux sciences l'une à l'autre.

Les différences qui viennent d'être énoncées peuvent se ranger en deux catégories, suivant les moyens auxquels on a besoin de recourir pour les connaître. La première catégorie renferme ceux qui, à l'ouverture du corps, sautent aux yeux sur-le-champ, sans qu'on ait besoin d'autre secours; ce sont principalement ceux qui touchent aux qualités physiques, à la couleur, à la consistance, au mode de coagulation. La seconde comprend ceux dont la découverte exige d'autres procédés, souvent assez compliqués; telles sont la plupart des anomalies de la composition chimique.

A. *Anomalies du sang sous le rapport de ses qualités physiques.*

1° Changements de couleur.

Personne n'ignore que, dans l'état normal, le sang artériel est d'un rouge vermeil, et le sang veineux d'un rouge foncé, avec un mélange de brun noir. La parole et l'écriture sont impuissantes pour donner une idée précise de ces nuances et des anomalies pathologiques qu'elles présentent. Pour arriver à des résultats un peu exacts, il faudrait construire des tables de couleurs analogues à celles dont on se sert, dans le cyanomètre, pour déterminer le bleu du ciel : aussi, tout ce qu'on a dit jusqu'à présent sur les changements de couleur du sang est-il fort peu satisfaisant. Les principaux sont les suivants. En ce qui concerne le sang artériel, ces changements paraissent peu communs, et on ne les connaît guère, attendu qu'on a rarement occasion d'observer le sang artériel humain à l'état de pureté. Dans les cas de cyanose, où une partie du sang veineux se mêle à l'artériel sans traverser les poumons, à cause de la persistance du conduit de Botal, de la conservation du trou ovale, ou de la perforation de la cloison interventriculaire, le second de ces liquides se montre généralement plus foncé qu'il ne l'est dans l'état normal. Tout porte à croire que quelque chose d'analogue arrive dans les maladies qui, sans empêcher le sang de traverser le poumon, gênent cependant son conflit avec l'air, comme l'œdème pulmonaire. Ici la cause est évidente ; elle consiste en une restriction apportée au changement de couleur que le sang veineux subit ordinairement pendant son trajet à travers le poumon. Quant aux changements du sang veineux, ils sont plus communs. Ce liquide est rarement plus clair, et fort souvent plus foncé que de coutume. On le trouve parfois vermeil dans le scorbut (1), phénomène dû probablement à une augmentation de la quantité des sels, qui, on le sait, éclaircit la couleur du sang. J'ai vu quelquefois le sang veineux d'un rouge clair, mais ayant en même temps une teinte de bleu, couleur analogue à celle qui se produit quand on traite de l'acide urique par l'acide azotique et l'ammoniaque ; c'est ce qui arriva surtout pour le sang des veines rénales à l'ouverture du corps d'un goutteux. Dans d'autres cas, le liquide paraît plus foncé, d'un rouge brun, presque noir, parfois comme du goudron ou de l'encre. Ces changements de couleur sont souvent accompagnés d'altérations d'autres qualités chimiques, le sang étant en même temps plus liquide, ou plus épais, etc. Mais, d'un côté, ils ne sont pas tellement constants qu'on les retrouve toujours dans les mêmes maladies, et, d'un autre côté, nous ne savons rien de certain touchant les causes d'où ils dépendent, d'autant plus que nous ne connaissons pas même au juste celles qui, dans l'état normal, amènent le passage de la couleur du sang veineux à celle du sang artériel, et réciproquement. C'est pourquoi il ne faut ni attacher une grande importance aux changements de couleur qu'on observe dans le sang à l'ouverture des corps, ni s'empresser d'en tirer des conclusions, du moins aussi longtemps qu'il ne nous sera pas possible d'en assigner les causes, dans chaque cas particulier, avec

(1) LOBSTEIN, *Anat. pathol.*, t. II, p. 537.

plus de certitude que nous ne sommes aujourd'hui autorisés à le faire (1).

Après que le sang s'est coagulé et séparé en sérum et caillot, la couleur que tout entier il possédait dans l'état frais, n'appartient plus qu'au caillot. Celui-ci conserve la couleur primitive du sang; mais, d'ordinaire, l'influence de l'oxygène atmosphérique lui fait prendre une teinte vermeille à la surface. Le sérum est incolore dans l'état normal; mais assez souvent il présente une faible couleur verte, brunâtre ou jaunâtre, qui devient parfois très prononcée. Cette coloration du sérum en jaune, en jaune vert ou en brunâtre, dépend de deux causes différentes.

1° Elle tient à la matière colorante de la bile. Le sérum donne alors, avec l'acide azotique, la réaction caractéristique de cette dernière, c'est-à-dire que, suivant la quantité d'acide qu'on y ajoute, il passe au vert, au bleu, au rouge bleu, au violet, enfin au rouge sale ou au jaunâtre. Toutefois cette réaction est ordinairement modifiée un peu par la présence de l'albumine, que l'acide précipite, et qui, lorsque l'action se prolonge, acquiert une teinte jaune, par laquelle celle de la matière colorante biliaire se trouve couverte ou modifiée. La coloration du sérum par la matière colorante de la bile a toujours lieu dans les cas d'ictère intense, où non seulement le sang, mais encore les autres liquides du corps, les sécrétions et même le parenchyme des organes, se montrent teints en jaune. Cependant on la rencontre aussi sans jaunisse et chez des sujets qui jouissent en apparence d'une parfaite santé. Je l'ai vue très marquée dans le sérum du sang d'un homme âgé, non atteint d'ictère, qui avait été saigné pour des symptômes d'apoplexie; et à moindre degré, bien que fort sensible encore, dans celui d'un autre homme qui était affecté d'inflammation de l'arachnoïde.

(1) Consultez, sur les causes des différences de couleur du sang, l'article de H. Nasse, dans le *Dictionnaire de physiologie* de Wagner (t. I, p. 181), où se trouve réuni et examiné avec soin tout ce qu'on sait aujourd'hui à cet égard. Un grand nombre de substances très diverses altèrent la couleur du sang, et nous possédons là-dessus des faits en grand nombre (BERZELIUS, *Chimie animale*, t. VII; SIMON, *Anthropochemie*, t. I, p. 322; t. II, p. 25; et surtout HÜNEFELD, *Der Chemismus in der thierischen Organisation*, p. 117); mais cette circonstance précisément, que tant de causes donnent lieu aux mêmes changements de couleur, fait que la détermination de celles qui agissent dans un cas donné devient un problème fort difficile à résoudre.

2° La coloration du sérum en vert jaunâtre ou en brunâtre peut vraisemblablement aussi dépendre d'une matière colorante brune, déjà existante dans le sang, que Simon a décrite le premier, et à laquelle il a imposé le nom d'*hémaphéine* (1). Cette matière est facile à distinguer du principe colorant de la bile, parce qu'elle ne se comporte pas comme lui avec l'acide azotique.

Le sérum, clair dans l'état normal, est quelquefois trouble, opaque et de couleur laiteuse. Ce phénomène peut tenir à des causes diverses : à une grande proportion de gouttelettes microscopiques de graisse, à une quantité considérable de petits grains de fibrine coagulée, comme l'ont observé Scherer et Simon (2), enfin, probablement aussi, à ce qu'il se développe dans le sang un acide libre qui décompose l'albuminate sodique et sépare l'albumine sous la forme d'une masse à grains fins. Le trouble dû à de la graisse se voit quelquefois chez des personnes en pleine santé, peu de temps après un repas copieux, lorsque, à ce qu'il paraît, le chyle afflue abondamment dans le sang. Celui qui dépend de la fibrine coagulée a été rencontré par Scherer chez une fille enceinte, atteinte de bronchite tuberculeuse, chez un individu leucophlegmatique, sujet à des accès de vertige, et chez un buveur d'eau-de-vie qui éprouvait souvent des congestions cérébrales ; par Simon, chez un homme attaqué de la maladie de Bright. Il paraît qu'un mode particulier de coagulation de la fibrine donne naissance à de petites granulations, qui se mêlent ensuite avec le sérum. Les deux sortes de trouble sont faciles à distinguer l'une de l'autre au microscope ; les grains de fibrine se dissolvent dans l'acide acétique et la solution de salpêtre ; les gouttelettes de graisse, qui présentent le même aspect, résistent à ces réactifs, mais se dissolvent dans l'éther.

Le sérum est parfois teint en rouge. Cette couleur dépend de corpuscules du sang tenus en suspension. Elle s'observe principalement lorsque la coagulation a été incomplète. Plus rarement provient-elle d'une dissolution de l'hématine, point sur lequel je reviendrai.

(1) Voyez, pour les propriétés et le mode d'extraction de cette substance, SIMON, *loc. cit.*, t. I, p. 328.

(2) SCHERER, *Untersuchungen*, p. 85, 87. SIMON, *Beiträge*, t. I, p. 287. Comp. G. ZIMMERMANN, *Zur Analyse und Synthese der pseudoplastischen Processe*, p. 100.

2° Changements de consistance.

Les changements de consistance du sang sont également fort peu connus, et ce qu'on a dit est aussi vague qu'incertain, puisque les moyens nous manquent d'évaluer avec exactitude le degré de consistance de ce liquide. On se borne à représenter le sang comme étant tantôt plus coulant, tantôt plus épais et plus visqueux que dans l'état normal, ce qu'accompagnent ordinairement des changements de couleur. Suivant Lobstein (1) le sang serait plus liquide dans le scorbut, le *morbus maculosus* de Werlhoff, le typhus, la fièvre pétéchiale, la variole maligne, la scarlatine et la rubéole. Scherer (2) l'a trouvé tel dans la métrite puerpérale. Il paraît plus épais dans le choléra, où nous pouvons aussi nous rendre compte du phénomène, puisque la proportion de l'eau a beaucoup diminué. Mais, en général, tout ce qu'on dit des changements de la consistance du sang, tant que l'estimation n'en sera pas faite d'après des principes plus précis que ceux qui guident actuellement, n'aura aucune utilité pour la pratique. Ces allégations sont d'autant plus incertaines et fallacieuses qu'elles portent, non sur le sang tiré des vaisseaux pendant la vie, et encore liquide, mais sur celui qu'on trouve dans les cadavres, coagulé en totalité ou à demi, car le degré de consistance que ce liquide possédait primitivement, chez le sujet vivant, a déjà subi des altérations.

3° Changements dans la coagulation.

Le sang se coagule tant hors du corps que dans son intérieur après la mort. Les phénomènes sont les mêmes, quant aux points essentiels, dans les deux cas. Toutefois, dans le second, il survient tant de circonstances aptes à les modifier, que je crois convenable de les examiner chacun à part.

Les anomalies suivantes sont celles surtout qu'on observe quand le sang se coagule hors du corps, c'est-à-dire lorsqu'il en est sorti par la saignée ou de toute autre manière.

a. La coagulation a lieu tantôt très promptement après l'émission, tantôt assez tard, parfois au bout d'une minute et demie, et dans d'autres cas après quinze ou vingt minutes seulement. Les causes qui amènent cette accélération ou ce retard ne sont rien

(1) *Anatom. patholog.*, p. 539.
(2) *Loc. cit.*, p. 160 et 163.

moins que claires, et paraissent être fort complexes, de sorte que les différences qui en résultent n'ont encore, pour le présent, aucune importance pratique. Il semble que la coagulation soit accélérée, et même déterminée principalement, par l'influence de l'air, en particulier de son oxygène (1). D'un autre côté, on sait qu'elle est ralentie par l'addition de certains sels. De là nous devons conclure que son retard dépend souvent d'un accroissement de la proportion des sels du sang. H. Nasse a trouvé cette proportion accrue d'environ une moitié ou un tiers dans le sang d'une poule et dans celui d'une oie, qui, tous deux, se coagulaient avec une lenteur extrême (2). Dans tous les cas, la cause de cette différence paraît être chimique et non vitale.

4. On observe certaines diversités dans la consistance et les autres propriétés du caillot, ainsi que dans son volume, proportionnellement à celui du sérum. Le caillot est tantôt très ferme, difficile à déchirer et offrant de la résistance à l'instrument tranchant, tantôt fort mou, semblable à de la gelée de groseilles, et cédant à la moindre pression; parfois même il ne se produit pas de caillot proprement dit, le sang demeurant liquide, et déposant seulement avec le temps quelques flocons mous, qui se liquéfient aisément. Ce sont là les deux extrêmes, entre lesquels on rencontre les nuances les plus variées. Ces différences dépendent de l'état de la fibrine et en grande partie aussi de sa quantité. Plus elle a de tendance à se coaguler et plus elle est abondante, plus aussi le caillot devient ferme et consistant; moins elle est coagulable et abondante, plus le caillot est mou et susceptible de se diviser. Nous avons donc là un moyen de connaître approximativement ces deux conditions de la fibrine. Cependant ici encore, comme dans le ralentissement de la coagulation du sang, la cause ordinaire paraît être une augmentation des sels, surtout dans les cas extrêmes, et tout porte à croire que, surtout quand il ne s'opère point de coagulation, on doit la chercher dans l'accroissement de la quantité des carbonates alcalins. En effet, ceux-ci, lorsqu'on les ajoute au sang, diminuent la coagulation, et même la suppriment tout-à-fait. Scherer a trouvé (3) du carbonate d'ammoniaque dans le sang de sujets atteints de fièvre typhoïde, qui était noir, poisseux, et qui, au lieu

(1) H. Nasse, dans le *Dict. de physiologie*, t. I, p. 112.
(2) *Ibid.*, p. 114.
(3) *Untersuchungen*, p. 68.

de caillot solide, ne donnait qu'une masse molle, gélatiniforme. La présence de ce sel se reconnaît aux vapeurs blanches que fait naître une baguette de verre trempée dans l'acide chlorhydrique qu'on tient sur la surface du sang, et plus encore à l'effervescence que produit, par l'addition d'un acide, le liquide alcalin obtenu en distillant ce dernier au bain-marie.

La proportion du volume du caillot à celui du sérum présente de grandes différences. Tantôt le caillot est petit, et nage au milieu d'une quantité considérable de liquide; tantôt il est gros, égale presque le sang en volume, et ne donne que très peu de sérum. Ces phénomènes, comme les précédents, dépendent de la coagulabilité de la fibrine; plus celle-ci est coagulable et plus le caillot se resserre, plus il exprime de sérum, et *vice versâ*. L'abondance du sérum ne prouve donc pas celle de l'eau dans le sang, pas plus que de la grosseur du caillot on peut conclure que ce liquide renferme beaucoup de fibrine.

La fibrine coagulée du sang varie également dans sa manière de se comporter sous le point de vue chimique. Une différence, à cet égard, s'observe déjà, dans l'état normal, entre le sang veineux et le sang artériel. Le caillot du premier est en effet dissous peu à peu par une dissolution aqueuse de nitre, ce qui n'arrive pas au second. Mais, dans le cas d'inflammation, la fibrine coagulée du sang veineux résiste fréquemment à l'action de l'eau nitrée. C'est un point qui mérite d'être pris en considération.

c. Le sang coagulé offre quelquefois à sa surface ce qu'on appelle une couenne (*crusta phlogistica s. pleuritica*). La formation de cette croûte tient à ce qu'alors les corpuscules du sang se précipitent avant que la coagulation commence, de sorte que la partie supérieure du caillot, qui n'en contient pas, paraît incolore, et n'est formée que de la fibrine seule. La précipitation des corpuscules avant la coagulation peut dépendre de causes diverses : tantôt ces corps gagnent le fond plus rapidement que de coutume, parce qu'ils s'unissent ensemble sous la forme de colonnes, et constituent ainsi des masses qui parviennent à surmonter la résistance du liquide sanguin, de même qu'un corps volumineux se dépose plus aisément au sein d'un liquide que celui qui offre moins de surface; tantôt, au contraire, le sang paraît se coaguler avec plus de lenteur qu'ordinairement. Les deux circonstances coïncident fréquemment ensemble. A la vérité, la fibrine est plus abondante dans le sang qui forme une croûte, mais ce n'est jamais là la cause du phénomène; l'opinion que la formation d'une couenne annonce toujours l'inflammation, et par conséquent exige de nouvelles saignées, est absolument fausse, et elle a entraîné des conséquences pratiques très fâcheuses (1).

Les phénomènes de la coagulation du sang dans le corps, après la mort, sont beaucoup plus complexes, et à peine pouvons-nous rien dire de satisfaisant sur leur compte, car le simple énoncé de ce qu'on trouve n'a aucune valeur quand on est hors d'état d'assigner en même temps les causes des différences. En général, le sang est encore liquide dans les capillaires des cadavres, tandis qu'il est coagulé dans les gros vaisseaux, surtout dans le cœur et les veines; les artères sont fréquemment vides. La liquidité du sang des capillaires ne tient point à l'absence de fibrine, car le liquide qu'on en extrait se coagule souvent vingt-quatre heures encore, et même plus, après la mort. Peut-être, comme le présume Nasse (2), l'exclusion de l'air atmosphérique contribue-t-elle à maintenir la fibrine liquide. Mais le sang coagulé dans le cœur et les gros vaisseaux varie beaucoup d'aspect suivant les cadavres, sans que jusqu'à présent il ait été possible d'établir aucune règle générale à cet égard. Jamais dans les vaisseaux la coagulation n'est si complète, ni le caillot si ferme, que quand le sang se coagule hors du corps. Évidemment l'état de ce liquide, au moment de la mort, et surtout celui de sa fibrine, exercent la plus grande influence sur la constitution du caillot. Il n'est pas rare que le cœur renferme des caillots blancs ou jaunâtres, qui ne consistent qu'en fibrine concrète, renfermant peu ou point de globules. Ces caillots s'étendent parfois du cœur dans les artères, plus rarement dans les gros troncs veineux. On n'entrevoit pas bien ce qui fait qu'après la mort le plasma du sang se sépare assez complètement des globules pour que la fibrine puisse se coaguler en grande partie seule et sans emprisonner aucun de ces derniers : aussi paraît-il plus probable que les caillots blancs se forment avant l'extinction de la vie, pendant l'agonie, époque à laquelle la fibrine éprouve déjà de la tendance à se coaguler. Le cœur et les artères exerçant alors sur le sang une action analogue à celle d'une baguette avec laquelle on le fouetterait, la fibrine se sépare seule, et donne naissance à des caillots blancs. J'ai été confirmé dans cette manière de penser par la vue de malades qui,

(1) Comp. Nasse, *Das Blut.*, p. 36, p. 204.
(2) *Dict. de physiol.*, t. I, p. 113.

quelques jours avant la mort, éprouvaient des syncopes, avec intermission des battements du cœur, puis chez lesquels les bruits de
cet organe devenaient irréguliers, et dont les cavités cardiaques se
trouvaient renfermer après la mort des caillots blancs, fort consistants (1). Le sang est liquide encore ou très imparfaitement coagulé
dans le cœur ou les gros vaisseaux chez les personnes foudroyées,
après certains empoisonnements, dans le scorbut, dans beaucoup
de cas de typhus, dans les fièvres putrides. Cet état, comme le
phénomène analogue qui a lieu après l'émission du sang hors du
corps, tient évidemment à la diminution de la fibrine ou à la perte
de sa coagulabilité, sans cependant qu'il nous soit donné d'assigner
toujours avec précision les causes du changement, qui, à coup
sûr, sont en grande partie chimiques. Voilà ce qui fait que jusqu'à
présent on ne peut point attacher beaucoup d'importance aux changements que le sang subit dans les cadavres.

4° Changements dans l'odeur et la saveur du sang.

Les observateurs signalent quelques changements de ce genre.
Ainsi, on a trouvé le sang salé chez des femmes syphilitiques,
amer chez des sujets ictériques, acide dans le rachitisme (2). Dans
le scorbut et les fièvres putrides il exhalait une odeur putride. Barruel a même prétendu que l'odeur qui se dégage après l'addition de
l'acide sulfurique au sang pouvait faire distinguer le sang de
l'homme de celui de la femme, et le sang d'un animal de celui d'un
autre (3). Les caractères tirés de la saveur et de l'odeur ont, en
général, une valeur très subordonnée : cependant ceux que l'odeur
fournit peuvent être employés avec avantage lorsqu'il s'agit de découvrir une substance très odorante mêlée avec le sang, et qu'on
aurait de la peine à mettre en évidence avec les réactifs, comme
l'alcool, le phosphore, l'acide prussique et autres semblables.

5° Changements des corpuscules du sang.

On sait que les corpuscules du sang éprouvent des changements
de la part de presque tous les réactifs avec lesquels on les met en
contact, comme aussi sous l'influence de la décomposition spontanée
et de la putréfaction du sang (4). Quelque variés que soient ces

<hr>

(1) *Icônes*, p. 5.

(2) Lobstein, *Anat. patholog.*, II, p. 516.

(3) *Annales d'hygiène publique*, t. I, 267, t. II, p. 267 ; t. XI, p. 205. —
F.-V. Raspail, *Nouveau système de chimie organ.*, Paris, 1838, t. III, p. 199.

(4) Le tableau le plus détaillé de ces changements se trouve dans Hexrfeld, *Der Chemismus in der thierischen Organisation*, p. 13.

changements, on peut, si l'on a égard à leurs causes, les rapporter à deux types principaux.

a. Ils sont de nature physique, et résultent de phénomènes d'endosmose ou d'exosmose, comme, par exemple, lorsqu'on ajoute au sang ou de l'eau ou une dissolution saline concentrée. Dans le premier cas, les corpuscules se gonflent; et leur forme biconcave fait place à celle de sphère, les deux dépressions du milieu disparaissant. Dans le second, ils se resserrent, et deviennent rugueux, découpés sur les bords, ou comme entourés d'un chapelet de petits grains.

b. Ils sont de nature chimique, certains réactifs se combinant avec certains principes constituants des corpuscules du sang, ou les dissolvant. Ainsi, l'eau commence par enlever leur matière colorante; ils deviennent de plus en plus transparents, et peu à peu ils finissent par disparaître entièrement, ne laissant que leurs noyaux, quand ceux-ci existent. L'acide acétique, l'ammoniaque et les autres alcalis les dissolvent également. Quelque facile qu'il soit de produire artificiellement ces changements, on les rencontre rarement dans les corps vivants; mais ils sont communs dans le cadavre.

Le plus fréquent parmi les changements que présente le sang frais, sorti des vaisseaux, consiste en ce qu'un plus ou moins grand nombre de ses corpuscules paraissent renflés, et sphériques, ou contractés, dentelés, granulés, ce qu'on peut expliquer, comme je viens de le dire, par l'endosmose et l'exosmose (1); mais même ce phénomène est fort rare.

Les changements dont il s'agit ici se voient plus fréquemment dans les cadavres. Scherer a trouvé renflés et déchiquetés sur les bords les corpuscules du sang renfermé dans le cœur chez des femmes mortes de métrite puerpérale (2); le sang contenait de l'acide lactique libre, et par conséquent avait déjà subi une décomposition chimique. J'ai vu plusieurs fois, dans des parties gangrénées, les globules dissous en grande partie, ou même en totalité, à tel point qu'il n'en restait plus de traces. Dans tous ces cas, nous devons conclure que c'est un changement chimique du sang qui a exercé une telle influence sur la manière de se comporter des globules;

(1) Suivant Andral, l'aspect grenu et moriforme des corpuscules du sang dépendrait de grains fibrineux qui y adhèrent.

(2) *Untersuchungen*, p. 160, 163.

mais, pour connaître en quoi consiste ce changement, il faut recourir à d'autres moyens, à l'analyse chimique du sang, attendu que des réactifs fort différents les uns des autres en produisent de semblables dans les globules. Quelquefois le changement chimique du sang et celui des globules qui en dépend, ne surviennent qu'après la mort : ainsi, dans le typhus, l'altération des globules ne se prononce généralement qu'assez longtemps après la mort, par suite de la putréfaction ; mais elle a lieu parfois aussi avec une grande promptitude, au bout de dix ou douze heures, ce que j'ai vu souvent, et ce que Gluge confirme. F. Dubois a trouvé, chez des scrofuleux, les globules du sang décolorés soit sur les bords, soit en totalité, et en même temps tantôt plus plats, tantôt sphériques et renflés (1).

Au reste, de légers changements dans les corpuscules du sang peuvent aussi être déterminés par la méthode d'investigation qu'on emploie, lorsqu'on ajoute au sang de l'eau pure, de l'eau sucrée, etc., ou lorsque, pendant l'observation, une partie de l'eau du sérum se vaporise : aussi doit-on apporter une grande circonspection dans ces sortes de recherches.

En examinant au microscope les corpuscules du sang fouetté, on les voit quelquefois manifester de la tendance à s'empiler les uns sur les autres comme des pièces de monnaie, phénomène qui ne s'observe pas dans d'autres circonstances. Cette tendance a de l'intérêt, en ce qu'elle joue très probablement un rôle dans certains phénomènes pathologiques. Ainsi, comme je l'ai déjà dit, elle favorise la formation d'une couenne épaisse, et détermine une précipitation plus rapide des corpuscules dans le sang tiré de la veine. Henle présume qu'elle a aussi une grande influence dans l'inflammation, qu'elle est même, à proprement parler, la cause de la stase du sang dans les vaisseaux capillaires (2). Nous aurions donc intérêt à savoir d'où dépend cette tendance à l'agglutination. Henle l'attribue (3) à un excès d'albumine dans le sérum du sang, accompagné d'un défaut de sels. J'ai tenté plusieurs séries d'expériences pour résoudre une si grave question, mais elles n'ont donné aucun résultat positif. Je n'ai pu parvenir à favoriser l'empilement des corpuscules en ajoutant de la dissolution d'albumine peu chargée de sels, tandis

<hr>

(1) *Préleçons de pathologie*, Paris, 1841, p. 289 et suiv.
(2) Henle, *Zeitschrift*, t. II, p. 12.
(3) *Loc. cit.*, p. 124.

que, d'un autre côté, l'addition de dissolutions salines concentrées arrêtait bien quelquefois, mais non toujours, cette tendance dans du sang qui la possédait déjà. Le sujet est assez important pour faire désirer qu'un grand nombre d'observateurs s'en occupent, et le reprennent en sous-œuvre.

B. *Anomalies du sang sous le rapport de sa composition chimique.*

Tout ce que nous savons de certain sur les anomalies de la composition du sang appartient à ces dernières années, sauf un petit nombre d'exceptions. Nous avons bien acquis des données intéressantes sur certains points, mais elles sont fort éloignées encore de constituer un tout satisfaisant. C'est pourquoi je me contenterai de signaler ici les principales particularités (1).

Le sang a une constitution chimique fort complexe : il contient une multitude de substances diverses. Comme chacun des principes dont il se compose peut varier en égard à sa quantité, et parfois même aussi sous le rapport des qualités, et qu'en outre de nouvelles substances, étrangères au sang, peuvent s'y trouver mêlées dans des cas pathologiques, on voit que les anomalies dont nous avons à traiter ici sont extrêmement nombreuses. Pour en faciliter l'étude, nous les partagerons en plusieurs groupes.

1° Augmentation ou diminution de certains principes normaux du sang, proportionnellement à d'autres.

a. *Augmentation ou diminution de la fibrine.*

Mille parties de sang normal en contiennent une à trois de fibrine sèche ; mais, dans l'état pathologique, la quantité de cette dernière peut aller jusqu'à 5,7 et même 10 parties, c'est-à-dire être triplée et plus. C'est ce qui arrive dans presque toutes les inflammations, dans la plupart des élaborations morbides qui ont l'hydropisie fibrineuse pour résultat, dans la pneumonie, la pleurésie, la bronchite, la péritonite, le rhumatisme aigu, dans l'érysipèle intense, dans certains cas d'affection tuberculeuse des poumons. Alors aussi, très

(1) Consultez à ce sujet P. Denis, *Essai sur l'applic. de la chimie à l'étude physiolog. du sang*, Paris, 1838. — Lecanu, *Études chimiques sur le sang*, Paris, 1837. — Andral et Gavarret, *Rech. sur les modific. de proport. des principes du sang dans les maladies*, *Ann. des sc. nat.*, 1840.— Simon, *Anthropochimie*, t. II, p. 147. — C. F. Burdach, *Traité de physiologie*, trad. par A.-J.-L. Jourdan, Paris, 1837, t. VI, p. 88 et suiv.—Scherer, *Untersuchungen*, 1843. — Becquerel et Rodet, *Rech. sur la composition du sang*, Paris, 1844.

fréquemment, la fibrine a changé de qualités ; après qu'elle s'est coagulée, l'eau nitrée ne la dissout plus, comme elle fait pour celle qui provient du sang veineux normal ; sous ce rapport donc elle ressemble à la fibrine du sang artériel.

L'accroissement de la fibrine est mis hors de doute par des faits nombreux, mais une obscurité presque complète règne encore sur les causes d'où il dépend et sur l'influence qu'il peut exercer. Simon, s'appuyant sur ce qu'une diminution de la quantité des globules l'accompagne ordinairement, conjecture qu'il pourrait bien avoir lieu aux dépens de ces derniers, et par conséquent leur hématoglobuline donner naissance à de la fibrine. Cette hypothèse a tout autant de chances pour et contre elle que l'opinion inverse, suivant laquelle la fibrine se formerait de l'albumine du plasma, car nous ne savons rien de certain touchant les conditions sous l'empire desquelles les diverses combinaisons de protéine peuvent se transformer les unes dans les autres, non plus qu'en ce qui concerne l'origine de la fibrine dans le sang normal. Henle a essayé de présenter une autre théorie (1). Il croit que l'accroissement de la fibrine tient à ce que, dans tous ces cas, les vaisseaux laissent exsuder un liquide (notre hydropisie fibrineuse) contenant moins de fibrine que le plasma du sang, en sorte qu'après l'exsudation ce dernier est plus chargé de fibrine qu'auparavant. Mais cette hypothèse n'explique ni l'augmentation considérable (du double ou du triple) de la fibrine dans les inflammations, ni son accroissement relatif en proportion de la quantité des globules.

Une diminution telle de la fibrine, que sa quantité s'élève à moins d'un millième du poids du sang, est tantôt réelle, tantôt simplement apparente, un excès de sels, un développement de carbonate d'ammoniaque ou d'autres causes analogues empêchant cette substance de se coaguler et de se séparer.

Pour déterminer la quantité de fibrine contenue dans le sang, on reçoit celui-ci dans un vase dont le poids soit connu, et on l'y agite avec une baguette de verre, également tarée, jusqu'à ce que toute la fibrine se soit coagulée et séparée en flocons ou attachée sous forme de membrane à la baguette. En pesant le tout, on connaît le poids du sang. On passe alors le liquide à travers un linge, qui retient les flocons, auxquels on ajoute ce qui adhère à la ba-

(1) *Zeitschrift*, t. II, p. 119.

guette ; puis on lave le tout avec de l'eau, jusqu'à ce qu'il soit devenu blanc ; après quoi on le sèche au bain-marie, on le fait bouillir avec de l'éther, pour enlever la graisse, et on le pèse.

b. *Augmentation ou diminution des corpuscules.*

Nous n'avons aucun moyen de déterminer la proportion des corpuscules aux autres matériaux du sang avec autant de précision que la chose est praticable pour la fibrine. Cependant, il résulte des expérimentations faites jusqu'à présent, que la quantité de ces corps est susceptible, comme celle des autres principes constituants, de subir une augmentation et une diminution. Tandis que 1,000 parties de sang normal en contiennent environ 127 (en poids) de globules secs, ce nombre monte jusqu'à 136, 160 et même 185, dans les fièvres, et tombe, au contraire, à 100, 80 et même 38, dans les cachexies, particulièrement dans la chlorose (Andral et Gavarret). La diminution coïncide avec les états morbides qui portent le désordre dans la nutrition, sans que jusqu'à présent nous sachions rien des causes qui l'amènent, si l'on excepte les cas où elle dépend d'hémorrhagies, de saignées copieuses, en un mot d'une soustraction immédiate du sang. Ce qu'il y a d'intéressant ici, sous le rapport de la thérapeutique, c'est que l'emploi du fer à l'intérieur, non seulement fait cesser peu à peu les conséquences fâcheuses de cet état pour l'économie, mais encore détermine une augmentation progressive des corpuscules. Au temps, et à d'ultérieures recherches, il est réservé de décider si l'augmentation des corpuscules dans les fièvres est un phénomène essentiel, comme le croient Andral et Gavarret, ou si c'est tout simplement le résultat fortuit d'une analyse incomplète.

La détermination quantitative des corpuscules du sang est bien plus difficile que celle de la fibrine, et n'arrive pas non plus au même degré d'exactitude. Andral et Gavarret procèdent de la manière suivante : on laisse une certaine quantité de sang se coaguler ; puis on sépare, aussi bien que faire se peut, le sérum du caillot. L'un et l'autre sont pesés, desséchés au bain-marie, et pesés de nouveau. En défalquant le second poids du premier, on sait combien d'eau renfermaient le sérum et le sang. Le reste est une opération de pur calcul, fondée sur l'hypothèse, non prouvée, que toute l'eau qui se trouvait unie au caillot était du sérum, que par conséquent elle contenait autant de principes solides qu'il y en a dans ce dernier, et qu'après la dessiccation du caillot, ce sont ces principes qui, avec les corpuscules et la fibrine, constituent le résidu. On commence donc par calculer combien de parties constituantes du sérum répondent à l'eau chassée du caillot ; on additionne cette quantité avec celle de fibrine qu'on a trouvée par le procédé indiqué plus haut ; on soustrait le tout de la somme du caillot, et l'on obtient pour reste le poids des globules secs. L'exemple suivant éclairera le calcul un peu compliqué qu'exige cette méthode. Une saignée fut pratiquée sur un homme âgé, à cause d'une hernie inguinale étranglée, et l'on reçut un peu de sang dans une soucoupe pesée ; ce sang pesait, déduction faite du vase, 18,231 grammes. Au bout de douze heures, il s'était séparé en caillot et en sérum. Une portion du sérum fut enlevée avec précaution, au moyen d'une petite pipette, afin de l'obtenir exempte de globules. On la mit dans une soucoupe pesée ; son poids, déduction faite de celui du vase, était de 6,180 grammes ; on la fit sécher au bain-marie, jusqu'à ce qu'elle ne perdît plus rien de son poids. Le sérum sec pesait 0,525 grammes ; il avait donc perdu 5,655 grammes d'eau. Le caillot, avec le reste du sérum, pesant 12,051 grammes, fut desséché ; il laissa 3,115 grammes de résidu : donc il avait perdu 8,936 grammes d'eau. Cette eau, considérée comme sérum, était unie avec une quantité de matériaux solides qu'il fallait déduire du caillot. On avait donc la proportion suivante : 5,655 (eau du sérum) : 0,525 (principes fixes du sérum) : : 8,936 (eau du caillot) : $x = 0,829$ grammes. Cette dernière somme déduite du caillot sec (3,115 — 0,829), on a 2,286 grammes. Maintenant il faut encore retrancher la quantité de la fibrine, qui avait été déterminée sur une autre portion de sang, d'après la méthode décrite précédemment. Elle s'élevait à 3,31 p. 1000 parties de sang : donc 1000 : 3,31 : : 18,321 : $x = 0,06$ grammes ; ceci retranché du caillot sec (2,286 — 0,06), on a 2,226 grammes pour le poids des globules secs. En réduisant à 1000 (18,231 : 2,226 : : 1000 : x), on trouve que le sang mis en expérience contenait, dans 1000 parties, 122,09 de globules secs.

A part le calcul un peu compliqué, cette manière de déterminer la quantité des globules est très facile à mettre en pratique ; mais elle ne donne pas des résultats bien exacts. Ce qui la frappe d'incertitude, c'est l'hypothèse sans preuve que la totalité de l'eau du sang est combinée avec la même quantité de matières solides que celle du sérum ; hypothèse à laquelle on peut en opposer une autre suivant laquelle une portion de cette eau serait aussi sous une autre forme avec l'hématoglobuline des globules, ce qui devait changer tout-à-fait le calcul. Mais, à part même cette difficulté, elle a des inconvénients qui nuisent à la certitude du résultat. En effet, il est difficile de dépouiller complétement d'eau les globules, dont la quantité soumise à l'analyse doit toujours être assez considérable avec une pareille méthode. Or, l'eau qui reste augmente de deux manières la quantité cherchée des globules, d'abord par son propre poids, puis par les parties fixes du sérum qui lui appartiennent, et qu'on ne déduit pas du caillot. Aussi la méthode procure-t-elle des résultats d'autant moins certains que le sang est plus riche en corpuscules, parce que c'est alors que la dessiccation complète du caillot offre le plus de difficultés. Elle mène plus près de la vérité quand les globules abondent peu dans le sang.

Simon a suivi une autre marche. Son but est d'arriver à la détermination directe de l'hématoglobuline ; mais, pour que le résultat ait quelque certitude, il faut un chimiste exercé. C'est pourquoi je renvoie à l'ouvrage même de l'auteur (1).

On peut aussi, au lieu de se contenter d'une détermination des corpuscules du sang en masse, séparer les éléments qui les constituent, la globuline, l'hématine et le fer, chacun desquels on dose à part. Mais c'est là un moyen pénible, difficile, et qui, dans l'état actuel de la science, ne conduit qu'à des approximations (2).

Figuier a proposé une méthode différente pour déterminer d'une manière directe la quantité des globules (3) ; se fondant sur ce que l'addition du sulfate sodique communique aux corpuscules du sang battu la propriété de ne pas traverser les pores du filtre du papier, comme ils le font sans elle, il prend 80 à 90 grammes de sang qui a subi l'opération du battage, et y ajoute deux fois son volume d'une solution de sulfate sodique marquant 16 à 18 degrés à l'aréomètre de Baumé. On jette le tout sur un filtre pesé d'avance et imbibé de la même liqueur saline. On sépare ensuite les globules de la dissolution saline qui les imbibe ; en les chauffant à $+ 90$ degrés, ils se coagulent aussitôt, et l'on peut les débarrasser du sulfate sodique en plongeant deux ou trois fois le filtre qui les contient dans de l'eau bouillante chaque fois renouvelée. Ayant répété l'expérience

(1) *Anthropochemie*, t. II, p. 89.
(2) Simon, *loc. cit.*, t. II, p. 90.
(3) *Comptes-rendus*, 1844, II, p. 101.

à plusieurs reprises, je puis confirmer les assertions de l'auteur, quant aux points essentiels ; cependant, je n'ai pas toujours réussi à obtenir que la liqueur filtrée fût parfaitement incolore ; elle est d'ordinaire plus ou moins rougeâtre, ce qui prouve que l'hématine n'est pas tout-à-fait insoluble dans le sulfate sodique.

Il serait fort à désirer que ces diverses méthodes fussent essayées à la fois et comparativement ; car tant qu'on ne connaîtra pas mieux qu'aujourd'hui le degré de certitude auquel chacune d'elles peut conduire, on serait fort blâmable d'appliquer les résultats à la pathologie, comme il est malheureusement d'usage de le faire sans nulle mesure.

c. *Augmentation ou diminution de l'eau.*

La proportion de l'eau est déjà sujette à de grandes variations chez les sujets qui se portent bien, et Lecanu a essayé de déduire de ses nombreuses expériences des lois générales qui s'y appliquassent. Il a trouvé la quantité de l'eau moindre chez l'homme que chez les femmes, plus faible chez les personnes robustes et dans la fleur de l'âge, plus considérable chez les enfants, les vieillards et les individus débilités, moindre dans le tempérament sanguin que dans le tempérament lymphatique. La moyenne est d'environ 790 sur 1000. L'eau subit une grande augmentation dans l'anémie, la chlorose et autres états analogues, où, d'après les observations recueillies, elle peut aller jusqu'à 890 et plus. Dans le choléra, au contraire, l'abondance des excrétions aqueuses peut la diminuer beaucoup.

La détermination de cette eau est fort simple. On pèse une quantité quelconque du sang, et on la dessèche au bain-marie : la perte annonce combien elle contenait d'eau. Le résultat est d'autant plus exact que la dessiccation a été faite avec plus de soin. C'est pourquoi il vaut bien mieux ne pas opérer sur de grandes quantités de sang, comme l'ont pratiqué Andral et Gavarret, parce qu'alors on ne parvient que difficilement à obtenir une dessiccation complète.

d. *Augmentation et diminution du sérum.*

La quantité du sérum varie. Elle paraît diminuée dans la maladie de Bright, et probablement aussi dans d'autres cas où un liquide séreux (hydropisie séreuse et fibrineuse) se sépare en abondance du sang. Tandis que le sérum normal de 1000 parties de sang contient 70 à 80 parties d'albumine sèche, Andral et Gavarret ont trouvé cette quantité réduite à 57 — 61 dans la maladie de Bright.

Le dosage de l'albumine s'effectue de la manière suivante. On pèse une quantité de sérum, on le neutralise avec un peu d'acide acétique, pour décomposer l'albuminate sodique, puis on l'étend d'eau, et on le fait bouillir jusqu'à ce que l'albumine soit coagulée en flocons cohérents. On réunit ces flocons sur un filtre pesé, on les lave avec de l'eau, et on les fait sécher au bain-marie. Pour des expériences qui demandent une grande précision, on fait encore bouillir l'albumine sèche avec de l'éther, dans un appareil distillatoire, afin de lui enlever la graisse.

e. *Augmentation ou diminution des sels.*

Il paraît qu'un changement dans la quantité des sels du sang (et nous entendons par là ceux qui, résistant au feu, restent après l'incinération), non seulement a lieu très fréquemment, mais encore peut avoir d'importantes conséquences pathologiques. On a trouvé cette quantité accrue dans le scorbut, et tout porte à penser qu'une pareille augmentation exerce une influence modificatrice tant sur la fibrine, à la coagulabilité de laquelle elle porte atteinte, et dont elle trouble la formation, que sur les globules, qu'elle dépouille d'une partie de leur eau, ce qui les fait paraître affaissés et granulés, qu'en conséquence elle joue un rôle essentiel dans la maladie en question. D'un autre côté, la diminution des sels paraît avoir beaucoup d'importance pour le sang; elle fait renfler les globules, dont elle favorise l'adhésion, et Henle attribue en grande partie à cette circonstance le stase du sang dans l'inflammation, point sur lequel je reviendrai. La quantité proportionnelle des divers sels peut également subir différents changements. Quoique ces observations autorisent à penser que nous avons encore ici de grandes lumières à attendre des travaux de nos successeurs, rien aujourd'hui ne justifierait celui qui voudrait établir des lois générales touchant l'augmentation et la diminution des sels du sang.

La moyenne des sels fixes du sang normal est indiquée diversement par les auteurs : quelques uns l'évaluent à 8 ou 9, et d'autres à 12 ou 13 sur 1000. Pour la déterminer, on incinère le sang dans un creuset de platine. L'opération exige beaucoup de temps; on la facilite en humectant souvent la cendre avec de l'eau distillée, et il faut la continuer jusqu'à ce que le résidu représente une masse blanche ou faiblement colorée.

f. *Quantité de l'urée.*

L'urée est en si petite quantité dans le sang normal, qu'à peine parvient-on à la démontrer. Lorsqu'une cause quelconque s'oppose à son élimination par les reins, comme l'extirpation de ces glandes, ou la maladie de Bright, elle peut augmenter au point qu'on réussisse à la doser.

2° Substances qui se rencontrent accidentellement dans le sang.

Il se rencontre dans le sang des substances qui n'appartiennent point à sa constitution normale.

a. Acide lactique libre. Le sang est acide, il rougit le papier de tournesol. La présence d'un acide dans ce liquide est toujours un signe de décomposition : elle a lieu dans les maladies où, depuis longtemps déjà, on présumait une décomposition de la masse des humeurs, dans le pourpre, le rhumatisme aigu, la fièvre puerpérale. Elle a donc une grande portée en pathologie, quoique nous ne soyons pas encore en état d'entrevoir comment l'acide libre agit sur le sang, et de là sur le reste de l'organisme.

Scherer a trouvé le sang acide dans le cadavre de sujets qui avaient succombé à la péritonite puerpérale et à la phlébite (1) ; il contenait, suivant lui, de l'acide lactique. J'ai observé plusieurs fois la réaction acide dans le pourpre et le rhumatisme ; mais le sang du cadavre seul me l'a offerte, et jamais celui qui avait été tiré de la veine. La quantité de l'acide est-elle forte, le sang perd sa réaction alcaline et devient neutre : c'est ainsi que Scherer l'a vu après une saignée, dans un cas de métropéritonite (2). La réaction acide suffit au praticien pour se convaincre de l'existence d'un acide libre : la démonstration de l'acide lactique est difficile et longue.

b. Carbonate d'ammoniaque. La présence de ce sel dans le sang annonce également que celui-ci se trouve dans un état de décomposition. Elle empêche la coagulation de la fibrine, et rend aussi le sang incapable de remplir sa destination. Scherer l'a observée dans le sang tiré de la veine d'un malade atteint du typhus (3). J'ai indiqué précédemment les moyens de la constater.

c. Le sang contient une substance précipitable par l'acide acétique et analogue à la pyine. Scherer l'a trouvée, avec de l'acide lactique libre, dans le cadavre d'une femme morte de métropéritonite (4). Ce qui rend le fait important, c'est qu'une matière ana-

(1) *Loc. cit.*, p. 160, 163, 174, 230.
(2) *Loc. cit.*, p. 49.
(3) *Loc. cit.*, p. 69.
(4) *Loc. cit.*, p. 160.

logue ou identique n'est point rare à rencontrer dans les exsudations, dans certains pus, dans les tumeurs squirrheuses, etc., ainsi qu'on le verra plus loin.

Pour mettre cette substance en évidence, on fait bouillir le sérum pour le dépouiller d'albumine, puis on y verse de l'acide acétique; un excès de réactif ne redissout pas le précipité qui se produit par là.

d. Le sang contient du sucre chez les diabétiques. La démonstration de cette substance est longue et difficile, ce qui fait que je crois devoir la passer ici sous silence.

e. Il contient de la matière colorante biliaire, ce dont j'ai déjà parlé précédemment.

Outre ces corps étrangers, que l'analyse chimique démontre, il en est d'autres encore qu'on découvre dans le sang avec le secours du microscope. Les plus importants sont les corpuscules du pus et les entozoaires.

Il n'est pas très rare que, dans l'état pathologique, le sang renferme des corpuscules de pus; ceux-ci tantôt se sont produits dans les vaisseaux eux-mêmes, et tantôt y ont été introduits du dehors. J'aurai plus loin des occasions nombreuses de faire connaître les moyens à employer pour reconnaître leur présence, les effets qu'ils déterminent, et leur mode de production.

Quant aux entozoaires, ce n'est guère que chez les animaux qu'on en a découvert dans le sang. J'aurai aussi sujet de revenir en détail sur ce point.

J. Engel a publié tout récemment, sur les changements que le sang des cadavres présente dans les divers états pathologiques, un travail recommandable (1), dont je crois devoir présenter ici les résultats les plus importants,

Dans la suppuration, le sang a perdu toute tendance à se coaguler : il est d'un rouge foncé sale, ne devient plus vermeil à l'air, et jouit d'une grande fluidité. Le cadavre est bouffi, d'une teinte sale et parsemé de nombreuses taches, qui sont, les unes, des hypostases ; les autres, des colorations cadavériques.

Après les inflammations et la maladie tuberculeuse, on trouve dans le sang beaucoup de concrétions fibrineuses; le caillot est volumineux et dur, le sang est plus consistant, les colorations cadavériques sont moins nombreuses et peu étendues ; leur teinte n'est pas très foncée.

____
(1) Dans ROSER et WUNDERLICH, *Archiv,* t. I, p. 535.

Dans le typhus et les tubercules miliaires, le sang est foncé en couleur, violet, visqueux, sans tendance à former un caillot cohérent; il rougit difficilement à l'air; il n'est pas précisément disposé aux hypostases, mais, par l'adhérence intime de la matière colorante aux organes, il donne à ceux-ci une teinte foncée, violette, et aussi d'un rouge-brun.

Après la dyscrasie cancéreuse, le sang a une couleur foncée et peu de consistance; il se coagule difficilement, ne rougit pas ou rougit peu à l'air, et montre de la tendance aux hypostases. La coloration du cadavre est peu considérable, à cause du peu de viscosité du sang et du peu de force avec laquelle adhère la matière colorante.

Dans l'hydropisie, le sang est faiblement coloré et liquide, ce qui ne l'empêche pas d'avoir de la tendance à produire des concrétions fibrineuses de petit volume : il se forme peu d'hypostases cadavériques.

Dans le marasme, sénile ou précoce, le sang est noir, très coulant, en quantité insuffisante, sans caillot. Il rougit aisément à l'air; mais, en raison de son peu d'abondance, il ne produit pas d'hypostases.

C'est de la suppuration que le scorbut se rapproche le plus, eu égard à la nature du sang. Toutefois, celui-ci a une teinte plus foncée, et, pendant la vie, il donne lieu à une formation de pétéchies, sans occasionner aucune disposition à la production du pus. Une particularité encore le distingue, c'est qu'il cause aisément la fonte des tissus (destruction ulcérative), sans trace de réaction ou d'inflammation. La dyscrasie des ivrognes se range également ici.

Il est fort difficile, impossible même, de mettre ces observations et celles d'autres écrivains à profit pour en tirer des conclusions certaines, eu égard aux changements des divers principes constituants du sang, et surtout aux causes qui les déterminent. Somme totale, ce qui a trait aux changements que peuvent subir les propriétés physiques et chimiques du sang est encore trop peu satisfaisant, et les assertions des écrivains ne présentent pas non plus entre elles l'accord qui serait nécessaire pour permettre d'en déduire des lois générales. Quelques lecteurs jugeront peut-être inutiles les détails dans lesquels je suis entré; j'ai eu deux buts en les publiant : d'abord je voulais montrer combien nous savons peu de choses certaines dans cette branche de la médecine, et combien par conséquent on aurait tort de vouloir établir des théories de classes entières de maladies, ou, plus encore, d'asseoir les bases de leur traitement sur des faits qui manquent de liaison ; en second lieu, j'étais bien aise de convaincre le médecin que le nombre est fort grand des circonstances qu'il faut prendre en considération pour arriver à une doctrine exacte des changements pathologiques du sang.

B. *Anomalies de sang sous le rapport de la quantité.*

La quantité du sang chez l'homme peut varier, et s'élever au-dessus de la moyenne, ou rester au-dessous. Le premier cas consti-tue ce qu'on appelle la *pléthore* ou l'*hyperémie*, et le second ce qu'on nomme l'*anémie*. L'hyperémie et l'anémie peuvent être l'une et l'autre générales ou locales, suivant qu'elles s'étendent à la masse totale du sang, et qu'elles demeurent bornées à un seul organe, à une portion plus ou moins considérable du corps, dont le reste peut se trouver, sous le point de vue de la quantité de sang, ou dans l'état normal, ou même dans un état totalement opposé.

Les pathologistes ont depuis longtemps considéré l'*hyperémie* ou *pléthore générale* comme un fait avéré, et indiqué les signes aux-quels on peut la reconnaître. Mais aucun de ces signes (rougeur du visage, plénitude du pouls, propension aux congestions, etc.) n'a la valeur d'une preuve. Jusqu'à présent nous manquons de moyen certain pour savoir si la masse totale du sang peut réelle-ment augmenter, et plus encore pour déterminer avec certitude si cette augmentation a lieu dans tel ou tel cas donné.

Il ne nous est même pas donner d'assigner d'une manière cer-taine la quantité moyenne du sang de l'homme. Valentin a fait con-naître, pour les animaux, une méthode ingénieuse qui, si certaines hypothèses dont elle a besoin se confirment, peut sans doute con-duire à des résultats assez sûrs ; mais cette méthode ne saurait être appliquée à l'espèce humaine. Ici tous les moyens auxquels on a recours jusqu'à présent sont insuffisants. On se contente ordinaire-ment d'apprécier la quantité du sang sur le cadavre, d'après la co-loration plus ou moins rouge des parties, d'après ce qu'on rencontre de liquide dans les vaisseaux et ce qu'on en voit s'écouler par des incisions faites en diverses régions. Un pareil moyen ne manque pas d'une certaine valeur lorsqu'il s'agit d'estimer la quantité du sang dans un organe quelconque ; mais il devient très fallacieux dès qu'on prétend déterminer, ne fût-ce qu'approximativement, combien le corps entier renferme de ce liquide. Je serais tenté de conseiller une autre méthode qui, bien que longue et difficile, donnerait cependant un résultat sur lequel on aurait droit de compter bien davantage. En lavant soigneusement un cadavre avec de l'eau pure, notamment les vaisseaux, on parviendrait sans doute à obtenir toute l'hématoglobuline, et après qu'on l'aurait purifiée par les procédés ordinaires, à en faire le dosage. A la vérité, il y aurait encore l'inconvénient d'être obligé de calculer la masse entière du sang d'après la quantité de l'hématoglobuline, dont la proportion varie dans le liquide. Cependant si l'on choisissait des cas qui permissent de pratiquer une saignée peu avant la mort, on pourrait apprendre directement combien le sang renferme de centièmes de cette substance, et ainsi, après la mort, déterminer avec assez de certitude à combien s'élevait sa masse totale. De telles expériences seraient sans contredit pénibles au plus haut degré, mais elles compléteraient ce que nous savons sur le sang, et l'on ne doit pas regarder à sa sueur quand il s'agit de faire marcher la science. Jusqu'à ce que la pléthore générale ait été démontrée par un moyen de ce genre ou par tout autre analogue, mieux qu'elle ne l'est jusqu'à présent, on ne pourra la considérer que comme une pure hypothèse.

Il en est de l'*anémie générale* comme de la pléthore générale. A la vérité, c'est un fait hors de doute qu'une perte de sang peut diminuer la quantité de ce liquide, et que, par exemple, un homme qui vient d'éprouver une hémorrhagie abondante, a immédiatement après moins de sang qu'il n'en possède dans l'état normal; mais si l'on veut marcher d'un pas sûr, il faut réduire l'anémie aux cas de ce genre. La perte peut être réparée très promptement par l'admission d'autres substances, de l'eau surtout, et ainsi la quantité du sang redevenir bientôt la même qu'elle était auparavant. A la vérité ce liquide n'a plus la même composition que par le passé; il contient moins de corpuscules, il renferme davantage d'eau et d'albumine. Mais un pareil état de choses ne saurait être appelé anémie, et on lui imposerait une dénomination plus exacte si, avec Simon, on le nommait *spanémie*. Les phénomènes cadavériques d'après lesquels on a coutume d'admettre qu'il y a anémie, comme la pâleur des parties, l'absence des caillots rouges dans les vaisseaux, le peu de sang qui s'écoule par les incisions faites aux organes, ne justifient pas toujours cette conclusion, car ils peuvent tout aussi bien être produits par la spanémie.

L'*hyperémie locale*, telle qu'on la découvre dans le cadavre, peut avoir son siége dans les veines ou dans les capillaires ; parfois elle occupe simultanément les deux ordres de vaisseaux.

L'*hyperémie veineuse* se reconnaît déjà à l'œil nu, ou du moins avec le secours de la loupe, quand elle concerne des veines de faible calibre. Les veines sont plus distendues que de coutume, et renferment un sang bleu, violacé ou rouge brun, parfois noirâtre, qui coule quand on les coupe. Elles forment ordinairement des ramifications dendritiques bien liées ensemble. En examinant la coupe fraîche d'une partie, on y aperçoit un plus ou moins grand nombre de points saignants isolés. L'hyperémie veineuse est en général accompagnée d'un épanchement hydropique provenant des veines dilatées, mais qui, dans le cadavre, peut manquer ou échapper à l'observation, lorsque l'hyperémie locale est très bornée, qu'elle a duré peu de temps, et que la sérosité épanchée a été reprise par les vaisseaux lymphatiques. Les causes sont tantôt mécaniques, occlusion des troncs veineux, lésions du cœur, etc. ; tantôt dynamiques, ampliation des parois des veines par l'influence nerveuse, comme je l'ai déjà dit en parlant de l'hydropisie séreuse.

Quant à l'*hyperémie des capillaires*, il arrive souvent que, dans une partie quelconque du corps, ces vaisseaux sont dilatés à un degré plus ou moins considérable, et en même temps gorgés de sang. Leur diamètre peut être accru de moitié, parfois du double ou du triple, et il n'est pas rare de les voir alors déchirés. Le sang qui s'y trouve accumulé en remplit la lumière entière, de manière que les espaces vides de globules qui, dans l'état normal, existent le long des parois des vaisseaux, disparaissent. Les globules eux-mêmes sont beaucoup plus rapprochés que de coutume, on ne peut même plus les distinguer les uns des autres, et le sang tout entier ne forme plus qu'une masse homogène et comme coagulée. Cependant ce n'est là qu'une pure apparence, car dès que le liquide sort des vaisseaux, par l'effet de la compression ou autrement, les corpuscules s'écartent de nouveau les uns des autres, et l'on n'aperçoit en eux presque rien d'anormal.

La partie atteinte d'hyperémie est plus rouge qu'à l'ordinaire, soit en totalité, quand l'hyperémie l'envahit tout entière, soit en quelques points seulement. La rougeur diminue peu à peu vers les parties saines. Au microscope, on reconnaît qu'elle n'est pas étendue d'une manière uniforme sur la partie affectée, mais qu'elle paraît être liée aux capillaires ramifiés. Les interstices de ceux-ci sont incolores (1); si l'on incise l'organe hyperémié, il en sort plus de sang qu'habituellement, et, sous le microscope, ce liquide montre des corpuscules normaux ou peu altérés. La partie est en outre plus lourde que d'ordinaire; elle a sa consistance normale, ou semble ramollie : jamais elle n'est plus dure, à moins qu'avec l'hyperémie il ne se soit fait en elle un dépôt de fibrine coagulée.

Les caractères qui viennent d'être énoncés assurent le diagnostic. L'état dont il s'agit ne pourrait être confondu qu'avec les extravasations de sang, ou avec les infiltrations d'hématine dissoute; nous ne tarderons pas à voir comment on parvient à l'en distinguer.

L'hyperémie des capillaires se compose de deux choses : d'une dilatation des vaisseaux, et d'une accumulation (avec stase) des corpuscules du sang dans leur intérieur. Les causes de ces deux phénomènes, leur dépendance mutuelle, et le mode de production du tout, sont des points sur lesquels la pathologie ne peut pas encore répandre une lumière certaine; car, bien que nous parvenions à les expliquer dans certains cas, il s'en trouve d'autres dans lesquels nous ne saurions le faire d'une manière satisfaisante. En voulant suivre ce sujet, nous serions jetés dans les régions obscures de la pathologie nerveuse et de la physiologie des tissus; aussi nous arrêterons-nous à ce qui fait partie des attributions de l'anatomie pathologique.

Il est beaucoup de cas où l'hyperémie des capillaires a incontestablement pour point de départ le système nerveux; celui-ci, par une cause quelconque dont la discussion serait déplacée ici, fait que les capillaires se dilatent, que leurs parois se relâchent; une fois dilatés, ils admettent plus de sang qu'auparavant, par un effet de pure mécanique, et un vaisseau qui naguère ne livrait passage qu'à une seule série de globules, en reçoit maintenant deux ou trois. En même temps, il arrive plus de plasma du sang aux parois amincies des capillaires. La partie du corps dans laquelle se passent ces phénomènes contient donc plus de globules du sang que d'habitude, et de là vient qu'elle paraît rouge. C'est là ce qu'en pathologie on désigne sous le nom de *congestion*. Le cas a lieu souvent, durant

(1) *Icones*, pl. II, fig. 1, B.

la vie, dans des parties accessibles à la vue, par exemple, au visage, à l'œil, à la peau; mais on l'observe plus rarement sur le cadavre, parce qu'il ne lui arrive pas fréquemment d'entraîner la mort. Ici les globules du sang n'en viennent pas à s'arrêter, et tout se borne à une simple dilatation des capillaires. Quand la stase s'y joint, cette dilatation ne suffit plus seule pour rendre raison du phénomène, et une autre cause encore doit entrer en jeu. Henle (1) a fait une tentative fort ingénieuse pour expliquer la stase des corpuscules du sang à l'aide des lois de la mécanique et de la chimie. Suivant lui, dans l'exsudation qu'entraîne à sa suite l'amincissement des parois vasculaires, le plasma subit un changement tel qu'il devient, proportion gardée, plus riche en albumine et en fibrine, plus pauvre aussi en sels, qu'il ne l'est dans l'état normal. Cette modification chimique du plasma communique aux globules une tendance à se coller les uns avec les autres, et de leur adhérence résulte mécaniquement la stase. Quelque attrayante que soit cette théorie de la stase du sang, on ne peut cependant jusqu'ici voir en elle qu'une simple hypothèse, contre laquelle s'élèvent de puissantes objections, et nous devons avouer que nous ne savons encore rien de certain touchant la cause proprement dite du phénomène.

De même que l'espèce d'hyperémie des capillaires dans laquelle les corpuscules du sang ne s'arrêtent pas dans les vaisseaux porte le nom de *congestion*, de même celle dans laquelle cet arrêt a lieu et la circulation cesse localement, a reçu celui de *stase*. Au point de vue de l'anatomie pathologique, qui n'a occasion d'observer ces deux états que sur le cadavre, il n'y a point de différence entre eux. Peu lui importe aussi qu'ils aient été accompagnés de symptômes d'irritation (inflammation proprement dite) ou d'une dépression du système nerveux central (inflammation hypogastrique, hyperémie passive). Les phénomènes de la distension des capillaires, l'accumulation des corpuscules du sang dans leur intérieur, l'exsudation d'un liquide séreux ou chargé de fibrine, sont les mêmes dans les deux cas, et elle n'a en son pouvoir aucun moyen d'établir entre eux une distinction certaine.

Le sort ultérieur et les combinaisons de cette hyperémie locale sont très variés, attendu qu'elle se montre assez souvent liée à un épanchement de liquide séreux ou fibrineux, fréquemment aussi

____

(1) *Zeitschrift fuer rationel. Medicin*, t. II, p. 130.

accompagnée de rupture des vaisseaux et d'extravasation du sang. Ses modes de terminaison sont la disparition de l'hyperémie, la stase du sang cessant, et les vaisseaux se resserrant sur eux-mêmes; la décomposition du sang, dont la matière colorante se dissout dans le sérum; ou la gangrène, qui est la putréfaction du sang entier, et sur laquelle je reviendrai.

Comme il y a une hyperémie locale, de même aussi on rencontre une *anémie locale*. Elle se reconnaît à ce que la partie affectée est d'une pâleur extraordinaire, et laisse écouler très peu de sang lorsqu'on l'incise. Les causes sont : 1° le resserrement ou l'occlusion des artères affluentes; 2° le rétrécissement des capillaires dépendant du système nerveux, comme, par exemple, dans la pâleur soudaine de la face.

3° Extravasation du sang.

Il arrive souvent que, par suite de la déchirure de vaisseaux, le sang en sort et se répand au dehors, soit dans les cavités du corps, soit dans le parenchyme des organes, entre leurs éléments histologiques. On connaît ce phénomène sous le nom d'*hémorrhagie*.

Le sang épanché est tantôt coagulé, tantôt encore liquide. Ordinairement on ne le trouve coagulé que quand il a été versé en abondance, après des plaies, dans les grands épanchements apoplectiques, lorsqu'il a coulé dans la trachée-artère et les bronches. La coagulation dépend dans ce cas, comme celle du sang tiré des veines par la saignée, de la solidification de la fibrine, et le caillot est formé par un gâteau de fibrine concrète, dans les mailles duquel sont enfermés les globules. Un mode particulier de coagulation appartient au sang épanché dans le canal intestinal, chez les personnes atteintes d'hématémèse et de mélæna; ici la fibrine ne se concrète pas, mais l'albumine du plasma est concrétée par l'acide du suc gastrique et emprisonne les globules; en même temps cet acide fait passer la couleur rouge du sang au brun-noir. On peut imiter le phénomène en ajoutant de l'acide chlorhydrique ou sulfurique à du sang battu. Dans d'autres circonstances, le sang épanché est trouvé liquide encore, ce qui a lieu surtout quand il a été répandu en petite quantité. Fait-on sortir ce sang liquide du corps, il se coagule ordinairement de lui-même au bout de quelque temps. Le microscope y découvre des globules normaux ou peu changés. Sous le rapport de ses propriétés essentielles, il ressemble absolument au sang normal.

Les extravasations sanguines peuvent être distinguées en deux classes. A la première se rapportent celles dans lesquelles le sang forme de très petits points, à peine visibles à l'œil nu, ou se trouve uniformément répandu dans le parenchyme des parties, de sorte que celui-ci paraît rouge, entièrement ou par taches; ici le liquide provient de petits vaisseaux, et l'état passe souvent inaperçu, ou bien on le confond avec l'hyperémie des capillaires. La seconde classe comprend les extravasations plus considérables, faciles à reconnaître et à distinguer des parties environnantes. Le sang paraît plus souvent liquide que coagulé dans les premières, tandis que le contraire a lieu pour les secondes.

La quantité du sang épanché varie beaucoup; tantôt faible, n'allant même pas à une goutte; tantôt très considérable, et s'élevant à plusieurs livres.

Ce sang vient toujours des vaisseaux, et toujours à la suite d'une rupture que ceux-ci ont éprouvée. L'ancienne hypothèse qui attribuait une partie au moins des épanchements dont il s'agit ici à une simple transsudation du liquide à travers les parois vasculaires dilatées, n'est point soutenable, bien qu'elle ait encore trouvé des défenseurs chez les modernes, Carswell (1), par exemple. Les parois des vaisseaux sanguins, même celles des plus petits capillaires, sont tellement denses qu'il serait impossible à des molécules aussi volumineuses que les globules du sang de les traverser tant qu'elles demeurent intactes. D'ailleurs les déchirures des petits vaisseaux ont lieu si aisément, et par l'effet de tant de causes internes, sans la moindre violence extérieure, qu'on ne doit point hésiter à y rapporter même les hémorrhagies qui appartiennent à l'état normal de l'organisme, comme le flux menstruel. Dans beaucoup de cas où le sang vient de gros vaisseaux, on n'a aucune peine à découvrir celui qui s'est déchiré, et à constater ainsi la source de l'hémorrhagie; si l'on n'a pas toujours le même bonheur, quand il s'agit d'hémorrhagies par les capillaires, il faut s'en prendre à l'imperfection de nos moyens de diagnostic, et non au défaut de lésion des vaisseaux.

Les causes qui déterminent la déchirure des vaisseaux, et par suite l'épanchement du sang, sont très variées. L'une des plus fréquentes consiste dans les agressions du dehors, mécaniques ou chimiques, blessures par des instruments tranchants ou piquants, contusions, coups et commotions; plus rarement les vaisseaux sont-ils

____

(1) *Patholog. anatomy*, fasc. 6, *hémorrhagies*.

détruits par des agents chimiques, tels que la pierre à cautère. Le mode d'action de toutes ces influences est si clair qu'on n'a pas besoin de s'appesantir sur elles. Mais il est aussi des actes pathologiques, accomplis dans l'intérieur du corps, qui donnent lieu fréquemment à des ruptures de vaisseaux et à des extravasations de sang, comme une toux violente, le vomissement, la gangrène, l'ulcération, le ramollissement de tumeurs, qui peuvent détruire les parties organiques par un mécanisme dont j'aurai à m'occuper ailleurs, et amener ainsi une solution de continuité des vaisseaux. Une autre cause interne fort commune consiste dans les troubles de la circulation. Lorsque, sur un point quelconque, la circulation vient, quel qu'en soit le motif, à être arrêtée, d'une manière passagère ou permanente, la pression du sang dans les vaisseaux qui s'y trouvent augmente proportionnellement, et peut aller jusqu'à les déchirer : aussi toutes les espèces d'hyperémie dont j'ai parlé plus haut sont-elles fort souvent accompagnées d'extravasation du sang. On observe ce phénomène dans les cas d'occlusion des veines, de lésions organiques du cœur, de stase dans les capillaires (presque toujours dans l'inflammation). De là vient que les extravasations de sang sont si fréquemment combinées avec l'hyperémie, avec les épanchements de liquide séreux ou fibrineux, avec la suppuration. Enfin, dans beaucoup de cas, des altérations pathologiques survenues aux parois des vaisseaux en amènent la rupture; les artères surtout se déchirent facilement, même sous la pression normale du sang, lorsque leurs parois ont été amollies par des dépôts athéromateux, ou rendues friables par des dépôts calcaires.

Quelques personnes rangent parmi les causes de l'extravasation du sang certains changements de ce liquide lui-même, une décomposition semblable à celle qu'on observe en lui dans le scorbut, dans le *morbus maculosus*, dans la fièvre putride et le typhus parvenus à un haut degré d'intensité. Il faut bien distinguer ici entre l'extravasation proprement dite, c'est-à-dire le cas où les vaisseaux laissent échapper du sang contenant des globules, et l'infiltration d'hématine, dans laquelle la matière colorante, tenue à l'état de dissolution, passe à travers les parois vasculaires intactes. Cette dernière, dont je m'occuperai bientôt d'une manière spéciale, dépend bien certainement d'une décomposition du sang; mais de véritables extravasations sanguines se voient aussi très fréquemment dans les maladies en question, le typhus, les pétéchies, les fièvres typhoïdes, etc.

Or elles tiennent toujours à une déchirure des vaisseaux, car le sang
contient des globules, et en cas de rupture des vaisseaux, un changement quelconque du liquide ne saurait jouer qu'un rôle très subalterne : il ne pourrait exercer d'influence qu'à travers toute une
chaîne d'anneaux intermédiaires, en favorisant les congestions et la
stase du sang. Cependant nous ne savons encore que fort peu de
chose à cet égard.

Le sort qu'éprouve le sang extravasé ressemble, quant aux points
essentiels, à celui du liquide chargé de fibrine. Ce sang peut être
résorbé, ou prendre le rôle de cytoblastème et s'organiser. Une résorption complète n'est vraisemblablement possible qu'autant qu'il
conserve sa fluidité. Ses qualités subissent alors certaines modifications auxquelles correspondent sans doute des changements chimiques, mais jusqu'à présent nous ne connaissons ceux-ci que d'une
manière incomplète. Le sang extravasé dans des parties où l'œil
peut en suivre les mutations, par exemple sous l'épiderme, montre
parfois des changements progressifs de couleur ; il passe du rouge
foncé au bleu, puis au brun, enfin au jaune, qui lui-même s'éclaircit de plus en plus. Les causes de ce phénomène sont inconnues.
Dans d'autres circonstances il n'a pas lieu : du sang qui, par suite
des quintes de la coqueluche, s'était épanché dans la conjonctive
oculaire disparut peu à peu sans changer de couleur : jusqu'aux
dernières traces il conserva la belle teinte rouge du sang normal.
Scherer a examiné avec soin les changements que du sang extravasé
par l'effet d'une contusion à la cuisse subit pendant la durée de son
séjour dans le corps (1) ; quelques jours après l'accident, il avait
perdu sa coagulabilité, et ne contenait plus de fibrine ; les globules
y existaient encore, mais renflés et sphériques ; il contenait plus
d'eau et moins d'éléments solides que dans l'état normal. Trois jours
plus tard, les globules avaient disparu, le sang était devenu bien
plus aqueux encore, et il s'était déjà produit des corpuscules de
pus ; au bout de quelques autres jours, il était transformé tout entier en pus.

Les changements sont plus compliqués encore dans les caillots de
sang qui s'organisent, par exemple au milieu des foyers apoplectiques. D'ordinaire, au bout de quelque temps, ils se composent de
deux substances différentes, l'une interne, masse molle et d'un

____

(1) *Untersuchungen*, p. 194.

rouge brun (globules altérés), l'autre externe, un peu plus ferme, disposée par couches, qui sont blanches ou moins rouges que la masse centrale, et paraissent amorphes, grenues, quand on les examine au microscope. Cette différence entre le dedans et le dehors peut dépendre de deux causes : ou l'irritation exercée par le caillot provoque aux alentours une inflammation ou une exsudation de liquide fibrineux, d'où se précipite autour de lui un dépôt de fibrine coagulée ; ou, les couches extérieures du caillot étant plus accessibles que les internes aux liquides généraux du corps, ceux-ci en attirent plus promptement à eux l'hématine, ce qui fait que la surface se décolore la première. Il est probable que les deux causes réunissent parfois leur action. Cependant je crois pouvoir conclure de nombreuses observations que toute exsudation sanguine un peu considérable détermine autour d'elle une exsudation de liquide contenant de la fibrine, et que par conséquent elle se combine en général avec l'hydropisie fibrineuse. Quant au cas dans lequel le caillot vient à s'organiser, les choses s'y passent conformément aux lois générales dont il sera parlé dans le chapitre suivant. Du sang peuvent procéder les formations les plus diverses, soit pathologiques, pus, cellules granuleuses, mélanoses, soit normales, tissu cellulaire, tissu fibreux, vaisseaux, même aussi des concrétions, des formations pierreuses.

Le sang extravasé dans la gangrène subit un changement particulier. Il se convertit en caillots d'un brun noir, exhalant une odeur cadavéreuse, et fréquemment couverts de granulations noires, dans lesquelles on ne reconnaît plus de globules (1).

Les conséquences de l'extravasation sanguine sont, les unes générales et les autres locales. Les premières dépendent principalement de la quantité de sang qui s'est échappée des vaisseaux et qui par conséquent se trouve perdue pour la circulation, pour les besoins du corps. Elles se réduisent presque à rien si l'extravasation est peu considérable, tandis que les grandes pertes de sang peuvent amener une faiblesse extrême et même la mort. Les conséquences locales tiennent à l'action du sang extravasé sur les parties environnantes, spécialement à la pression et à l'influence mécanique qu'il exerce. Elles varient de même suivant la quantité de l'épanchement, mais, en outre, suivant la constitution et l'importance de l'organe dans

(1) *Icones*, pl. X, fig. 4 et 5. Voyez, pour les détails, le chapitre consacré à la gangrène.

lequel celui-ci a eu lieu. Ainsi, un épanchement notable de sang
dans le cerveau détermine l'apoplexie, avec ses suites ; dans les
poumons et les bronches, le trouble de la respiration, par l'obstruction des cellules ; dans la plèvre, une gêne de cette même fonction,
par la compression du poumon. Le sang épanché dans l'appareil
urinaire, la vessie surtout, peut, lorsqu'il s'y coagule, obstruer la
voie, et devenir cause d'une rétention d'urine, avec toutes les
suites qu'elle entraîne. Enfin, les extravasations de sang sont encore
susceptibles de nuire en ce qu'elles amènent le ramollissement, l'inflammation, la suppuration, l'ulcération et la gangrène des parties
qui en sont le siège.

L'état anatomique des parties environnantes varie beaucoup suivant les cas. Lorsque l'hyperémie et la stase sont les causes de l'extravasation, presque toujours ces parties se montrent encore gor-
gées de sang. Ailleurs, si la perte de sang a été considérable, le
corps entier paraît pâle et exsangue.

Les extravasations sanguines sont fréquentes, et on les rencontre
dans tous les organes qui contiennent des vaisseaux ; elles se voient
très souvent dans le poumon (hémoptysie), dans le cerveau (apoplexie), dans l'estomac et le canal intestinal (hématémèse, mélæna,
hémorrhoïdes), dans les reins, la vessie, la matrice.

Généralement parlant, l'ouverture des corps fait très aisément
reconnaître les épanchéments de sang, soit à l'œil nu, soit à l'aide
du microscope, quand la quantité du liquide est faible. On ne saurait les confondre qu'avec l'hyperémie des vaisseaux, notamment
des capillaires, et avec les infiltrations d'hématine. Les distinguer
de l'hyperémie des capillaires n'est pas toujours chose facile, d'autant moins que les deux états se rencontrent fort souvent associés
l'un à l'autre. On peut alors tenir pour certain qu'il y a extravasation lorsque la rougeur d'une partie n'est point étalée uniformément,
mais distribuée par taches, comme aussi quand les portions de sang
qu'on aperçoit à l'œil nu ou au microscope ont un diamètre supérieur à celui des vaisseaux de la partie, alors même que ceux-ci ont
atteint leur maximum de distension. Parfois, d'autres circonstances
qu'on a pu observer pendant la vie, ou qu'on découvre dans le cadavre, contribuent à assurer le diagnostic. Ainsi, les probabilités
sont qu'il y a en extravasation de sang dans les poumons si, pendant la vie, les crachats contenaient des globules sanguins en abondance, ou si les bronches du cadavre renferment des mucosités

sanguinolentes. Des caillots de sang dans les uretères et une urine sanguinolente autorisent à penser qu'il s'est fait une extravasation sanguine dans les reins, etc. Heureusement que, dans tous les cas où l'on ne saurait établir le diagnostic avec certitude, la distinction des deux états ne présente pas une grande importance, attendu qu'ils ont coutume d'être unis ensemble de la manière la plus intime, et qu'en général l'hyperémie et la stase de sang sont la cause de l'extravasation. J'indiquerai plus loin les moyens de distinguer celle-ci de l'infiltration d'hématine.

Le sang extravasé dans l'estomac et les intestins, et qu'on y trouve à l'ouverture du corps, ou qui en est expulsé soit par le vomissement, soit par les selles, a un tout autre aspect. En général, il n'est pas rouge, mais d'un brun noir, avec une consistance poisseuse, ou floconneuse, comme du marc de café. Le microscope y montre des grumeaux de forme et de volume variés, mais d'une teinte rouge-brun très foncée, comme celle du sang changé par la gangrène (1). On n'y découvre aucun globule. Cet état de choses tient à ce que le sang s'est trouvé en contact avec les liquides intestinaux, notamment avec l'acide du suc gastrique, ce qui l'a modifié, et a fait coaguler son albumine. Un pareil sang pourrait être confondu avec de la bile, surtout lorsqu'on le trouve dans l'estomac, ou qu'il est vomi; mais le diagnostic devient facile en ajoutant de l'acide azotique au liquide, qui n'éprouve pas de sa part les changements de couleur propres à caractériser la bile.

4° Dissolution de l'hématine et imbibition des tissus par elle.

Il arrive quelquefois qu'à l'ouverture du corps on trouve certaines parties d'un rouge de sang, et si l'on se contente d'un coup d'œil superficiel, on conclut de là l'existence d'une extravasation ou d'une hyperémie, tandis qu'un examen approfondi fait voir que cette couleur rouge tient uniquement à l'imbibition des tissus par la matière colorante du sang dissoute dans le sérum. La dissolution de l'hématine a lieu rarement pendant la vie, mais elle s'accomplit assez souvent après la mort. On l'observe parfois, sur le vivant, dans la gangrène, la fièvre putride, le *morbus maculosus;* là évidemment le sang a subi un changement chimique, en conséquence duquel la matière colorante de ses globules se dissout dans le plasma; mais on ne sait pas au juste en quoi consiste ce changement; tout

(1) *Icones,* pl. X, fig. 4.

porte à croire que l'effet peut dépendre de causes diverses, comme la manifestation de l'acide lactique libre ou du carbonate d'ammoniaque dans le sang, peut-être aussi une diminution considérable de la proportion des sels de ce dernier. Il n'est pas rare, dans la gangrène, que les vésicules développées sous l'épiderme contiennent un liquide trouble, rouge ou brunâtre : c'est également du sérum coloré par l'hématine dissoute ; la couleur brune tient sans doute à un changement que cette substance a éprouvé de la part de l'acide ou de l'ammoniaque, et analogue à celui qu'elle subit dans le mélœna. Dans tous ces cas de dissolution de l'hématine opérée pendant le cours même de la vie, il est vraisemblable que le changement ne porte pas sur la masse entière du sang, mais seulement sur la partie de liquide qui est demeurée stagnante dans les vaisseaux, ou qui s'en est échappée (1). Le phénomène a lieu bien plus fréquemment après la mort ; nul doute qu'il ne dépende alors des mêmes causes, d'une altération chimique du sang ; lorsqu'on le rencontre peu de temps après la mort, il annonce que, déjà pendant la vie, le sang avait de la tendance à se décomposer ; s'il ne survient qu'un certain laps de temps après la cessation de l'existence, il est la suite de la putréfaction du cadavre, d'une formation d'ammoniaque et d'autres produits, qui dissolvent la matière colorante.

Cet état mérite une attention particulière, parce que la rougeur des organes qui en résulte, et qu'on observe surtout fréquemment à la paroi interne du cœur et des grosses artères, mais qu'on rencontre aussi dans les bronches et ailleurs, est souvent prise, à l'ouverture des corps, pour une preuve d'inflammation. Elle a presque toujours une teinte moins foncée que celle qui résulte de l'hyperémie ou d'une extravasation sanguine ; elle est d'ordinaire étalée d'une manière plus uniforme, et plutôt purpurine que rouge de sang. On ne la reconnaît bien qu'avec le secours du microscope, qui ne fait découvrir ni capillaires gorgés de sang, comme dans l'hyperémie, ni masses de globules, comme dans l'extravasation. Les globules manquent absolument, et la partie montre une rougeur uniforme, mais d'autant plus pâle, qu'on emploie un grossissement plus considérable (2).

(1) *Icones*, p. 69.
(2) *Icones*, pl. II, fig. 2.

CHAPITRE IV.

DES FORMATIONS PATHOLOGIQUES NOUVELLES.

De même qu'au moment de la production première du corps, chez l'embryon, et plus tard dans la nutrition, il reçoit de nouvelles formations, parties élémentaires et tissus, qui se glissent entre les formations déjà existantes, de même quelque chose d'analogue a lieu fréquemment par suite d'un travail morbide. Les nouvelles formations pathologiques sont même si communes, qu'on doit y rapporter la majorité des changements que l'anatomie pathologique constate dans les cadavres; mais elles offrent en même temps un si grand nombre de variétés, les destinées ultérieures de chacune sont si compliquées, on les trouve si souvent associées et combinées, qu'on peut assurément regarder comme un des problèmes les plus difficiles d'en tracer une histoire satisfaisante, et surtout de bien distinguer les phénomènes élémentaires les uns des autres.

Pour ne pas nous égarer dans les détails d'un sujet si vaste, pour arriver à donner une idée générale d'un phénomène si compliqué, nous essaierons de tracer, autant du moins que la chose est réalisable aujourd'hui, le tableau de lois générales sous l'empire desquelles a lieu le développement des formations pathologiques. Ces lois se rattachent de la manière la plus intime à celles que l'embryologie et l'histologie ont reconnu présider à la plasticité ou à la nutrition normale, tellement même que, dans beaucoup de cas, il n'y aurait pas moyen de tracer rigoureusement une ligne de démarcation entre ce qui est formation normale et ce qui appartient aux formations anormales.

On ne peut exiger de l'anatomie pathologique qu'elle assigne les causes de tous les phénomènes pathologiques qui ont lieu dans l'organisme, pas plus qu'il ne lui appartient de décrire tous les symptômes qui ont coutume d'accompagner ces changements. Mais c'est un de ses problèmes les plus importants que de montrer, autant qu'il est possible de le faire sans quitter le champ de l'observation, comment ils prennent naissance et se développent peu à peu. Il est de son devoir aussi de rechercher les lois de cette origine et de ce développement, en tant qu'elle y peut parvenir par des déductions tirées avec réserve d'observations sûres, et de comparer ces lois avec celles qui président au développement normal de l'organisme entier et de ses parties.

ARTICLE PREMIER.

CONSIDÉRATIONS GÉNÉRALES SUR LES FORMATIONS PATHOLOGIQUES NOUVELLES.

Les formations pathologiques nouvelles se partagent naturellement en deux grands groupes, comprenant, l'un, celles qui sont organisées, et l'autre celles qui ne le sont pas.

Ces deux groupes diffèrent l'un de l'autre à deux égards.

1° Sous le point de vue morphologique. Certaines formations organisées présentent dans leur ensemble, comme dans chacune de leurs parties, la forme et l'organisation intime qui appartiennent à des parties intégrantes de l'organisme, tandis que les autres n'offrent rien de semblable, la forme la plus parfaite qu'elles puissent revêtir étant celle du cristal.

2° Sous le point de vue génétique. Les formations non organisées se produisent toujours d'après les lois de la pure chimie, tandis que la production des autres s'accomplit d'après les lois qui président à l'évolution de la vie organique.

Si déjà, dans les formations parfaitement normales, on a beaucoup de peine à établir une limite rigoureuse entre l'organisation vivante et la chimie morte, la difficulté est plus grande encore à l'égard des formations pathologiques, dont les deux groupes peuvent s'unir ensemble, passer même de l'un à l'autre, en sorte qu'il n'est pas toujours aisé, dans un cas donné, de décider auquel appartient réellement telle ou telle formation. Cela n'empêche pas cependant que les deux groupes constituent des types totalement différents et en opposition l'un avec l'autre. Mais ils ne présentent pas de différences essentielles quant à leur composition chimique. A la vérité, les formations organisées consistent principalement en ce que les chimistes appellent éléments organiques (radicaux composés), et les formations non organisées se composent en partie de substances inorganiques; mais il n'est pas rare non plus qu'on trouve des radicaux chimiques composés dans ces dernières. Les mots *organique* et *organisé* ne sont donc point synonymes quand on parle de formations pathologiques.

Comme tout ce qui se forme dans la nature, de même les formations pathologiques supposent nécessairement un fond, une substance, de laquelle elles se produisent. Considérant ici cette substance sous un point de vue abstrait, sans avoir égard à ce qu'elle peut être liquide ou solide, suivant les cas, et sans prendre souci des différences qu'elle peut offrir dans sa composition chimique, nous la désignerons sous le nom de *plasma*.

C'est une condition indispensable du plasma que d'être amorphe, c'est-à-dire de n'être ni cristallisé, ni revêtu d'une forme organique déterminée. Tout ce qui a déjà reçu une forme quelconque ne peut jouer le rôle de plasma qu'en commençant par perdre cette forme et redevenir amorphe.

Un plasma peut devenir la gangue d'une formation organisée, d'une formation non organisée, ou des deux à la fois. Pour abréger, il sera commode d'assigner des noms simples à ces trois idées différentes. C'est pourquoi nous appellerons *eau-mère* le plasma des formations non organisées, qui ordinairement constitue une solution aqueuse, au sein de laquelle se produisent des cristaux, ou, d'après les lois de la chimie, des précipités; *cytoblastème*, ou plus brièvement *blastème*, celui des formations organiques, qui débutent la plupart du temps par une production de cellules; enfin, *plasma mixte*, celui qui peut donner lieu à la fois au développement de formations organisées et à celui de formations non organisées.

La manière dont les formations pathologiques naissent d'une eau-mère diffère essentiellement de celle dont elles se produisent aux dépens d'un cytoblastème. Examinons d'abord la première, comme étant la plus simple.

A. *Développement des formations pathologiques inorganisées.*

Tous les liquides du corps, à peu près, peuvent servir d'eau-mère à des formations pathologiques, lorsqu'ils se trouvent placés dans des conditions telles qu'une portion de la substance inorganique ou organique qu'ils tiennent en dissolution devient insoluble et est obligée de se précipiter. Les circonstances capables d'amener un tel résultat sont très variées; mais toutes, autant du moins que nous en pouvons juger jusqu'à présent, reconnaissent les lois de la chimie pure. La séparation a souvent pour cause une concentration plus grande de l'eau-mère, entraînant la précipitation de substances qui exigent une grande quantité d'eau pour se dissoudre. Or, cette concentration peut avoir lieu toutes les fois qu'un liquide presque saturé de substances peu solubles entre en conflit d'endosmose, à travers des membranes animales, avec un autre liquide moins riche en eau, auquel il abandonne une partie de la sienne, ou quand un liquide perd de l'eau par évaporation sur des surfaces libres, par exemple dans les fosses nasales. La séparation reconnaît aussi une autre cause qui frappe encore davantage les yeux, et qui consiste en ce que de nouvelles substances chimiques, acides ou alcalis, s'ajoutent à un liquide, détruisent les conditions qui permettaient à certaines matières de rester dissoutes, et obligent celles-ci à se précipiter. Ces conditions peuvent être étudiées de près, parce qu'il nous est permis de les imiter à volonté hors du corps, et les exemples des effets qu'elles produisent sont nombreux. L'urine humaine est acide dans l'état normal : l'acide libre est la condition qui permet aux phosphates terreux d'y rester dissous ; l'urine devient-elle alcaline dans la vessie ou les reins, par une cause quelconque (addition de sérum alcalin, décomposition de l'urine en carbonate d'ammoniaque), les phosphates cessent d'être solubles, et sont forcés de se précipiter. Un excès d'acide libre dans l'urine décompose les urates ; si le liquide est en outre très peu chargé d'eau, l'acide urique mis en liberté, et qui est moins soluble que ses sels, ne peut plus rester dissous et se précipite. La plupart des liquides du corps humain contiennent du phosphate de magnésie : ce sel est soluble dans les liquides aqueux, mais il cesse de l'être dès que, rencontrant de l'ammoniaque, il passe à l'état de phosphate ammoniaco-magnésien : aussi, pendant la putréfaction du corps, qui met de l'ammoniaque en liberté, presque tous les tissus sont-ils couverts de cristaux de phosphate triple. A la vérité, les causes des dépôts inorganisés ne sont pas toujours si simples, ni si évidentes que dans les cas précités. J'y reviendrai plus au long dans le chapitre des concrétions. Ici il me suffit d'avoir montré que tous les dépôts pathologiques dont nous pouvons apercevoir distinctement l'origine, se forment d'après des lois purement chimiques, et de telle manière que l'art peut produire beaucoup d'entre eux hors même du corps vivant.

La forme des formations inorganiques varie. Tantôt ce sont des dépôts en grains extrêmement fins, tantôt des masses confusément cristallisées, quelquefois enfin des cristaux parfaits, mais si petits que les instruments d'optique deviennent nécessaires pour en saisir la configuration. Ici, comme dans les opérations chimiques ordinaires, ces différences dépendent du plus ou moins de lenteur avec laquelle s'effectue la précipitation, et aussi de ce que le corps qui se sépare possède ou non la propriété de cristalliser.

La composition chimique diffère suivant le lieu où la formation s'accomplit et la nature du liquide qui sert d'eau-mère. Sous ce rapport on doit distinguer deux principales classes de produits pathologiques, ceux qui se forment, dans des liquides sécrétoires, avec des matériaux chimiques spécifiques, et ceux qui prennent naissance dans le parenchyme des organes, le tissu cellulaire, etc. Ces derniers se ressemblent beaucoup entre eux, quant à la composition chimique, quelque diverses que soient les parties du corps dans lesquelles ils se forment; ils consistent, la plupart du temps, en carbonates et phosphates terreux (calciques et magnésiques), et en général leur eau-mère est la même, le plasma du sang exsudé. Ce dernier joue le rôle de plasma mixte, c'est-à-dire que communément, à côté des formations inorganiques, il apparaît aussi des formations pathologiques organisées, de sorte que l'opération n'obéit qu'en partie aux lois de la chimie. Quelques dépôts qu'on rencontre dans le parenchyme sont seuls exception à cette disposition générale; telles sont les concrétions arthritiques, formées d'urate de soude. Au contraire, les dépôts qui se produisent dans les liquides sécrétoires ont une composition chimique très variée, correspondante aux diversités de l'eau-mère dans le sein de laquelle ils naissent; nous y trouvons bien aussi des phosphates et des carbonates terreux, mais, de plus, beaucoup d'autres substances, des acides gras, de la cholestérine, de la margarine, de la matière colorante biliaire, de l'acide urique, de l'acide oxalique, de la cystine, etc.

L'apparition d'un précipité à grains fins ou cristallin n'est pas toujours le dernier terme de la formation des produits pathologiques dont nous parlons ici. En général, ces premières formes simples passent à d'autres secondaires et plus compliquées. Les précipités se collent ensemble par de nouveaux dépôts, par du mucus ou quelque autre moyen d'union, et constituent des masses plus volumineuses, visibles à l'œil nu, qui sont tantôt molles et tantôt dures, suivant la nature de leurs principes constituants. Ces masses sont appelées *pierres*, *concrétions*. Elles se forment principalement dans les liquides sécrétés, au milieu de cavités ou de canaux, où elles sont libres, sans adhérence avec les parois. Leur forme est ordinairement irrégulière, et tantôt moulée sur celle de la cavité dans laquelle elles se sont produites, tantôt modifiée par la présence simultanée de plusieurs concrétions, qui s'applatissent mutuellement, de manière à offrir quelquefois une configuration très régulière et rappelant celle des cristaux. Fréquemment elles se composent de couches concentriques, déposées autour d'un noyau central. Il est rare que leur tissu soit tout-à-fait cristallin, comme il arrive à certains calculs urinaires et aux calculs biliaires formés de cholestérine. Il l'est plus encore que le tissu cristallin détermine une forme extérieure régulière correspondante au clivage des feuillets, ce qui paraît être le cas des calculs prostatiques. Dans d'autres circonstances les concrétions ne sont pas isolées : elles tiennent aux parties environnantes, et souvent d'une manière si intime, qu'on ne parvient point à les en séparer par des moyens mécaniques. C'est ce qu'on remarque surtout dans les concrétions du tissu cellulaire et du parenchyme des organes. S'étant glissées entre des parties organisées, dont elles emprisonnent étroitement les éléments histologiques, elles en changent tout-à-fait l'aspect. Ces dépôts sont connus sous le nom d'*ossifications*, quoiqu'ils n'aient rien de commun avec les os, si ce n'est la dureté, et qu'au point de vue histologique ils diffèrent totalement du tissu osseux de nouvelle formation. Quelquefois ils revêtent des parties organisées, les incrustent et en remplissent les cavités, de sorte qu'ils montrent une forme très régulière et au premier abord surprenante. Ainsi, des cellules épithéliales qui se trouvent accidentellement dans l'urine s'incrustent de sédiments de cette dernière, et c'est probablement aussi de la même manière que se produisent, par incrustation de cellules, les concrétions calcaires régulièrement arrondies qu'on trouve dans les plexus choroïdes du cerveau (1). Mais, quelque intime que semble être quelquefois cette union de dépôts avec des formations organisées, jamais elle n'a rien d'organique ; ce n'est qu'une pure adhésion, et quand on enlève les productions inorganiques par des moyens mécaniques ou chimiques, les parties organisées reparaissent avec leur configuration normale primitive.

Je ne dois pas oublier de dire que la formation de certains produits inorganisés tient au développement d'un nouvel organe sécrétoire qu'a provoqué un travail pathologique. Tel est le cas des dépôts de cristaux de cholestérine dans des kystes, notamment dans

1) *Icones*, pl. 14, fig. 8.

ce que Cruveilhier appelle les kystes stratifiés, mais où ce dépôt est si abondant que tout le contenu ne forme qu'une masse cohérente et assez ferme, composée de cristaux.

B. *Développement des formations pathologiques organisées.*

1. Cytoblastème.

Les lois qui président au développement des formations pathologiques organisées diffèrent essentiellement de celles de la chimie. La différence se prononce déjà dans le fond qui doit fournir les matériaux, le cytoblastème. En effet, toutes les eaux-mères ne sauraient servir de cytoblastème à des formations organiques. Les cytoblastèmes sont généralement liquides; cependant ils peuvent aussi être solides. Mais les cytoblastèmes solides sont de toute nécessité amorphes, c'est-à-dire qu'ils ne doivent avoir aucune trace de forme organique déterminée ni de cristallisation. Le seul cytoblastème solide que l'observation nous ait révélé jusqu'à présent pour les formations pathologiques, est la fibrine coagulée amorphe et imbibée d'eau, telle qu'elle s'offre, par exemple, dans l'exsudation inflammatoire. Mais ce blastème lui-même était originairement liquide, et il n'a acquis de la solidité que par la coagulation de la fibrine. Il serait possible que d'autres combinaisons de protéine, albumine, caséine ou globuline, fussent aptes, dans l'état de coagulation, à jouer le rôle de cytoblastème, mais on ne l'a point observé jusqu'à présent. L'état solide du plasma paraît n'avoir jamais lieu dans le cas de formations pathologiques naissant d'eaux-mères; car, bien qu'il arrive parfois dans la nature inorganique, en chimie et en minéralogie, qu'une formation cristalline procède de substances amorphes molles ou solides, comme le fer, le sucre, la silice en fournissent des exemples, rien de semblable n'a été vu jusqu'à ce jour dans le corps humain.

Si le principal rôle appartient à la fibrine coagulée dans le cytoblastème solide, c'est aussi la fibrine dissoute qui paraît le jouer dans le cytoblastème liquide, et sa présence semble même être partout la condition essentielle de la formation. Cependant ce point a une importance telle qu'il mérite qu'on s'y arrête. Il est possible, dans beaucoup de cas, d'isoler le cytoblastème liquide des formations pathologiques, et, quand la quantité en est considérable, de le soumettre à l'analyse chimique : c'est ce qui a lieu surtout pour les exsudations dans des cavités séreuses, pour les formations d'ampoules sous l'épiderme. On le trouve alors composé d'eau, d'albumine liquide, de graisse, de matières extractives et de différents sels. Nul doute que des dissolutions aqueuses de sels et de matières extractives ne puissent seules servir de blastème à des formations organisées ; elles peuvent bien jouer le rôle d'eaux-mères, et même parfois entrer dans les parties produites, comme les sels calcaires dans les os, et le chlorure de sodium dans la substance du cartilage, d'après les idées de Lehmann (1) ; mais des formations organiques ne sauraient naître en elles que quand elles se trouvent mêlées avec des liquides contenant de la fibrine, comme, par exemple, lorsque l'exsudation s'épanche dans les cavités de l'appareil urinaire ou du canal alimentaire. Il en est de même des graisses : quelques unes peuvent à elles seules produire des formations cristallines, comme la cholestérine dans les calculs biliaires ; elles peuvent aussi entrer dans des formations organisées, à titre de principes constituants ; mais jamais, ni seules ni unies à des sels et à des matières extractives, elles ne sauraient remplir les fonctions de cytoblastème ; du moins ne connaît-on pas jusqu'à présent un seul fait certain qui autorise à le penser. Il ne reste donc plus comme principes constituants efficaces de blastèmes que les combinaisons de protéine, quoiqu'on ne les rencontre jamais seules dans le corps, et qu'elles y soient toujours associées aux substances dont nous venons de parler. Mais ces combinaisons ne sont pas toutes non plus susceptibles de se développer. Les liquides qui ne contiennent que de l'albumine dissoute, avec les substances précitées, étrangères aux combinaisons de protéine, paraissent ne pouvoir jamais servir de cytoblastème. Les liquides hydropiques riches en albumine, qu'on rencontre si souvent, ne produisent jamais de formations organisées, à moins que par hasard ils ne contiennent en même temps un peu de fibrine. Du moins est-ce là le résultat des nombreuses recherches que j'ai faites, et je ne connais pas une seule exception à cette loi. Les liquides qui, parmi les combinaisons de protéine, ne contiennent que de la caséine, ne jouent non plus jamais le rôle de blastème, autant que permettent de le penser les observations recueillies jusqu'à ce jour. Ainsi, par exemple, tant qu'il n'y a que de la caséine dans le lait, on n'y remarque ja-

(1) *Physiologische Chemie*, t. I, p. 133.

mais aucune formation pathologique, car ce qu'on nomme le corps granuleux appartient au travail normal de son développement ; mais dès que de la fibrine s'y trouve mêlée, des formations pathologiques, des corpuscules de pus, peuvent y naître. Au contraire, on a trouvé jusqu'ici de la fibrine dans tous les liquides que nous pouvons considérer comme blastèmes de ces formations. Nous devons donc, d'après cela, voir en elle la substance nécessaire, et même, à ce qu'il paraît, la seule substance essentielle des cytoblastèmes. Cette loi de la nécessité de la fibrine dans les blastèmes des formations pathologiques, loi à laquelle je n'ai encore pu trouver une seule exception dans les plusieurs centaines d'observations que j'ai faites, n'est point en harmonie avec ce qui se passe dans le développement normal ; car l'œuf animal, prototype de tous les liquides plastiques, ne contient pas de fibrine, qui paraît y être remplacée par l'albumine (1). Dans la nutrition de l'organisme une fois produit, c'est le liquide nourricier général, c'est-à-dire le plasma plus ou moins modifié du sang, transsudé à travers les parois des vaisseaux, qui sert de blastème à toutes les formations nouvelles. La fibrine est-elle ici la seule substance plastique essentielle, ou bien l'albumine contribue-t-elle pour sa part au développement ? C'est une question à laquelle on ne saurait faire une réponse aussi positive que quand il s'agit de formations pathologiques, parce qu'il n'y a pas moyen d'obtenir le liquide nourricier normal exempt de mélanges étrangers, et surtout de sang, en assez grande quantité pour pouvoir l'analyser avec précision (2).

En établissant que le blastème des formations pathologiques nouvelles doit toujours être amorphe, on fait tomber d'elle-même l'opi-

____

(1) Peut-être devons-nous rattacher à cette circonstance le fait observé par Mulder, que l'albumine de l'œuf contient un atome de soufre de moins que celle du sang, ce qui fait que sa composition s'accorde parfaitement avec celle de la fibrine.

(2) Quoiqu'il paraisse certain que les combinaisons de protéine sont seules, dans le corps humain, susceptibles de se développer, nous ne saurions pourtant affirmer quelles sont celles d'entre elles qui peuvent jouer le rôle de cytoblastème, parce que nous connaissons encore fort peu les nombreuses modifications d'une substance qui doit son nom précisément à ce qu'elle en offre tant. Ce que j'établis dans ce paragraphe, quoique ayant pour soi toutes les probabilités dans le moment actuel, ne saurait être considéré que comme un provisoire, qui peut-être changera beaucoup un jour, lorsque nous aurons pénétré plus avant dans la nature des combinaisons de protéine.

nion des anciens, qui supposaient qu'un tissu normal peut se convertir immédiatement en un autre pathologique. Je citerai plus loin des preuves directes, lorsqu'il s'agira d'examiner chaque production pathologique nouvelle en particulier (1).

2. Sources du cytoblastème.

Après nous être occupé de la composition chimique du cytoblastème de ces formations, passons à une autre question, celle de savoir d'où il vient et quelles sont les parties du corps qui le fournissent. Je crois que, dans l'état présent de nos connaissances physiologiques, je ne rencontrerai pas de contradicteurs en érigeant au rang de loi générale la proposition que, comme celui de la nutrition normale, il provient des vaisseaux, et que la source en est toujours le sang, peut-être aussi parfois le chyle et la lymphe. Pour ce qui regarde la nutrition normale, on ne saurait alléguer aucune preuve directe en faveur de cette proposition ; mais les arguments qui permettent de la regarder comme vraie ont une telle force, que personne ne s'élèvera contre elle. Car la nourriture qui, en dernière instance, fournit les matériaux de la nutrition de toutes les parties du corps, finit par passer dans le sang, et, d'un autre côté, toutes les parties dans lesquelles l'afflux du sang cesse ou diminue, ne sont pas nourries, ou ne le sont que d'une manière incomplète.

Mais, à l'égard des formations pathologiques, on a des occasions nombreuses d'observer directement que le cytoblastème provient de la liqueur du sang épanchée des vaisseaux par suite de l'inflammation ; et quand nous ne trouvons pas de sécrétion morbide, il est plus que probable que le liquide nourricier ordinaire qui sort des vaisseaux sans inflammation, peut devenir blastème de formations pathologiques (2).

3. Causes et conditions du développement du cytoblastème.

Les formations pathologiques organisées naissent donc dans un

(1) J'ai décrit et figuré des exemples de cytoblastèmes solides amorphes dans mes *Icones*, pl. I, fig. 19 ; pl. II, fig. 4 et 6 ; pl. IV, fig. 1. Les analyses précédemment rapportées du liquide de l'hydropisie fibrineuse en fournissent de cytoblastèmes liquides, dont en outre elles font connaître avec précision la composition chimique.

(2) En traitant de l'hydropisie fibrineuse, j'ai dit comment s'effectuait cet accroissement d'exsudation de plasma du sang, point sur lequel je reviendrai d'ailleurs plus en détail lorsque j'en serai arrivé à faire l'histoire de l'inflammation.

BIBLIOTHÈQUE ROYALE

blastème provenant du sang , et aux dépens de la fibrine qu'il contient. Avant d'étudier les phénomènes qui signalent le développement de ce blastème , arrêtons-nous encore un instant pour chercher quelle est la cause qui le détermine à se développer. Une précipitation purement chimique, comme celle qui a lieu dans le cas de formations inorganisées, ne suffirait pas ici ; car, bien que la chimie puisse rendre raison des différences que le produit présente sous le point de vue de sa composition, elle n'explique pas comment naissent les diverses formes qui en procèdent, les fibres et les cellules. D'un autre côté, en admettant une force vitale, et y rapportant tous les phénomènes, nous n'avons rien gagné, car c'est tout simplement dire que ces phénomènes tiennent à l'essence de l'organisme, et qu'ils sont inexplicables pour nous, tandis que leur cause est précisément l'objet qu'il s'agit ici pour nous de scruter.

Pour avoir un point de repos, établissons des hypothèses. On peut imaginer deux causes qui fassent passer le blastème à l'état de développement : 1° le développement tient à la nature même du cytoblastème, lequel, en conséquence, se développe tout aussi nécessairement qu'une eau-mère donne certains cristaux dans des circonstances favorables ; 2° ou bien il dépend de circonstances extérieures et étrangères au cytoblastème ; par exemple, de l'influence des parties environnantes. Pour décider laquelle de ces deux hypothèses mérite la préférence, il faut d'abord bien arrêter ses idées. Nous devons distinguer dans le cytoblastème l'aptitude à se développer (*potentia*) et le développement réel (*actus*). Personne ne disconviendra qu'en sa qualité même de blastème, la puissance de se développer ne lui appartienne essentiellement. Si elle dépendait des entourages, ou, pour parler en termes plus généraux, d'influences du dehors, toute substance quelconque, placée dans les mêmes circonstances, devrait offrir les mêmes phénomènes de développement, hypothèse contre laquelle l'expérience s'élève d'une manière absolue. Sous ce rapport, le cytoblastème des formations pathologiques ressemble à l'œuf, à la graine ; mais il en diffère parce que son développement, la transition de l'état potentiel à l'état réel, dépend bien davantage de circonstances extérieures. En effet, ce développement n'est pas placé sous la dépendance des mêmes conditions générales que celui de l'œuf, qui se développe hors du corps de la mère ; par conséquent il ne dépend pas de la présence du calorique, de l'humidité, de l'oxygène, puisque toujours il exige une connexion intime entre le blastème et le corps d'un individu plein de vie, car le blastème des productions pathologiques ne peut en général se développer qu'autant qu'il lui est permis d'entrer en contact et en conflit avec des parties vivantes d'un corps vivant. Après la mort, dans le cadavre, il ne se développe jamais de cytoblastème, de même qu'aucun développement n'a lieu dans des parties d'organismes vivants qui sont frappées de gangrène, qui ont perdu la vie.

Tout cela, on le conçoit bien, ne s'applique qu'aux organismes indépendants; car des champignons et des infusoires peuvent naître jusque dans les cadavres. La coagulation des liquides fibrinifères après la mort ne doit pas non plus être comptée ici, attendu que la coagulation de la fibrine n'est point un acte de développement. On pourrait sans doute y rapporter ce que H. Nasse a décrit sous le nom de coagulation disciforme de la fibrine (1). Mais, quelque soin que j'aie mis, et plus d'une fois, à répéter les expériences de ce physiologiste, je n'ai jamais pu rien observer de semblable. Par contre, la règle que j'ai établie présente quelques exceptions, et il semble y avoir des cas où l'on est obligé d'admettre que des éléments pathologiques, en particulier des corpuscules de pus, peuvent se produire indépendamment de tout contact avec des tissus organisés, même hors du corps. Ainsi Helbert (2) a remarqué naguère que le liquide provenant d'une ampoule de vésicatoire, qui ne contenait aucune molécule à sa sortie de l'ampoule, montrait, cinq à six heures après son dépôt dans un flacon, des cellules à noyau (corpuscules imparfaits de pus), dont il a même suivi le développement graduel au microscope. Lorsque je ferai l'histoire du pus, je reviendrai sur ce phénomène, et je citerai d'autres exemples encore de formation spontanée de cellules, sans qu'il y eût aucune connexion avec des parties de corps organisés. Cependant de pareils développements d'un cytoblastème sans influence d'un entourage organique ou d'un germe préexistant sont rares, et paraissent se réduire à des formations très simples, particulièrement à celle des corpuscules du pus. En outre, la plus grande circonspection est nécessaire quand on se livre à des recherches telles que celles de Helbert; car il arrive souvent qu'en examinant un liquide

(1) Muller, *Archiv*, 1844, p. 427.
(2) *De exanthematibus arte factis fragmenta*, 1844, p. 16.

au microscope, on n'y aperçoit point d'abord de corpuscules tenus en suspension, à cause de leur rareté, mais que plus tard on les découvre, quand, par l'effet du repos, ils se sont accumulés au fond du vase, et l'on peut aisément être entraîné par cette circonstance à penser qu'ils ne se sont produits qu'un certain laps de temps après la mise en réserve du liquide.

Quoique, d'après ce qui précède, il soit à peine permis de douter que l'aptitude à se développer est inhérente au cytoblastème, mais que le développement lui-même dépend d'influences extérieures, il serait néanmoins fort important de déterminer avec plus de précision quelle part doit être attribuée et au blastème et aux circonstances du dehors. Mais, sous ce rapport, nous trouvons des différences considérables, lorsque nous considérons la chose en grand. Quand des organismes animaux se développent d'œufs, la part qui revient au cytoblastème l'emporte de beaucoup sur les autres; car en lui réside, non seulement l'aptitude à se développer, mais encore toutes les qualités du futur développement. Avec l'œuf est déjà donné l'organisme entier qui doit en provenir; les circonstances extérieures peuvent empêcher celui-ci de se produire, mais non le changer, du moins dans ce qu'il y a d'essentiel. Nous reviendrons plus amplement là-dessus quand il s'agira des monstruosités. Mais les choses ne se passent point ainsi dans la nutrition de l'organisme déjà formé. Ici nous voyons que, du même blastème, du sang, ou plutôt d'un liquide nourricier général émané du sang, proviennent, suivant les parties du corps, les formations les plus variées, tissu cellulaire, os, muscles, nerfs, etc. La cause de cette diversité ne saurait donc résider dans le blastème lui-même, et il faut bien plutôt la chercher dans les parties déjà existantes, qui sollicitent le blastème au développement de tissus semblables aux leurs. On est donc obligé de se figurer que l'aptitude à la plasticité qui existe dans l'œuf sans y avoir reçu aucune modification, et qui, par cela même, appartenait au blastème considéré dans son ensemble, s'est modifiée plus tard, et s'est attachée aux tissus, lesquels possèdent alors l'aptitude à provoquer dans un blastème approprié qui se trouve à leur portée, c'est-à-dire dans leur voisinage immédiat, le mode de développement d'où résulte la production d'un tissu semblable au leur. C'est là un acte de procréation parfaitement analogue à celui qui fait qu'un organisme entier est rendu capable, par la fécondation, de

faire qu'un cytoblastème qui lui est offert, se développe en un individu pareil à lui. Mais la constitution du blastème n'est pas chose
indifférente ici ; loin de là, il ne peut passer à l'état de développement qu'autant qu'il jouit d'une composition chimique déterminée,
et c'est là-dessus, comme aussi sur les changements qui surviennent dans le blastème pendant le développement, que repose le
côté chimique de la nutrition.

Appliquons maintenant tout cela aux formations pathologiques.
Nous trouvons d'abord des cas nombreux où la formation nouvelle
s'accomplit d'une manière tout-à-fait analogue à la nutrition normale. C'est ce qui a lieu dans la régénération, dans l'hypertrophie,
où l'influence du cytoblastème sur le mode de développement est
très faible, où ce développement semble même dépendre en entier
des éléments histologiques au milieu desquels le blastème a été
versé. Ainsi, en pareil cas, le blastème épanché dans le tissu cellulaire produit du tissu cellulaire, au voisinage d'un os, des cartilages
et des os, entre les fibres musculaires simples, du tissu musculaire,
entre les deux bouts d'un nerf coupé, de la substance nerveuse, etc.
Mais, que ces produits naissent et non d'autres, cela ne saurait dépendre ici de lui ; car, autant que nous avons pu le soumettre à
l'analyse chimique, il est le même partout. C'est donc à l'influence
seule des parties environnantes qu'on doit s'en prendre, influence
par laquelle le mode de développement est déterminé, tout comme
nous venons de voir qu'il l'est dans la génération et la nutrition. Le
terrain sur lequel nous marchons ici est donc, si l'on peut parler
ainsi, celui du solidisme. Mais une autre question se présente. En
admettant que, dans les cas dont il s'agit, le mode de développement dépende essentiellement des parties du corps qui sont déjà
formées, que se passe-t-il à l'égard des formations pathologiques
dont le produit diffère des parties environnantes, dans le squirrhe,
le fongus médullaire, les tubercules, la suppuration ? Le caractère
anormal de la suppuration ne tient-il pas alors à ce que le blastème
possédait d'avance quelque chose de particulier, en sorte qu'il devrait y en avoir un spécial pour le squirrhe, un autre pour le fongus
médullaire, etc.?

Je dois avouer que ce problème ne me paraît point encore assez
mûr pour qu'on en essaie la solution. Il peut se faire sans doute que
le blastème du squirrhe et du fongus médullaire renferme déjà la
cause de son développement spécial, que par conséquent les pseudo-

morphoses se prêtent à l'hypothèse des humoristes, qui les attribuaient à une anomalie de la composition chimique du sang. Mais à cette manière de voir on peut en opposer une autre, qui explique tout aussi bien l'apparition des produits pathologiques spéciaux, et qui consiste à penser que ce qu'il y a en eux de particulier ne dépend point de la constitution du blastème lui-même, mais d'un changement dans les propriétés des tissus qui influent sur lui. La théorie de ces phénomènes se trouverait ainsi reportée de la sphère de l'humorisme dans celle du solidisme, ou plutôt de la pathologie dite nerveuse, attendu que, fort souvent, ils se rattachent à un changement de l'influence exercée par le système nerveux. Mais il est très probable que, dans la majorité des cas, ni l'une ni l'autre des deux hypothèses ne satisfait seule aux exigences de la vérité, et que la plupart du temps des changements dans le cytoblastème et des modifications dans les propriétés physiologiques des tissus au milieu desquels le dépôt a eu lieu concourent ensemble pour faire naître une nouvelle formation pathologique.

Ne poussons pas plus loin ce débat contradictoire ; il ne sera possible de l'approfondir que quand nous étudierons chaque formation pathologique en particulier. Cependant je crois devoir exposer par avance les conclusions auxquelles il me semble qu'on peut arriver en considérant d'un point de vue général les conditions d'où il dépend que telle ou telle d'entre ces formations se réalise.

Le mode de développement des formations pathologiques tient à deux ordres de causes :

1° Au cytoblastème, à sa quantité, à ses qualités, à la manière dont il a été émis. Plus il est sécrété rapidement et abondamment, plus sa composition chimique s'éloigne de l'état normal (qu'à la vérité on ne connaît pas encore bien). Moins les éléments histologiques ambiants peuvent faire sentir leur influence, plus le tissu s'écarte des conditions ordinaires. Ainsi de petites quantités d'exsudation s'organisent aisément, et les hypertrophies dites bénignes tiennent en général à ce que de petites exsudations se répètent souvent, à de longs intervalles (après des semaines ou des mois). On ne saurait tracer de limite rigoureuse entre ces opérations et la nutrition normale. Les exsudations abondantes et rapides s'organisent plus rarement, et d'ordinaire elles passent à la suppuration. Les exsudations déjà décomposées et en proie à la putréfaction ne s'organisent pas, ce qui est le cas de l'ichor. Toutes les fois que la com-

position du sang, et par conséquent aussi celle de l'exsudation qui en
émane, diffère beaucoup de l'état normal, comme il arrive probablement dans le typhus et les scrofules, ou il ne se produit pas la
moindre organisation, ou il ne s'en forme que de très incomplètes,
comme nous le verrons plus tard à l'occasion de la masse typhique,
des dépôts scrofuleux et autres produits analogues.

2° Le mode de développement déjà cité des éléments histologiques de la partie dans laquelle s'accomplit la formation nouvelle.
Si l'influence de cette partie prédomine, les parties nouvelles qui se
produisent ressemblent à celles qui existaient déjà, dans l'hypertrophie pathologique, dans la régénération, etc., tout aussi bien que
dans la nutrition normale (1). A cette loi importante, qui joue un
grand rôle dans les pseudo-morphoses, je donnerai, pour abréger,
le nom de *loi d'analogie de formation.*

Mais la loi d'analogie de formation est modifiée essentiellement
par la constitution et les propriétés vitales de la partie.

a. Plus le tissu de la partie dans laquelle se produit la formation
nouvelle est complexe, moins la production nouvelle ressemble aux
éléments normaux. Le tissu cellulaire, la substance osseuse simple,
les fibres musculaires non striées en travers, se régénèrent avec une
grande facilité; les nerfs ont déjà plus de peine à le faire, et exigent
pour cela plus de temps; les organes compliqués, comme le tissu
pulmonaire, le cerveau et autres semblables, ne se régénèrent point,
ou ne le font que d'une manière fort incomplète. Cette loi a une
extension très variable suivant les organismes. Tandis que la force
régénératrice est fort limitée chez l'homme et les animaux supérieurs, ou que, si je puis m'exprimer ainsi, la force procréatrice
des éléments histologiques n'agit là sur le cytoblastème qu'aux plus
faibles distances, celle-ci a un cercle d'action beaucoup plus étendu
chez les animaux inférieurs, qui peuvent recouvrer des parties entières de leur corps après les avoir perdues.

b. Plus les propriétés physiologiques du tissu-mère s'éloignent de
l'état normal, plus la formation nouvelle est hétérogène. Ainsi il n'y
a point de développement normal des exsudations dans les parties
frappées de gangrène, non plus que dans celles dont les nerfs ont
été coupés. Lorsque les tissus ont été changés par des inflamma-

(1) Meckel avait déjà appelé l'attention sur cette loi, que les formations
pathologiques nouvelles ressemblent aux tissus normaux dans le voisinage
desquels elles se trouvent. (*Anat. patholog.*, t. II, p. 213.)

tions chroniques, ou qu'une cause quelconque fait que les propriétés physiologiques des parties élémentaires s'écartent de l'état normal, il s'y produit des formations pathologiques autres que dans les parties saines.

Le cytoblastème d'un côté et le tissu déjà existant d'un autre côté sont donc les deux facteurs d'où dépend la formation de produits pathologiques organisés. A la diversité des qualités dont ils sont doués tiennent aussi et le mode de formation et les propriétés de la production nouvelle.

1. Théorie cellulaire.

Après ces préliminaires, passons à l'examen des phénomènes qui s'accomplissent pendant le développement pathologique. Schwann, en posant les fondements de sa théorie cellulaire (1), s'était déjà aperçu qu'on pouvait également l'appliquer à un grand nombre de formations pathologiques. Depuis, il a été publié une foule d'observations qui viennent à l'appui de cette manière de voir. Dans ces dernières années, la théorie de Schwann a subi des attaques diverses, ou du moins a été modifiée, notamment par Arnold, Henle et Vogt, tandis que Reichert s'en est montré l'ardent défenseur. Suivant Schwann, tout développement repose sur une formation de cellules dans un cytoblastème amorphe, et cette formation elle-même a lieu de la manière suivante : en premier lieu, il se produit une ou plusieurs petites granulations (nucléoles), autour desquelles se développe le noyau ou cytoblaste ; puis ce noyau s'entoure d'une membrane, qui l'enveloppe d'abord étroitement, mais qui, plus tard, croissant davantage que lui, s'en éloigne de manière à laisser entre eux un intervalle que remplit une substance essentiellement différente de tous deux. Le noyau n'occupe pas le centre de la cellule, mais un point quelconque de sa paroi. C'est des cellules ainsi produites que naissent toutes les formations organiques, par leur développement ultérieur.

Que ce mode de développement par formation de cellules ait lieu dans des productions pathologiques nouvelles, c'est ce dont on peut aisément se convaincre dans les cas suivants. Nulle part le phé-

<hr>

(1) *Mikroskop. Untersuchungen ueber die Uebereinstimmung in der Structur der Thiere und Pflanzen*, 1838. — J. Müller, *Manuel de physiologie* (traduit de l'allemand, avec des annotations par A.-J.-L. Jourdan, Paris, 1845, t. II, p. 744.

nomène ne se prononce avec plus d'évidence que dans la formation des corpuscules du pus, quand ceux-ci naissent d'un blastème liquide, sur une surface libre ou dans une cavité accessible à la vue. On aperçoit d'abord dans le liquide un grand nombre de noyaux isolés (1), dont plus tard quelques uns se montrent entourés d'une membrane très mince et pellucide (2); à une époque plus avancée encore, cette membrane a acquis assez d'épaisseur pour ne plus permettre de distinguer le noyau; elle est devenue opaque (3); pour faire reparaître le noyau, il faut avoir recours à l'acide acétique, qui dissout la membrane, ou du moins la rend transparente (4). Quoiqu'il ne soit pas possible ici de suivre toutes les phases du développement sur une seule et même cellule, cependant on peut le conclure avec une suffisante certitude des changements successifs qui surviennent dans des masses entières de cellules. Ces observations et autres analogues, par exemple celles qu'on peut faire lors de la formation de nouveaux épithéliums, constatent que la théorie de Schwann est applicable aussi, quant à ses points essentiels, aux productions pathologiques. Mais, lorsqu'on descend dans les détails, on rencontre des faits qui ne se concilient pas avec elle, ou qui du moins rendent nécessaire d'y apporter des modifications.

En ce qui concerne d'abord les rapports du noyau et du nucléole, je n'ai pu acquérir la conviction que celui-ci préexiste au cytoblaste, ou du moins qu'il est le centre de la formation du noyau, comme ce dernier l'est de celle de la cellule. Il en est peut-être bien ainsi dans quelques cas, mais à coup sûr ce n'est pas toujours. Je dois me ranger à l'opinion de Henle, qui pense, contre Reichert, que la théorie de Schwann ne représente qu'un des différents modes de développement qui s'accomplissent en réalité, et que le type de ces modes peut subir des modifications très variées dans des cas divers.

Les noyaux des formations pathologiques varient beaucoup de forme et de volume.

Ils sont tantôt arrondis, tantôt ovales, parfois allongés et terminés en pointe; c'est ce qui arrive dans le tissu cellulaire et les

(1) *Icones*. pl. III, fig. 7, A, a.
(2) Fig. 12, A.
(3) Fig. 7, A, a.
(4) Fig. 10, B.

fibres musculaires simples de formation nouvelle (1). On y aperçoit quelquefois des nucléoles bien prononcés, mais souvent aussi on n'y en découvre aucun vestige. Dans beaucoup de cas, les cytoblastes sont parfaitement délimités, à contours nets et réguliers; dans d'autres, ils ne le sont pas, et alors semblent n'être que des agrégats de granulations plus petites, ou une masse molle, qui n'a point de limites précises. Des formations pathologiques de même espèce peuvent offrir sous ce rapport un grand nombre de variétés; tels sont, par exemple, les corpuscules du pus; là le noyau provient d'une agrégation de granulations plus petites, qui tantôt s'appliquent immédiatement les unes aux autres, tantôt sont unies ensemble par un ciment d'une autre nature chimique, en sorte qu'on observe la plus grande diversité tant dans la forme du noyau entier que dans l'annexion et la constitution de ses molécules.

Le volume des noyaux est toujours très faible. Il oscille entre 1/600 et 1/100 de ligne; rarement en voit-on qui dépassent 1/200 : il n'y a d'exception que pour quelques noyaux fort allongés et fusiformes, dont la longueur peut dépasser 1/100 de ligne. Les nucléoles sont encore plus petits; leur diamètre dépasse rarement 1/1000 de ligne.

La manière dont les cytoblastes se comportent au point de vue chimique est remarquable. Ils ont la propriété (qui, d'après mes observations, s'étend à *tous*) de ne point être attaqués par l'acide acétique, tandis que ce réactif fait pâlir ou disparaître entièrement le cytoblastème solide au milieu duquel ils se trouvent et les membranes qui les renferment. L'acide acétique est donc un moyen de les rendre sensibles et de parvenir à les distinguer des cellules, quand ils sont cachés par du cytoblastème ou par des parois de cellules. Les corpuscules du pus, dont le noyau se comporte d'ailleurs d'une manière toute particulière, sont les seuls où cet acide lui fasse éprouver un changement tel qu'ordinairement il se réduit en granulations plus petites. L'action prolongée d'une solution de borax, d'ammoniaque caustique, ou plus rapidement encore de potasse caustique, fait disparaître à la fois tous les noyaux et les parois des cellules, dont ces réactifs opèrent la dissolution : d'ordinaire il reste de petits grains qui semblent être de la graisse, car je ne les trouvais pas quand, avant d'employer les alcalis, j'avais mis l'objet en digestion dans de l'éther. Ce sont là les corpuscules ser-

1) *Icones*, pl. IV, fig. 10.

vaut de noyau que Messerschmidt et Lehmann attribuent aux globules du pus (1). Mais je ne crois pas qu'ils aient des rapports particuliers avec le noyau, car on ne les rencontre pas même dans tous les noyaux, et il leur arrive quelquefois de se montrer libres, avec les cellules, dans le liquide.

L'étude du développement des formations pathologiques nous apprend que, même en égard au rapport entre la membrane constituant la cellule et le noyau, les choses se passent exactement comme Schwann l'a érigé en loi générale, mais que la règle souffre aussi des exceptions. On trouve quelquefois des cellules dans les corpuscules du pus, et ordinairement il y en a dans le fongus médullaire et le squirrhe. La forme et le volume de ces cellules varient beaucoup. En général, elles sont rondes ou ovales (2); on en voit aussi qui sont allongées, fusiformes (3), ou tout à-fait irrégulières (4). Mais rarement parvient-on à y distinguer nettement une paroi cellulense et un contenu différent de la membrane enveloppante ; le plus souvent la cellule se montre, à l'exclusion du noyau, sous l'aspect d'une masse homogène, bien limitée en dehors, de sorte qu'on n'y peut distinguer qu'une substance nucléolaire et une substance cellulaire, mais non une cavité de cellule. Parfois même les corpuscules du pus manquent de contours extérieurs bien arrêtés, et ne représentent que des dépôts vagues autour d'un noyau. Cette apparence, fournie par l'observation microscopique, est confirmée par la manière de se comporter pendant l'endosmose ; car, tandis que les corpuscules du pus à paroi bien distincte absorbent l'eau au point que la membrane se gonfle d'abord en forme de vessie, pour ensuite crever, de sorte que le noyau devient libre, ceux qui n'ont pas de contours arrêtés ne font que se gonfler, sans éclater. Il faut donc, en même temps que le mode de formation des cellules indiqué par Schwann, qui veut que celle-ci se produise aussitôt autour du noyau sous la forme d'une membrane qui l'enveloppe étroitement, en admettre un autre suivant lequel un précipité sans délimitation précise aurait lien d'abord autour du noyau et ne deviendrait que plus tard une cellule.

(1) Messerschmidt, *De pure et sanie*, Léipzick, 1842, p. 11. Lehmann et Messerschmidt, sur le pus et les ulcères, dans les *Archives* de Roser et Wunderlich, t. I.

(2) *Icones*, pl. I, fig. 2, 3, 5, 6, 18.

(3) *Ibid.*, pl. I, fig. 14.

(4) *Ibid.*, fig. 12.

Le rapport de la paroi de la cellule au noyau s'éloigne également à certains égards, dans les formations pathologiques, de ce qu'indique la théorie de Schwann. En effet, il peut aussi se produire des formations cellulaires sans noyau antérieur. Ainsi, on voit fréquemment des corpuscules de pus sans noyau, ordinairement de forme irrégulière, qui, après avoir subi l'action de l'acide acétique, ne montrent qu'un nucléole (gras), lequel même ne s'observe pas toujours (1). Ces sortes de corpuscules de pus sans noyau se forment toujours en grandes masses dans les mauvaises suppurations, et on ne les rencontre pas isolés au milieu de corpuscules normaux ; il paraît donc que, dans ces cas, l'acte entier de développement a subi un changement essentiel, sous l'influence d'une cause plus générale. On devrait aussi ranger parmi ces formations celluleuses sans noyaux les disques de fibrine décrits par H. Nasse, s'il venait à se confirmer que leur existence est un fait constant ; mais, comme je l'ai déjà dit, je n'ai jamais pu les trouver ni dans le sang, ni dans les exsudations, bien que je les y aie cherchés à plusieurs reprises, et d'autres paraissent n'avoir pas été plus heureux que moi. J. Meyer (2) les regarde comme de l'épithélium détaché des parois vasculaires. Je rapporte formellement aussi à l'épithélium des corpuscules sans noyau, ayant quelque analogie avec les disques de fibrine, qu'on rencontre dans les tumeurs enkystées, et dans le pus des parties abondamment pourvues de glandes (3) ; ici l'absence du noyau s'explique sans peine par sa disparition, toutes les vieilles cellules de l'épiderme en étant dépourvues. Les colloïdes du thymus (4) sont d'autres formations extérieurement analogues aux cellules, mais privées de noyau. Si, comme le veut Nasse, on supposait la formation de tous ces produits indépendante de celle des cellules et obéissant à des lois particulières, on n'en serait pas plus avancé. La théorie cellulaire, en tant qu'elle affecte des prétentions au titre de loi générale du développement, doit avoir égard à tous ces phénomènes, et chercher à les expliquer de son point de vue. Quelquefois l'absence du noyau dans une cellule n'est qu'apparente ; ce noyau est couvert par la paroi, et il devient visible dès qu'on a rendu celle-ci trans-

(1) *Icones*, pl. III, fig. 8.
(2) Froriep, *Neue Notizen*, 1843, n° 560.
(3) *Icones*, pl. I, fig. 1 ; pl. III, fig. 10, c, d.
(4) *Icones*, pl. XXV, fig. 1, a.

parente par l'acide acétique. Dans d'autres cas, le noyau, qui
d'abord existait, a été ensuite résorbé, comme il arrive aux cellules de l'épiderme et de certains épithéliums.

Mais, à côté des cas dans lesquels des cellules ne contiennent pas
de noyau, il s'en trouve d'autres où une même cellule renferme
plusieurs noyaux. Ce phénomène peut être expliqué de d ux manières : ou le noyau multiple existait dès l'origine, et il s'est formé
autour de lui une cellule simple ; ou dans une cellule déjà existante
et qui n'avait d'abord qu'un noyau simple, il s'est produit plus
tard d'autres cytoblastes. Ces deux modes d'origine ont également
lieu. J'ai déjà dit que les noyaux des corpuscules du pus ne sont pas
simples, mais composés de plusieurs (deux à quatre) : or, on voit
souvent le noyau multiple préexister à la formation de la cellule.
J'ai observé quelquefois des corpuscules de pus contenant un noyau
formé de plusieurs autres plus petits, dont le nombre s'élevait même à
quatre dans un cas, de sorte que le corpuscule était entièrement
rempli de substance nucléaire, dont toutefois les diverses parties
ne se trouvaient pas séparées les unes des autres par des limites
bien tranchées. Le second mode d'origine, qui consiste en ce que
des noyaux se forment dans des cellules déjà existantes, est celui
qu'on rencontre le plus ordinairement chez les végétaux et dans le
cartilage. Ici les cytoblastes de formation secondaire deviennent le
centre de nouvelles cellules, et il se produit des cellules dans les
cellules primitives. Le phénomène s'observe aussi dans des formations pathologiques, en particulier dans le fongus médullaire, où
l'on trouve fréquemment des cellules renfermant de nombreux
noyaux, et des cellules qui contiennent d'autres cellules (1).

J'ai déjà dit qu'il n'est pas vrai que, comme le présume Schwann,
chaque cellule offre une paroi membraneuse bien prononcée, et en
dedans de celle ci, entre elle et le noyau, une cavité pleine d'un
contenu différent d'elle. Cependant on rencontre une foule de cas
qui, sous ce rapport, sont en pleine concordance avec sa théorie.
Les cellules du cancer présentent parfois une paroi distincte, à
double contour (2).

La paroi des cellules est probablement toujours formée d'une
combinaison de protéine, et, sous le rapport chimique, elle diffère
de la substance du noyau en ce que l'acide acétique la rend transpa-

<hr>

(1) *Icones*, pl. I, fig. 6 et 7.
(2) *Icones*, pl. I, fig. 9; pl. VIII, fig. 10.

rente, souvent même la dissout tout-à-fait lorsque l'action se prolonge. La même chose arrive ordinairement avec la dissolution de
borax, avec l'ammoniaque caustique, et à un plus haut degré encore avec la potasse caustique. Les jeunes cellules ont en général
une paroi homogène; plus tard cette paroi devient trouble et se
couvre d'une masse grenue, qui d'ordinaire ne se dissout point
dans l'acide acétique et les alcalis, mais est soluble dans l'éther,
ce qui porte à penser qu'elle est de nature grasse.

Le contenu de la cellule, lorsqu'il se montre manifestement différent de la paroi, est communément liquide. Il échappe à la vue,
et l'on ne peut conclure son existence que d'un seul fait: c'est que,
quand on fait éclater la cellule par l'action du compresseur, et qu'ainsi
on laisse échapper son contenu, elle s'affaisse sur elle-même. Ce
contenu est une dissolution médiocrement concentrée de substances
solubles dans l'eau, comme le prouve la manière dont il se comporte pendant l'endosmose. En effet, plonge-t-on une cellule dans
de l'eau pure, elle se renfle jusqu'à crever, son contenu attirant
le liquide du dehors par endosmose; au contraire, dans des solutions
salines concentrées, elle s'affaisse sur elle-même, car elle perd de
l'eau par exosmose. Les cellules contiennent parfois de la graisse
liquide, sous forme de gouttes, qu'on aperçoit au microscope, en
raison de leur réfrangibilité différente de celle du liquide environnant (1). Le contenu solide des cellules est ordinairement grenu,
et les granulations elles-mêmes sont en général incolores (2), mais
parfois aussi on les trouve colorées en brun, en noir, en orangé.
La constitution chimique de ce contenu varie beaucoup: quelquefois les granulations sont de la graisse, et alors l'éther les dissout;
ailleurs ce sont des sels calcaires, ce qui les rend solubles dans les
acides. On rencontre, comme contenu coloré de cellules, du pigment noir (3) et la matière colorante jaune de la bile (4). Des dépôts cristallins peuvent également former le contenu des cellules.
Ainsi les cellules adipeuses renferment parfois des groupes de cristaux de margarine (5). Il n'est pas toujours facile de décider si une

<hr>

(1) *Icones*, pl. I, fig. 9.
(2) *Icones*, pl. I, fig. 2; pl. III, fig. 13, 14.
(3) *Icones*, pl. I, fig. 10.
(4) *Icones*, pl. I, fig. 8.
(5) *Icones*, pl. II, fig. 3.

masse grenue se trouve dans l'intérieur d'une cellule, ou seulement appliquée à sa surface.

Mais, en prenant pour guide la théorie de Schwann, qui fait provenir tous les tissus des cellules, l'acte de développement n'est point terminé quand des cellules se sont produites ainsi que nous venons de le dire. Ces cellules subissent encore des changements, qui ne suivent pas le type de leur formation première, et qui varient beaucoup suivant les tissus. On peut les partager en deux grands groupes, d'après la nature du tissu qui provient des cellules, et cette différence se présente déjà à nous dans les parties élémentaires de l'organisme normal. En effet, ces parties sont de deux ordres : celles qui, à leur plus haut degré de développement, conservent encore la forme cellulaire, comme sont les épithéliums, les corpuscules du sang, les éléments celluleux des glandes, du foie, des reins, etc., et celles dans lesquelles les cellules primitives subissent des modifications qui leur font perdre le type cellulaire. La même chose a lieu pour les formations pathologiques ; là également, tantôt l'acte organique est à son terme quand les cellules ont pris naissance et acquis leur complet développement ; tantôt, au contraire, les cellules disparaissent comme telles, et se transforment en d'autres tissus, dont la manifestation et le développement parachèvent seul l'acte organique, et en sont le but final.

Examinons ce qui se passe dans ces deux cas.

1º Le développement pathologique s'arrête au degré de la formation cellulaire, et les cellules primitives, parvenues à leur perfection, ne se métamorphosent point en d'autres tissus.

Nous rencontrons de nouvelles différences dans les formations qui appartiennent à cette classe. En effet, tantôt les formations celluleuses sont permanentes, et, arrivées au terme de leur perfection, elles deviennent parties constituantes durables de l'organisme ; tantôt, au contraire, elles sont transitoires, et les cellules, se détruisant, sont rejetées hors du corps ou résorbées, sans être d'aucune utilité à l'organisme, sans en devenir partie intégrante. Cette différence ne porte pas uniquement sur les cellules isolées, elle s'étend aussi aux tissus qui en sont composés ; même dans les formations celluleuses permanentes, les cellules se détruisent peu à peu par suite du renouvellement des matériaux, mais elles sont remplacées à mesure par d'autres nouvelles, de manière que les tissus qu'elles constituent conservent leur intégrité. Mais, dans le second cas, la destruction ou l'élimination des cellules entraîne l'anéantissement du tissu qui en était formé.

a. Cellules permanentes.

Parmi les tissus normaux du corps humain, ce sont principalement l'épiderme, l'épithélium des membranes muqueuses, des membranes séreuses et des vaisseaux, la couche cellulaire interne des conduits glandulaires et le tissu adipeux, qui, même à l'état de complet développement, se composent encore de cellules, adossées immédiatement les unes contre les autres, ou séparées par une très petite quantité de substance intercellulaire. On peut aussi ranger ici jusqu'à un certain point les cartilages (à l'exception des fibreux), en faisant abstraction de leur substance intercellulaire, qui est dépourvue de structure.

Lorsque, par acte pathologique, l'un quelconque de ces tissus se produit accidentellement, le travail auquel il doit naissance ressemble en tous points à celui de sa formation primitive dans l'embryon; les cellules qui proviennent du cytoblastème acquièrent peu à peu les formes et les qualités appartenant aux cellules normales. Tout le changement que subissent les cellules primitives consiste donc en ce qu'elles s'assimilent peu à peu à celles du tissu normal qu'elles doivent remplacer. Les modifications qu'éprouvent alors les cellules primaires peuvent varier beaucoup suivant les cas : les cellules ne tardent pas à s'aplatir et à croître en largeur, comme dans l'épithélium pavimenteux, ou bien elles s'allongent et deviennent coniques, comme dans l'épithélium à cylindres, etc. C'est pendant la régénération de l'épiderme à la suite d'une brûlure ou d'un vésicatoire qu'on observe le plus aisément cette formation de cellules permanentes. J'en citerai plus loin des exemples à l'occasion de la production accidentelle de l'épiderme et des épithéliums.

b. Cellules transitoires.

Tandis que les formations celluleuses permanentes dont il vient d'être parlé se rencontrent déjà dans l'organisme normal, où elles persistent à ce degré de développement, servent à la vie, et remplissent certaines fonctions, telles que celle de fournir un abri contre les objets extérieurs, de sécréter ou d'absorber, nous voyons très souvent, dans les productions pathologiques, une espèce de formation cellulaire telle, que les cellules secondaires qui procèdent des primaires n'accomplissent aucune fonction utile à la vie, ne demeurent même point unies ensemble, mais se séparent les unes des autres, et tantôt sont éliminées au dehors, comme substances étrangères à l'économie, à l'instar des autres sécrétions; tantôt, lorsque cette excrétion n'a pas lieu ou ne peut s'effectuer, se détruisent peu à peu, jusqu'à ce qu'enfin elles deviennent une masse plus ou moins dépourvue de structure, vaguement et finement granulée. Cette masse, comme toute autre qui ne joue pas le rôle des cytoblastème, et qui n'a point l'aptitude à se maintenir dans son organisation, est dissoute peu à peu par les liquides du corps, en tant du moins que la chose est praticable, et finit par disparaître en totalité ou en grande partie. Ici se rangent une foule de produits pathologiques, comme le pus, les tubercules, le fongus médullaire, le squirrhe, etc.

2° Les cellules se convertissent en d'autres tissus.

Les cellules primaires peuvent, au lieu de se transformer en cellules secondaires, permanentes ou transitoires, devenir aussi d'autres tissus qui, parvenus au dernier terme de leur développement, ont tout-à-fait perdu la forme celluleuse. Les phénomènes qui ont lieu alors sont fort différents suivant les tissus qui procèdent des cellules; mais on peut, quant au fond, les rapporter à deux types principaux. Tantôt plusieurs cellules se fondent ensemble, par adhésion de leurs parois; c'est ainsi que, d'après Schwann, se forment les vaisseaux sanguins, les nerfs et les fibres musculaires. Tantôt chacune d'elles se divise et se résout en des parties diverses, ce qu'on observe dans le développement du tissu cellulaire et des fibres tendineuses. J'entrerai dans de plus grands détails lorsque j'en serai arrivé aux tissus en particulier.

5. Exceptions à la théorie cellulaire.

L'esquisse qui vient d'être tracée permet de se former une idée générale des diverses formations pathologiques organisées. On verra plus tard qu'elle a aussi une utilité pratique. Elle est fondée sur la théorie établie par Schwann. Cette théorie suppose que toutes les formations organisées naissent de cellules primaires, hypothèse qu'on a combattue en ce qui concerne le développement normal, et qui ne s'applique pas non plus d'une manière rigoureuse aux productions pathologiques. Déjà, en traçant l'histoire des cellules pathologiques, j'ai fait voir que leur développement ne se concilie pas en tous points avec la théorie de Schwann; les exceptions deviennent encore plus nombreuses quand on a égard aux formations qui n'ont pas une durée permanente, et surtout aux tissus qui, parvenus au dernier terme de leur croissance, ne présentent point la forme celluleuse. Ici, il arrive souvent que pendant tout le travail d'évolution on n'aperçoit aucune formation de cellules, ou qu'au moins on ne découvre qu'une faible tendance à produire des cellules, mais qui ne se réalise pas, comme, par exemple, dans les exsudations scrofuleuses et typheuses, et dans une grande partie des tubercules. On rencontre d'abord une exsudation amorphe ou vaguement et finement granulée (blastème), qui devient une masse cohérente assez ferme. Celle-ci se résout peu à peu en une bouillie plus ou moins diffluente, montrant au microscope des molécules vaguement grenues, diverses de forme et de volume, qui, à la vérité, rappellent parfois les cytoblastes et les cellules, mais n'offrent jamais rien de semblable à une formation manifeste de cellules.

En outre, il se forme dans beaucoup de cytoblastèmes liquides, tantôt avec des cytoblastes et des cellules régulières, tantôt seules, de petites granulations (granulations élémentaires ou moléculaires) qui semblent bien parfois entrer plus tard comme éléments constituants dans la production de cellules, mais qui, souvent aussi, demeurent longtemps sans éprouver nul changement, et finissent par disparaître ou être éliminées, sans qu'elles aient subi de métamorphoses. Ce ne sont pas toujours, ni même la plupart du temps, comme le veut Henle, des vésicules formées de graisse et d'une membrane enveloppante, mais des grains solides, qui paraissent consister tantôt en graisse, tantôt en sels calcaires ou en une combinaison modifiée de protéine. Ces granulations élémentaires s'agglomèrent souvent en groupes plus ou moins réguliers, s'accolent même ensemble, et de leur réunion résultent des grains plus volumineux, ayant parfois assez de ressemblance avec des cellules pour qu'on ait de la peine à les en distinguer. Il paraît même que ces groupes peuvent aussi s'entourer d'une véritable paroi membraneuse, et devenir ainsi de véritables cellules (1).

____

(1) Les granulations élémentaires sont très communes, et j'aurai fréquemment occasion de revenir sur leur compte. Elles constituent de très petits grains d'une forme vaguement arrondie, dont le diamètre varie depuis 1/800 ou 1/1000 de ligne jusqu'à des dimensions non mesurables. Suivant la diversité de leur composition, elles se comportent diversement avec les réactifs. Celles qu'on rencontre le plus souvent, et qui, suivant toutes les ap-

Dans tous ces cas donc, il n'y a pas de formation celluleuse proprement dite, telle que l'exigerait la théorie de Schwann. Au contraire, ils se rapprochent davantage du mode de formation des dépôts non organisés, entre lesquels et les productions pathologiques organisées ils marquent jusqu'à un certain point la transition.

Pour ce qui regarde les produits pathologiques complétement organisés, qui, au dernier terme de leur développement, n'ont plus la forme de cellules, il est rare que, pendant qu'ils s'organisent, on observe une formation manifeste et distincte de cellules, comme cela devrait toujours avoir lieu d'après la théorie de Schwann. Ainsi, pendant le développement du tissu cellulaire et des autres tissus fibreux, on aperçoit quelquefois des cellules, qui s'allongent en fibres; mais bien plus fréquemment on ne rencontre que des cytoblastes, sans membrane enveloppante, et le blastème semble se convertir immédiatement en fibres; il y a même des formations fibreuses qui ne sont pas précédées de cytoblastes apparents. Ces faits, et beaucoup d'autres analogues que je citerai en faisant l'histoire des divers tissus, autorisent à dire que la théorie de Schwann exige aussi des modifications considérables sous le point de vue des tissus pathologiques, que tous ces tissus ne sont pas précédés d'une formation manifeste de cellules, et qu'ils ne le sont parfois que par celle de cytoblastes, laquelle n'a même pas toujours lieu. Mais comme nos connaissances sur le développement de chacune des productions pathologiques sont encore remplies de lacunes, mieux vaut s'en tenir aux indications que j'ai données, et renvoyer les détails des faits aux chapitres dans lesquels ceux-ci peuvent naturellement trouver leur place.

6. Côté chimique du développement.

Tout ce qui a été dit jusqu'à présent avait trait surtout à la morphologie du développement. Mais j'ai déjà dit que côte à côte des

parences, sont des combinaisons coagulées de protéine, résistent à la plupart de ces agents, ni l'acide acétique ou azotique, ni l'ammoniaque, la potasse ou l'éther ne les fait disparaître. Celles qui se composent de graisse sont dissoutes par l'éther, surtout avec l'assistance de la chaleur. Celles enfin que constituent des sels calcaires (phosphate ou carbonate) disparaissent sous l'influence de l'acide azotique, les carbonates avec dégagement de bulles d'air. Sans doute ces granulations élémentaires sont aussi déposées à l'état liquide, et ne prennent la forme de grains qu'après avoir subi la coagulation ou une précipitation chimique.

changements morphologiques du cytoblastème en marchaient aussi
d'autres de nature chimique. J'ai fait voir que déjà, pendant la
formation des cellules, la composition du blastème se modifie, en
sorte que les noyaux se comportent, chimiquement, d'une autre
manière que leur entourage, les parois ou membranes enveloppantes. Ce changement chimique devient plus considérable encore
lorsque du blastème primordial sont sorties des formations complétement organisées, telles que tissu cellulaire, substance musculaire, fibres nerveuses ; car, en général, toutes ces formations ont
une composition chimique fort différente de celle de leur cytoblastème. Ainsi, par exemple, de la fibrine coagulée peut naître le tissu
cellulaire, qui donne de la colle, ou la substance cartilagineuse,
qui fournit de la chondrine par la coction, ou la substance osseuse,
qui, indépendamment de la colle, contient une grande quantité de
sels calcaires. Ici encore nous sommes aujourd'hui fort éloignés de
pouvoir établir des lois chimiques générales, en ce qui concerne la
formation organique. On peut bien comparer les formules chimiques des cytoblastèmes avec celle des produits qui naissent de ces
derniers, et trouver par le calcul combien d'atomes d'oxygène, de
carbone, d'hydrogène ou d'azote ont dû être ajoutés ou soustraits,
pour qu'une substance se convertît en une autre ; mais la plupart
du temps ce n'est là qu'un jeu de chiffres, parfois sans doute capable de conduire à des résultats probables, mais qui n'est point à
sa place quand il s'agit de poser des lois générales.

Mon intention n'a point été de mettre en doute l'importance de
la théorie de Schwann pour la connaissance du développement des
produits pathologiques. Loin de méconnaître le mérite de cette
théorie, je conviens qu'ici même elle a donné la clef d'un grand
nombre de phénomènes, et qu'on lui doit surtout d'avoir pu envisager ceux-ci sous un point de vue plus général. Mais, telle que
l'auteur l'a conçue, elle ne suffit pas pour expliquer tout ce qui se
passe dans le développement des formations pathologiques. Si,
comme je l'ai fait voir, il n'y a pas même moyen de rapporter les
phénomènes morphologiques à une seule loi, on conçoit qu'il
est bien plus difficile encore d'assigner les causes générales du
développement des nouvelles formations organisées, en d'autres termes, d'en établir la théorie générale. La difficulté est d'autant plus
grande qu'on s'est fort peu occupé jusqu'à présent de la partie chimique, qui pourtant ne demande pas moins que la partie morpholo-

gique à être prise en considération. C'est pourquoi je renonce ici à tout essai d'une théorie de ce genre.

ARTICLE II.

DES FORMATIONS PATHOLOGIQUES ORGANISÉES EN PARTICULIER.

Le résultat final du développement des formations pathologiques dont les paragraphes précédents contiennent la description, est fort différent dans les cas spéciaux. Tantôt les produits sont liquides, et représentent des espèces d'émulsions, qui, comme le sang, contiennent des solides organisés en suspension dans un liquide ; tantôt ils sont solides, et alors, ou ils ressemblent parfaitement aux tissus normaux, au tissu cellulaire, aux épithéliums, aux vaisseaux, aux nerfs, aux cartilages, aux os, etc., ou ils n'ont point d'analogues dans le corps, et par conséquent ne se sont pas formés d'après la loi d'analogie de formation, comme les tubercules, le fongus médullaire, le squirrhe, etc.

Dans certains cas, le tissu de formation nouvelle est homogène ; dans d'autres, il se compose d'éléments très divers.

Sous un autre point de vue, le tissu nouvellement produit est tantôt permanent, c'est-à-dire qu'il demeure partie constituante du corps, et qu'à ce titre il se nourrit de la même manière que les autres parties ; tantôt transitoire, c'est-à-dire qu'au bout d'un certain laps de temps il se ramollit et est expulsé.

A cette distinction se rattache de très près celle en produits bénins et en produits malins ou de mauvais caractère.

On peut aussi classer les formations pathologiques de la manière suivante :

1° Celles qui remplacent une partie perdue. Les parties ainsi régénérées sont :

a. Complétement développées ; elles ressemblent absolument à celles qu'elles doivent remplacer, quant à leurs qualités physiques, à leurs propriétés chimiques et à leurs fonctions : ces véritables régénérations ont toujours lieu d'après la loi d'analogie de formation, et, chez l'homme, elles se bornent à des tissus simples, tandis que, chez les animaux inférieurs, elles s'accomplissent sur une plus grande échelle.

b. Incomplétement formées (*cicatrices*). Les cicatrices sont parfois purement temporaires ; elles ne subsistent qu'aussi longtemps que le tissu pathologique est en train de se développer; une fois celui-ci achevé, le nouveau tissu est parfaitement semblable à l'ancien, et la cicatrice a disparu. Dans d'autres cas, les cicatrices sont permanentes; les nouvelles parties demeurent non développées, à demi amorphes, ou bien elles se composent d'éléments d'un rang physiologique inférieur, notamment de tissu cellulaire, et les éléments plus complexes que la partie anormale contenait avant sa destruction, nerfs, fibres musculaires, glandes, etc., ne se reproduisent pas, ou ne le font que d'une manière incomplète; la nouvelle partie ne peut donc pas remplir à tous égards les fonctions de celle qu'elle remplace.

2° Celles qui ne remplacent pas des parties perdues, mais accroissent la masse des éléments déjà normalement existants dans un organe (*hypertrophies*, *tumeurs*).

Dans l'hypertrophie, les parties de nouvelle formation font corps avec celles qui existaient auparavant, et le scalpel de l'anatomiste ne saurait les en séparer. Comme la régénération, et par les mêmes motifs, l'hypertrophie peut être vraie, complète, ou fausse, incomplète.

Dans les tumeurs, en attachant à ce mot son acception restreinte, les parties de formation nouvelle ne sont pas, comme dans l'hypertrophie, confondues d'une manière intime avec celles qui existaient déjà; elles en sont plus ou moins séparées et indépendantes.

Cependant la ligne de démarcation entre l'hypertrophie et les tumeurs est entièrement artificielle.

Aucune de ces distinctions n'a d'importance réelle; c'est pourquoi nous les laisserons toutes de côté, et nous essaierons de ramener les diverses formations nouvelles à leurs phénomènes élémentaires.

Rien n'est plus difficile que d'établir une classification des formations pathologiques nouvelles, à cause des rapports qu'elles ont les unes avec les autres et des fréquentes transitions qu'on remarque entre elles. Suivant le point de vue où l'on se place, on accordera donc la préférence à celle-ci ou à celle-là. Ce qui précède ne peut servir que pour s'orienter d'une manière générale. Dans tous les cas, l'histologie est le meilleur guide pour l'anatomie pathologique. C'est pourquoi je vais, autant que possible, résoudre chaque nouvelle formation en ses parties élémentaires, étudier d'abord celles-ci à part, puis examiner leur réunion en grandes masses (tumeurs), de manière à procéder du simple au composé. Plus tard je m'occuperai des connexions qui existent entre les diverses formations pathologiques nouvelles, et des rapports qu'elles ont les unes avec les autres.

SECTION PREMIÈRE.

Des formations pathologiques qui consistent en des liquides contenant plus ou moins de parties organisées ; PUS (1).

Le mot *pus*, dans le sens qu'on y attache communément, n'exprime, à proprement parler, qu'une idée très vague. On appelle ainsi, presque généralement, tout liquide crémeux, blanchâtre ou jaunâtre, qui se manifeste en un point quelconque du corps, dès qu'on peut présumer qu'il est redevable de son origine à un travail pathologique. Mais, en y regardant de près, on voit que les liquides compris sous cette dénomination présentent des différences nombreuses, souvent très considérables, qui ont trait, les unes au mode d'origine, les autres à l'aspect microscopique et à la composition chimique. Ainsi on nomme souvent pus le fongus médullaire et le tubercule ramollis ; il arrive même fréquemment que, faute de les examiner avec assez de soin, on considère comme pus des formations normales, par exemple des cellules épithéliales, qui, mêlées avec un liquide et formant une émulsion, lui ressemblent effectivement beaucoup.

De là ressort la nécessité de distinguer les liquides puriformes en pus vrai ou proprement dit et en faux pus.

(1) Les ouvrages qui traitent du pus sont nombreux ; voici les titres des plus importants, qui tous datent de ces derniers temps. Th. GLUGE, *Observationes nonnullæ microscopicæ filo quæ primitiva dicunt in inflammatione spectantia*, Berlin, 1835.—GUETERBOCK, *De pure et granulatione*, Berlin, 1837. WOOD, *De puris natura atque formatione*, Berlin, 1837.—J. VOGEL, *Ueber Eiter, Eiterung und die damit verwandten Vorgænge*, Erlangue, 1838.— HENLE, dans le *Journal* d'Hufeland, t. XXXVI, cah. 5, et dans celui de Pfeuffer, t. II, p. 177.— GLUGE, *Anatomisch-microskoolische Untersuchungen*, Minden, 1838, p. 15.—MANDL, *Anat. microsc.*, livr. II, Paris, 1839.— GRUBY, *Observ. microscop.*, Vienne, 1840.—F.-C. BRAUN, *Der Eiter*, Kitzingen, 1841.— MESSERSCHMIDT, *De pure et sanie*, Leipzick, 1842.— E. BIBRA, *Chemische Untersuchungen verschiedener Eiterarten*, Berlin, 1842. — LEHMANN et MESSERSCHMIDT, dans les *Archives* de Roser et Wunderlich, t. I, p. 220.—F. BOHLMANN, *Beitræge zur Kenntniss der kranken Schleimhaut der Respirationsorgane*, Berne, 1843. — A. DONNÉ, *Cours de microscopie*, Paris, 1844, p. 165.— LEBERT, *Physiologie pathologique*, Paris, 1845, t. I, p. 29

Le vrai pus lui-même offre certaines différences, notamment dans la forme et l'aspect de ses corpuscules, dans leur proportion à l'égard du liquide, etc. Il comprend donc un grand nombre d'espèces et de variétés, qu'on a besoin de connaître et de savoir distinguer lorsqu'on veut se faire une idée nette des variétés de la suppuration dans les cas concrets.

A. *Pus proprement dit.*

Le pus proprement dit, appelé aussi *pus normal*, *pus louable* ou de *bonne qualité*, est celui que fournissent les plaies bénignes qui guérissent par suppuration et les abcès arrivés régulièrement à leur maturité. C'est celui qui convient le mieux pour apprendre à connaître les propriétés de ce liquide et la manière dont il se produit.

Il représente un liquide crémeux, épais, opaque, parfaitement homogène, sans mélange de flocons ou de précipités grumeux, qui paraît doux et gras au toucher. Sa couleur est faiblement jaunâtre, plus rarement blanchâtre, ou tirant un peu sur le verdâtre. Tant qu'il conserve sa chaleur, il répand une odeur animale particulière, douceâtre et nauséeuse; mais il la perd en se refroidissant. Sa saveur est fade et légèrement sucrée; sa pesanteur spécifique de 1,030 à 1,033.

1. Constitution microscopique du pus.

Le pus se compose essentiellement de deux parties, savoir, de petits corpuscules organisés et d'un liquide aqueux, incolore, dans lequel ces corpuscules sont tenus en suspension, comme dans une émulsion.

Les corpuscules du pus sont invisibles à l'œil nu. On ne commence à les apercevoir qu'à un grossissement de cinquante à cent diamètres, mais il en faut un de deux à quatre cents pour pouvoir étudier leurs propriétés et leur structure.

Leur forme est généralement sphérique (1), et d'autant plus régulière que le pus est plus normal. Ils sont d'autant plus irréguliers que la suppuration qui les fournit s'écarte davantage de la règle. Leur diamètre varie entre 1/200 et 1/300 de ligne; rarement il s'élève à 1/50, et plus rarement encore il descend jusqu'à 1/400. Ces variétés de grosseur semblent dépendre de l'individu qui fournit

(1) *Icones*, pl. III, fig. 1 et 2.

le pus, ou de la nature de la maladie. Il arrive quelquefois que tous ou presque tous les globules d'un abcès, d'une plaie, sont petits, tandis que, dans d'autres cas, ils sont tous volumineux.

Dans certaines circonstances, les corpuscules du pus sont très distincts, pâles, transparents, parfaitement lisses et unis à la surface (1); plus souvent on les trouve opaques, fermes, rugueux et granulés, c'est-à-dire couverts de très petites granulations de 1/1000 à 1/1500 de ligne de diamètre (2).

Vus isolément, ils paraissent incolores, au lieu qu'en masse ils sont jaunâtres. Peu élastiques et mous, ils se réduisent, sous le compresseur, en une masse amorphe, qui ressemble à de la bouillie. Leur pesanteur spécifique dépasse celle du liquide qui les tient en suspension, et au fond duquel ils se précipitent peu à peu.

Je signale plus loin certains écarts de cette forme normale. La plupart des différences qu'on remarque dans les assertions des auteurs relativement à la forme des corpuscules du pus tiennent à ce que tous, Braun entre autres (3), n'ont pas assez distingué ces formes anormales de celles qui appartiennent aux corpuscules du vrai pus, du pus de bonne qualité.

Les corpuscules du pus vrai et de bonne qualité sont des formations organisées, et pour la plupart des cellules ayant un noyau, une paroi et un contenu.

Cette structure celluleuse, avec un noyau marqué, ne s'aperçoit, dans les corpuscules non altérés, qu'autant que la paroi des cellules est fort mince et pellucide (4). La plupart du temps, les noyaux sont cachés par l'enveloppe granulée et opaque (5), et on ne les voit alors apparaître qu'après avoir dissous cette dernière, ou l'avoir rendue transparente à l'aide de l'acide acétique (6). Ailleurs, quand le développement des corpuscules n'est point encore achevé, on ne découvre que des noyaux, sans membrane enveloppante (7).

Le noyau n'occupe pas le centre : ici, comme dans les autres

(1) *Ibid.*, pl. III, fig. 12, A.
(2) *Ibid.*, pl. III, fig. 1.
(3) *Loc. cit.*, p. 11.
(4) *Icones*, pl. III, fig. 7, *b*, et fig. 12, A.
(5) *Ibid.*, pl. III, fig. 1.
(6) *Ibid.*, pl. III, fig. 3.
(7) *Ibid.*, pl. III, fig. 7, A, *b*.

cellules, il est excentrique, ordinairement fixé à un point de la face interne de la paroi. On peut s'en convaincre en prenant les corpuscules qui contiennent un noyau, et les faisant rouler sur eux-mêmes au microscope (1). Les noyaux volumineux font seuls exception : ils sont parfois assez gros pour remplir toute la capacité de la cellule.

Les noyaux des corpuscules du pus offrent certaines particularités et diffèrent tellement de ceux d'autres cellules, qu'ils méritent d'être étudiés avec un peu plus de soin.

Il n'arrive pas toujours, il n'est même pas commun que, comme celui des autres cellules, le noyau des corpuscules du pus soit un corps simple renfermant un nucléole; plus souvent il est multiple, c'est-à-dire composé de plusieurs corpuscules (2 à 5) plus petits. Quelquefois, un noyau qui paraît simple dans l'état frais, s'échancre, par l'action de l'acide acétique ou d'une dissolution saline, en manière de feuille de trèfle, ou même se partage en deux ou quatre autres de plus faibles dimensions (2). Mais tous les noyaux simples ne subissent pas ce changement, et on les voit parfois résister aux réactifs. Certains corpuscules de pus, qui surpassent les autres en volume, et qui ont 1/100 à 1/80 de ligne de diamètre, montrent plusieurs (2 à 4) de ces formations nucléaires, composées chacune de corpuscules plus petits, insolubles dans l'acide acétique.

Quant aux corpuscules constituants du noyau, ils se présentent sous des formes diverses, après qu'on les a rendus évidents par une addition d'acide acétique; quelquefois (ce qui est ordinaire dans le pus de bonne qualité), ils sont elliptiques, et en même temps scaphiformes, comme les globules frais du sang (3); mais parfois aussi ils sont sphériques ou ovales (4). Tantôt on les trouve séparés les uns des autres, et même occupant des points différents de la cavité de la cellule; mais plus fréquemment ils se touchent, et se confondent même ensemble, de manière à représenter une feuille de trèfle ou une autre figure quelconque.

Cette particularité, qui fait que le noyau est composé de molécules plus petites, et que l'addition de l'acide acétique rend manifeste

(1) *Ibid.*, pl. III, fig. 12, A.
(2) HENLE, fig. 8-12.
(3) *Icones*, pl. III, fig. 3, fig. 10, B.
(4) *Ibid.*, pl. III, fig. 7, A.

dans la plupart des globules du véritable pus, est caractéristique pour celui-ci. On ne l'observe que dans les jeunes cellules des glandes, et dans les plus jeunes couches de cellules de l'épithélium pavimenteux; mais elle n'est là qu'exceptionnelle, et jamais aussi générale que dans le pus.

De ce qui précède il suit tout naturellement que le volume des noyaux doit varier beaucoup, suivant qu'on mesure ou ces noyaux entiers, ou les formations nucléaires qui les constituent. Il flotte entre 1/800 à 1/400 de ligne.

On ne trouve que rarement des nucléoles dans les noyaux des corpuscules du pus (1).

La paroi des cellules du pus est plus ou moins épaisse et plus ou moins rapprochée du noyau. Dans les jeunes corpuscules elle est fort mince, lisse, membraneuse, transparente; dans les plus âgés et dans certaines espèces de pus, elle est épaisse, opaque et couverte de petites granulations. Dans tous les cas, les corpuscules du pus n'ont pas de paroi celluleuse manifestement délimitée à l'extérieur : ils ne se composent que d'un noyau, autour duquel on aperçoit un dépôt sans contours bien arrêtés, ce dont on a la preuve non seulement par la simple observation microscopique, mais encore, et surtout, par leur manière de se comporter dans l'endosmose. Ceci s'applique spécialement aux corpuscules jeunes et non encore entièrement développés.

Ce qui est contenu entre la paroi et le noyau présente aussi certaines différences. Dans les corpuscules qui ont un noyau simple, une paroi bien prononcée, et par conséquent aussi une cavité entre l'un et l'autre (2), l'intérieur de la cellule n'offre souvent rien autre chose de matériel que la formation nucléaire; le contenu doit donc alors être liquide, et sans doute il ressemble au sérum

____

(1) Je ferai voir plus loin que les granulations qui restent après qu'on a traité les corpuscules du pus par les alcalis ou par le borax, et que Messer-schmidt (loc. cit., p. 8, 10) regarde comme des nucléoles, ne peuvent point être considérées ainsi, attendu qu'on les trouve aussi bien hors des noyaux que dans leur intérieur. Si quelques écrivains nient les noyaux des globules du pus, ou prétendent les avoir vus autrement, c'est l'effet ou de ce qu'ils n'ont pas bien observé, ou de ce qu'ils n'ont pas opéré sur du pus normal. Les différences que je signale entre les noyaux se rattachent à la composition chimique et aux variétés du mode de formation des globules du pus; j'y reviendrai encore dans la suite, et j'essaierai d'en donner l'explication.

(2) *Icones*, pl. III, fig. 12, A.

du pus. Il tient de l'albumine en dissolution, car ces sortes de globules deviennent troubles et opaques par les réactifs qui coagulent l'albumine. Ailleurs, outre le noyau, on remarque encore un contenu grenu, dont les réactions chimiques diffèrent de celles du noyau. Quelquefois le contenu de la cellule semble être tellement confondu avec la paroi, que l'un et l'autre ne font ensemble qu'une seule et même substance, et représentent une masse mollasse, au milieu de laquelle le noyau se trouve plongé.

2. Phénomènes d'endosmose, réactions et composition chimique du pus.

Lorsqu'on met des réactifs liquides ou solides en contact avec des corpuscules de pus, il survient des changements qui dépendent de deux causes différentes. L'une de ces causes est l'action endosmotique des corpuscules eux-mêmes ; l'autre est l'action chimique de la substance qu'on emploie sur les matières diverses qui les constituent. En général, les deux forces agissent simultanément ; toutefois nous les considérerons à part, afin de mieux déterminer l'effet de chaque réactif.

Quand on fait agir sur les corpuscules du pus des liquides qui, comparés au liquide imbibant ces globules, sont fort étendus et pauvres en matériaux solides, les globules attirent l'eau à eux par endosmose, et se gonflent. L'effet inverse résulte des solutions salines très concentrées ou des substances sèches fortement hygroscopiques, comme le sucre, le sel commun, le chlorure de calcium ; celles-ci enlèvent de l'eau aux globules, qui se resserrent sur eux-mêmes. Nous appellerons le premier de ces deux phénomènes endosmose, et nous donnerons le nom d'exosmose au second, quoiqu'à proprement parler il soit le même, à cette seule différence près que le courant du liquide suit une direction inverse.

Le changement que l'endosmose fait éprouver aux corpuscules du pus se manifeste surtout lorsqu'on les plonge dans de l'eau distillée. Alors ils se gonflent, ils deviennent plus gros et sphériques : dans la plupart d'entre eux, la paroi distendue de la cellule acquiert aussi plus de transparence, et l'on aperçoit plus distinctement les noyaux, dont les corpuscules conservent pendant quelque temps leur forme de soucoupe. Si l'action se prolonge sur des globules ayant une enveloppe celluleuse close, le renflement peut aller jusqu'au point que celle-ci crève, de sorte que la forme régulière du contour extérieur disparaît, et que les corpuscules prennent un aspect irrégulier, lobuleux. Au bout d'un laps de temps plus long encore, le noyau s'imbibe aussi, ses granulations perdent leur forme, et deviennent sphériques. Certains globules de pus font exception à cette règle : ils se gonflent moins, et leur enveloppe ne crève point ; ce sont ceux qui n'ont pas, à proprement parler, de paroi celluleuse, et qui ne consistent qu'en un dépôt irrégulier, sans contours arrêtés, autour de la formation nucléaire. Dans ceux-ci aussi, le changement des noyaux a lieu.

Pour observer l'exosmose, on introduit les corpuscules du pus dans une dissolution concentrée de sel commun, ou bien on ajoute du sel sec au pus. On voit alors les corpuscules se resserrer, se plisser, et acquérir des contours mieux dessinés. La plupart se rapetissent beaucoup : de 1/220 de ligne, leur diamètre tombe à 1/300 ou 1/400. D'autres sont moins affectés, savoir, ceux qui n'ont pas de membrane celluleuse close. Quand on ajoute de l'eau, les globules reprennent leur aspect primitif.

Beaucoup de réactifs chimiques changent les globules du pus ; mais quand on les emploie très étendus ou fort concentrés, les effets de l'endosmose ou de l'exosmose se réunissent aux effets chimiques proprement dits. Je n'ai à signaler ici que les phénomènes les plus importants, ceux qui répandent du jour sur la composition chimique des globules (1)

Les acides étendus rendent la substance enveloppante transparente, et la font éclater par endosmose, sans qu'elle se dissolve tout-à-fait, alors même que l'action dure longtemps. Ils rendent les noyaux fort apparents, effet que produit surtout très bien l'acide acétique.

Les dissolutions médiocrement étendues de sels neutres, sel marin, sel ammoniac, nitre, etc., dissolvent à la longue la substance enveloppante et une grande partie du contenu, mais non les noyaux, qu'elles ne font que gonfler, de manière que ceux-ci perdent leurs contours nets, et deviennent des masses vagues.

Les carbonates alcalins, la solution de borax et plus rapidement encore les alcalis caustiques convertissent les globules du pus en une masse mucilagineuse. Les enveloppes disparaissent, aussi bien que les noyaux, et il ne reste plus que de très petites molécules obscures, ayant moins de 1/1000 de ligne de diamètre. Leh-

(1) On trouve à cet égard des détails plus circonstanciés et fort exacts dans le travail de Lehmann et Messerschmidt, p. 226.

mann et Messerschmidt regardent ces molécules comme des nucléoles, sentiment que je ne saurais partager d'une manière
absolue, attendu qu'elles sont éparses sans ordre dans les globules
à demi dissous, qu'elles manquent parfois dans des globules bien
manifestement garnis de noyaux, qu'on les observe dans d'autres
qui n'ont pas de noyaux, et qu'elles se rencontrent aussi dans le
sérum du pus, indépendamment des corpuscules.

Les substances qui coagulent l'albumine, comme les sels métalliques, la teinture d'iode, l'alcool, etc., rendent les corpuscules
du pus troubles et opaques, ce qui annonce que ceux-ci sont imprégnés d'un liquide albumineux.

La salive, le mucus, l'urine, le sang et les autres liquides du
corps n'apportent en général pas de changements essentiels à ces
corpuscules; la bile seule les ramollit; serait-ce à cause de la soude
qu'elle contient?

Bouillis avec de l'acide chlorhydrique concentré, ils se comportent comme des combinaisons de protéine; ils colorent la liqueur
en violet.

De ces réactions nous devons conclure qu'ils sont formés de
substances chimiques diverses. On peut y distinguer :

1° La substance enveloppante, soluble dans les alcalis carbonatés
et caustiques, ainsi que dans le borax, en grande partie soluble
dans les dissolutions salines, telles que celles de nitre, de sel
ammoniac, etc., et partiellement soluble dans les acides étendus,
spécialement dans l'acide acétique. Elle correspond à la paroi celluleuse et à une portion du contenu de la cellule. Nul doute que ce
ne soit une combinaison de protéine, fort analogue et peut-être
semblable à cette modification de l'albumine qui, après avoir été
précipitée par l'eau, se redissout lorsqu'on ajoute des sels neutres
ou de l'acide acétique.

2° La substance nucléaire, insoluble dans l'acide acétique, se gon-
flant dans les sels, soluble dans les alcalis caustiques et carbonatés,
ainsi que dans le borax. C'est également une combinaison de protéine. Elle se rapproche peut-être de la modification de la fibrine
coagulée dont les sels opèrent le gonflement.

3° La substance constituant les petites molécules qui restent
après qu'on a traité les corpuscules du pus par les alcalis caustiques
et le borax. Ces molécules sont probablement parfois des nucléoles,
comme le pensent Lehmann et Messerschmidt; mais bien certaine-

ment il s'en trouve aussi hors des noyaux, dans le contenu des cellules, et peut-être même dans l'enveloppe pariétale. Lehmann et Messerschmidt les regardent également comme une combinaison de protéine analogue au tissu corné, ce qui a réellement lieu assez souvent ; parfois néanmoins elles sont formées de graisse ; alors elles se dissolvent dans l'éther, et on ne les voit pas paraître quand on fait bouillir les corpuscules du pus avec ce réactif avant de les traiter par les alcalis.

Certaines espèces de pus louable ne renferment rien autre chose que les corpuscules qui viennent d'être décrits. Dans d'autres, au contraire, on trouve encore de petites molécules arrondies (1), souvent en quantité considérable. Ces molécules sont toujours fort petites, la plupart ayant un diamètre au-dessous de 1/1000 de ligne ; elles nagent, tantôt isolées et tantôt par groupes, dans le sérum du pus et entre les molécules, que parfois même elles couvrent. Leur constitution chimique varie : ce sont tantôt des combinaisons de protéine analogues à la substance enveloppante, à la substance nucléaire ou aux molécules insolubles dans les alcalis des globules du pus, tantôt des granulations élémentaires et des globules de pus en train de se former ou avortés, parfois de la graisse, ailleurs enfin des infusoires, des monades, des vibrions, comme, par exemple, dans le pus des ulcères qu'on n'entretient pas proprement. Dans ce dernier cas, quand les animalcules ne sont point encore morts, ils exécutent de vifs mouvements, et j'ai quelquefois réussi, en les nourrissant avec du carmin, à rendre apparents leurs estomacs ponctiformes.

Le pus de bonne qualité renferme encore parfois d'autres substances qui s'y sont introduites accidentellement, et qu'on reconnaît aisément au microscope, comme des cellules épithéliales ou des fragments d'épiderme, des cristaux de cholestérine ou de phosphate ammoniaco-magnésien, des flocons d'exsudation fibrineuse amorphe ou à demi organisée (bourbillon).

Le sérum du pus, le liquide dans lequel nagent les globules, devient sensible, et peut être obtenu à part, en laissant reposer longtemps du pus liquide dans un vase long et étroit ; les globules gagnent peu à peu le fond, et ce qui les surnage est le sérum.

Ce liquide ressemble parfaitement au sérum du sang, quant à ses propriétés physiques et chimiques. C'est une dissolution aqueuse

____

(1) *Icones*, pl. III, fig. 1-6.

d'albumine, de matières extractives et de différents sels, avec de la graisse. Sous le point de vue de la qualité, sa composition chimique demeure toujours à peu près la même, tandis que la quantité proportionnelle de ses principes constituants peut varier, ainsi que nous l'avons vu pour le liquide hydropique. De ces petites différences dépend celle qu'on remarque dans l'action du pus sur les couleurs végétales. Si les carbonates (?) ou les sous-phosphates alcalins dominent dans le sérum, le pus verdit ces couleurs, ce qui a lieu d'ordinaire quand il est frais et de bonne qualité. Plus tard, il s'y forme un acide (lactique?), qui le rend d'abord neutre, puis acide.

Quelquefois le sérum du pus contient une matière muqueuse qui a pour caractère d'être précipité par l'acide acétique et l'alun. Gueterbock l'a décrite le premier sous le nom de *pyine*, et il l'a considérée comme une substance dont la présence caractérise le pus. C'est là une erreur; la pyine se rencontre rarement dans le bon pus, plus fréquemment dans le pus anormal; on la trouve aussi dans d'autres produits pathologiques, par exemple dans des carcinômes. D'ailleurs on en connaît encore trop peu les propriétés et la composition chimique pour que le temps soit arrivé de lui imposer une dénomination déterminée.

Je vais rapporter quelques analyses de pus prises au hasard, en rappelant, pour faciliter les comparaisons, celle que j'ai donnée précédemment du plasma du sang (1).

	Plasma du sang.	Pus 1.	Pus 2.	Pus 3.	Pus 4.
Eau.	906	902	907	802	769
Corpuscules (fibrine .	3,4 } 80,4				
Albumine liquide. . .	77	69	63	91	180
Matières extractives. .	3	»	20	29	19
Sels	8	13	(6)	(9)	(9)
Graisse	3	25	9	12	24

Un coup d'œil jeté sur les chiffres de ces analyses montre que le pus ressemble, quant aux points essentiels, au plasma du sang ou au liquide de l'hydropisie fibrineuse. La seule différence consiste en ce qu'une partie des combinaisons de protéine qui se trouve dissoute dans ces deux derniers liquides est ici à l'état de coagulation, et

(1) Le n° 1 est du pus de variole analysé par Lassaigne; le n° 2 du pus d'un abcès au cou; le n° 3 du pus d'un abcès au bas de la poitrine, et le n° 4 du pus d'un abcès à la joue. Ces trois derniers ont été analysés par Bibra, dont l'ouvrage et les autres écrits précédemment cités renferment d'autres analyses encore.

qu'il s'est formé des corpuscules. Du reste, il va sans dire que les analyses du plasma du sang et du pus peuvent offrir de grandes différences, sans que pour cela l'analogie cesse d'exister entre les deux liquides. Jusqu'à ce que le plasma du sang devienne pus, il s'écoule toujours un certain laps de temps pendant lequel il demeure exposé à toutes les influences modificatrices de la nutrition et de l'endosmose, à quoi il faut encore ajouter qu'une abondante évaporation se fait aux surfaces suppurantes. Le pus est donc d'ordinaire plus concentré, plus pauvre en eau, que le plasma d'où il provient. Les analyses que j'ai citées ont pour unique but de prouver qu'au point de vue chimique rien n'empêche de regarder le pus comme un plasma du sang modifié.

2. Formation du pus.

La formation du pus se divise en deux périodes totalement différentes l'une de l'autre. La première embrasse la séparation d'un liquide, d'un cytoblastème, d'où le pus procède ; l'autre, la formation des corpuscules du pus dans ce cytoblastème et à ses dépens.

Le cytoblastème du pus est toujours le liquide chargé de fibrine que nous avons appris à connaître en traitant de l'hydropisie fibrineuse. Toute formation de pus, en quelque lieu qu'elle s'accomplisse, doit donc être précédée de l'exsudation d'un plasma du sang plus ou moins modifié.

Aujourd'hui nous n'avons plus besoin de réfuter l'hypothèse qui faisait provenir le pus louable d'une décomposition ou d'une dissolution des tissus du corps ; quant à celui de mauvaise qualité, nous verrons plus loin qu'il peut contenir des détritus de tissus. Ce qui paraît être certain, c'est qu'il ne saurait provenir aucun pus d'un liquide purement séreux ne contenant pas de fibrine, comme celui de l'hydropisie séreuse. Le sang extravasé peut aussi servir de cytoblastème à du pus, mais en tant seulement qu'il contient du plasma.

La formation des corpuscules du pus aux dépens du cytoblastème n'a pas toujours lieu de la même manière. Elle varie suivant que le plasma demeure liquide, ou que sa fibrine se coagule avant la production du pus.

La meilleure manière de voir s'accomplir l'acte de la formation du pus au moyen d'un cytoblastème liquide, est d'observer une plaie récente et nettoyée de sang. Dans le produit liquide qu'elle fournit, on voit paraître d'abord de petites granulations, dont le diamètre est inférieur à 1/1000 de ligne, et qui, chimiquement, ressemblent aux molécules du pus insolubles dans les alcalis et le borax. Ensuite on aperçoit, tant autour de ces molécules qu'ailleurs, des corpuscules un peu plus gros, de 1/500 à 1/800 de ligne de diamètre, qui sont solubles dans les alcalis, insolubles dans l'acide acétique, et ressemblent aux noyaux des globules du pus. Ces noyaux sont tantôt isolés, tantôt groupés deux à deux ou trois à trois (1), et forment ainsi des noyaux composés. Autour d'eux se produit plus tard la paroi de la cellule, qui, de prime abord, n'est qu'une simple membrane transparente (2), mais qui ensuite s'épaissit et devient granulée. Cette formation des corpuscules du pus suit une marche assez rapide; assez souvent on en trouve déjà de parfaits trois ou quatre heures après la première apparition des noyaux; mais, dans d'autres cas, les choses vont plus lentement.

Quoique ce qui vient d'être dit puisse être considéré comme type général de la formation du pus dans des blastèmes liquides, cependant on rencontre, dans certains cas, des exceptions qui montrent que la nature, dans ses productions, ne s'astreint pas d'une manière rigoureuse à un même modèle, et que quand de nouvelles conditions viennent l'y solliciter, elle ne craint pas de s'en écarter. Le noyau des corpuscules du pus tantôt contient et tantôt ne contient pas une molécule qu'on puisse regarder comme nucléole; les nucléoles ne jouent donc pas, ici du moins, le rôle qu'on leur a assigné; ils paraissent ne servir que comme centres d'attraction aux formations nucléaires, de même que les calculs urinaires, par exemple, se forment de préférence autour d'un noyau; mais ils ne sont pas des prémisses indispensables à ces formations. Les formations nucléaires elles-mêmes ne manquent jamais dans le pus de bonne qualité; elles paraissent donc être essentielles au développement des corpuscules du pus; mais elles sont tantôt simples, tantôt doubles, triples ou quadruples, et leurs parties diverses montrent alors de nombreuses variétés en égard au volume, à la configuration et à l'arrangement. Les plus grandes différences sont celles qui se rapportent à la formation des parois et du contenu des cellules. Quelquefois cette formation s'accomplit exactement, comme l'a dit Schwann; on aperçoit un noyau simple, vésiculiforme à ce qu'il

(1) *Icones*, pl. III, fig. 7 A. b.
(2) *Icones*, pl. III, fig. 12, A.

semble, et excentrique, dans une cellule transparente, arrondie, bien pleine et à contours extérieurs bien arrêtés ; noyau, contenu et paroi, tout ensuite subit simultanément d'ultérieures métamorphoses. Dans d'autres cas, comme je l'ai déjà dit, il n'existe que le noyau, entouré d'un précipité vague, granulé, amorphe, sans contours nets, et, ainsi que le prouvent les phénomènes d'endosmose, dépourvu de paroi celluleuse close. J'ai parfois rencontré dans un seul globule de pus très volumineux (de 1/60 à 1/80 de ligne de diamètre), trois ou quatre noyaux distincts, dont chacun se réduisait en deux ou trois autres plus petits par l'addition de l'acide acétique, ainsi qu'il arrive au noyau d'un corpuscule normal du pus. Il ne s'était donc produit qu'une seule paroi celluleuse pour plusieurs noyaux. Mais toujours, dans les globules du pus, le noyau se forme avant la cellule enveloppante.

On ne peut aujourd'hui rien dire de certain touchant les causes d'où dépendent ces différences dans la formation des corpuscules du pus, parce que nous connaissons encore trop peu les conditions immédiates qui président à l'acte.

Jetons maintenant un coup d'œil sur les phénomènes chimiques qui accompagnent la formation du pus. Lehmann et Messerschmidt (1) ont essayé de les expliquer. Du plasma liquide se séparent d'abord les granulations moléculaires. Que celles-ci consistent en une combinaison particulière de protéine ou en graisse, elles n'ont pas beaucoup d'importance pour la formation normale du pus, puisque, dans celui de bonne qualité, il leur arrive souvent de ne pas faire un centième de la masse des corpuscules, et que très fréquemment elles n'entrent pas dans ces derniers eux-mêmes. Ensuite se produisent les noyaux, qui, sans nul doute, consistent en fibrine coagulée. Je ne déciderai pas si les enveloppes des corpuscules proviennent également de cette fibrine coagulée, naturellement d'ailleurs modifiée autrement que celle de la substance des noyaux, ou si, comme le pensent Lehmann et Messerschmidt, elles procèdent de l'albumine du plasma. Le peu que nous savons actuellement sur le compte des combinaisons de protéine, substances si variables, ne nous permet que de hasarder des conjectures à cet égard. Dans tous les cas, il me paraît certain : 1° que des corpuscules de pus ne peuvent pas se former de l'albumine seule ; 2° qu'après le

____

1) *Loc. cit.*, p. 247.

développement complet de ces corpuscules, la fibrine du plasma est épuisée, et que le sérum restant du pus ressemble à celui du sang ou au liquide de l'hydropisie séreuse.

Cette dernière opinion est mise hors de doute par un cas d'empyème que j'ai observé, il y a trois ans, à Munich. C'est le même que celui dont j'ai déjà parlé en donnant l'analyse (n° 3) du liquide de l'hydropisie fibrineuse. Le produit des deux premières paracentèses contenait de la fibrine liquide, et se coagulait quelque temps après sa sortie; celui de la troisième ne renfermait plus de fibrine, mais bien des corpuscules de pus. Le malade mourut peu d'heures après cette dernière opération. A l'ouverture du corps, on trouva la cavité pleurale entièrement tapissée d'une fausse membrane épaisse, qui était déjà à demi organisée, et qui, par conséquent, avait dû se former plusieurs jours avant la mort. Le pus n'avait donc pu se produire que dans le liquide; mais comme les liquides évacués précédemment contenaient de la fibrine, celle-ci avait dû exister dans le troisième, où elle avait été sans doute consommée par la formation du pus.

Le mode de formation du pus aux dépens d'un cytoblastème liquide dont je viens de donner la description, s'observe très fréquemment dans le corps humain. On le remarque dans la suppuration des plaies, à la surface de la peau après une brûlure, un vésicatoire, etc., dans l'hydropisie fibrineuse des cavités séreuses, dans la pleurésie et la péritonite exsudatives, sur les membranes muqueuses, dans la bronchite, la gonorrhée, et dans beaucoup d'autres cas analogues. Mais souvent il se combine avec celui dont je vais parler tout-à-l'heure, et où une partie de la fibrine se coagule avant la formation du pus. Ordinairement alors le pus, arrivé au dehors, montre des corpuscules bien développés, au milieu desquels il s'en trouve toutefois qui ne sont encore qu'à des degrés inférieurs de leur évolution; parfois même, quand le pus est évacué rapidement, avant que ses corpuscules aient eu le temps de se développer d'une manière complète, il ne contient presque que des noyaux, non encore entourés d'une enveloppe (1).

Un mode de formation un peu différent de celui dont la description précède, a lieu quand les corpuscules du pus procèdent d'un cytoblastème solide de fibrine coagulée. Ici on voit apparaître d'a-

____

(1) *Icones*, pl. III, fig. 7.

bord dans le plasma les phénomènes que j'ai déjà indiqués à l'occasion de l'hydropisie fibrineuse, et qui accompagnent la coagulation de la fibrine dissoute dans le liquide. Les corpuscules de pus se forment ensuite dans cette fibrine coagulée, et à ses dépens. Leur formation est bien plus difficile à observer que dans les cytoblastèmes liquides, et par cela même beaucoup moins connue. En général on ne découvre les corpuscules du pus que quand ils sont déjà formés; ils apparaissent enfermés dans un stroma de fibrine amorphe ou indistinctement fibreuse (1). L'acide acétique rend ce stroma transparent, jusqu'au point de le faire disparaître, ainsi que les enveloppes des globules, dont on aperçoit alors les noyaux. Il est probable qu'ici le mode de formation est le même que dans le cas précédemment décrit; les corpuscules du pus procèdent de la fibrine, mais il est possible aussi qu'une partie de leur enveloppe provienne de l'albumine liquide. Ils sont d'abord épars et peu nombreux dans le stroma, puis ils s'y multiplient de plus en plus; ensuite ils le remplissent; enfin, ils se mêlent avec le sérum primitif, ou avec celui qui vient s'y ajouter, ce qui fait que la masse solide de fibrine disparaît entièrement et se trouve convertie en pus liquide.

C'est de cette manière que le pus naît dans tous les abcès, dont ce qu'on appelle la maturation dépend de ce que la fibrine coagulée se convertit en pus liquide; c'est ainsi qu'il se produit dans les masses d'exsudation sur la plèvre, sur le péritoine, dans l'hépatisation grise du poumon, et dans cent autres cas analogues. Fréquemment ce mode de formation se combine avec le précédent, de sorte qu'une partie des corpuscules du pus provient de la portion coagulée et l'autre de la portion liquide de la fibrine. Du pus peut aussi naître de l'une ou l'autre manière du sang exsudé, comme l'expérience l'apprend tous les jours aux chirurgiens, et comme le prouvent, entre autres, les expériences de Gendrin.

Le pus produit par le second mode n'est pas toujours parfaitement développé lorsqu'il sort de l'abcès; fréquemment il contient encore des flocons de fibrine coagulée, qui ne montrent aucune trace de conversion en pus, ou n'en laissent apercevoir qu'un commencement, et qui ont été détachés de leur entourage par la séparation opérée entre les corpuscules du pus. C'est là ce qu'on appelle le

____

(1) *Icones*, pl. III, fig. 5 et 6.

bourbillon. (1) Mais le bourbillon peut aussi dépendre de ce que des corpuscules déjà formés et séparés ont été recollés les uns avec les autres par une masse mucilagineuse (pyine?).

Il est à peine nécessaire de rappeler les autres opinions qui ont été émises sur le mode de production des bourbillons, attendu que la plupart, datant d'époques éloignées, comptent à peine quelques partisans aujourd'hui, et, par conséquent, ne méritent pas qu'on s'arrête à les réfuter. Telle est, entre autres, celle de Gendrin, qui veut que les corpuscules du pus ne soient autre chose que des globules du sang altérés. Cette hypothèse tomba d'elle-même, lorsque la théorie de la suppuration vit s'ouvrir une nouvelle carrière devant elle par les travaux de Wood, de Gueterbock, de Henle, de Valentin, de Gluge, et autres, au nombre desquels je puis me compter. Cependant elle a été reprise, dans ces derniers temps, par Braun, Bibra et Barry, qui n'y ont d'ailleurs ajouté aucun argument nouveau. Je crois inutile de reproduire ceux qui s'élèvent contre elle, puisqu'un seul suffit déjà complétement, savoir, qu'on peut se convaincre par l'observation directe du mode précédemment décrit de formation des corpuscules du pus au sein d'un cytoblastème liquide, tandis que, d'un autre côté, personne n'a jamais pu suivre au microscope la conversion des globules du sang en de tels corpuscules. On trouvera, au reste, d'autres preuves dans les ouvrages spéciaux sur le pus, dont j'ai cité les titres, et dans un mémoire de Henle (2). A une certaine époque j'émis l'opinion que les globules du pus sont des cellules épithéliales altérées; mais c'était à une époque où l'on n'avait aucune notion des lois générales de la formation des cellules, et où l'on ne connaissait que fort imparfaitement celle des épithéliums. Elle reposait sur l'induction, plutôt que sur le développement morphologique de ces productions, défaut qu'on peut aussi reprocher à celles de Valentin et de Gerber, qui regardent les corpuscules du pus comme le dernier terme du développement de ce qu'on nomme les corpuscules d'exsudation, ou comme résultant d'un travail dont le but est d'amener la destruction de ces derniers.

1. Diagnostic du pus normal.

Il semble très facile de reconnaître ce produit pathologique; cha-

<hr>

1. *Comp.* ASCHERSON, dans CASPER, *Wochenschrift*, 1837, n° 46.
2. *Zeitschrift fuer rationelle Medizin*, t. II, p. 202.

cun se croit en état de juger, d'après l'aspect et les autres qualités physiques d'un liquide, si c'est ou non du pus, et, cependant, on peut quelquefois commettre ici de grandes erreurs. Rien de plus aisé, en effet, que de prendre pour du pus des liquides qui tiennent en suspension, par exemple, des cellules épithéliales détachées du corps, et fort souvent à l'ouverture des corps on croit découvrir une suppuration là où il n'y avait réellement aucun travail pathologique. Le microscope est le seul moyen d'éviter ces sortes d'illusions. Lorsqu'il fait apercevoir des corpuscules dans lesquels l'acide acétique développe les formations nucléaires qui les caractérisent (1), on peut être certain d'avoir sous les yeux du pus, et du pus normal.

J'ai été plusieurs fois témoin de ces erreurs, et j'en citerai deux cas. Une femme meurt de pleurésie, avec une exsudation considérable de pus dans la cavité pleurale : à l'ouverture du corps on découvre, en outre, dans les bassinets des reins et les uretères, des deux côtés, une grande quantité d'un liquide crémeux, épais, blanc-jaunâtre, ayant toutes les apparences du pus, et que les médecins présents soutinrent en être. Comme il n'y avait eu aucun symptôme de maladie des reins pendant la vie, on crut voir là une preuve de l'absorption du pus et de son élimination par les reins. J'examinai ce prétendu pus, et n'y trouvai aucune trace de corpuscules du pus, mais seulement des cellules d'épithélium à cylindres et pavimenteux du bassinet, des reins et des uretères (2). Dans un autre cas, chez une femme morte de péritonite exsudative, l'estomac et la partie supérieure du tube intestinal, vides de tout reste d'aliments ou de chyme, contenaient beaucoup d'un liquide épais et jaune, qu'on crut être du pus ; le microscope n'y montra non plus que de l'épithélium à cylindres du canal alimentaire.

Autrefois on attachait une grande importance à distinguer le pus du mucus, afin de ne pas confondre les blennorrhées avec les pyorrhées. De là ont surgi diverses méthodes d'exploration, qui n'ont plus aujourd'hui qu'une valeur historique. Elles reposent en grande partie sur la manière dont les corpuscules du pus se comportent avec les réactifs chimiques. Parmi un grand nombre d'autres (3) qui manquent de tout fondement, les plus connues sont les suivantes.

(1) *Icones*, pl. III, fig. 1-3.
(2) *Icones*, pl. III, fig. 4.
(3) Comp. Vogel, *Untersuchungen ueber Eiter*, p. 6.

Grasmeyer (1) prenait du pus étendu d'eau, et y ajoutait du carbonate de potasse ; ce mélange se convertissait, après une agitation prolongée, en une gelée épaisse et filante. L'ammoniaque caustique se comporte de même que le carbonate de potasse (épreuve de Donné). Les deux alcalis agissent en faisant renfler les globules, et les réduisant en une masse muqueuse. Ces épreuves expliquent un changement particulier que le pus subit quelquefois dans le corps, notamment celui qui est mêlé avec de l'urine. Lorsque, dans les maladies de vessie, l'urine, alcaline et chargée de carbonate d'ammoniaque en abondance, se trouve mêlée avec du pus, les corpuscules de celui-ci subissent, par leur séjour dans le réservoir du liquide, la même transformation en une masse filante, que les médecins prennent souvent pour du mucus, et dont, par conséquent, ils méconnaissent la véritable signification. L'épreuve de Gruithuisen (2), qui prétendait que des infusoires différents doivent se développer pendant la décomposition du pus et pendant celle du mucus, était établie sur une hypothèse fausse. On ne peut non plus tirer aucun parti pratique de celle de Gueterbock, au dire duquel le pus contenant de la graisse brûlerait avec une flamme plus claire que celle du mucus. Le microscope rend inutile le secours de tous les agents chimiques. Il permet non seulement de distinguer le pus du mucus, des épithéliums, du sang, etc., mais encore d'évaluer approximativement dans un mélange la quantité des diverses substances composantes, ce qu'aucune analyse chimique n'est parvenue jusqu'à présent à faire. Il n'y a qu'un très petit nombre de cas dans lesquels on n'obtienne pas de lui des renseignements certains. En effet, le mucus normal, c'est-à-dire le produit de la sécrétion des membranes muqueuses saines, renferme quelquefois de petits corpuscules ayant de l'analogie avec ceux du pus, et qui sont probablement les premiers degrés du développement des cellules épithéliales. Or, on a de la peine à distinguer ces molécules de globules du pus en petite quantité ; mais, dans tous les cas ainsi douteux, un diagnostic rigoureux est inutile, car lorsqu'il n'existe que peu de corpuscules du pus parmi des millions de cellules épithéliales, une suppuration semblable à celle qui les produit n'a aucune importance aux yeux du médecin. D'ailleurs, avec le microscope, on peut distinguer

<hr>

(1) *Abhandlung vom Eiter*, 1790.
(2) *Untersuch. ueber den Unterschied zwischen Eiter und Schleim*, 1809

non seulement le pus des liquides normaux du corps, mais encore le bon pus du mauvais, de l'ichor, des tubercules ramollis, etc.

B. *Pus anormal.*

Le pus ne s'offre pas toujours sous le type normal qui vient d'être décrit. Les anomalies sont tellement nombreuses et variées qu'elles représentent une série complète de modifications, depuis le liquide qui s'éloigne d'une manière à peine appréciable du véritable pus, jusqu'à celui qui s'en écarte au point de ne plus mériter qu'on lui donne le nom de pus. Ces anomalies dépendent de plusieurs circonstances.

1° Elles tiennent à des mélanges étrangers.

a. Le pus est mêlé avec du sang. Ce dernier s'y mêle accidentellement, à l'ouverture d'un abcès; il forme alors des stries rouges ou des flocons dans lesquels on découvre des globules du sang bien prononcés. Le mélange est beaucoup plus intime lorsque le pus se produit à la suite de contusions, d'extravasations, et autres causes semblables : dans ce cas, le sang épanché est le cytoblastème qui sert à la formation des corpuscules du pus; ses globules sont plus ou moins décomposés, dissous; souvent même ils ont entièrement disparu; au milieu de corpuscules de pus plus ou moins parfaits, on aperçoit une masse grumeuse, de forme indéterminée, et souvent d'un beau rouge : le pus n'est pas pur.

b. Le pus est mêlé avec du mucus, dans les suppurations qui ont lieu à la surface des membranes muqueuses. Il est filant, et contient en outre des cellules épithéliales, avec d'autres choses qui s'y sont introduites fortuitement. L'acide acétique qu'on y ajoute coagule le mucus qui emprisonne les corpuscules du pus, réduits eux-mêmes à leurs noyaux (1). Le pus des abcès se montre aussi parfois filant, sans contenir aucune parcelle de la sécrétion des membranes muqueuses : son sérum tient en dissolution une substance mucilagineuse, que l'acide acétique et l'alun coagulent (pyine?) (2). Il n'est pas rare non plus de trouver dans le pus des cellules d'épiderme ou de glandes (3), des cristaux de cholestérine ou de phosphate ammoniaco-magnésien, des débris de bourbillon, etc.

(1) *Icones*, pl. III. fig. 7. B.
(2) *Icones*, pl. III. fig. 12.
(3) *Icones*, pl. III. fig. 9 et 10.

2° Les anomalies dépendent de modifications subies par les parties constituantes du pus.

Les corpuscules du pus s'éloignent parfois plus ou moins du type normal. Ils perdent leur forme régulièrement arrondie, et deviennent anguleux (1). Il n'est pas rare non plus que les noyaux aient subi un changement (2); quelquefois même l'acide acétique n'en fait apercevoir aucun, parce qu'il n'y en a point, et l'on ne découvre que les petites molécules qui ont coutume de rester après qu'on a traité les globules de pus par les alcalis ou par la dissolution de borax (3). Dans beaucoup de cas, le pus contient une plus grande quantité des molécules grenues qui consistent en graisse ou en combinaisons modifiées de protéine, et assez souvent alors comme les globules manquent, ils semblent avoir été ou convertis en ces molécules ou dissous, même ne s'être pas développés du tout. Les changements du pus qu'on doit rapporter à cette catégorie sont extrêmement variés; on les observe surtout dans les suppurations de mauvais caractère, dans les ulcérations, dans les suppurations arthritiques, scrofuleuses, etc.

c. Les anomalies ont pour cause la diminution des corpuscules, proportionnellement au sérum du pus : formation de l'ichor.

L'ichor pur ne contient pas de corpuscules : ce liquide, de couleur rougeâtre ou brunâtre, et d'odeur plus ou moins désagréable, est du sérum du sang, teint par la matière colorante des globules dissous; mais des portions de tissus détruites ou repoussées du corps s'y trouvent fréquemment mêlées. Une formation complète d'ichor exclut entièrement la suppuration; elle est la conséquence d'une décomposition du sang et de la mort des parties du corps (gangrène). Mais les deux actes marchent souvent de concert, en sorte que leurs produits se mêlent ensemble.

Parmi les nombreux cas de pus anormal et d'ichor que j'ai eu occasion de voir, je citerai les suivants, qui, avec ceux dont j'ai donné la description dans la planche troisième de mes *Icones*, serviront de guides pour des recherches analogues.

La cavité péritonéale d'une femme morte de péritonite exsudative contenait plusieurs livres d'un liquide ténu, blanc-jaunâtre,

(1) *Icones*, pl. III, fig. 8-11, où l'on trouve des descriptions exactes de plusieurs espèces de ce pus anormal.
(2) *Icones*, pl. III, fig. 11. D.
(3) *Icones*, pl. III, fig. 8. B.

mêlé de flocons mous, jaunâtres, et du volume d'une lentille à celui d'un noyau de prune. Ce liquide était faiblement alcalin, et, après avoir été laissé longtemps en repos, il formait un sédiment jaunâtre, surnagé par une sérosité incolore. Celle-ci se comportait à tous égards comme le liquide de l'hydropisie séreuse. Le sédiment contenait de petits corpuscules qui différaient essentiellement de ceux du pus normal par leur volume et par l'absence de forme régulière. Leur forme était vaguement arrondie, anguleuse; leur volume flottant entre 1/400 et 1/150 de ligne. L'acide acétique n'y faisait point apparaître de noyaux; ils disparaissaient, au contraire, par l'action prolongée de cet acide, sauf quelques petites molécules obscures d'environ 1/1000 de ligne de diamètre. Ces molécules étaient distribuées fort irrégulièrement dans les corpuscules, dont les uns n'en présentaient aucun, tandis que d'autres en renfermaient trois ou quatre. La dissolution aqueuse de borax ne faisait subir aucun changement aux corpuscules, même quand elle restait longtemps en contact avec eux. Les plus gros flocons, d'un blanc jaunâtre et très mous, résultaient d'agrégations des mêmes corpuscules, qui tantôt avaient des contours bien arrêtés, tantôt étaient nichés dans une masse amorphe, sans limites précises.

L'ichor pur d'une ampoule de gangrène, développée au bras d'un malade atteint du typhus, était parfaitement clair et de couleur rouge; il ressemblait exactement à du vin rouge étendu d'eau. Le microscope n'y faisait apercevoir ni globules de sang ni corpuscules de pus. Il réagissait à la manière des alcalis : la chaleur le coagulait. Mille parties de ce liquide en laissèrent, après l'évaporation, soixante d'un résidu sec, composé d'albumine, avec quelques sels. C'était donc du sérum du sang, coloré par de l'hématine dissoute.

Une femme malade d'ascite fut soumise fréquemment à la paracentèse. On finit par laisser la canule en place, afin de provoquer une inflammation adhésive. Ce qui s'écoula alors était de l'ichor d'un gris brun, trouble, et d'odeur putride. On n'y voyait point de corpuscules de pus au microscope, mais des molécules vaguement grenues, nageant dans un liquide, et tout-à-fait semblables au précipité qu'on obtient quand on précipite l'albumine liquide par le sublimé ou par un acide. Ces molécules grenues n'étaient dissoutes ni par l'acide acétique, ni par l'ammoniaque ou la potasse caustique, et ne donnaient pas de gelée avec l'ammoniaque. Elles semblaient être des combinaisons de protéine, car l'acide chlorhydrique concentré et bouillant les réduisait en un liquide rouge violacé.

C. *Faux pus.*

Les espèces anormales de pus que je viens de décrire font, par
une série non interrompue, le passage à d'autres liquides pathologiques qu'on a coutume de désigner aussi sous le nom général de
pus, mais qui naissent d'une manière différente, c'est-à-dire par
la fonte de produits pathologiques spéciaux, les tubercules, le
fongus médullaire, le squirrhe, etc. Il sera question plus tard de
ces produits, et des caractères auxquels on les distingue du pus.

Ici se rangent encore des granulations spéciales, qu'on trouve
tantôt parmi les corpuscules du pus proprement dits, tantôt mêlées
avec du sérum ou avec un liquide purulent. Leur forme présente
des différences ; leur mode de formation et leur signification paraissent aussi n'être pas toujours les mêmes. Gluge les a décrites le
premier sous le nom de *globules composés d'inflammation* ; celui
de cellules granulées me semble mieux leur convenir, parce que
leurs rapports avec l'inflammation ne sont pas plus intimes que
ceux de toutes les autres parties organiques dont il a été question
jusqu'ici, ou dont j'aurai encore à parler comme se rencontrant
dans les liquides exsudés ; on les rencontre d'ailleurs aussi dans des
circonstances où il n'y a pas lieu de songer à une inflammation, par
exemple dans les kystes de la thyroïde.

Lorsque les cellules granulées sont bien prononcées, elles représentent des corps de 1/200 à 1/80 de ligne de diamètre, tantôt
parfaitement ronds et sphériques, tantôt oblongs, irréguliers, ou
même anguleux. Au premier aperçu, elles semblent être des agglomérations de petites granulations ayant un diamètre de 1/800 à
1/1000 de ligne. À la lumière transmise, elles ont une couleur
foncée, brune ou noirâtre ; leur teinte est blanche à la lumière réfléchie (1). L'eau ne les altère pas ; l'acide acétique et l'ammoniaque
les réduisent à la longue en granulations, qui semblent les constituer. La potasse caustique et l'éther les dissolvent quelquefois,
mais pas toujours.

D'après mes remarques, c'est dans les poumons enflammés qu'on

____

(1) *Icones*, pl. III. fig. 14-16 ; pl. XIV. fig. 2-6 ; pl. XVI. fig. 1 ; pl. XX,
fig. 10.

observe le mieux la formation de ces cellules, qui me paraît s'y accomplir de la manière suivante. Dans l'exsudation, ou encore liquide ou déjà coagulée (hydropisie fibrineuse), naissent des cellules à noyau et à nucléole, qui diffèrent de celles du pus par leur volume plus considérable (1/200 à 1/100 de ligne), et parce qu'elles ont un noyau simple. Ces cellules s'emplissent de petits grains, qui d'abord, quand ils sont peu abondants, permettent encore d'apercevoir le noyau, mais plus tard le couvrent; la paroi, auparavant lisse, devient rugueuse, et la cellule prend l'aspect d'un agrégat de granulations. Avec le temps, la paroi semble disparaître; les grains qu'elle renfermait se séparent les uns des autres, et se réduisent en une masse irrégulière; chaque cellule parcourt ainsi en petit les mêmes phases que celles par lesquelles une masse d'albumine coagulée passe en grand lorsqu'elle se transforme en corpuscules de pus (1).

À cette manière d'envisager la formation des cellules granulées se rattache celle de Bennet (2). Suivant Gluge (3), elles proviendraient de l'accolement des noyaux des globules du sang dissous; mais les noyaux des globules du sang humain sont eux-mêmes problématiques encore, et j'ai quelquefois vu le développement avoir lieu par des cellules tout aussi clairement que la chose est possible dans une opération qui s'accomplit autant dans l'ombre que celle-là.

En conséquence des réactions chimiques que j'ai pu obtenir d'elles, les granulations me paraissent être en partie de la graisse qui se dissout dans l'éther, en partie une modification de la protéine analogue à celle, insoluble dans les alcalis et le borax, dont j'ai parlé plus haut à l'occasion des granulations moléculaires du pus normal, en partie enfin des sels calcaires (carbonate et phosphate).

Je suis persuadé, comme je l'ai dit, que les véritables cellules granulées procèdent des cellules, et qu'en général, dans leur formation, il commence par apparaître de pâles cellules à noyau, avec un contenu liquide homogène, auquel s'associe plus tard seulement un contenu solide, grenu. Sans doute il n'est pas possible d'observer directement ce travail; toutefois, dans beaucoup de cas où il se développait des cellules granulées, j'ai aperçu, au moment où le

(1) Ces différents degrés du développement des cellules granulées sont représentés dans mes *Icones*, pl. III. fig. 13, 14 et 15, et dans les pl. I et II de l'ATLAS de la *Physiologie pathologique*, par H. Lebert.

(2) *Patholog. and histolog. researches on inflammation of the nervous centres*, dans *Edinb. med. and surg. Journal*, octobre 1842, avril 1843.

(3) *Anatom. mikroskop. Untersuchungen*, p. 12.

développement semblait être fort peu avancé encore, des cellules bien manifestes, sans granulation aucune ou avec des granulations peu nombreuses (1); tandis que là où les progrès paraissaient être plus sensibles, je voyais des cellules entièrement ou en grande partie pleines de granulations (2); et enfin, quand tout portait à croire que le développement était terminé, des amas irréguliers de granulations, avec des granulations éparses (3). Mon opinion est confirmée par ce qui arrive dans l'hépatisation grise du poumon, quand elle ne passe pas à la suppuration, mais se redissout. A la vérité, on n'a occasion ici de faire des observations microscopiques que quand le sujet succombe à une autre maladie pendant que l'hépatisation se résout; mais j'ai rencontré plusieurs fois des cas de ce genre. Tant que la masse garde sa solidité, on ne découvre que peu de granulations, mais on aperçoit beaucoup de cellules bien distinctes; à mesure que le travail avance, la quantité des cellules diminue et celle des granulations augmente; une fois le développement achevé, on ne distingue plus que peu de cellules et peu aussi d'amas de granulations, celles-ci étant presque entièrement réduites en granulations isolées.

Plusieurs observateurs, entre autres Henle et Bruch (4), se sont élevés contre ma manière de voir; mais je n'en persiste pas moins à la croire juste, du moins pour une partie des formations qui doivent être rangées ici. Les arguments de mes adversaires étant tirés pour la plupart de la théorie et de l'analogie, rien n'est plus facile que de leur en opposer d'autres du même genre. Au point de vue théorique, il n'est point invraisemblable que des granulations se déposent du contenu liquide d'une cellule dans l'intérieur même de celle-ci, tout aussi bien qu'elles peuvent le faire au sein d'un liquide non emprisonné dans une cellule. La plupart des cellules végétales nous offrent quelque chose d'analogue. Le fongus médullaire et le cancer semblent aussi, dans beaucoup de cas, se remplir d'abord de cellules bien homogènes, et plus tard seulement de granulations. Les analogies ne manquent donc pas non plus à l'appui de mon opinion.

D'un autre côté, je ne dissimule pas que le mode de développement peut quelquefois être inverse, c'est-à-dire qu'il peut com-

(1) *Icones*, pl. III, fig. 13.
(2) *Ibid.*, fig. 14.
(3) *Ibid.*, fig. 15.
(4) *Das körnige Pigment der Wirbelthiere*, p. 48.

mencer par y avoir des granulations élémentaires isolées, qui se réunissent ensuite en groupes, et finissent par s'entourer d'une paroi cellulense. Je crois même avoir vu quelquefois, spécialement dans les crachats, les choses se passer ainsi, les amas de granulations s'envelopper peu à peu de membranes, et produire par là des cellules granulées ou des formations analogues.

Un troisième cas encore se rencontre fréquemment. Dans un cytoblastème solide ou liquide, naissent des granulations élémentaires qui demeurent isolées ou se réunissent en amas irréguliers, sans que pour cela il se forme de cellules. Ces granulations ressemblent parfaitement aux granulations moléculaires que nous avons précédemment appris à connaître, comme entrant fréquemment dans la composition du pus, même normal. Il y a beaucoup de cas où des exsudations se résolvent de suite en de pareilles granulations élémentaires, sans nulle trace de formation de cellules. En pratique, on a souvent de la peine à décider si c'est ce phénomène qui a lieu ou bien une formation de cellules granulées, notamment lorsqu'on n'a point occasion d'observer les premiers moments du développement, ou que le microscope ne peut s'exercer que sur le résultat final, qui est le même dans les deux cas.

Mais, comme il ne manque pas de cas dans lesquels on peut observer d'un côté une simple séparation de granulations élémentaires sans nul vestige de cellules granulées, d'un autre côté des cellules granulées bien délimitées sans aucune granulation isolée (1), nous sommes en droit de séparer en théorie ces deux opérations l'une de l'autre.

Le diagnostic des cellules granulées est facile toutes les fois qu'elles ont acquis leur entier développement et qu'elles existent en grandes masses. Il ressort de lui-même des descriptions que j'ai données, et mieux encore des figures consignées dans mes *Icones*. Ce qu'on nomme le corps granuleux du colostrum (2) a beaucoup d'analogie avec elles; cependant les molécules constituantes sont plus inégales en volume, et les granulations entières moins régulières. Il n'en est pas moins vrai qu'on peut les confondre ensemble en examinant le liquide d'une mamelle enflammée, ainsi que je l'ai vu moi-même une fois. Mais l'observateur exercé n'aura pas de peine à les distinguer. Quant au cas dans lequel des cellules granu-

(1) *Icones*, pl. III, fig. 16; pl. XIV, fig. 3.
(2) *Icones*, pl. III, fig. 17.

lées, incomplétement développées, se trouvent mêlées avec des granulations élémentaires, il est presque toujours impossible d'établir la distinction.

D. *Rôle que la formation du pus joue dans l'économie.*

Après avoir passé en revue les différents liquides qui sont compris sous le nom collectif de pus, et en avoir fait connaître la constitution, tant morphologique que chimique, nous pouvons envisager d'un point de vue plus général les circonstances de la formation de ces produits, et apprécier l'importance qu'ils ont en pathologie. L'anatomie pathologique a ici un problème plus difficile à résoudre que celui de la pathologie, puisque cette dernière peut observer la série entière des actes, depuis les premiers phénomènes qui se passent dans le système vasculaire jusqu'au complet développement des produits, et saisir la liaison qui existe entre eux, tandis que l'anatomie pathologique, ayant pour point de départ un fait accompli, est forcée de rétrograder pour découvrir la manière dont il s'est opéré, de sorte qu'elle voit souvent le fil se rompre sous ses pas, et qu'à chaque instant il lui faut le renouer. C'est pourquoi je renvoie, pour compléter ce fragment d'exposition, à l'article *Inflammation*, que j'ai inséré dans le *Dictionnaire de physiologie* de Wagner, à l'ingénieuse *Histoire critique de l'inflammation et de ses terminaisons* que Henle a donnée (1) et au remarquable ouvrage de H. Lebert (2). Toutefois, il sera encore question dans la suite des connexions qui existent entre ces actes.

La suppuration consiste essentiellement en ce que les parties du plasma exsudé qui sont aptes à revêtir des formes acquièrent une organisation particulière. Du caractère spécial de cette organisation dépend l'idée du pus, ce qui le distingue d'autres produits pathologiques. Lorsque l'aptitude du plasma à s'organiser est bien prononcée, il se forme de véritables globules du pus ou des cellules granulées complètes ; quand elle l'est moins, on voit paraître des corpuscules anormaux ou de simples amas de granulations élémentaires. Ces types fondamentaux, vrais corpuscules de pus, corpuscules anormaux, cellules granulées et granulations élémentaires, ne sont toutefois que les termes extrêmes d'une longue série morphologique, entre lesquels existent les transitions les plus variées.

(1) *Zeitschrift fuer rationelle Medizin*, t. II.
(2) *Physiologie pathologique*, Paris, 1845, t. I, p. 3 et suiv.

Toutes ces formations ont un mode déterminé de production, dont elles ne s'écartent jamais ; elles sont absolument incapables de développement ultérieur, et ne constituent pas de simples passages à des formations d'un ordre plus élevé ; d'un corpuscule de pus, d'une cellule granulée, rien autre chose ne peut sortir.

On voit d'après cela quelle est la signification de ces formations dans l'organisme ; ils n'y jouent jamais qu'un rôle transitoire, et leur but est de disparaître, soit par résorption au dedans, soit par élimination au dehors.

Lorsque du pus naît d'un blastème liquide, sa formation empêche celui-ci de se coaguler ; mais quand il procède d'un blastème solide, la suppuration fait que ce dernier redevient liquide, et en rend possible l'évacuation au dehors. L'utilité de la formation du pus pour l'organisme consiste donc en ce qu'elle maintient à l'état diffluent des exsudations qui, d'abord liquides, seraient plus tard devenues solides, et en ce qu'elle fait repasser à l'état liquide d'autres exsudations déjà coagulées.

De la manière dont l'exsudation maintenue ou redevenue liquide se dissipe, dépend la différence entre la suppuration proprement dite et la formation de cellules granulées.

Dans la suppuration proprement dite, les efforts tendent à entraîner le produit liquide au dehors. Cette évacuation a lieu d'une manière immédiate quand le pus se forme sur des surfaces qui communiquent avec celle du corps, par exemple à la peau ou aux membranes muqueuses. La tendance à l'élimination au dehors est moins marquée quand la formation du pus s'accomplit dans des espaces clos, dans le parenchyme des organes. Le pus se rassemble dans des cavités, et il survient un abcès, qui tantôt s'ouvre de lui-même, le liquide qu'il contient se frayant une route vers un point quelconque, tantôt exige pour cela l'intervention de l'art.

L'exsudation redevient également liquide lorsque des cellules granulées se forment. Mais les petits grains en lesquels ces cellules finissent par se résoudre sont beaucoup moins gros que les corpuscules du pus, et la tendance à l'évacuation au dehors se prononce bien moins en eux ; ils sont bien plus aptes que les globules du pus à être résorbés.

Ainsi la suppuration proprement dite est caractérisée par la liquéfaction de l'exsudation, avec tendance du produit à s'échapper au dehors, et la formation des cellules granulées par la liquéfaction, avec tendance à la résorption. Mais ce n'est là qu'un type fondamental pour les deux actes; ceux-ci peuvent se confondre, se transformer l'un dans l'autre, et même changer de rôle ensemble. Ainsi, parfois le pus renfermé dans un parenchyme disparaît sans être évacué au dehors, ses corpuscules se dissolvent, et sont résorbés peu à peu. Nous reviendrons là-dessus quand il sera question de la résorption purulente. Toutefois ce sont là des exceptions; dans la majorité des cas, le pus enfermé se fraie une issue au dehors, quoique ce ne soit souvent qu'au bout d'un laps de temps assez long, comme on le voit dans les abcès par congestion, dans les fusées de pus, etc. D'un autre côté, la formation de cellules granulées peut aussi donner lieu à un abcès, surtout dans des parties fort délicates et faciles à détruire : le ramollissement inflammatoire du cerveau en fournit un exemple fréquent.

De tout cela il résulte donc que la formation de cellules granulées est le mode de production du pus qui porte le moins atteinte à l'organisme, et que sous ce rapport on peut lui comparer la suppuration aux surfaces libres. Quand du pus se forme dans le parenchyme, partout où il survient un abcès, et lorsque le pus se fraie violemment une voie au dehors, il y a constamment destruction de parties organiques, quelque peu considérable qu'elle soit. Cette destruction varie beaucoup d'intensité suivant les cas; on distingue des abcès *bénins*, dans lesquels elle s'opère promptement, les parties revenant à leur état primitif après l'évacuation du pus, et des abcès malins, phagédéniques, dans lesquels la perte de substance fait d'incessants progrès, l'ulcération ne discontinuant pas de ronger tout autour d'elle.

E. Causes et conditions de la formation du pus.

En essayant d'expliquer les actes qui viennent de nous occuper, on se trouve conduit à rechercher les causes qui donnent lieu à la formation du pus, et les conditions qui font que, dans telle ou telle circonstance, il se produit ou du pus normal, ou des cellules granulées, ou du pus anormal. Ces conditions forment la limite de ce que nous pouvons actuellement savoir; elles la dépassent même en partie, de sorte que toute discussion à leur égard ne saurait être considérée que comme un essai fort insuffisant.

La première question qui se présente est de savoir pourquoi du pus provient d'un plasma exsudé. La nécessité de cette formation tient-elle à la nature même, aux propriétés chimiques, du plasma répandu par l'exsudation, ou faut-il la rattacher à des influences extérieures?

L'exsudation, comme telle, a une certaine tendance à former des produits organisés ; il s'y développe, indépendamment de toute influence extérieure, des cellules, des corpuscules de pus plus ou moins parfaits. Je rappellerai ici le cas précité d'empyème, où du pus se forma dans un liquide épanché en grande quantité, et qu'une couche épaisse de fibrine coagulée mettait hors de tout contact avec les parties organisées du corps. Une preuve plus frappante encore nous est fournie par des expériences de Helbert (1), qui ont été faites avec toute l'exactitude désirable. Du plasma, provenant d'un point de la peau mis à nu par un vésicatoire, ne contenait rien de solide au moment où on le recueillit ; après cinq à six heures de séjour dans un flacon, il s'y était produit des corpuscules parfaitement analogues à ceux qui ont coutume de paraître au début de la suppuration dans des plaies, etc. L'expérience, plusieurs fois répétée, donna toujours le même résultat. Ici donc un commencement de formation de pus eut lieu même dans du plasma qui était totalement séparé du corps.

D'un autre côté, c'est un fait connu qu'on peut souvent favoriser ou empêcher la formation du pus par l'emploi de moyens externes. Ici se rangent avant tout l'application de la chaleur comme influence favorable, et celle du froid comme influence contraire. En outre, de grandes quantités d'exsudation passent plus aisément à la suppuration que de petites, qui, au contraire, ont plus de facilité à devenir des tissus permanents ; il y a plus de tendance à la production du bon pus chez les individus robustes, dans des parties normales, dans une certaine disposition du système nerveux caractérisée par la manifestion d'une phlegmasie intense, enfin, quand le travail marche avec rapidité, et à celle du pus de mauvaise qualité chez les sujets débilités, cachectiques, lorsque la partie atteinte jouit d'une faible énergie locale, comme dans le cas de propension à la gangrène, enfin quand les choses suivent un cours trop lent. Il est hors de doute que diverses influences à nous inconnues, chimiques, physiques et vitales, c'est-à-dire dépendantes du système nerveux central ou périphérique, se combinent

(1) *De exanthematibus arte factis*, p. 18.

ici ensemble, et cette multiplicité des conditions est précisément ce qui nous empêche d'arriver à une connaissance positive des causes. Mais, dès qu'une certaine impulsion a été donnée, dès que le travail a pris décidément une direction donnée, la présence du produit contribue à fixer l'état de choses une fois établi, car le pus, dès qu'il est formé, agit sur ses alentours, comme le font toutes les autres formations organiques; et à mesure que de nouvelles exsudations viennent s'ajouter aux anciennes, il leur imprime la tendance à s'engager dans le même mode de développement, absolument comme le font aussi de leur côté les parties normales qui entourent l'exsudation. C'est ce qui explique l'observation faite depuis si longtemps, que le pus engendre le pus, et que quand on ouvre un abcès trop tôt, on en retarde ou même on en empêche la fonte complète.

Mais la différence entre la suppuration de bonne et celle de mauvaise qualité me paraît devoir être expliquée de la manière suivante. Dans la bonne suppuration, la formation du pus marche avec une grande rapidité; car trois ou quatre heures après que l'exsudation s'est faite, elle peut être convertie en pus, quoiqu'il faille parfois deux ou trois jours pour compléter cette conversion. Quand l'exsudation coagulée emprisonne de la manière la plus étroite les parties élémentaires d'un organe, fait pour ainsi dire muraille autour d'elles, et les exclut tant de l'influence des nerfs que de la circulation du sang, la résolution de l'épanchement en pus met fin à cette séquestration; les parties redeviennent libres, et si leur suppuration ne se fait pas trop attendre, aucun tissu n'est frappé de mort. D'ailleurs le pus est une masse dénuée de toutes propriétés délétères, les éléments qui le constituent ayant une ressemblance parfaite avec le plasma du sang. Une suppuration normale est donc incapable de nuire au tissu, qui n'éprouve aucun changement, si ce n'est que le rassemblement du pus en un seul foyer le comprime sur certains points, et qu'à l'ouverture de l'abcès, il subit une diduction de ses parties, une perforation.

Les choses ne se passent pas de même dans les suppurations de mauvaise nature. Là elles suivent presque toujours une marche chronique, et des semaines ou même des mois s'écoulent avant la fonte de l'exsudation. Cette soustraction prolongée à l'influence des nerfs et des vaisseaux capillaires entraîne la mort des tissus normaux, dont les débris sont rejetés au dehors, avec le pus produit. En outre,

les causes dynamiques qui déterminent la formation d'un mauvais pus
agissent simultanément sur les parties constituantes du parenchyme :
les éléments histologiques des tissus sont bien plus aisément détruits
dans la suppuration dyscrasique, dans la disposition à la gangrène,
qu'ils ne le sont dans l'état normal. Enfin, le mauvais pus exerce
fréquemment aussi une action chimique sur son entourage : il contient parfois des acides libres, du carbonate d'ammoniaque et d'autres
substances, qui peuvent agir chimiquement d'une manière nuisible (1). Les suppurations de mauvais caractère se lient par là
immédiatement aux funestes productions pathologiques appelées
tubercules, fongus médullaire, cancer, etc., qui sont l'effroi des
médecins et des malades.

La suppuration a également des connexions intimes avec les formations nouvelles qui ne compromettent pas l'existence, avec le
travail de la régénération, avec la production des bourgeons charnus, objet sur lequel, ainsi que sur le précédent, je reviendrai
plus tard.

Les causes de la formation des cellules granulées sont encore
moins connues que celles de la production du pus. On observe principalement ces cellules dans des organes très complexes, le cerveau,
le poumon, le foie, la rate, l'intérieur de l'œil, la thyroïde, etc.,
et cela dans le cas où la terminaison de l'exsudation est aussi favorable que possible, c'est-à-dire quand la résolution s'accomplit. A
la vérité, elles entraînent aussi, dans le cerveau, par exemple, le
ramollissement du parenchyme. Leur formation paraît être favorisée
par le peu d'abondance de l'exsudation et la lenteur de sa manifestation.

F. Résorption et métastases du pus.

Une résorption du pus ne peut avoir lieu qu'après la fluidification des particules solides qu'il contient. Cette fonte ne s'observe
que très rarement, et à coup sûr elle exige un laps de temps fort
long, attendu que les liquides du corps qui doivent l'opérer ont
généralement une aptitude peu prononcée à dissoudre les corpuscules de pus. Mais il semble quelquefois que la résorption de ce dernier s'accomplisse avec rapidité ; le sérum d'un abcès étant résorbé
tout-à-coup, la fluctuation disparaît, et avec elle tous les signes

____

(1) Suivant Dumas (Comptes-rendus, 1841, t. XIII, p. 141), il peut même
se produire de l'acide cyanhydrique dans la suppuration.

physiques de la présence de l'abcès : les corpuscules qui restent peuvent demeurer intacts pendant fort longtemps, et presque toujours ils ne sont résorbés qu'avec beaucoup de lenteur.

Beaucoup de personnes entendent par résorption du pus sa pénétration dans le système vasculaire. Mais quand on trouve du pus dans les veines ou les lymphatiques, ce n'est pas à travers leurs parois intactes qu'il s'y est insinué : il a pris naissance dans leur intérieur, ou s'y est glissé à la faveur d'ouvertures accidentelles. Le sérum du pus peut seul pénétrer dans les vaisseaux par résorption.

J'ai rapporté plus haut à quatre types morphologiques fondamentaux les globules qui existent essentiellement dans le pus : des corpuscules véritables, tels qu'ils ont été décrits, d'autres anormaux, de forme irrégulière, et privés de noyaux, ou n'en ayant que d'irréguliers, des cellules granulées et des granulations élémentaires. Toutes ces formations diffèrent de celles qui apparaissent dans une exsudation de laquelle proviennent les parties permanentes, ce dont il sera parlé dans le paragraphe suivant. Les globules que d'autres (Henle, Gluge) désignent par l'épithète d'*inflammatoires* me semblent être, les uns des débris de cellules granuleuses détruites, les autres des agrégats de granulations élémentaires, et ce qui me fait trouver inconvenant le nom qu'on leur a donné, c'est que toutes les espèces de pus, et non pas seulement celle-là, peuvent être le produit d'une inflammation. Mais, d'un autre côté, on les voit surgir parfois dans des circonstances où l'on ne peut songer à une inflammation, du moins dans le sens ordinaire et généralement admis du mot.

Valentin (1), et d'autres après lui, distinguent encore des corpuscules proprement dits du pus, ceux d'exsudation, qu'ils disent avoir une couleur plus blanche, et s'adapter les uns aux autres comme des pavés, puis prendre plus tard une couleur jaunâtre, et devenir des corpuscules de pus (en admettant de la graisse dans leur composition ?). Il ne me paraît pas convenable d'assigner un nom particulier aux premiers degrés de développement des corpuscules du pus, et je ne crois pas que, parmi ces derniers, il s'en trouve qui puissent avoir été d'abord des cellules d'une autre espèce, bien manifestement organisées. Autrefois, lorsque j'avais étudié la formation du pus principalement sur des membranes muqueuses, et

(1) *Repertorium*, t. III, p. 173.

à une époque où la portée générale de la formation des cellules commençait à peine à être connue, j'admettais réellement la possibilité que des cellules épithéliales, non parvenues à maturité, et encore en train de se développer, se transformassent en corpuscules de pus; mais aujourd'hui je suis disposé à voir dans la formation du pus un mode particulier de plasticité de l'exsudation, qui se prononce aussitôt après l'apparition des premières molécules appréciables; je crois, en conséquence, qu'une formation qui tend à un autre but ne saurait plus devenir un corpuscule de pus, de même qu'en sens inverse un corpuscule de pus ne peut jamais devenir partie constituante d'un tissu permanent. Cette dernière proposition est pour moi une vérité à l'abri de toute contestation; des millions de corpuscules de pus ont passé sous mes yeux armés d'un microscope, et jamais je n'ai rien vu qui pût faire naître même le soupçon qu'ils pussent se convertir en une autre formation. D'un autre côté, j'ai fort souvent examiné les premières phases du développement des tissus permanents. Là, sans doute, on rencontre des cellules qu'un observateur peu exercé pourrait prendre pour des corpuscules de pus; mais, avec de l'attention, on voit qu'elles en diffèrent d'une manière essentielle, et que, surtout après avoir été traitées par l'acide acétique, elles montrent des noyaux simples, au lieu des noyaux doubles, triples ou quadruples, qui caractérisent ces corpuscules. Je ne saurais croire qu'une pareille cellule puisse jamais, par une métamorphose régressive, se convertir en un globule de pus; les noyaux diffèrent trop pour que cela soit possible, et je ne connais pas un seul cas de noyau d'une cellule qui ait subi une transformation aussi considérable que celle qu'on serait forcé d'admettre en pareil cas. Un exemple pris parmi beaucoup d'autres servira de preuve. Des plaies furent pratiquées simultanément aux parties charnues de deux chiens; au bout de vingt-quatre heures, elles avaient absolument le même aspect; on y voyait peu de liquide, parce que, suivant leur coutume, les animaux les avaient léchées : le liquide contenait des globules de sang, et en outre un très grand nombre de corpuscules arrondis, incolores, d'un diamètre de 1/400 à 1/300 de ligne, plus petits assurément que les corpuscules ordinaires du pus des chiens, mais montrant, lorsqu'on les traitait par l'acide acétique, les mêmes noyaux multiples, doubles, triples ou quadruples, que de ces derniers. Nul doute, par conséquent, que ce ne fussent de jeunes corpuscules du pus. L'un des chiens avait reçu en outre une blessure pénétrante au ventre, par laquelle on avait injecté, dans la cavité péritonéale, environ une once de sulfhydrate ammonique étendu d'eau. L'animal témoigna de vives douleurs durant l'injection, et fut très mal pendant un quart d'heure; mais il se ranima, et lorsqu'on le mit à mort, au bout de quarante-huit heures, il paraissait se très bien porter. L'intestin était couvert en plusieurs endroits d'une exsudation de fibrine coagulée, qui, vue au microscope, était en partie amorphe, en partie garnie de cellules, les unes fusiformes, les autres arrondies (1/200 à 1/100 de ligne), avec des noyaux simples, que l'acide acétique ne changeait pas; ces cellules différaient donc totalement des corpuscules rudimentaires du pus que j'ai décrits plus haut. La plaie abdominale, en grande partie fermée, laissait apercevoir de rares granulations, qui contenaient des corpuscules de pus à noyaux fissiles par l'action de l'acide acétique.

Mais si, comme il ressort de ce fait, les cellules qui surgissent dans l'exsudation sont déjà différentes au moment de leur première apparition, et si celles qui doivent devenir corpuscules du pus se distinguent sur-le-champ de celles qui se développeront en tissus permanents, il ne me paraît pas y avoir la moindre nécessité d'admettre des corpuscules particuliers d'exsudation, et cela d'autant moins qu'on ne saurait assigner aucun caractère propre à les faire distinguer sûrement de toutes les autres cellules primaires. Si, par hasard, on prétendait donner le nom de corpuscules d'exsudation à toutes celles des formations cellu'euses primaires naissant de l'exsudation dont il n'est pas possible de déterminer avec précision la nature, à peu près comme les chimistes appellent extractifs des substances qu'ils ne peuvent ou ne veulent pas étudier avec assez de soin pour en bien connaître la composition, ce ne serait là évidemment qu'un progrès illusoire, et l'on s'exposerait de plus à ce que des observateurs superficiels fussent souvent tentés d'appliquer cette dénomination à toutes les cellules qu'on rencontre dans l'exsudation. Or l'expérience témoigne qu'une telle crainte ne serait pas sans fondement. Elle me paraît suffire à elle seule pour empêcher d'admettre le nom de corpuscules d'exsudation, quand bien même on parviendrait à y attacher un sens précis; si ce n'est point là assez pour faire renoncer à d'anciens noms, c'est assurément plus qu'il n'en faut pour rendre circonspect dans l'adoption de noms nouveaux.

SECTION SECONDE.

Des formations pathologiques solides.

Quoique les formations pathologiques liquides décrites dans la section précédente contiennent déjà en grande quantité des formes différentes, il s'en trouve bien davantage encore dans celles qui sont solides. C'est pourquoi, pour en rendre l'étude plus facile, nous rapporterons ces dernières à deux classes, comprenant, l'une les tissus élémentaires qui se produisent dans l'acte de régénération consécutif à des pertes de substance et dans les hypertrophies, l'autre les formations, plus ou moins complexes, qu'on désigne communément sous le nom de tumeurs, et qui, tantôt offrent les mêmes éléments, seuls ou groupés ensemble, tantôt renferment aussi d'autres éléments particuliers.

I. Production pathologique de tissus élémentaires.

A. *Formations incomplètement organisées.*

A l'ouverture des corps on rencontre très souvent des pseudomorphoses solides qui, sans appartenir à la classe des concrétions, n'offrent cependant au microscope aucune trace d'organisation. On leur donne, suivant les circonstances, des noms très divers, tels qu'exsudation solide, lymphe coagulée, fausses membranes récentes, etc. Ce qui les caractérise, c'est qu'au microscope elles se montrent complétement amorphes (1). Traitées par l'acide acétique, la potasse caustique et l'ammoniaque, elles deviennent plus pâles et transparentes, quelquefois jusqu'au point de disparaître tout-à-fait. Dans certains cas, elles sont mêlées avec des éléments plus ou moins grenus, soit des gouttes ou des granulations de graisse, qui disparaissent par l'action de l'éther, soit des combinaisons de protéine, qui ne montrent aucun vestige de formation de cellules (2). Ces troubles grenus persistent d'ordinaire, sans avoir subi le moindre changement, après que les réactifs précités ont épuisé leur action.

Les pseudomorphoses de ce genre, tantôt couvrent la surface d'organes internes, notamment de parties revêtues d'une membrane séreuse, tantôt sont déposées dans le parenchyme, épaississent le tissu, et donnent lieu ainsi à des hypertrophies incomplètes ou à des tumeurs. Elles ont toujours un aspect lardacé. Sous le point de

(1) *Icones*, pl. II, fig. 1; pl. IV, fig. 1.
(2) *Icones*, pl. II, fig. 5 et 7.

vue chimique elles se comportent comme des combinaisons de protéine (fibrine), avec plus ou moins de graisse, et imbibées d'une plus ou moins grande quantité de sérum. Constamment elles naissent de l'hydropisie fibrineuse, dont la fibrine est coagulée, et l'on doit les considérer comme des cytoblastèmes solides, dont le développement a été arrêté par la mort de l'organisme qui les portait : si celui-ci avait vécu plus longtemps, elles se seraient converties en nouveaux produits très variés, selon les circonstances, en concrétions, tissu cellulaire, tissu fibreux, pus, tumeurs bénignes ou malignes ; ou bien elles auraient été résorbées. Il paraît inutile de citer d'autres exemples que ceux qui sont consignés dans mes *Icones*, attendu que ces pseudomorphoses sont extrêmement communes, et qu'on les rencontre dans toutes les parties du corps sans exception qui, possédant des vaisseaux, peuvent être affectées d'hydropisie fibrineuse. Il arrive fort souvent, lorsqu'elles forment des tumeurs isolées, qu'on les prend pour des tubercules, et une bonne moitié des productions désignées sous ce dernier nom doit être rangée ici, particularité qui mérite de fixer l'attention, et sur laquelle il m'arrivera plus d'une fois de revenir. C'est surtout chez les animaux qu'on les rencontre, dans les organes les plus divers. Quant à la question oiseuse de savoir si elles sont toujours le produit de l'inflammation, *voy.* le chapitre consacré à l'anatomie pathologique de cette dernière.

B. *Formation accidentelle de tissu cellulaire.*

Un développement de tissu cellulaire est un des phénomènes les plus ordinaires de la formation de tissus accidentels. On observe ce tissu de nouvelle formation, sous la forme de régénération, après une perte de substance, sous celle de cicatrice, sous celle de l'hypertrophie des parties qui déjà naturellement sont composées surtout de tissu cellulaire, sous celles de tumeurs spéciales, en un mot dans les conditions les plus variées. Comme le tissu cellulaire entre dans presque tous les organes et fait partie intégrante de la plupart des parties du corps, la fréquence de son développement pathologique s'explique sans peine par la loi de l'analogie de formation, lorsque, en vertu d'une cause quelconque, une sécrétion plus abondante de blastème a lieu dans un point de l'économie (1).

(1) *Physiologie pathologique*, Paris, 1845, t. II, p. 62, et Atlas, pl. XII et XIII.

Le cytoblastème de ce tissu est tantôt liquide, tantôt solide. Il naît d'un cytoblastème liquide dans le cas de guérison des plaies par suppuration, dans les bourgeons charnus, dans les hypertrophies graduelles de parties principalement formées de tissu cellulaire, dans les verrues pédiculées, les condylômes, etc. Ici sa formation s'accomplit peu à peu, et elle est entretenue par une sécrétion plus abondante et prolongée de plasma du sang (liquide nourricier), qui elle-même doit naissance à une irritation inflammatoire, pour employer le langage reçu. La formation du tissu cellulaire, et avec elle l'accroissement de l'hypertrophie, durent aussi longtemps que la sécrétion des matériaux plastiques demeure plus abondante; elles semblent donc illimitées, du moins *potentiâ*, ce qui fait que les formations qui en résultent, comme les condylômes, les verrues, les chairs luxuriantes d'une plaie, acquièrent souvent un volume considérable (1).

D'un autre côté, du tissu cellulaire se forme très fréquemment aux dépens d'un cytoblastème solide. Dans ce cas, les matériaux plastiques sont toujours fournis par la fibrine coagulée de l'hydropisie fibrineuse. C'est ce qui arrive dans les fausses membranes développées à la surface des membranes séreuses, du péricarde, de la plèvre, du péritoine, ou après l'induration inflammatoire du tissu cellulaire sous-cutané, etc. Ici, la pseudomorphose se borne généralement à la conversion de la fibrine exsudée et coagulée; elle cesse dès que cette dernière est métamorphosée tout entière en tissu cellulaire.

Morphologie du développement. On sait que le tissu cellulaire normal est composé de filaments déliés et hyalins, qui ont 1/2000 à 1/1000 de ligne de diamètre. Le tissu cellulaire pathologique se trouve dans le même cas. Mais, comme dans les formations pathologiques, en général, de même ici le produit est souvent moins parfait que dans l'état normal; les fibres ne sont pas aussi distinctement séparées les unes des autres, elles sont encore plus ou moins confondues avec un cytoblastème amorphe; leur disposition en grand, leur distribution en faisceaux, ne sont pas aussi régulières que dans le tissu normal. Cela arrive d'autant mieux que la formation est plus récente; les formations pathologiques fort anciennes,

____

(1) Un cas d'hypertrophie du pénis, décrit dans mes Icones, p. 11 et 109, fournit un exemple intéressant de formation pathologique de tissu cellulaire qui persista pendant plusieurs années.

comme les adhérences, les faux ligaments, etc., ne diffèrent ordinairement de ce dernier sous aucun rapport. Les fibres que Henle a décrites sous le nom de fibres de noyaux, et qui ont pour caractère leur insolubilité dans l'acide acétique, se rencontrent fréquemment aussi, en plus ou moins grande abondance, dans le tissu cellulaire accidentel.

Les phénomènes qui accompagnent le développement sont les mêmes pour le tissu cellulaire accidentel et pour le tissu cellulaire normal. Les fibres procèdent d'une formation celluleuse plus ou moins distincte. Dans le premier cas, il se produit, au sein du cytoblastème, des cellules primaires à noyau, qui s'allongent de deux côtés, deviennent fusiformes, et souvent même s'accolent ensemble par leurs extrémités, ce qui donne naissance à de longues fibres variqueuses (1). De ces fibres allongées proviennent les fibres de tissu cellulaire, soit qu'une cellule se transforme en une fibre unique (2), soit que chaque fibre produise un faisceau de fibres par épaississement en forme de crête, par stricture ou par scission (3). Dans d'autres cas, l'opération est beaucoup moins visible, et s'écarte davantage du type cellulaire. Au milieu d'un cytoblastème fort pâle, gélatineux, ou parfois mêlé de granulations élémentaires, on aperçoit souvent des noyaux de cellules rangés en séries longitudinales régulières, sans qu'ils soient entourés de parois membraneuses perceptibles (4), et de ce blastème incomplètement converti en cellules, naissent immédiatement les fibres. Il est des circonstances où les cellules, quoique bien délimitées, sont fort irrégulières et latéralement confondues les unes avec les autres (5). Quelquefois il se développe des cellules irrégulières, en apparence dépourvues de noyaux, mais dans lesquelles ceux-ci sont seulement cachés et deviennent évidents sous l'influence de l'acide acétique. Les noyaux ont ordinairement des nucléoles ; cependant ils semblent en être quelquefois dépourvus. De ces faits il découle qu'idéalement le tissu cellulaire accidentel suit bien le type cellulaire, mais qu'en réalité ce type s'efface à certains égards, et qu'il paraît même pouvoir

---

(1) *Icones*, pl. I, fig. 14 ; pl. IV. fig. 2, C ; fig. 8, a ; fig. 4, B ; pl. VII, fig. 7, B, F. fig. 9. D ; pl. XIV, fig. 7 ; pl. XXVI, fig. 13.

(2) *Icones*, pl. VII, fig. 1, D ; fig. 9. D.

(3) *Icones*, pl. IV. fig. 2, D ; fig. 4, b, c ; pl. VII, fig. 9, C.

(4) *Icones*, pl. IV. fig. 2, A ; pl. VII, fig 7, C.

(5) *Icones*, pl. IV, fig. 2, B.

manquer. C'est ce qui explique la manière diverse dont les auteurs dépeignent la formation de ce tissu, auquel Schwann, par exemple, assigne pour type la production normale, et Henle la production incomplète de cellules. La formation cellulaire disparaît même parfois si complétement, que l'observation la plus attentive ne peut faire apercevoir aucune trace de noyaux ni de cellules, et que les fibres de tissu cellulaire semblent procéder immédiatement d'un cytoblastème solide et amorphe. Mais il faut bien se garder de prendre pour des fibres déjà formées de tissu cellulaire les stries vagues que montre parfois la fibrine coagulée et non encore développée (1). Quant aux fibres de noyaux qu'on rencontre çà et là dans les cas de formation accidentelle de tissu cellulaire, qui se font remarquer par leur épaisseur plus considérable, leur flexuosité ordinairement plus marquée, parfois même leur disposition en spirale, et qui se montrent quelquefois dichotomiquement ramifiées, elles diffèrent du tissu cellulaire proprement dit par leur insolubilité dans l'acide acétique, et se rapprochent du tissu élastique. Je n'ose décider si elles sont dues à l'allongement et à la fusion des noyaux de cellules, comme le croit Henle, ou si elles constituent une formation étrangère au tissu cellulaire, qui se glisse entre les éléments de ce dernier.

Les cas relatés dans mes *Icones* viennent à l'appui de tout ce que j'avance. Mais je possède en outre plus de cinquante observations sur le développement pathologique du tissu cellulaire, recueillies soit dans des cadavres humains, soit chez des animaux, à la suite de plaies, de sections sous-cutanées des tendons, etc. Toutes ont donné les résultats dont j'ai tracé le tableau. Je ne suis point parvenu à découvrir une loi générale à laquelle on puisse attribuer que la formation de cellules qui accompagne le développement est tantôt évidente et tantôt obscure.

Phénomènes chimiques du développement. Le tissu cellulaire, parvenu au dernier terme de son développement, est composé d'une substance qui donne de la colle, et son cytoblastème l'est de fibrine, comme on peut le démontrer d'une manière positive dans le cas où ce tissu provient d'une exsudation de fibrine coagulée. Mais la fibrine et la colle diffèrent l'une de l'autre, tant par leurs propriétés que par leur constitution élémentaire. Le changement morphologique qui signale le développement du tissu cellulaire doit donc être ac-

____

(1) *Icones*, pl. III, fig. 5 et 6.

compagné d'un changement chimique du blastème. Ce changement se manifeste dès l'apparition des noyaux, qui se comportent avec les réactifs autrement que ne font les parois des cellules. De cette seule circonstance il suit déjà que la métamorphose chimique n'est pas soudaine, qu'elle s'accomplit peu à peu. On peut tirer la même conclusion de ce que le tissu cellulaire jeune et non à maturité ne donne point encore de colle, tant celui du fœtus (Schwann) que celui des bourgeons charnus (G. Simon, Gueterbock). Soumis à l'ébullition dans ces divers cas, il a fourni un liquide qui, après avoir été filtré, montrait les réactions de la pyine. Il m'est arrivé fort souvent, en examinant du tissu cellulaire accidentel ou encore en train de se développer, de trouver un liquide que l'acide acétique coagulait, et qui, par conséquent, se comportait, sous ce rapport, comme la pyine. On pourrait donc admettre qu'une partie des éléments de la fibrine produit de la pyine, tandis qu'une autre fournie de la colle. Mais les propriétés chimiques de la pyine sont trop peu connues jusqu'à présent pour qu'on puisse hasarder à cet égard autre chose que de pures conjectures (1).

Le tissu fibreux qui, sous le point de vue histologique, ressemble au tissu cellulaire, ne diffère pas non plus de ce dernier, quant à son mode de formation, quand il vient à se développer par suite d'un travail pathologique.

Le temps nécessaire à la formation du tissu cellulaire ne saurait être déterminé avec précision. Il est plus long que celui qu'exige la production du pus, mais assez court proportionnellement à celui que semblent demander d'autres produits organisés. Je me crois autorisé à conclure d'observations répétées que dès le quatrième ou cinquième jour de l'apparition d'un cytoblastème, on peut y décou-

---

(1) La colle, dont la constitution élémentaire est sans doute identique avec celle du tissu cellulaire, se compose, d'après Muller, de carbone 50,4, hydrogène 6,3, azote 18,0, oxygène 25,3, et la fibrine, suivant le même, de carbone 54,6, hydrogène 6,9, azote 15,7, oxygène 22,1, avec 0,7 de soufre et de phosphore. La fibrine, quand elle se transforme en colle, devrait donc perdre du carbone et de l'hydrogène et admettre un surcroît d'oxygène, en considérant l'azote comme invariable; ou bien il faudrait qu'elle perdît de l'azote et de l'oxygène, et qu'elle acquît du carbone et de l'hydrogène. Toutes les tentatives ayant pour but d'approfondir ce changement par le calcul doivent échouer aujourd'hui, et ne peuvent conduire qu'à un vain jeu de formules, qui semblent exactes sans l'être réellement. Nous connaissons trop peu la vraie composition chimique des deux substances, notamment leur poids anatomique, pour que de pareils essais donnent un bon résultat.

vrir des fibres de tissu cellulaire ; mais il paraît qu'une semaine au moins, ou même plusieurs semaines, sont indispensables pour la formation de masses un peu considérables de ce tissu.

Voilà tout ce que j'avais à dire ici sur ces diverses formations pathologiques. Il me paraît inutile d'insister sur les modifications, qui sont très nombreuses, et dont j'aurai d'ailleurs dans la suite plus d'une occasion de parler.

C. *Formation accidentelle de sang et de vaisseaux.*

Le développement accidentel de vaisseaux charriant du sang est un phénomène très fréquent, qu'on observe dans les bourgeons charnus et les fausses membranes, dans beaucoup d'hypertrophies et de tumeurs, dans la régénération de parties perdues. Toutefois, ce que nous savons sur les phénomènes particuliers de cette production est encore plein de lacunes, d'autant plus que nous n'avons même point encore de notions complètes sur la formation normale des vaisseaux sanguins chez l'embryon.

On a longtemps disputé pour savoir si les vaisseaux nouveaux doivent naissance à l'allongement, à la croissance des anciens, ou s'ils peuvent se former indépendamment de ceux-ci (1). Je crois pouvoir affirmer, d'après plusieurs faits, que de nouveaux vaisseaux naissent immédiatement dans le blastème, qu'ils ne se mettent qu'ensuite en communication avec les vaisseaux normaux, que ce n'est même pas là le cas le plus ordinaire, et que non seulement les parois vasculaires, mais encore leur contenu, le sang, peuvent se produire accidentellement de cette manière. Mon opinion a pour elle et ce qui arrive chez l'embryon, où du sang et des vaisseaux proviennent du cytoblastème général, et l'observation directe ; car il arrive souvent qu'au milieu d'une substance de formation nouvelle (exsudation inflammatoire ou autre), on découvre des amas de corpuscules du sang entourés de parois qui n'ont aucune connexion avec celles des vaisseaux normaux. A la vérité, on peut aisément être induit en erreur par cette circonstance, que beaucoup d'exsudations contiennent du sang extravasé ; mais au moins reste-t-il toujours un certain nombre de cas dans lesquels l'observateur attentif ne saurait être dupe d'une pareille illusion.

Mes observations me portent à penser que les choses se passent

(1) *Comp.* HASSE, *Anat. pathol.*, t. I, p. 247.

de la manière suivante (1). Dans un blastème amorphe surgissent des points rouges, ordinairement assez gros pour être perceptibles à l'œil nu. En les examinant au microscope, on voit que ce sont des amas de globules du sang, de volumes divers, la plupart incomplétement arrondis et privés de la dépression qui les caractérise plus tard ; cependant ils ont déjà, en général, des contours bien arrêtés et une couleur manifestement jaune-rougeâtre. Leur diamètre est d'ordinaire un peu inférieur à celui des globules normaux (1/600 à 1/450 de ligne). Jamais, dans les formations pathologiques, je ne les ai vus plus gros que ce dernier, comme ils le sont chez l'embryon à l'époque de l'apparition du sang. L'eau et l'acide acétique les dissolvent ; ils ne montrent pas de noyaux. Les amas de ces globules ne sont point d'abord séparés par des limites bien tranchées, et ils semblent se confondre, sur les bords, avec l'exsudation environnante. Leur forme est indéterminée, arrondie, allongée, annulaire. Plus tard seulement ils se détachent du parenchyme, se ramifient, et acquièrent des contours nets, quoiqu'on n'y découvre pas encore de paroi vasculaire proprement dite (2). Celle-ci ne se produit vraisemblablement qu'à une époque plus éloignée, lorsque, obéissant aux lois générales de la formation organique, du tissu cellulaire, du tissu musculaire et des formations épithéliales viennent s'appliquer autour des masses rameuses de sang. Une fois la formation de vaisseaux accidentels achevée, ceux-ci offrent une paroi bien limitée (3); l'acide acétique y met même à découvert des noyaux de cellules régulièrement arrangés, qui appartiennent évidemment aux parois vasculaires, et qui correspondent aux formations celluleuses dans les différentes couches de celles-ci (4). Les vaisseaux accidentels parachevés entrent plus ou moins promptement en communication avec les vaisseaux normaux de leur voisinage, et prennent alors part à la circulation générale ; avant cette époque, le sang qu'ils contiennent est liquide, mais ne se meut point.

Les vaisseaux dont j'ai observé la formation pathologique étaient tous plus gros que des capillaires ; ils ne provenaient pas de cellules, comme Schwann conjecture que les capillaires le font ; mais ils ne se produisaient pas non plus dans des espaces intercellulaires, car

(1) *Icones*, pl. V, fig. 1-4.
(2) *Icones*, pl. V, fig. 4.
(3) *Icones*, pl. V, fig. 5.
(4) *Icones*, pl. XVIII, fig. 9.

la formation du sang est toujours très précoce, antérieure à celle de toute autre production celluleuse, même à celle du tissu cellulaire. Toutefois, il n'est pas sans vraisemblance que, dans la formation de vaisseaux capillaires, quand elle a lieu, les choses se passent comme l'a représenté Schwann (1), c'est-à-dire qu'il apparaît d'abord des cellules ramifiées, qui contiennent du sang, et qui plus tard donnent lieu à un réseau vasculaire en s'abouchant les unes dans les autres, de sorte que les parois des cellules qui entourent primitivement le sang deviendraient celles des capillaires subséquents.

Quand on suppose que la formation de vaisseaux accidentels a pour point de départ les vaisseaux déjà existants, on peut concevoir la chose de deux manières. Ou les vaisseaux se déchirent, et laissent échapper du sang, qui se creuse, dans le cytoblastème, des espèces de rigoles, autour desquelles naissent ensuite des parois vasculaires. Beaucoup d'arguments surgissent contre cette hypothèse; car on a de la peine à comprendre pourquoi le sang épanché dans le cytoblastème ne se répandrait pas de tous côtés, et se fraierait seulement certaines voies ramifiées régulières, qui finiraient par entrer en connexion avec d'autres vaisseaux normaux. Mais rien ne semble empêcher d'admettre que des parois se forment autour des masses de sang extravasé, de même qu'autour de formations nouvelles. Ce qu'il y a de certain seulement, c'est que tout le sang extravasé ne donne pas lieu ainsi à une production accidentelle de vaisseaux, qu'il peut subir beaucoup d'autres modifications, comme je l'ai déjà dit, et comme je le ferai voir souvent dans la suite. D'un autre côté, on peut se figurer que les vaisseaux normaux produisent, d'après la loi de l'analogie de formation, des parois vasculaires nouvelles, d'abord creuses, qui plus tard entrent en communication avec celles des vaisseaux préexistants, dont elles reçoivent du sang. La seule différence entre cette hypothèse et la précédente consisterait en ce que, suivant elle, les vaisseaux se produiraient sans leur contenu normal (le sang). A l'avenir, il est réservé de décider si quelque chose de semblable a lieu réellement.

Quelles sont les causes des formations nouvelles de sang et de vaisseaux ? On peut supposer que la loi d'analogie de formation joue ici un rôle, l'influence des vaisseaux normaux sur l'exsudation

____

(1) *Mikroskop. Untersuchungen*, pl. IV, fig. 12.

déterminant l'acte à entrer en exercice. En effet, les formations accidentelles de vaisseaux se voient le plus souvent non seulement dans les parties qui ont un système vasculaire très développé, la peau, par exemple, mais encore dans les circonstances où les vaisseaux normaux sont gorgés de sang et atteints d'hypérémie, comme dans les bourgeons charnus. Nous sommes obligés de négliger pour le moment la question de savoir si le sang extravasé favorise la formation de nouveaux vaisseaux ; ce qu'il y a de certain, c'est qu'un voile épais couvre encore presque entièrement les causes réelles du phénomène.

Quelquefois la formation de nouveaux vaisseaux n'est qu'apparente ; elle tient à la dilatation de capillaires, jusqu'alors invisibles, qui admettent davantage de sang, et par là deviennent accessibles à l'œil nu. C'est ce qui arrive dans les hypérémies de la plupart des parties du corps, spécialement celles qui avoisinent la surface du corps et qu'on peut observer pendant la vie, comme la conjonctive oculaire.

Le temps nécessaire à la reproduction accidentelle du sang et des vaisseaux paraît être fort court, en proportion de celui qu'exige le développement d'autres formations nouvelles. J'ai vu du sang dans une exsudation moins de quarante-huit heures après son épanchement. Home a observé de nombreux vaisseaux qui s'étaient produits en vingt-neuf heures. Mais ordinairement le travail exige un laps de temps bien plus long.

Les phénomènes chimiques qui s'accomplissent alors ne sont connus que d'une manière fort imparfaite. Nul doute qu'ils ne soient les mêmes que dans les formations de tissu cellulaire, de tissu élastique et de tissu musculaire simple, c'est-à-dire que les combinaisons de protéine du cytoblastème deviennent une substance donnant de la colle et autres matières dont nous ne connaissons pas encore bien la constitution chimique. Quant à la formation du plasma du sang aux dépens du liquide exsudé, il n'y a pas la moindre difficulté pour l'expliquer, puisque les deux liquides sont identiques. La conversion des combinaisons de protéine de l'exsudation en globuline des corpuscules du sang, se conçoit aisément aussi, quoique nous ne puissions pas l'imiter. Mais la formation de l'hématine est tout aussi obscure que dans la production normale du sang.

D. *Formation accidentelle d'épithélium et d'épiderme.*

L'épiderme et la plupart des épithéliums, notamment l'épithélium pavimenteux, dont plusieurs couches sont superposées l'une à l'autre, ont déjà, dans l'état normal, cela de particulier que continuellement ils se détachent du corps par l'une de leurs faces et se reproduisent par l'autre. Du côté qui regarde la peau ou la membrane muqueuse, il se produit sans cesse de nouvelles cellules, qui naissent d'un blastème fourni par les vaisseaux de la membrane sous-jacente : ces cellules se développent peu à peu, subissent les changements connus, et, après avoir atteint la surface, sont ou rejetées en dehors, ou usées peu à peu par le frottement.

Le même phénomène a lieu quand ces parties ont été détruites par un travail pathologique et qu'ensuite elles se reproduisent, cas qui, ainsi que les précédents, nous donnent un des exemples les plus communs de formation accidentelle. Tant qu'il y a alors irritation inflammatoire, le cytoblastème fourni par les vaisseaux de la membrane sous-jacente se convertit en pus ; mais, à mesure que cette irritation diminue, la suppuration diminue, et fait place à une formation de cellules épidermiques ou épithéliales, qui parcourent les mêmes phases absolument que celles qu'on observe pendant leur production normale. La même chose a lieu quand les épithéliums ou l'épiderme s'épaississent, ou quand des épithéliums se forment pathologiquement sur des points où il n'en existe pas dans l'état normal, par exemple dans les tumeurs enkystées, dont la face interne en est ordinairement tapissée.

Les phénomènes chimiques du développement, dans tous ces cas, sont, comme les phénomènes morphologiques, tout-à-fait semblables à ceux qui signalent l'état normal.

E. *Formation des bourgeons charnus.*

La formation du tissu cellulaire, celle des vaisseaux et celle de l'épithélium viennent d'être étudiées dans leurs phénomènes élémentaires, comme autant d'actes isolés. Mais il arrive souvent que ces diverses formations s'associent ensemble, et qu'ordinairement de concert avec celle du pus, elles s'accomplissent sur un même point de l'organisme, aux dépens d'un même cytoblastème. C'est ce qui a lieu lors de la formation des bourgeons charnus (1). Ceux-

(1) Comp. HENLE, dans le *Journal* de Hufeland, t. LXXXVI, p. 56. — TRAVERS, *On inflammation*, Londres, 1844. — H. LEBERT, *Physiologie pathologique*, Paris, 1845, t. I. — Gueterbock et la plupart des auteurs qui ont

ci se voient au milieu des circonstances les plus variées, dans les plaies qui suppurent, à la surface des membranes séreuses, dans les abcès, les fistules, etc. Le travail qui leur donne naissance consiste, comme je viens de le dire, en ce que, d'un blastème solide, ou plus souvent liquide, proviennent simultanément du tissu cellulaire, des vaisseaux et du pus. Suivant que l'une ou l'autre de ces productions prédomine, et suivant les divers degrés de développement qu'elles atteignent, les caractères physiques et histologiques des bourgeons varient beaucoup. Ils sont d'un rouge vif quand la formation de vaisseaux a le dessus, pâles lorsque les vaisseaux s'y montrent en petite quantité, fermes quand le tissu cellulaire l'emporte sur les autres, lardacés tant que le blastème demeure amorphe, mous et spongieux lorsqu'ils renferment beaucoup de corpuscules de pus. C'est pourquoi le microscope y fait apercevoir tantôt de nombreux globules de sang, car les parois des vaisseaux sont rarement perceptibles, bien qu'elles le deviennent quelquefois par l'addition de l'acide acétique, tantôt beaucoup de corpuscules du pus, ici une masse presque amorphe, là du tissu cellulaire plus ou moins avancé dans sa formation, ou même déjà complétement développé, ailleurs enfin un mélange uniforme de tous ces éléments. En général, ils contiennent un liquide que l'acide acétique coagule (pyine?)

Les bourgeons charnus représentent un état transitoire; c'est une formation nouvelle en train de s'accomplir. A mesure que celle-ci fait des progrès, la production du pus diminue, le cytoblastème se convertit de plus en plus en tissu cellulaire, en vaisseaux, parfois aussi en d'autres éléments de tissu (substance cartilagineuse, substance osseuse, fibres musculaires simples, etc.), et les bourgeons finissent par devenir une formation nouvelle solide. Quand ils se produisent aux surfaces libres du corps, externes ou internes, ils se couvrent en dernier lieu de formations épidermoïdes ou épithéliales; mais, arrivés à ce terme, ils perdent le nom de bourgeons charnus, et prennent d'autres dénominations relatives au rôle qu'ils jouent ultérieurement (1).

écrit sur l'inflammation, J. Hunter (*OEuvres complètes*, trad. de l'anglais, par G. Richelot, Paris, 1843, t. III, p. 309 et suiv.). Jean Thomson (*Traité médico-chirurgical de l'inflammation*, Paris, 1828, in-8), Allen Thomson, Kaltenbrunner, etc. Liston a décrit les vaisseaux des bourgeons charnus, et en a donné des figures instructives (*Med.-chir. Trans.*, 1840, p. 85, pl. I).

(1) J'ai donné des figures histologiques de bourgeons charnus dans mes

F. *Formation accidentelle de graisse et de tissu adipeux.*

A l'état normal, le corps contient déjà de la graisse présentant des aspects très différents : elle constitue le tissu adipeux, c'est-à-dire un amas de cellules dont la paroi amorphe la renferme à l'état liquide ; on la trouve dans beaucoup de liquides, à l'état de gouttelettes ou de petits grains, qui sont ordinairement fort petits ; elle peut aussi être dissoute, ou imbiber les tissus.

Des différences aussi nombreuses, plus même encore, ont lieu à l'égard de celle dont la production résulte d'un travail pathologique, ce qui arrive assez fréquemment. On voit alors tantôt un tissu adipeux n'offrant rien d'anormal, mais accidentel (dans ce qu'on nomme polysarcie), ou un tissu adipeux anormal, comme dans la dégénérescence graisseuse de certains organes, par exemple des muscles, des reins, etc., ou des tumeurs, constituées soit par du tissu adipeux seul, comme le lipôme, soit par une association de ce tissu avec le tissu cellulaire, comme le stéatôme. Toutes ces formations ont pour caractère que la graisse est renfermée dans des cellules propres, plus ou moins semblables à celles du tissu adipeux normal (1). Ces cellules adipeuses contiennent quelquefois, surtout après le refroidissement, des dépôts cristallins de margarine (2). Ailleurs, la graisse accidentellement produite apparaît libre, sous la forme de gouttes plus ou moins volumineuses, mais d'ordinaire si petites qu'on ne les découvre qu'au microscope, et qu'on ne les reconnaît qu'à la manière particulière dont elles réfractent la lumière, ainsi qu'à leur solubilité dans l'éther. Elles sont tantôt libres parmi d'autres éléments histologiques, par exemple au milieu des cellules hépatiques dans certaines formes de la dégénérescence graisseuse du foie (3), entre les tuniques des vaisseaux

Icones, pl. XIV, fig. 7, et pl. XXVI, fig. 12 et 13. — Comme la plupart du temps les bourgeons charnus contiennent des vaisseaux, et qu'ils sont ordinairement dans un état d'hypérémie ayant pour conséquence un épanchement de liquide chargé de fibrine, ce sont eux-mêmes en général qui fournissent le cytoblastème nécessaire à leur développement ultérieur. Et comme une partie de ce blastème se transforme en pus, on conçoit ainsi pourquoi les bourgeons charnus sont des organes sécrétoires de pus ; mais la formation du pus ne se lie pas nécessairement à leur présence.

(1) *Icones*, pl. VII, fig. 1 ; pl. XXII, fig. 1, 10, 12.

(2) *Icones*, pl. II, fig. 3 ; pl. XXII, fig. 1.

(3) *Icones*, pl. XX, fig. 6.

oblitérés (1), ou dans la substance du fongus médullaire ; tantôt libres dans des liquides, le sang, le pus, etc. ; parfois enfin renfermées dans des cellules, comme, entre autres, dans les cellules hépatiques (2). Lorsqu'au lieu d'être réunie en gouttes distinctes, la graisse pénètre et imbibe les tissus des parties du corps, le microscope n'a point de prise sur elle, et les réactifs chimiques peuvent seuls la faire reconnaître. Quant aux dépôts de graisse en grains, on les rencontre dans les mêmes circonstances que ceux de gouttelettes, ordinairement mêlés avec ces dernières, dont ils ne diffèrent que parce qu'ils sont composés, non, comme eux, de graisse liquide (élaïne), mais de graisses solides (margarine, cholestérine, séroline ?). Les grains de graisse sont, pour la plupart, petits (granulations élémentaires), tantôt isolés, tantôt groupés en amas (certaines espèces de corpuscules d'agrégation et de cellules granulées), souvent déposés en très grand nombre. Il ne faut pas les confondre avec les granulations élémentaires, formées de combinaisons de protéine, qu'on rencontre dans des circonstances analogues, mais qui diffèrent d'eux par leur insolubilité dans l'éther. Certains dépôts de graisse sont cristallisés ; ils constituent les cristaux aciculaires de margarine et d'acide margarique, qu'on trouve parfois réunis en espèces de pinceaux ou en étoiles (3), et les tables rhomboédriques de cholestérine (4). Les dépôts pathologiques de graisse font le passage des formations accidentelles organisées à celles qui ne le sont pas ; si l'on ne peut refuser une véritable organisation au tissu adipeux de formation nouvelle, les dépôts cristallins de graisse tiennent immédiatement aux concrétions (5).

Les causes, les phénomènes morphologiques et les phénomènes chimiques du développement varient autant que les formations comprises dans ce paragraphe. La question de savoir quelles sont les causes des productions accidentelles de graisse se rattache à la théorie encore fort obscure de la nutrition ; car ici se présente tout

(1) *Icones*, pl. XXII, fig. 9.
(2) *Icones*, pl. I, fig. 9 ; pl. XX, fig. 7, 8.
(3) *Icones*, pl. II, fig. 3 ; pl. XX, fig. 3, 4 ; pl. XXIV, fig. 10.
(4) Pl. II, fig. 1 ; pl. XXII, fig. 7.
(5) Les formations que Valentin (*Repertorium*, 1837, p. 265) et Gerber (*Handbuch der allgemeinen Anatomie*, p. 73) ont décrites comme des lamelles cornées cristallines sont sans doute des cristaux de cholestérine ; on doit probablement en dire autant des cristaux en tables carrées que Gluge a décrits et figurés en plusieurs endroits.

d'abord l'hypothèse suivant laquelle la graisse proviendrait des aliments, hypothèse qui occupe tant les physiologistes, mais que je laisse de côté parce qu'on ne voit actuellement aucun moyen de l'établir d'une manière satisfaisante. Très probablement, dans tous les cas où il se produit des formations graisseuses, non seulement le cytoblastème de celles-ci existait déjà d'avance, mais même le sang, d'où il émane, était plus riche en graisse. En effet, beaucoup de blastèmes encore amorphes nous offrent des dépôts de gouttelettes et de grains de graisse; si ces graisses demeurent, tandis que le reste du blastème disparaît, soit par l'absorption, soit en s'organisant, il s'établit des amas graisseux pathologiques, qui cristallisent. Je n'examinerai point ici si les combinaisons de protéine ou d'autres parties constituantes des exsudations peuvent aussi donner naissance à de la graisse, par le fait de certaines métamorphoses chimiques qu'elles subiraient; je ne rechercherai pas non plus si, dans quelques circonstances, un plasma entièrement ou en grande partie formé de graisse peut émaner du sang, en d'autres termes si les vaisseaux peuvent sécréter immédiatement de la graisse. Si ce dernier cas avait lieu, la formation de la graisse serait naturellement bien plus simple encore et plus facile à expliquer. Ce qu'il y a de sûr, c'est que quelquefois la graisse est réellement sécrétée par des organes sécrétoires accidentels, de même que, dans l'état normal, elle l'est par les glandes sébacées de la peau, par les glandes cérumineuses; c'est ce qui arrive, par exemple, dans certaines espèces de tumeurs enkystées.

Nous ne savons rien de certain non plus sur le développement des formations graisseuses organisées, et nous ignorons même comment s'accomplit la formation normale du tissu adipeux. On peut concevoir que d'un blastème plus ou moins analogue au plasma du sang, se produisent, d'après les lois de la théorie cellulaire, des cellules qui, plus tard, s'emplissent de graisse, ou qu'autour des gouttes de graisse naissent secondairement des parois membraneuses, cas auquel s'appliquerait ce qu'Ascherson a dit de la formation des membranes appelées par lui *haptogènes* (1). Mais je ne connais aucun cas qui donne plus de vraisemblance à l'une de ces hypothèses qu'aux autres. La loi de l'analogie de formation paraît jouer ici un rôle, en ce sens que des cellules adipeuses pathologiques

(1) MULLER, *Archiv*, 1840, p. 11.

se forment le plus fréquemment sur les points où déjà , dans l'état normal, il existe des amas de graisse , comme nous le verrons quand il sera question des tumeurs graisseuses.

La composition chimique de la graisse accidentelle est la même que celle de la graisse normale. L'élaïne prédomine dans les formations graisseuses liquides, la margarine et la cholestérine dans les autres. On trouve quelquefois une petite quantité de butyrine , reconnaissable à l'odeur particulière d'acide butyrique qu'elle exhale en rancissant. On ne sait pas si l'état pathologique offre jamais soit la séroline , soit les autres substances grasses du cerveau et du système nerveux , qui d'ailleurs ont besoin encore d'être plus amplement étudiées (1).

G. *Formation accidentelle de tissu musculaire.*

On sait que , dans l'état normal , les muscles se partagent en deux classes, suivant qu'ils sont formés de fibres simples , non striées en travers , ou de faisceaux primitifs garnis de stries transversales. La même chose a lieu pour la substance musculaire qui doit sa production à un travail pathologique.

1° Muscles à faisceaux primitifs striés en travers.

Cette classe comprend, dans l'état normal , les muscles du tronc, de la tête et des membres qui obéissent aux ordres de la volonté, et la substance musculaire du cœur (2). Nul doute que de la substance musculaire analogue ne puisse se produire accidentellement ; mais le travail pathologique qui y donne lieu ne saurait être observé d'une manière directe, et on n'en connaît que le résultat. La formation nouvelle consiste toujours en une hypertrophie de la substance musculaire déjà existante , et elle s'accomplit plus fréquemment au cœur que dans d'autres muscles. Le volume du muscle qui en a été le siége paraît accru , sans que les faisceaux primitifs aient acquis plus d'épaisseur, d'où l'on doit conclure que leur nombre s'est augmenté, c'est-à-dire qu'il s'en est formé de nouveaux au milieu des anciens. Cette formation nouvelle est la suite tantôt d'un véritable travail pathologique, comme dans les hypertrophies du cœur, tantôt d'un accroissement normal de la nutrition, comme quand l'exercice accroît le volume et le nombre des fais-

(1) HENLE, *Traité d'anatomie générale.* Paris, 1841, t. I, p. 105.
(2) *Idem*, pl. XXII, fig. 11 et 12.

ceaux primaires d'un muscle. Il s'agit ici d'un de ces cas dans lesquels on ne saurait établir de démarcation tranchée entre l'état normal et l'état pathologique, et où l'on voit parfaitement ressortir ce que nos classifications ont d'arbitraire et de forcé. Le phénomène s'accomplit en vertu de la loi d'analogie de formation, et le cytoblastème est sans nul doute le liquide nourricier général qui, pendant un certain laps de temps, se trouve sécrété en plus grande abondance que de coutume. Les faisceaux musculaires ainsi produits ressemblent tellement à ceux qui existaient déjà, qu'on ne saurait distinguer les uns des autres.

La morphologie de cette nouvelle formation ne pouvant être observée, nous ne la connaissons pas, d'autant moins que le développement normal du tissu musculaire est encore, à beaucoup d'égards, couvert d'une obscurité profonde. Les phénomènes chimiques qui s'accomplissent sont probablement fort simples, attendu que la substance musculaire ressemble beaucoup aux combinaisons de protéine, sous le point de vue de sa composition intime.

C'est un fait intéressant qu'après une perte de substance éprouvée par les muscles, et dans toutes les circonstances où du cytoblastème s'épanche en grande quantité, il ne se produit pas de substance musculaire nouvelle : les cicatrices du tissu musculaire consistent en tissu cellulaire; c'est aussi en tissu cellulaire, et non en substance musculaire, que se convertissent les exsudations à la surface des muscles, du cœur, etc. Un tel fait vient en confirmation du principe précédemment établi que le cytoblastème obéit d'autant plus facilement à la loi d'analogie de formation qu'il est versé en moindre quantité, et qu'il ne suit cette loi, dans le cas de tissus très complexes, qu'autant que la quantité en est fort peu considérable. Ceux qui, comme Leo-Wolf (1), disent avoir vu des masses de fibres musculaires simples naître d'une exsudation abondante après des inflammations et autres états pathologiques analogues, ont été sans contredit la dupe d'illusions, ce qu'on est d'autant plus autorisé à admettre qu'ils n'ont point eu recours au microscope, seul moyen, en pareil cas, de trancher la question.

Quant aux tendons, dans l'état pathologique, comme dans l'état

(1) *Tractatus anatomico-pathologicus sistens observationes rarissimas de formatione fibrarum muscularium in pericardio atque in pleura obviarum*, Heidelberg, 1832.

normal, leur formation ressemble en tous points à celle du tissu cellulaire.

2° Fibres musculaires simples, sans stries transversales.

A l'état normal, on observe des fibres de ce genre dans la tunique musculaire de l'estomac et du canal intestinal, dans les conduits excréteurs des glandes, les uretères, la vessie, la matrice, les trompes de Fallope. Dans l'état pathologique, il s'en produit souvent, qui constituent les hypertrophies, tantôt locales, tantôt fort étendues, de ces membranes, ou qui forment des tumeurs particulières, auxquelles on donne l'épithète de fibroïdes. On en trouve aussi quelquefois dans le squirrhe.

La plupart du temps, cette production s'explique par la loi d'analogie de formation ; de même que dans les hypertrophies, un cytoblastème exsudé en excès se transforme, sous l'influence des tissus environnants, en tissus analogues à ceux-ci. Sous ce rapport, c'est un fait assez intéressant que les tumeurs fibroïdes, c'est-à-dire celles qui contiennent des fibres musculaires simples, ne se rencontrent, autant du moins qu'il m'a été permis jusqu'ici d'en juger, que là où l'on trouve déjà de ces fibres dans l'état normal, et surtout dans la substance de la matrice, dans la tunique musculeuse de l'estomac et du canal intestinal.

Le développement des fibres musculaires simples ressemble parfaitement, dans l'état pathologique, à ce qu'il est dans l'état normal. Au milieu d'un cytoblastème amorphe et ordinairement liquide, naissent des noyaux de cellules qui, d'abord arrondis, s'allongent, prennent la forme d'un grain d'avoine, et parfois semblent recourbés. Autour de ces noyaux se produisent des cellules allongées qui, s'accolant peu à peu les unes aux autres par leurs extrémités, deviennent ainsi des fibres (1). Cependant cette formation de cellules n'est pas toujours très marquée ; quelquefois les noyaux seuls paraissent bien développés, et le reste du cytoblastème épanché autour d'eux se convertit en fibres sans qu'on aperçoive de cellules, à peu près comme nous avons vu plus haut que les choses se passent pour le tissu cellulaire. Quand le développement est achevé, les fibres musculaires produites ont quelquefois une ressemblance parfaite avec celles de l'état normal ; elles sont homogènes, de 1/800 à 1/400 de ligne de diamètre, avec des noyaux épars et parallèles à elles, qu'on aper-

(1) *Icones*, pl. IV, fig. 6 à 10.

çoit sans nulle préparation, ou qu'au moins l'action de l'acide acétique rend apparents (1). Mais il n'en est pas toujours ainsi ; dans
certains cas, l'agrégation des fibres forme une masse plus amorphe, dans laquelle on ne voit qu'une striation vague, sans qu'on
puisse y reconnaître de fibres distinctes (2) ; l'acide acétique, mis
en contact avec ces masses, rend les noyaux visibles (3), en faisant
disparaître les fibres. Ce sont là des cas dans lesquels le développement des fibres musculaires n'a point été complet, ou s'est arrêté à
quelqu'un des degrés inférieurs. On les rencontre de préférence
dans des tumeurs où, suivant toute apparence, la trop grande
quantité du cytoblastème n'a point permis à la loi d'analogie de formation de déployer sa pleine et entière influence, de sorte que la
formation nouvelle ne ressemble pas parfaitement à son type.

Les grandes masses de fibres musculaires simples, telles que
celles qu'on rencontre souvent dans les formations pathologiques,
dans des hypertrophies, aussi bien que dans des tumeurs, présentent sur leur coupe des caractères physiques tellement semblables à
ceux du tissu cartilagineux, qu'on les a fréquemment confondues
avec ce dernier. Comme lui, elles sont d'un blanc laiteux, demi-
transparentes, en apparence homogènes, et assez fermes pour crier
sous l'instrument tranchant. Plus d'une formation pathologique
que les anciens et les modernes ont donnée pour un cartilage accidentel, appartenait sans nul doute à cette catégorie. La distinction
est facile à établir au moyen du microscope.

Les phénomènes chimiques paraissent être fort simples dans cette
formation nouvelle, car la substance musculaire diffère peu des
combinaisons coagulées de protéine, sous le rapport de ses propriétés chimiques, et vraisemblablement aussi sous celui de sa composition intime (4).

(1) *Icones*, pl. IV, fig. 8, 9, 10 ; pl. VII, fig. 23 ; pl. VIII, fig. 2 et 7.
(2) *Icones*, pl. XXI, fig. 5 ; pl. XXIII, fig. 10.
(3) *Icones*, pl. XXIII, fig. 11.
(4) Déjà dans l'état normal, il y a toute une série complète de transition
entre les tissus composés des fibres, depuis les fibres du tissu cellulaire,
qui n'ont que 1/2000 à 1/1200 de ligne de diamètre, jusqu'aux fibres musculaires simples, qui peuvent atteindre un diamètre de 1/100 à 1/300 de ligne.
Les tissus fibreux de formation nouvelle et pathologique sont absolument
dans le même cas. On rencontre fréquemment aussi des fibres de formation
nouvelle qui tiennent le milieu entre celles du tissu cellulaire et celles du
tissu musculaire, de manière que, dans certains cas, on ne saurait décider

H. *Formation accidentelle de tissu élastique.*

Le tissu élastique est composé d'éléments fibreux, et, sous le point de vue histologique, il se lie immédiatement aux fibres du tissu cellulaire, à celles des tissus fibreux et aux fibres musculaires simples. Ce qui surtout le distingue de tous ces tissus, c'est l'insolubilité de ses fibres dans l'acide acétique; d'ailleurs elles sont plus grosses que celles du tissu cellulaire et du tissu fibreux, plus grêles, au contraire, que celles du tissu musculaire; elles ont en outre cela de particulier, qu'il leur arrive fréquemment d'offrir une division dichotomique ou rétiforme. Les fibres de noyaux du tissu cellulaire se rapprochent beaucoup d'elles, et doivent même en être considérées comme des variétés.

Nul doute que des formations accidentelles de ce tissu n'aient lieu, mais on ne les connaît que d'une manière incomplète. J'ai déjà dit que, dans les formations pathologiques de tissu cellulaire, on rencontrait parfois des fibres de noyaux parmi les éléments ordinaires de ce dernier. Plusieurs fois j'ai vu dans le squirrhe (1) de véritables fibres élastiques ramifiées.

I. *Formation accidentelle de pigment grenu; mélanose.*

Le pigment grenu n'occupe qu'un rang très subordonné dans l'organisme normal, où on ne le rencontre que dans l'œil, et, chez certains individus, dans les poils, ainsi que dans quelques parties de l'épiderme (2). Il se compose de fines molécules grenues, brunes ou noires, la plupart renfermées dans des cellules, de forme et de volume variables; c'est ce qui a lieu surtout à la choroïde oculaire et dans les épidermes colorés; mais ici, au dire de Bruch et de Krause, outre les grains de pigment, on trouve aussi des noyaux de cellules colorés.

Les formations pathologiques de pigment grenu sont des phénomènes très communs. Ce sont elles qui produisent la coloration de l'épiderme dans les éphélides, les taches hépatiques, etc. Elles

si elles appartiennent à l'un ou à l'autre. C'est ce qui a ici particulièrement lieu dans les tissus qui ne se sont pas développés d'une manière complète. Aussi ce que j'ai dit de la ressemblance qu'ont plusieurs de ces tissus avec la substance cartilagineuse s'applique-t-il de même à un grand nombre de formations qui consistent en tissu cellulaire incomplétement développé.

(1) *Icones*, pl. XXIV, fig. 5 à 9.

(2) BRUCH, *Untersuchungen zur Kenntniss des körnigen Pigments*, 1844.

portent le nom de *mélanoses* dans les organes internes, dans les poumons et les glandes bronchiques, à la surface du foie et de la rate, aux deux surfaces du canal intestinal, dans les tumeurs. Elles accompagnent certaines suppurations dans les parois d'ulcères qui ont un mauvais aspect et une odeur fétide.

Les caractères, tant morphologiques que chimiques, et les causes de ces formations accidentelles varient beaucoup, ce qui rend très difficile de les envisager sous un point de vue général.

Dans quelques cas, le nouveau pigment consiste en véritables cellules, analogues à celles du pigment normal, qui ont une paroi bien distincte, possèdent ordinairement aussi un noyau, et renferment de très petites molécules pigmentaires, grenues, arrondies, brunes ou noires. Ces sortes de cellules pigmentaires se rencontrent surtout dans les tumeurs mélanotiques, dans les mélanoses du poumon et des glandes bronchiques, dans l'épiderme. Elles sont plus ou moins complétement développées, mais rarement ou même jamais aussi régulières que les cellules pigmentaires de la choroïde. La plupart du temps elles ont une forme vaguement arrondie (1). Jamais je ne les ai vues réunies en une couche continue, ni par conséquent aplaties et représentant des polyèdres ; elles ne se sont offertes à moi ramifiées ou étoilées que chez les animaux, dans les dépôts de pigment dont la conjonctive du cheval et du veau devient le siége à la suite des inflammations. Bruch semble ranger ici les cellules granulées ; mais celles-ci renferment des molécules (de graisse) qui ne se montrent obscures qu'à la lumière transmise, et sont blanches à la lumière incidente, au lieu que celles de véritable pigment sont noires aussi dans cette dernière circonstance. Quelquefois les cellules qui renferment les molécules pigmentaires sont très peu marquées, ou paraissent manquer ; il arrive en outre assez souvent qu'un même poumon présente des amas de pigment qui, surtout lorsqu'on les détache en raclant la substance pulmonaire et qu'on les place isolés autant que possible sous le microscope, sont entourés de cellules bien distinctes, tandis que, dans d'autres, on n'aperçoit point de membrane enveloppante, quelque soin qu'on apporte à la préparation ; les molécules pigmentaires semblent alors être libres dans le parenchyme de l'organe.

Je ne suis point encore parvenu à observer d'une manière directe

(1) *Icones*, pl. I, fig. 10 ; pl. IX, fig. 12, 13. — Bruch, *loc. cit.*, fig. 22, 23, 25.

les phénomènes qui ont lieu pendant le développement de ces cellules pigmentaires. On peut admettre que les cellules se forment d'abord, après quoi une force métabolique fait naître les granulations noires dans leur intérieur. Cette hypothèse a pour elle les cas d'enfants atteints d'albinisme chez lesquels le pigment, qui n'existait point d'abord, s'est produit plus tard (1). Nous savons, en effet, que, chez les lapins blancs, dont la choroïde ne contient point de pigment, ce sont les grains de ce dernier qui manquent seuls, et non les cellules destinées, dans l'état normal, à les contenir. Quand donc le pigment vient à se produire chez un albinos, ce ne peut être que parce que les cellules, qui n'en renfermaient pas dans l'origine, s'en remplissent à une époque plus ou moins éloignée. En suivant la même hypothèse, on peut penser que, dans les cas où l'on rencontre des grains de pigment sans cellules enveloppantes, celles-ci ont été absorbées après le dépôt des grains, qui sont restés seuls. D'un autre côté, il est permis de supposer que les grains de pigment existent d'abord, et qu'ensuite des cellules se forment autour d'eux. Je crois avoir observé quelquefois ce phénomène dans les crachats, où des amas de granulations pigmentaires étaient entourés de cellules plus ou moins marquées, et il m'a paru que des cellules secondaires se produisaient ici autour des grains noirs, de même que, dans les corpuscules du pus, il s'en forme autour des noyaux. Cependant je ne regarde pas comme décisives ces observations, qui, de leur nature, présentent de grandes difficultés.

Sous le point de vue chimique, le pigment accidentel a une grande analogie avec le pigment normal de l'œil. J'ai bien des fois remarqué que le pigment noir foncé des poumons et des glandes bronchiques atteintes de mélanose, après avoir été épuisé autant que possible par l'eau, l'éther et l'alcool, était insoluble dans l'acide sulfurique, l'acide chlorhydrique, l'ammoniaque, la potasse et l'acide azotique étendu; l'acide azotique concentré le dissolvait seul, en le décomposant. Il n'était pas décoloré par le chlore, quoique Bruch avance le contraire. Schmidt en a analysé deux portions provenant de cadavres différents; elles ont offert les réactions que je viens d'indiquer, et se sont montrées parfaitement semblables l'une à l'autre sous ce rapport. La première, tirée du poumon fortement mélanotique d'un mineur, donna, sur 100 parties, carbone 72,95,

____

(1) Voy. un cas de ce genre dans MULLER, *Archiv*, 1836, p. 192.

hydrogène 4,75, azote 3,89, oxygène 18,41, déduction faite de 12,48 p. 0/0 d'une cendre composée de silice 10,6, et gypse 1,88. L'autre échantillon, qui avait été fourni par un poumon hépatisé à sa base et par ses glandes bronchiques fortement mélanosées, était en si petite quantité, que le dosage de l'hydrogène ne peut être considéré comme certain ; déduction faite de 3,755 p. 0/0 d'une cendre siliceuse, il donna carbone 66,77, hydrogène 7,33 (?), azote 8,29, oxygène 17,61. Ces analyses ne sont pas très concordantes. Il paraît découler de là que la composition élémentaire du pigment accidentel est sujette à des variations, qui dépendent peut-être de son degré de développement. Mais les deux analyses prouvent que l'hypothèse suivant laquelle le pigment consisterait en un dépôt de carbone pur ou en poussière de charbon, n'est du moins pas applicable aux cas qu'elles concernent. Elles font voir aussi que le pigment artificiel ne ressemblait pas au pigment normal de l'œil, dans lequel Scherer (1) a trouvé 58 p. 0/0 de carbone et 13,7 d'azote. Cependant, bien que je ne doute pas de l'exactitude du travail de Scherer, je pense toutefois qu'il a besoin d'être répété, à cause des difficultés qu'on éprouve pour se procurer du pigment oculaire parfaitement pur.

Une autre espèce de pigment pathologique doit évidemment naissance à la décomposition du sang, à une altération de l'hématine. Quelquefois, dans la gangrène, et en général lorsqu'il y a tendance à la décomposition, le sang extravasé s'altère au point de prendre une couleur brune ou même noirâtre, et de former une masse tantôt molle, tantôt grenue (2). Ce changement de couleur arrive non seulement au sang extravasé, mais même à celui qui est encore contenu dans les vaisseaux (3). Il paraît être de nature purement chimique, comme on le voit surtout quand du sang s'extravase dans l'estomac ; ce liquide ne manque jamais alors de subir l'altération dont je parle, l'acide du suc gastrique faisant passer sa matière colorante au brun ou au noirâtre, en même temps que l'albumine de son sérum se prend en masses plus ou moins volumineuses, de sorte que le sang finit par ressembler à du marc de café. Les choses ressemblent alors à ce qui arrive quand on verse de l'acide sulfurique

(1) *Annalen der Chemie und Pharmacie*, t. XL, p 63.
(2) *Icones*, pl. X, fig. 4 et 5.
(3) *Icones*, pl. XXVI, fig. 4, où l'on voit des vaisseaux qui contiennent encore du sang rouge, tandis qu'il est devenu brun et noirâtre dans d'autres.

ou de l'acide chlorhydrique dans du sang battu. Ce que l'acide produit en pareil cas, des gaz, notamment le sulfide hydrique et le sulfhydrate ammonique, paraissent le déterminer ailleurs, par exemple dans le canal intestinal et les parties environnantes. Il est aussi d'autres parties du corps où l'on remarque des transformations du sang en une masse analogue au pigment grenu, sans qu'il soit toujours possible de reconnaître la cause chimique. L'un de mes collègues m'a communiqué naguère un cas intéressant de ce genre. Chez un hémorrhoïdaire atteint de maladie au foie, il se forma, sans cause connue, sous la conjonctive oculaire, un épanchement de sang, qui souleva la membrane en manière de bourse ; le liquide ne fut point résorbé, et se colora peu à peu en noir ; la tumeur s'ouvrit, et il en sortit une masse qu'on m'apporta aussitôt pour l'examiner. Elle était d'un noir foncé, et, à l'œil nu, on ne pouvait la distinguer du pigment oculaire. Au microscope, elle offrait une masse grenue, avec des parties noirâtres, de forme et de volume variables ; on n'apercevait ni corpuscules de pus, ni cellules grenues, ni aucune trace d'organisation ou de formation de cellules ; le pigment n'était attaqué ni par l'acide azotique ni par le chlore ; son aspect ressemblait parfaitement à celui de l'hématine altérée par la gangrène ou les acides.

On ne connaît pas la composition chimique de ce pigment accidentel ; mais, ce qu'il y a de certain, c'est que le chlore et surtout les acides ne lui font subir aucun changement, caractère important pour le distinguer de l'espèce suivante.

La troisième espèce de pigment grenu accidentel n'est point une formation organisée, mais un simple précipité chimique, consistant en sulfure de fer. Elle se montre le plus souvent sous l'aspect d'une coloration noire ou bleue-noirâtre des parois de certains abcès fétides, parfois aussi sous celui d'une teinte ardoisée à la surface du foie, de la rate, du canal intestinal. Le microscope fait alors découvrir un amas de grains noirs, d'une forme indéterminée, dont le volume peut aller jusqu'à 1/100 de ligne, et qui, tantôt isolés, tantôt réunis, sont déposés en plus ou moins grande quantité entre les éléments des tissus. Quelquefois, mais rarement, ces grains semblent être renfermés dans des cellules (1). Le pigment qu'ils constituent ressemble donc beaucoup à celui de la première espèce,

(1) *Icones*, pl. IX, fig. 9 et 10 ; pl. XXVI, fig. 3 et 6.

sous le point de vue morphologique ; mais les réactifs chimiques
l'en font aisément distinguer, car il se dissout dans les acides (acétique, azotique, etc.), qui n'agissent ni sur celui de la première
espèce ni sur celui de la seconde. Quand on sursature de sulfhydrate ammonique sa dissolution acide, il reparaît sous sa forme
primitive, c'est-à-dire qu'un précipité de sulfure de fer se reproduit. Le meilleur réactif à employer est l'acide acétique, qu'on laisse
longtemps en contact avec la substance ; car l'acide azotique coagule
l'albumine, qui pourrait couvrir les grains noirs quand ils sont très
petits, et faire ainsi croire qu'ils ont été dissous.

La seconde et la troisième espèce de pigment accidentel se rencontrent quelquefois ensemble. Alors le microscope fait découvrir
des grains noirs de sulfure de fer parmi les particules brunâtres du
sang altéré et coagulé (1).

D'après ce qui précède, on peut expliquer d'une manière satisfaisante la formation des deux dernières espèces de pigment pathologique. Les acides altèrent l'hématine dans l'estomac, et peut-être
aussi dans la gangrène, car les liquides que celle-ci exhale ont fréquemment des réactions acides ; le sulfide hydrique et le sulfhydrate
ammonique, qui se rencontrent souvent dans le canal intestinal,
agissent sur l'hématine du sang, soit dans l'intérieur du tube, soit
par endosmose, ou à la faveur de perforations, sur la surface de la
rate et du foie. Le fer du sang est précipité à l'état de sulfure. Cependant il y a encore là des points obscurs. Comment se fait-il, par
exemple, que le fer de l'hématine se sépare alors si aisément, tandis qu'on a tant de peine à le détacher de l'hématine normale, ainsi
que l'a fait voir Mulder (2) ? Peut-être la décomposition préalable
du sang joue-t-elle là un grand rôle.

Dans tous ces cas, ceux surtout de la seconde espèce, il n'est
pas douteux que le pigment pathologique provient du sang, de sa
matière colorante. Quelques personnes, comme Bruch, prétendent
que telle est toujours son origine. La chose n'est pas impossible ;
mais ce n'est là qu'une simple conjecture ; car de ce que le pigment
grenu est coloré et l'hématine aussi, nous ne sommes pas en droit
de conclure que le premier provient de la seconde. La chimie animale fournit des exemples nombreux de substances incolores qui
donnent des produits colorés, et tout porte à croire que l'hématine

(1) *Icones*, pl. X, fig. 5.
(2) *Journal fuer praktische Chemie*, 1844, cah. 2, p. 186.

elle-même naît d'éléments incolores au moment où le sang se forme chez l'embryon. J'ai souvent injecté du sang dans le ventre d'animaux, avec ou sans addition de sulfide hydrique et de sulfhydrate ammonique; plus d'une fois aussi j'ai provoqué des extravasations artificielles, le tout afin de déterminer la transformation du sang en pigment grenu; mais l'expérience n'a jamais réussi, non plus que quand je soumettais du sang frais ou putréfié à des réactifs divers.

On peut, à l'instar de la plupart des auteurs, désigner les productions pathologiques de pigment grenu sous le nom général de *mélanose*; mais il faut distinguer les trois espèces que j'ai décrites. J'appellerai donc la première *vraie mélanose*, et le nom de *fausse mélanose* sera réservé aux deux autres, dans lesquelles il y a ou altération de l'hématine ou formation de sulfure de fer (1).

K. *Formation accidentelle de tissu nerveux.*

La substance nerveuse normale se compose, on le sait, de plusieurs éléments différents les uns des autres sous le rapport histologique. Les anatomistes admettent d'abord des fibres nerveuses primitives, distinguées elles-mêmes en cérébro-rachidiennes, sympathiques (Volkmann et Bidder) et centrales, ensuite des corpuscules nerveux ou globules ganglionnaires, tant centraux que périphériques.

La production accidentelle du tissu nerveux est rare, et on ne l'a observée que pour un petit nombre des éléments dont je viens de faire l'énumération. Elle se réduit, autant du moins qu'on a pu l'apprendre jusqu'ici, à la formation de fibres nerveuses (cérébrorachidiennes et probablement aussi sympathiques) par voie de régénération; car, après la section des nerfs et l'excision d'une petite étendue de leur longueur, une substance nerveuse nouvelle peut en réunir les deux bouts (2). Les fibres nerveuses qui se produisent ainsi ressemblent parfaitement à celles de l'état normal (3); seule-

(1) Gluge rejette cette distinction, et dit que, dans les fausses mélanoses, il n'y a de faux que le nom (*Atlas der pathologischen Anatomie*, 3e livraison, p. 7 et 16). On peut contester la convenance du nom, sans doute, mais il n'a aucune importance, et un froid jeu de mots ne saurait effacer un fait positif.

(2) Comp. Steinbuck, *De nervorum regeneratione*, Berlin, 1838. H. Nasse, dans les *Archives* de Muller, 1839, p. 405. Gustbes et Schoen, *ibid.*, 1840, p. 270.

(3) *Icones*, pl. V, fig. 10 et 11.

ment, Nasse prétend qu'elles sont un peu plus grêles (7). On ne sait pas bien quels sont les phénomènes morphologiques qui se passent alors ; mais il faut avouer aussi que nos connaissances sont encore pleines de lacunes en ce qui concerne la formation des fibres nerveuses primaires normales. Sans doute les fibres naissent d'un cytoblastème liquide, du fluide nourricier général, d'après la loi d'analogie de formation ; mais leur formation ne s'accomplit que très tard et avec lenteur, cinq semaines ou même trois mois et plus après la lésion, bien plus tard par conséquent que celle du tissu cellulaire, des vaisseaux sanguins, etc. De même que dans tous les tissus d'une structure compliquée et d'une haute importance physiologique, la formation nouvelle est ici fort restreinte, c'est-à-dire que toutes les fibres qui ont été lésées ne se reproduisent pas, et que la régénération exige pour s'accomplir un concours de circonstances favorables. Les phénomènes sont donc probablement les mêmes que ceux qui ont été indiqués à l'occasion des muscles compliqués.

On ignore si des fibres nerveuses centrales et des globules ganglionnaires peuvent naître d'un travail pathologique (1).

L. *Formation accidentelle de tissu cartilagineux et osseux.*

Les tissus cartilagineux et osseux, notamment les phénomènes de leur formation pathologique, se tiennent de si près, que je ne les séparerai point ici l'un de l'autre.

Le cartilage normal se compose de deux éléments histologiquement différents, savoir, de cellules et d'une substance intercellulaire. Cette dernière varie suivant les espèces de cartilages ; amorphe dans les cartilages proprement dits, elle consiste en un tissu fibreux dans les fibro-cartilages ; ailleurs, elle tient le milieu entre ces deux dispositions, c'est-à-dire qu'elle est amorphe, avec des stries ou avec des fibres mal dessinées.

Quoique assez fréquente, la formation pathologique du tissu cartilagineux est cependant renfermée dans d'étroites limites. En effet, le véritable cartilage ne se régénère pas ; les pertes qu'il peut éprouver sont réparées, non par de la substance cartilagineuse, mais par du tissu cellulaire, qui pousse du périchondre, d'après la loi d'a-

(1) En parlant du fongus médullaire, je ferai voir que les encéphaloïdes ne sont pas de la substance nerveuse pathologique, comme on l'a prétendu. Du reste, il sera parlé ailleurs de ce qu'on nomme l'hypertrophie des nerfs, des névrômes, de la régénération de la substance cérébrale, etc.

nalogie de formation. Cette particularité tient certainement à ce
que le véritable cartilage est dépourvu de vaisseaux, de sorte qu'a-
près les lésions dont il vient d'être atteint, le cytoblastème est
fourni par les tissus d'alentour, notamment par le tissu cellulaire
du périchondre, aux lois plastiques duquel il doit par conséquent
obéir. Cependant il n'y a point là assez pour rendre raison du fait,
puisque la même chose a lieu dans les os, où, néanmoins, la régénération a pour conséquence ordinaire la production, non pas de
tissu cellulaire, mais d'une véritable substance osseuse. Quant aux
fibro-cartilages qui contiennent des vaisseaux, ils se régénèrent,
non à la vérité par formation de corpuscules de cartilage, mais par
reproduction de tissu fibreux. La formation pathologique de véritable substance cartilagineuse se réduit donc aux cas dans lesquels
se développent des os accidentels, qui, d'ordinaire, sinon toujours,
sont précédés de cartilages, et à celui des tumeurs particulières
qu'on désigne sous le nom d'*enchondrômes*, parce que la substance
cartilagineuse en fait la base. Je m'occuperai plus loin de ce genre
de tumeurs. J'ai dit que certaines formations pathologiques n'appartiennent point au tissu cartilagineux, quoiqu'elles en aient l'apparence, mais consistent en tissu fibreux, en tissu cellulaire plus
ou moins parfait, ou en fibres musculaires simples.

Le tissu osseux normal se compose également de divers éléments
pathologiques, de corpuscules ramifiés en étoiles, et d'une substance
intermédiaire amorphe, éléments dont la réunion produit des tubes
ou des plaques qui affectent des dispositions très variées dans les
différents os, même dans des parties différentes d'un même os, et
donnent lieu ainsi aux canalicules des os, à leur substance corticale,
à leur substance spongieuse, etc., tandis que, dans les intervalles,
sont déposés d'autres éléments étrangers au tissu osseux proprement dit, de la moelle, des vaisseaux, des nerfs, du tissu cellulaire.

Les formations accidentelles de tissu osseux sont un phénomène
commun. On les observe tantôt comme régénération d'os détruits
ou brisés, tantôt comme hypertrophie d'os normaux, laquelle peut
être elle-même locale et déterminer une saillie à l'extérieur (exostose), ou s'étendre uniformément sur un os entier, même sur
plusieurs (hyperostose). Elle donne lieu aussi à la formation de nouvelle substance osseuse sur des points où il n'y a point d'os dans
l'état normal, par exemple à la dure-mère, dans les tendons, etc.
Elle se manifeste encore par la production de tumeurs spéciales

(ostéides), ou par l'ossification de cartilages qui ne subissent pas ordinairement un pareil changement, comme ceux du larynx. Dans tous ces cas le nouveau tissu osseux ressemble plus ou moins au tissu osseux normal ; on y aperçoit des corpuscules osseux, avec leur substance intermédiaire, et des lamelles osseuses (1), tandis que la disposition de ces éléments, tant en grand qu'en petit, offre de nombreuses variétés, de même que dans les os de l'état normal.

Les phénomènes morphologiques et chimiques sont encore obscurs à certains égards, comme pour ce qui concerne le tissu osseux normal. Si l'on en juge d'après les faits connus, les choses doivent se passer de la manière suivante, du moins quant aux circonstances principales. Au sein d'un cytoblastème amorphe, liquide ou solide, et fourni soit par le liquide nourricier général, soit par l'hydropisie fibrineuse, naissent d'abord des cellules, entre lesquelles apparaît bientôt la substance intercellulaire du cartilage. La combinaison de protéine qui constituait primitivement le cytoblastème se trouve alors transformée en chondrine. Le cartilage se métamorphose ensuite lui-même en os. En premier lieu les corpuscules de cartilage se multiplient ou grossissent, de manière que leur volume l'emporte sur celui de la substance intercellulaire amorphe, et ils se disposent d'une manière particulière, se réunissent en groupes. De ces groupes de cellules se forment des espaces creux qui, en s'unissant plus tard les uns avec les autres, produisent des conduits, les canaux médullaires, les cellules de la substance spongieuse, etc., où apparaissent alors la moelle, des vaisseaux, etc. En même temps la substance intercellulaire subit un changement ; elle se sépare en couches, qui seront les lamelles de l'os, et des corpuscules osseux s'y développent. Ces derniers doivent vraisemblablement naissance à ce que les cellules du cartilage, se rapetissant par suite d'un dépôt sur leur paroi interne, laissent des vides, qui constituent les canaux ramifiés des corpuscules osseux. Mais, comme ces canaux ramifiés s'étendent aussi au-delà des cellules primitives du cartilage, que fréquemment même ceux qui partent de corpuscules osseux différents semblent se toucher, on est forcé d'admettre qu'ils pénètrent dans la substance intercellulaire par résorption ou par allongement. En même temps que ces phénomènes morphologiques ont lieu, d'autres, de nature chimique, s'accomplissent ; la substance osseuse s'imprègne de sels calcaires, pendant que sa base organique

(1) *Icones*, pl. V, fig. 7 à 9.

reste à l'état de chondrine, comme dans la plupart des ossifications pathologiques, ou passe à celui de gélatine, de colle (1).

L'observation directe n'a pas fourni la preuve que toutes les ossifications pathologiques soient précédées d'un cartilage ; mais l'analogie avec l'ossification normale le rend vraisemblable, et d'ailleurs le fait a été constaté pour le cas de régénération des os.

Beaucoup de prétendues ossifications pathologiques ne sont, comme je l'ai dit, que de véritables concrétions.

H. Tumeurs.

Quand les formations accidentelles de tissus élémentaires qui viennent d'être passées en revue ne servent pas à réunir des parties du corps qui ont subi une solution de continuité, ou à réparer des pertes de substance, quand elles n'ont pas pour résultat d'accroître la masse d'un organe en y ajoutant une nouvelle quantité de tissu pareil à celui qui le constitue, lorsqu'au contraire la masse qu'elles forment demeure plus ou moins distincte des parties environnantes, dont le scalpel parvient à la détacher, on dit qu'il s'est produit une *tumeur*. Mais l'idée qui s'attache au mot *tumeur* est extrêmement vague, et les formations pathologiques dont il nous reste à parler sous cette dénomination ne forment pas une classe à part, attendu qu'on ne saurait établir une ligne précise de démarcation entre elles, d'une part, les régénérations et les hypertrophies, d'autre part.

Les tumeurs, telles qu'on les rencontre dans la nature, offrent aussi des différences infinies. Il peut entrer dans leur composition, non seulement les divers tissus dont la formation pathologique a été l'objet des paragraphes précédents, mais encore certains autres qui ne se voient pas dans l'état normal du corps, et tous ces élémens peuvent se combiner ensemble de la manière la plus variée. On trouve donc une grande difficulté à classer les tumeurs, et toute tentative ayant pour but de les ranger en genres et en espèces, comme on fait à l'égard des animaux et des végétaux, doit nécessairement échouer. Cela n'empêche pas de les ramener à un certain nombre de groupes, afin d'en faciliter l'étude : seulement, il ne faut jamais perdre de vue que ces groupes ne sont point rigoureusement

____

(1) Voyez, pour de plus amples détails à ce sujet, MIESCHER, *De inflammatione ossium*, 1836. — MAYER, dans les *Archives de Muller*, 1841, p. 210. — FLEISCHMANN, *ibid.*, 1843, p. 202. — BIDDER, *ibid.*, 1843, p. 372.

séparés les uns des autres, qu'ils représentent des séries dont nous ne pouvons marquer que les points extrêmes, et entre lesquelles il peut exister un nombre infini de formes intermédiaires, par les combinaisons variées des éléments constituants.

Au point de vue pathologique, les tumeurs peuvent être partagées en deux grandes sections. La première comprend celles dont les éléments ont une parfaite ressemblance avec les éléments histologiques du corps à l'état normal, qui, une fois produites, subsistent au même titre que les parties constituantes normales de l'économie, et qui, comme ces dernières, participent au phénomène général du renouvellement continuel des matériaux, se nourrissent et croissent : ce sont les *tumeurs homologues* ou *bénignes*. La seconde section embrasse celles dont les éléments histologiques diffèrent plus ou moins de ceux du corps normal, et dans la nature desquelles il entre, comme nous l'avons vu pour la suppuration, de ne pouvoir pas subsister, de passer à l'état de ramollissement, et d'entraîner avec elles, dans ce travail de destruction, les parties qui les entourent ou qu'elles-mêmes enveloppent : ce sont les *tumeurs hétérologues* ou *malignes*. Mais, pas plus que les autres, cette classification n'est absolue : car si l'on ne peut signaler de transitions proprement dites d'une section à l'autre, du moins les combinaisons ne sont-elles pas rares entre elles ; ainsi, par exemple, le squirrhe offre constamment une réunion d'éléments homologues et hétérologues, qui fait partie de son essence (1).

Avant d'aller plus loin, je crois devoir revenir sur les nombreux efforts qu'on a faits pour déterminer les diverses tumeurs, les classer, et leur assigner des noms particuliers, tentatives qui, bien qu'elles aient souvent échoué, n'en ont pas moins été renouvelées

(1) Les principaux ouvrages à consulter sur les caractères généraux des tumeurs, et en particulier sur leur classification, sont : J.-J. PLENK, *Novum systema tumorum*, Vienne, 1767. *Dictionnaire des sciences médicales*, t. LVI, p. 107, où l'on trouve la liste des ouvrages, pour la plupart fort stériles, qui ont paru jus qu'au commencement du siècle. J. ABERNETHY, *An attempt to form a classification of tumours*, Londres, 1804. — MEYER, *Untersuchungen ueber die Natur parasitischer Geschwulste*, Berlin, 1828. — J. MÜLLER, *Ueber der feineren Bau und die Formen der krankhaften Geschwulste*, Berlin, 1838. — F. Th. FRERICHS, *De polyporum structura penitiore*, 1843. — LEBERT, *Physiol. pathologique*, 1845, t. II, p. 1 et suiv. — LAPEZA de Matarin, *Diagnostic différentiel des tumeurs en général* (*Annales de chirurgie*, 1845, t. XV, p. 37, 191.

à chaque instant, surtout parmi les modernes, depuis l'application du microscope aux détails de fine anatomie.

Les anciens rangeaient parmi les tumeurs toutes les saillies contre nature qui surviennent à la surface du corps. Ce mot avait donc alors une acception fort large, et, en effet, Plenck admet seize classes de tumeurs, qui se divisent en cent douze espèces; mais le sens en était bien arrêté, quoique reposant uniquement sur un caractère extérieur. Plus tard, lorsqu'on cessa d'y attacher la même signification, il ne représenta pas non plus une idée déterminée. Les tumeurs, telles qu'on les conçoit aujourd'hui, ne peuvent point être séparées rigoureusement des autres formations pathologiques; c'est en vain qu'on essaierait de le faire. Cependant le mot peut être conservé, à cause de l'importance pratique qu'ont aux yeux de la chirurgie les productions qu'il embrasse; l'essentiel seulement est de n'en point oublier l'insuffisance. Il en est de même des diverses espèces de tumeurs qu'on admet. Quelques unes d'entre elles peuvent être parfaitement distinguées de toutes les autres, comme certains kystes, les tumeurs graisseuses, les tumeurs fibreuses, diverses formes du fongus médullaire, du cancer alvéolaire, etc.; mais le nombre est tout aussi grand, sinon même plus, de celles qui ne se trouvent point dans le même cas. Aussi la classification de ces produits anormaux en genres et en espèces, que Plenk et Baglivi regardaient comme le plus important problème de la science, ne saurait-elle être couronnée de succès. L'anatomie pathologique, en essayant de les classer, doit prendre pour point de départ leurs éléments histologiques; mais ces éléments, se rencontrant combinés ensemble de la manière la plus variée, et se remplaçant même jusqu'à un certain point les uns les autres en diverses occurrences, elle est obligé d'établir, au lieu d'espèces, des formations à peu près analogues à celles que la minéralogie admet pour certains minéraux carbonatés, silicatés, etc. Elle ne peut compter sur le succès qu'en ayant recours à cette méthode, dont la botanique et la zoologie ne font point usage. De là vient qu'on ne tire aucun profit d'assigner un nom propre à chaque prétendue espèce. Les médecins peuvent cependant être justifiés d'imposer des dénominations particulières aux variétés qui se représentent le plus souvent (1), alors même que la nature n'est pas absolument la même

(1) Certaines formes de tumeurs, auxquelles les anatomistes et les chirurgiens assignent des noms spéciaux, ne le méritent pas au point de vue his-

dans tous les cas ; mais, précisément parce que les objets qu'ils sont appelés à désigner varient beaucoup, ces noms sont très vagues, et c'est sans nulle utilité qu'à l'ouverture du corps, des discussions s'élèvent souvent, eu égard à celui qu'on doit donner aux tumeurs dont on découvre la présence.

La division que je propose, en tumeurs homologues et tumeurs hétérologues, me paraît conforme à la nature, et importante pour la pratique, attendu qu'elle comprend la cause qui rend ces productions bénignes ou non. Lobstein l'a déjà indiquée. On avait objecté, dans ces derniers temps, que les formations hétérologues suivent la même loi que les productions normales, et qu'il entre des formations homologues dans quelques unes d'entre elles, le squirrhe, par exemple ; mais cette objection porte sur les formations pathologiques considérées en grand, et non sur les éléments qui les constituent. Plus on apprit à bien connaître ces derniers, plus on acquit la conviction que dans les tumeurs homologues se rencontrent réellement aussi des éléments qui sont étrangers à l'organisme normal, et que c'est à ces éléments étrangers qu'on doit rapporter la véritable cause de la malignité. La seule chose qu'on doive se rappeler, c'est qu'il n'y a pas moyen de distinguer ces éléments hétérologues, à toutes les phases de leur développement, de sorte que, fort souvent, même après l'étude histologique la plus minutieuse, on demeure dans l'impossibilité de déterminer si une tumeur appartient à la catégorie des bénignes ou à celle des malignes.

Enfin, les opinions ont souvent été partagées sur la question de savoir en quoi consiste la bénignité ou la malignité d'une tumeur, et comment elle se manifeste. Ordinairement, on faisait consister la bénignité d'une tumeur en ce qu'elle ne se reproduisait pas après avoir été extirpée, et l'on appelait malignes celles qui se comportaient en sens inverse. Cette manière de voir ne me semble pas exacte. Il y a des

tologique. Tels sont particulièrement les polypes et les fongus. Les polypes n'ont qu'une seule chose de commune, c'est qu'ils croissent sur des membranes muqueuses, ou qu'ils sont revêtus d'une membrane de ce genre. Mais toutes les formations nouvelles ainsi tapissées ont été appelées des polypes, quelques différences que puisse offrir leur composition histologique. (Comp., outre l'ouvrage précité de Frerichs, MEISSNER, *Ueber die Polypen in verschiedenen Hoehlen des menschlichen Koerpers*, Leipzick, 1820.) Or le noyau d'un polype peut être formé par des tumeurs très diverses, lipomateuses, fibreuses, enkystées, cancéreuses. La même chose a lieu pour les fongus ; toute tumeur qui s'ouvre, tout ulcère, etc., peut produire un fongus tumeurs évidemment bénignes, comme les kystes, qui peuvent reparaître quand les causes qui avaient déterminé leur formation persistent ou se reproduisent, tandis que d'autres, notoirement malignes, ne renaissent point après avoir été extirpées, quand la disposition à les produire est éteinte, et peuvent même disparaître d'elles-mêmes, comme la chose est prouvée à l'égard des tubercules du poumon. La malignité est dans la nature de la tumeur elle-même, et dépend de ses éléments histologiques. A la vérité, il cesse alors d'y avoir de distinction entre les tumeurs malignes et la mauvaise suppuration, l'ulcération, etc. ; mais il faut dire aussi que cette distinction est tout artificielle, qu'elle n'a pas de base dans la nature.

I. Tumeurs homologues ou bénignes.

Cette catégorie comprend les tumeurs dont les éléments ressemblent aux tissus qui se produisent dans les régénérations et les hypertrophies. Les tissus qui les constituent sont les tissus fibreux (tissu cellulaire, tissu fibreux proprement dit, fibres musculaires simples), les tissus adipeux, les vaisseaux, le pigment noir, les tissus cartilagineux et osseux, parfois aussi des poils, des dents, etc. Dans certains cas, la masse principale n'est formée que d'un seul tissu; mais le plus ordinairement ou y découvre divers tissus combinés ensemble, et cela dans toutes les proportions imaginables, ce qui donne lieu à des variétés infinies. Quelques unes de ces tumeurs tiennent intimement aux parties normales du corps qui les environnent, et alors elles sont généralement composées des mêmes tissus que ces dernières, de sorte qu'elles font le passage aux hypertrophies. Certaines, au contraire, sont totalement séparées des alentours, parfois même entourées d'une membrane propre, qui tantôt provient des éléments anciens (le tissu cellulaire surtout), comprimés par la tumeur, tantôt constitue elle-même une formation nouvelle. Cette membrane n'est nulle part plus prononcée que dans les tumeurs auxquelles on donne le nom de kystes.

Les tumeurs homologues ressemblent aux régénérations et aux hypertrophies, non seulement sous le point de vue de leur composition histologique, mais encore sous celui de leur origine et de leur développement. Elles obéissent aux lois générales qui ont été précédemment assignées à la formation pathologique des tissus élémentaires. Elles se rapprochent aussi des régénérations et des hy-

pertrophies, eu égard à leurs fonctions physiologiques et à leur sort
ultérieur. Comme dans celles-ci, leurs propriétés varient aux diverses phases de leur développement ; comme elles, elles se nourrissent, s'accroissent, et constituent des parties permanentes du
corps, qui durent souvent de longues années, jusqu'à la mort,
sans éprouver aucun changement, mais d'ordinaire vont toujours
en grossissant, et plus rarement diminuent peu à peu de volume.
C'est à ces diverses circonstances que tient leur bénignité. Il n'est
cependant pas rare qu'elles deviennent nuisibles à l'organisme, que
même elles passent à l'état de ramollissement, comme les tumeurs
malignes ; mais cet effet tient à des circonstances extérieures, et non
à leur nature propre. En effet, elles peuvent nuire par leur volume,
par la pression qu'elles exercent sur les parties environnantes ; elles
peuvent passer à l'inflammation, à la suppuration, surtout lorsqu'elles occupent l'extérieur du corps, où elles font saillie, exposées aux violences du dehors, à la pression des vêtements, etc.
D'un autre côté, elles sont susceptibles aussi de se combiner avec
des tumeurs malignes, car les tubercules et le fongus médullaire
peuvent s'y déposer tout aussi bien que dans d'autres parties du
corps, et nous verrons plus tard que cette association fait le caractère essentiel du squirrhe.

L'anatomie pathologique n'a pu jusqu'ici réunir que peu de
renseignements sur les causes de leur production. Ordinairement
très petites dans le principe, elles doivent leur origine, suivant toute
apparence, à ce que, par une circonstance quelconque, il s'exsude
un cytoblastème qui, en s'organisant, devient peu à peu une tumeur.
Parfois la sécrétion de ce cytoblastème paraît dépendre d'une lésion
mécanique, d'un choc, d'un coup, etc. : c'est alors sans doute du
sang extravasé et de la fibrine coagulée, ou plus rarement demeurée liquide. Mais il semble provenir bien plus fréquemment de
causes internes, d'une exaltation locale de la sécrétion, avec hyperémie des vaisseaux capillaires, plus rarement d'une inflammation
proprement dite. L'organisation suit ordinairement la loi de l'analogie de formation ; ainsi, dans les parties riches en graisse, on
voit apparaître de préférence des tumeurs composées de tissu adipeux, dans le tissu cellulaire et les parties fibreuses celles qui ont
pour base des tissus fibreux, dans les membranes musculaires celles
qui se composent de fibres musculaires simples. Cette loi s'applique,
non seulement en petit, aux tissus élémentaires, mais encore en

grand ; car on trouve souvent sous la peau des kystes dont les membranes ont une structure très complexe, analogue à celle du derme, et renferment des glandes, des follicules pileux, de l'épithélium. Mais tous les phénomènes qui accompagnent la formation des tumeurs bénignes ne sont point aussi faciles à expliquer ; plusieurs sont véritablement énigmatiques. Ainsi, par exemple, on trouve des formations pileuses, dentaires et osseuses, dans les kystes des ovaires.

Une fois la tumeur née, elle prend part à la nutrition générale, comme les autres parties du corps, et cela d'autant mieux que, la plupart du temps, elle est pourvue de vaisseaux. Elle augmente en général de volume, sans doute parce que l'irritation qu'elle exerce sur les parties environnantes détermine l'hyperémie de leurs vaisseaux, qui versent alors plus de cytoblastème qu'à l'ordinaire.

Presque toutes les tumeurs homologues rentrent dans l'un ou l'autre des groupes que je vais passer successivement en revue.

Premier Groupe.

Tumeurs composées principalement de vaisseaux.

Les tumeurs bénignes qui consistent principalement en vaisseaux sanguins, accompagnés d'une petite quantité de tissu cellulaire, portent le nom de *télangiectasies*. On leur a aussi imposé les dénominations plus ou moins synonymes de : anévrismes par anastomose, tumeurs érectiles, tumeurs splénoïdes, *hæmatoneus*, *nævus vasculosus*, et autres analogues.

Elles sont de couleur rouge ou violacée, de forme et de volume variables, plus ou moins fermes, et plus ou moins susceptibles de subir un gonflement passager, qui ressemble à celui du tissu érectile. Leur siège ordinaire est la peau ou le tissu cellulaire sous-cutané. On les rencontre dans toutes les régions du corps, à la tête (au crâne, aux joues, aux paupières, aux lèvres), au tronc, aux bras, aux membres inférieurs. Ordinairement elles sont congéniales, mais alors, la plupart du temps, elles continuent de croître, et grossissent avec les années. Dans certains cas, elles ne se développent qu'après la naissance, chez les enfants, même chez les adultes, tantôt sans cause appréciable, tantôt à la suite de lésions mécaniques, contusions et autres.

Lorsqu'on les examine sur le cadavre, ou après qu'elles ont été extirpées, elles paraissent ordinairement pâles et exsangues, parce que le sang s'en écoule avec une grande promptitude ; ce n'est que quand on s'empresse d'en porter les petits lambeaux sous le microscope, aussitôt après l'extirpation, qu'on aperçoit au moins les petits vaisseaux encore pleins de ce liquide. Lorsqu'elles sont bien développées, leur tranche offre à l'œil nu ou à la loupe l'aspect d'un crible ; les ouvertures correspondent aux vaisseaux qui ont été coupés (1). Au microscope, on distingue plus ou moins nettement les parois vasculaires, et entre elles du tissu cellulaire parfait ou en train de se développer (cellules à queue, avec des noyaux) (2). Les vaisseaux ont, en général, un calibre assez fort : ce sont des capillaires très amples, des artérioles, des veinules ; les artères prédominent quand la tumeur présentait des battements particuliers pendant la vie, et les veines lorsque sa teinte tirait sur le bleu.

Leur origine se rattache tantôt à une formation de nouveaux vaisseaux, accomplie suivant le type que j'ai décrit plus haut, tantôt à une dilatation des capillaires normaux, de la fin des artères et du commencement des veines, dilatation qui, suivant toutes probabilités, est d'abord passagère, et due aux mêmes causes que l'hyperémie de ces vaisseaux, mais qui, plus tard, devient permanente. Lorsque les télangiectasies constituent de véritables tumeurs, et font saillie au dehors, la formation vasculaire est toujours accompagnée d'une production pathologique de tissu cellulaire et de tissu fibreux.

Les vraies télangiectasies n'ont jamais de kyste proprement dit ; elles tiennent de la manière la plus intime aux parties environnantes, et sont parfaitement bénignes. Mais elles peuvent devenir dangereuses, surtout quand elles occupent le tissu cellulaire sous-cutané, par la tension et l'amincissement de la peau, par la rupture spontanée de leurs vaisseaux, par des hémorrhagies, par l'inflammation, par la suppuration, etc.

La plupart des autres tumeurs, tant bénignes que malignes, ont aussi des vaisseaux. On peut donc considérer les cas dans lesquels ces derniers y prédominent comme des combinaisons entre elles et les télangiectasies. Ces combinaisons sont très communes à une certaine époque du développement des tumeurs malignes, quand celles-ci se ramollissent, s'ouvrent et poussent de leur surface d'abondantes végétations spongieuses, riches en vaisseaux. De là

(1) MULLER, loc. cit., pl. III, fig. 15, 16.
(2) Ibid., pl. III, fig. 17.

résulte une forme particulière de tumeurs malignes, qu'on nomme fongus hématode, qu'il ne faut pas confondre avec les véritables télangiectasies, et sur lesquelles je reviendrai.

Au reste, quelque fréquent qu'il soit de rencontrer des vaisseaux dans d'autres tumeurs, celles-ci ne leur doivent pas les qualités qui les caractérisent, mais bien aux autres tissus qu'elles renferment, et les vaisseaux n'y jouent qu'un rôle subalterne. Il paraît donc inconvenant de faire, comme le veut Abernethy (1), une classe ou une espèce à part des tumeurs qui possèdent des vaisseaux. Ce que cet auteur nomme *sarcôme commun vasculaire ou organisé* embrasse tant de tumeurs absolument différentes les unes des autres par les caractères dont elles sont douées, que lui-même s'est vu hors d'état d'en donner une définition satisfaisante.

Deuxième Groupe.

Tumeurs composées principalement de tissu adipeux.

Le tissu adipeux prédomine dans beaucoup de tumeurs, dont quelques unes même sont exclusivement formées. Ces dernières portent le nom de *lipômes*. Elles ressemblent, sous tous les rapports, au tissu adipeux normal. Quand on les examine fraîches, elles représentent une masse molle, de couleur jaunâtre, et onctueuse au toucher. Séchées ou exposées à la chaleur, elles fournissent une graisse liquide, qui tache le papier. Au microscope, elles paraissent composées d'un amas de cellules absolument semblables à celles du tissu adipeux normal (2), qui ont 1/12 à 1/21 de ligne de diamètre, et sont arrondies, ou représentent des polyèdres, par suite de l'aplatissement qu'elles subissent en se pressant les unes contre les autres. Elles sont formées d'une paroi amorphe, renfermant parfois, mais rarement, un noyau distinct, et d'un contenu liquide (graisse. La graisse peut être extraite en totalité par l'alcool ou l'éther bouillant; elle ne diffère en rien des graisses ordinaires, et se compose d'un mélange d'élaïne et de margarine. Quelquefois la margarine y abonde tellement qu'après le refroidissement du cadavre ou de la tumeur extirpée, elle cristallise sous la forme d'aiguilles isolées ou groupées en étoiles (3). La paroi des cellules est probablement formée d'une combinaison de protéine. Lorsqu'on comprime une

1) *Surgical observations*, p. 19.
2) *Icones*, pl. XXII, fig. 1.
3) *Icones*, pl. XXII, fig. 1, c; pl. II, fig. 3.

tumeur fraîche de cette nature sous le microscope, une partie des cellules éclate, et la graisse s'en échappe sous forme de gouttelettes. Celles-ci sont donc un produit de l'art, partout où l'on en rencontre; jamais je n'en ai vu dans aucun véritable lipôme.

Le tissu adipeux normal offre déjà, entre les cellules adipeuses proprement dites, et des vaisseaux et des fibres de tissu cellulaire en plus ou moins grand nombre. Il en est de même des tumeurs adipeuses. Quelquefois les vaisseaux et surtout le tissu cellulaire y sont fort peu abondants (1). Dans d'autres cas, au contraire, le tissu cellulaire s'y trouve en grande quantité, et forme même des cloisons fibreuses plus ou moins résistantes entre les divers amas de cellules adipeuses (2). A mesure qu'il devient plus abondant, la tumeur acquiert plus de consistance, et elle finit par présenter l'aspect du lard. On lui donne alors le nom de *tumeur lardacée* ou de *stéatôme*. Par là une tumeur graisseuse se trouve combinée avec le genre de tumeurs que je décrirai bientôt sous l'épithète de fibreuses. Mais tous les degrés imaginables de transition ont lieu entre une tumeur purement graisseuse et une tumeur purement fibreuse.

Les tumeurs graisseuses sont plus ou moins nettement séparées des parties environnantes. Quelquefois elles tiennent de la manière la plus intime au tissu adipeux normal, dont par conséquent on peut alors les considérer comme des hypertrophies. Dans d'autres circonstances, elles sont entourées d'un kyste plus ou moins prononcé. Ce kyste consiste ordinairement en une sorte de gaîne de tissu cellulaire, mais la plupart du temps fort peu complète, d'inégale épaisseur sur les divers points de son étendue, faisant corps avec les couches du tissu cellulaire, qui pénètrent dans l'intérieur de la tumeur, et contribuent ainsi non moins à unir cette dernière aux parties d'alentour qu'à l'en séparer. Parfois cependant la gaîne est plus développée, et devient même un kyste complet, qui isole parfaitement la tumeur. Ce cas fait le passage des vraies tumeurs graisseuses aux kystes proprement dits. Les vaisseaux sont généralement rares, et la plupart n'ont qu'un faible calibre, particularités qui signalent aussi le tissu adipeux normal.

Les tumeurs graisseuses sont congéniales, ou bien elles ne se développent qu'après la naissance, à des âges divers, et dans des régions diverses du corps, ordinairement dans le tissu cellulaire sous-cu-

1) *Icones*, pl. XXII, fig. 1.
2) *Icones*, pl. VII, fig. 1.

tué, au tronc, aux épaules surtout, aux fesses, à la face, au visage, aux membres, et dans l'intérieur du corps, à l'épiploon surtout. Elles paraissent être plus communes chez la femme que chez l'homme, au dire de Walther et de Chélius. Une fois formées, elles croissent avec plus ou moins de rapidité, et parfois elles acquièrent des dimensions considérables : on en voit qui ont depuis le volume d'une cerise jusqu'à celui d'une pomme, et même de la tête ; quelques unes pesaient, après l'extirpation, douze, vingt et une, vingt-cinq livres et plus. Tantôt elles sont isolées, tantôt le même individu en porte plusieurs sur divers points de son corps.

Les tumeurs graisseuses sont parfaitement bénignes, quoique, dans certains cas, il leur arrive de se reproduire, même plusieurs fois de suite, après qu'on en a pratiqué l'extirpation (1). Cependant elles peuvent nuire, et même devenir dangereuses, de plusieurs manières. Ainsi, Weidmann et Klein en ont vu qui causaient d'affreuses douleurs par la pression qu'elles exerçaient sur des nerfs. Les inconvénients qu'elles entraînent augmentent avec leur volume. Celles qui occupent l'extérieur du corps altèrent les formes, elles distendent la peau, dont les veines grossissent, probablement parce que la pression causée par la tumeur aplatit les veines profondes et oblige celles des téguments à remplir leurs fonctions. Elles incommodent par leur poids ; la peau tendue et les parties voisines comprimées s'enflamment, suppurent, s'ulcèrent, ce qui finit par amener la fièvre hectique, l'épuisement et la mort. On prétend que quelques unes de ces tumeurs, notamment les stéatômes, peuvent se combiner avec des formations pathologiques nouvelles, et dégénérer ainsi en squirrhe ; mais cette observation manque jusqu'à présent de preuve histologique, et il se peut qu'on ait pris pour carcinôme une simple destruction par formation d'abcès, par voie d'ulcération.

Les causes des tumeurs graisseuses sont encore fort obscures. Dans tous les cas elles ont pour point de départ un accroissement local de la sécrétion de cytoblastème, qui se convertit en tissu adipeux. La loi d'analogie de formation joue certainement ici un grand rôle, car ces tumeurs se développent de préférence sur des points où déjà, dans l'état normal, il existe du tissu adipeux. On peut quelquefois accuser de la sécrétion accrue du blastème, une

____

(1) Voyez le cas décrit dans mes *Icones*, pl. VII, fig. 1.

violence extérieure, un choc, un coup, etc. ; mais tout aussi souvent on ne découvre aucune trace d'une pareille cause. Nous ne devons point en être surpris si nous nous rappelons combien il est commun que, sans causes extérieures, ni même sans symptômes appréciables, il se forme, dans l'intérieur du corps, des extravasations de sang, des amas de fibrine, liquide ou coagulée, qui, sans le moindre doute, peuvent se transformer en tumeurs graisseuses lorsque les circonstances sont favorables. Comme la formation normale de la graisse est énigmatique pour nous à plus d'un égard, on ne peut douter que des particularités encore inconnues de la nutrition ne contribuent à la production de ces sortes de tumeurs. En outre, il est vraisemblable qu'ainsi que le présumait déjà Abernethy (1), des tumeurs d'un autre genre, par exemple, fibreuses, se chargent de graisse par suite d'un changement éprouvé par la nutrition, et deviennent ainsi des lipômes ou des stéatômes. C'est à l'avenir qu'il est réservé de découvrir les détails des phénomènes qui ont lieu en pareil cas. Une fois la tumeur née, elle peut continuer de croître d'après la loi de l'analogie de formation, qui ne diffère alors en rien de celle à laquelle obéit la nutrition normale.

La critique des opinions anciennes et des écrits publiés serait ici nécessaire ; mais ce qui la rend fort difficile, c'est que l'étude histologique des tumeurs graisseuses, comme celle des autres tumeurs, n'a commencé que dans les temps les plus rapprochés de nous, ce qui fait que souvent on se trouve dans l'impossibilité de savoir au juste à quoi doivent être rapportées les observations qu'on trouve consignées dans les livres (2). Parmi les tumeurs auxquelles s'applique l'ancienne terminologie, il faut rapporter ici les lipômes, une partie des loupes (dont quelques unes sont des kystes), une partie des stéatômes, et une petite partie des sarcômes (les autres appartiennent aux tumeurs fibreuses). Muller distingue (3) les espèces suivantes de lipômes : le *simple*, qui est la tumeur adipeuse pure ; le *mixte*, dans lequel cette tumeur est traversée par des

---

(1) *Surgical observations*, p. 9.

(2) ABERNETHY, *Surgical observations*, 1804, p. 26. — WALSHER, *Ueber die angebornen fethangeschwulste*, Landshut, 1814. — WEINMANN, *Annotatio de steatomatibus*, Strasbourg, 1817. — MECKEL, *Handbuch der patholog. Anatom.*, t. II, 1818, p. 119. — KLEIN, *Sur les tumeurs lardacées*, dans le *Journal* de Graefe, t. I. p. 109. — GLUGE, *Abhandlungen zur Physiologie und Pathologie*, 1839, p. 130 ; 1841, p. 185. — HEYFELDER, *De lipomate et steatomate*, 1842.

(3) *Loc. cit.*, p. 50.

couches membraneuses, et l'*arborescent*, qui consiste en des productions ramifiées de tissu cellulaire graisseux aux articulations, celle du genou surtout ; ces productions, représentant des villosités rameuses, pour la plupart un peu renflées à l'extrémité, flottent librement dans la cavité articulaire, et sont revêtues d'un prolongement de la membrane synoviale. Walther (1) admet, comme espèce distincte, le *nævus lipomatodes*, lipôme congénial du tissu adipeux sous-cutané, accompagné d'un changement de la peau. Gluge (2) décrit sous le nom de *lipoma colloides* une espèce particulière de tumeur graisseuse, sur les rapports de laquelle avec le véritable lipôme je ne me hasarderai pas à émettre une opinion.

Les particularités chimiques des tumeurs graisseuses ressortent d'elles-mêmes de ce qui précède. Les analyses anciennes, telles que celles de John (3) et de Bostock (4), n'ont aucune valeur. La tumeur sur laquelle Bostock a opéré était sans doute un kyste, et l'auteur, en disant qu'elle contenait surtout une matière carbonacée, ce qui au fond ne signifie rien, a donné lieu à de singulières interprétations, notamment de la part de Meckel, qui dit qu'elle était presque entièrement composée de carbone (5).

Il n'y a pas moyen d'établir une classification des tumeurs graisseuses en suivant les principes adoptés par nos devanciers. Mais si l'on prend en considération les formes diverses qu'elles peuvent affecter ou qu'elles revêtent réellement, on arrive à admettre les séries ou transitions suivantes, la véritable tumeur graisseuse étant prise pour terme moyen ou pour point de départ.

1° Passage à la polysarcie ou obésité par les hypertrophies locales du tissu cellulaire adipeux.

2° Passage aux tumeurs fibreuses par l'accession du tissu cellulaire.

3° Passage aux tumeurs enkystées par le développement d'un kyste bien marqué.

Très probablement il y a aussi des transitions, plus rares seulement, à d'autres formes de tumeurs, même à des tumeurs malignes.

(1) *Loc. cit.*, p. 22.
(2) *Loc. cit.*, 1838, p. 131 ; 1841, p. 185.
(3) Gmelin, *Chemie*, t. II, p. 1373.
(4) *Edinb. med. and surg. Journal*, 1806, t. II, p. 14.
(5) *Loc. cit.*, p. 123.

Le passage aux tumeurs vasculaires n'est pas prononcé, attendu que les vaisseaux jouent toujours un rôle très secondaire dans les tumeurs graisseuses.

Pour ce qui regarde le diagnostic, je dois encore ajouter que certaines formes des tumeurs malignes, notamment du fongus médullaire, ont la plus grande analogie avec les tumeurs graisseuses par leurs caractères physiques, et n'en peuvent être distinguées qu'avec le secours du microscope.

Troisième Groupe.

Tumeurs composées principalement de tissu fibreux.

Les tumeurs dans lesquelles prédomine le tissu fibreux sont très communes; mais elles présentent tant de différences, non seulement en égard à leurs qualités physiques, mais encore en ce qui concerne leur disposition histologique, qu'il est difficile de leur assigner des caractères généraux. En effet, des variétés sans nombre résultent de leurs combinaisons avec d'autres tumeurs, notamment avec les graisseuses, comme je l'ai dit précédemment, des différents degrés de développement auxquels se trouve leur tissu propre, et de la manière dont ce tissu est arrangé. C'est pourquoi je vais essayer de les réduire à certains types fondamentaux, de l'un à l'autre desquels il sera facile de trouver les transitions.

Les formes les plus prononcées et les plus faciles à examiner sont celles dans lesquelles le tissu fibreux semble avoir atteint son maximum de développement; la tumeur se montre alors, au microscope, composée de fibres, qu'on parvient plus ou moins aisément à isoler les unes des autres, et qui sont tantôt grêles, tantôt assez grosses, de manière que leur diamètre peut offrir toutes les nuances comprises entre 1/2000 et 1/400 de ligne. Cependant toutes celles d'une même tumeur ont ordinairement le même volume, et toutes sont ou fort petites, ou fort grosses. Histologiquement, ces fibres ressemblent ou à celles du tissu cellulaire normal, et alors elles sont grêles, n'ayant que 1/2000 à 1/1200 de ligne, ou à celles du tissu fibreux normal, des membranes fibreuses, des tendons, et sont un peu plus grosses (1/1200 à 1/900 de ligne), ou enfin à celles du tissu musculaire simple, et sont plus volumineuses encore (1/900 à 1/400 de ligne). Toutes ces fibres, quand on les traite par l'acide acétique, deviennent transparentes, et pâlissent au point de disparaître; parfois seulement il reste, après que l'acide a épuisé son action, quelques fibres, ordinairement plus grosses que les autres (1/1000 à 1/500 de ligne), qui parcourent la tumeur en suivant une marche irrégulière, quelquefois en se divisant dichotomiquement : ces fibres, insolubles dans l'acide acétique, correspondent à ce qu'on nomme les fibres de noyaux du tissu cellulaire. Après que l'acide a cessé d'agir, on aperçoit constamment des groupes plus ou moins nombreux de noyaux ovales, parfois terminés en pointe, affectant la forme d'un grain d'avoine, ou même recourbés en crochet, qui ressemblent tout-à-fait à ceux qu'on rencontre dans la formation normale des tissus fibreux. Les tumeurs fibreuses fort anciennes sont les seules dans lesquelles on ne trouve parfois pas de noyaux. Il est ordinaire aussi qu'entre les fibres parachevées on en aperçoive d'incomplètes, c'est-à-dire des cellules fusiformes, caudées et munies de noyaux, qui deviennent surtout visibles lorsqu'après avoir ouvert la tumeur, on en racle la surface avec un couteau non aiguisé, et qu'on examine au microscope la raclure étendue d'eau (1). Désormais, pour abréger, je désignerai les tumeurs dont il s'agit ici sous le nom de *tumeurs fibreuses parachevées*, et je les distinguerai en *celluleuses*, *fibreuses* proprement dites, et *musculeuses*. Mais cette dernière distinction est souvent impossible à établir, le tissu fibreux accidentel étant encore bien plus sujet que celui de l'état normal à présenter des intermédiaires entre ses diverses variétés, de manière que, même avec l'attention la plus scrupuleuse, on se trouve fréquemment hors d'état de déterminer si le tissu fibreux d'une tumeur avoisine le tissu cellulaire, le tissu fibreux ou le tissu musculaire simple. Cependant le fait, bien qu'il ne puisse pas être constaté partout, existe réellement dans la nature, et, comme la suite le prouvera, il est d'une grande importance pour répandre du jour sur le mode de production des tumeurs qui nous occupent.

Malgré cette similitude des éléments, les tumeurs fibreuses offrent néanmoins, dans la disposition histologique de leurs fibres, des différences notables, auxquelles en correspondent d'autres, non moins sensibles, dans leurs qualités physiques.

Il est rare que les fibres tiennent assez peu les unes aux autres pour qu'on puisse les séparer aisément, qu'elles soient ou isolées ou

(1) *Icones*, pl. VII, fig. 2, 3, 6, 7, 9; pl. XIV, fig. 7; pl. XXII, fig. 2; pl. XXIII, fig. 10. 11. — H. LEBERT, *Physiologie pathologique*, atlas, pl. XII, XIII, XIV, XV.

réunies en faisceaux, comme dans le tissu fibreux normal, qu'elles décrivent des ondulations, comme dans ce dernier ; la tumeur est alors molle, extensible, plus ou moins élastique, coriace, et le tissu du derme est celui auquel elle ressemble le plus par ses caractères physiques (*tumeur desmoïde*). Plus fréquemment, les fibres sont serrées les unes contre les autres, difficiles à isoler, et réunies en une seule masse ; dans ce cas, la tumeur est ferme, rénitente et très élastique ; on ne peut l'étendre, elle crie sous le couteau, et sa tranche a un aspect satiné (*tumeur fibroïde*). Si la réunion et la fusion des fibres vont plus loin encore, la tumeur est très dure, presque homogène, d'un blanc laiteux, et translucide ; on parvient plus aisément à la couper en tranches minces qu'à la réduire en fibres, et, par ses caractères physiques, elle a la plus grande analogie avec le tissu cartilagineux, auquel elle ne ressemble pourtant pas sous le point de vue histologique (*tumeur chondroïde*). Cette nuance fait passage à la seconde forme des tumeurs fibreuses, dans lesquelles, au lieu de fibres, on trouve une simple masse presque amorphe.

D'autres différences tiennent à la manière dont les fibres sont disposées dans la tumeur. Tantôt, en effet, elles suivent une marche irrégulière, et se croisent en tous sens, comme celle du derme ; c'est ce qui arrive ordinairement aux tumeurs fibreuses développées à la peau ou aux membranes muqueuses (*verrues pédiculées, condylômes, polypes fibreux*). Tantôt, au contraire, elles sont disposées régulièrement en cercles concentriques ou entre-croisés, et alors la tumeur présente quelquefois sur sa coupe de très beaux dessins, perceptibles même à l'œil nu, ce qui arrive entre autres dans les fibroïdes de la matrice (1).

Les rapports des tumeurs fibreuses avec les parties voisines et leur forme, considérée d'une manière générale, ne varient pas moins. Quelques unes tiennent intimement aux organes qui les entourent, et font le passage aux hypertrophies de ceux d'entre ces organes dont le tissu fibreux fait déjà la base dans l'état normal ; ainsi l'estomac, le canal intestinal et la matrice offrent souvent toutes les nuances intermédiaires entre leur hypertrophie locale et les tumeurs fibreuses isolées. Les condylômes, les verrues, les po-

---

(1) Ces dessins sont souvent très peu marqués. On en pourra prendre une idée dans Gluge (*Atlas der patholog. Anatomie*, 4ᵉ livr., pl. IV, fig. 14 et 15) et Hope (*Principles of illustrations of morbid anatomy*, Londres, 1834, fig. 215).

lypes fibreux font également transition de la tumeur fibreuse isolée
à l'hypertrophie locale de la peau et des membranes muqueuses.
Dans tous ces cas, la tumeur, on le conçoit aisément, a une forme
d'autant plus vague qu'elle est moins isolée, qu'elle paraît plus confondue avec les parties entourantes. D'autres tumeurs fibreuses
sont mieux circonscrites; elles tiennent peu aux alentours, ordinairement par une sorte de kyste de tissu cellulaire qui, ainsi que
je l'ai dit à l'occasion des tumeurs graisseuses, contracte plutôt
union avec ce qui l'environne qu'il ne s'en sépare : ici la forme est
mieux arrêtée, le plus souvent irrégulièrement arrondie, rarement étranglée, lobuleuse. Dans certains cas, la tumeur est si
bien isolée, qu'elle semble n'avoir aucune liaison avec ce qui l'entoure; elle paraît comme libre dans un étui, dans une capsule,
après l'ouverture de laquelle elle s'échappe d'elle-même. Cette particularité se voit, rarement il est vrai, dans les tumeurs fibreuses de
la matrice, que rien ne retient au milieu du parenchyme, ou même
dans les cavités de l'organe, de sorte qu'il leur arrive quelquefois,
pendant la vie, d'être expulsées par les seules contractions du viscère, sans suppuration, sans aucun travail morbide préliminaire
ayant pour but d'en détruire les adhérences. Ces sortes de tumeurs
ont presque toujours aussi une forme bien dessinée; elles sont quelquefois parfaitement rondes, comme des balles de fusil ou des billes,
mais parfois aussi leur surface est hérissée de tubercules. Nul doute
que la marche des fibres ne soit ce qui contribue le plus à produire
de pareilles configurations.

Toutes les tumeurs fibreuses parachevées contiennent des vaisseaux (1) ; celles de très petit volume sont les seules où quelquefois je ne sois pas parvenu à en découvrir; celles qui se montrent
isolées en manquent probablement aussi, et le blastème nécessaire
à leur développement vient des vaisseaux qui appartiennent aux
parties voisines. Cependant je présume que celles-ci mêmes, sinon
toutes, du moins un certain nombre, possèdent, dans les premiers
temps, des vaisseaux qui s'oblitèrent à mesure que les connexions
du fibroïde avec les alentours deviennent plus lâches, et qui, enfin,
disparaissent tout-à-fait. Mais, en général, les vaisseaux des tumeurs
fibreuses sont peu abondants, et on n'y en découvre un certain
nombre que dans les circonstances rares, ou dans les cas de cer-

____

(1) *Icones*, pl. VII, fig 5.

tains changements dont je parlerai plus tard. Nous avons vu précédemment qu'une formation pathologique du tissu fibreux peut se combiner avec celle de vaisseaux ; mais les tumeurs qui résultent de là diffèrent essentiellement, par leurs caractères, des tumeurs fibreuses proprement dites.

Il a déjà été fait mention aussi de la combinaison des tumeurs graisseuses avec les tumeurs fibreuses. Cette combinaison offre des nuances infinies. Tantôt les deux éléments sont combinés ensemble d'une manière si intime, qu'on ne peut guère les distinguer qu'à l'aide du microscope. Tantôt, ce qui est le cas ordinaire, ils forment chacun des groupes perceptibles à l'œil nu, la tumeur étant purement fibreuse sur un point, purement graisseuse sur un autre, et offrant, sur un troisième, la réunion des deux éléments.

La seconde principale variété histologique des tumeurs fibreuses a pour caractère de renfermer, non point des fibres parfaites, mais une masse plus ou moins amorphe (blastème), qui montre une tendance plus ou moins marquée à se convertir en fibres (1). En examinant ces tumeurs au microscope, on découvre une masse complétement amorphe, ou mêlée, soit de granulations, soit de fibres, et offrant parfois aussi des gouttes ou des grains de graisse. Traitée par l'acide acétique, la masse devient transparente, et l'on voit apparaître plus ou moins distinctement des noyaux de cellules, qui ressemblent à ceux des tumeurs fibreuses parachevées. Depuis les masses entièrement amorphes jusqu'aux tumeurs fibreuses complétement développées, on rencontre toutes les transitions imaginables, le blastème amorphe allant toujours en diminuant à mesure que les fibres se dessinent. Les tumeurs fibreuses amorphes ont un aspect lardacé ; les formes de transition ont une apparence chondroïde, beaucoup de consistance, et une couleur laiteuse ou jaunâtre. Quelquefois dénuées de vaisseaux, elles n'en contiennent jamais que fort peu. On peut les considérer comme des tumeurs fibreuses dont le développement imparfait se serait peut-être complété avec le temps, ou qui, ayant perdu leur aptitude à se développer au moment où elles atteignaient tel ou tel degré, ne dépassent plus jamais ce terme. Mais ce qui prouve qu'elles appartiennent bien réellement à la catégorie des tumeurs fibreuses, c'est que très souvent on y voit le tissu

(1) *Icones*, pl. 25, fig. 7, 8 et 10.

fibreux parachevé alterner avec de la masse amorphe (1). D'ailleurs il est très probable qu'une grande partie des tumeurs fibreuses procèdent d'un blastème solide et amorphe, et que par conséquent la plupart d'entre elles sont encore amorphes durant les premiers temps de leur formation.

Les tumeurs fibreuses varient sous le point de vue chimique. Parmi les parachevées, celles qui ont de l'analogie avec le tissu cellulaire se composent de gélatine (colle), tandis que celles qui résultent d'une intrication de fibres musculaires ne donnent pas de colle par l'ébullition. Les tumeurs fibreuses amorphes et non encore bien développées sont dans le même cas que ces dernières. Cependant nous manquons encore d'analyses exactes (2).

Les diverses formes de tumeurs fibreuses se rencontrent dans presque toutes les parties du corps, celles surtout qui, à l'état normal, contiennent déjà beaucoup de tissu fibreux; on en voit à la peau et aux membranes muqueuses (hypertrophies, condylômes, verrues, polypes), dans le tissu cellulaire sous-cutané, au périoste et dans l'intérieur des os, à la tunique musculeuse du canal intestinal, à la matrice, à l'ovaire, dans les cavités thoracique et abdominale, où elles acquièrent souvent un volume considérable; enfin, dans le crâne, où il leur arrive surtout fréquemment de naître de la dure-mère. La règle est que, dans les parties riches en tissu fibreux, c'est de tissu fibreux plus ou moins complétement développé qu'elles se composent, tandis que celles qui contiennent des fibres musculaires simples ne se voient que là où, dans l'état normal, il existe déjà des fibres de cette nature.

On peut appliquer, en général, aux causes de ces tumeurs ce qui a été dit de celles des tumeurs graisseuses. Quelquefois congéniales, elles se développent plus souvent après la naissance, et quelques unes même, comme celles de la matrice, n'apparaissent qu'à

______

(1) *Comp.*, pl. XXV, fig. 9 et 10.

(2) On doit à Muller et à Valentin des recherches très détaillées sur la nature chimique de ces tumeurs. C'est Muller qui a prouvé qu'elles se divisent en celles qui donnent de la colle et en celles qui n'en fournissent pas. Valentin a cherché à établir que la masse fondamentale des tumeurs fibreuses de la matrice est de la fibrine coagulée, et non de l'albumine; mais les réactions qu'il indique ne sont rien moins que décisives. Nous manquons encore d'analyses élémentaires qui trancheraient la question.

une époque avancée de la vie. Le premier germe en est probablement toujours un blastème amorphe (sang extravasé ou fibrine coagulée), déposé par l'effet d'une circonstance quelconque, et qui se métamorphose ensuite en raison de la loi d'analogie de formation. Les causes de ces dépôts sont souvent des lésions mécaniques, coups, chutes, chocs, pincements, etc.; mais tout aussi souvent elles échappent au médecin, surtout pour ce qui regarde les parties situées profondément. Les expériences sur les animaux sont très propres à éclairer l'origine des tumeurs fibreuses: j'en vais citer une qui me paraît avoir beaucoup d'intérêt, précisément sous ce rapport. Ayant fait une petite plaie à la ligne blanche d'un gros chien, j'injectai dans le ventre plusieurs onces de sulfhydrate ammonique étendu d'eau, et je fermai aussitôt la plaie par des points de suture. L'animal parut souffrir de vives douleurs pendant le premier quart d'heure qui suivit l'expérience; mais en moins d'une heure il était parfaitement rétabli, et ensuite il continua de se porter aussi bien que s'il n'eût rien éprouvé. On le mit à mort au bout de vingt-quatre heures. Nous trouvâmes une exsudation amorphe de fibrine coagulée sous le péritoine de plusieurs anses intestinales, ainsi que des extravasations de sang entre les tuniques musculeuse et séreuse du canal. Sur la face antérieure de l'estomac il y avait un caillot de sang, de la grosseur d'une noisette, entouré d'une épaisse couche de fibrine coagulée et adhérent au viscère. Je suis bien convaincu qu'avec le temps ce caillot se serait converti en une tumeur fibreuse, si l'animal n'avait pas été tué. J'ai eu plusieurs fois occasion d'observer un phénomène analogue. Ce me semble être là le type que les tumeurs fibreuses suivent dans leur formation chez l'homme, notamment à l'estomac, au canal intestinal, et surtout à la matrice, où il y a tant de circonstances qui favorisent la production de caillots sanguins et d'exsudations fibrineuses. Moins l'exsudation est abondante, plus l'influence du tissu normal environnant est grande et plus aussi, selon toute apparence, la substance exsudée s'organise aisément, et de là vient que les tumeurs fibreuses les mieux développées sont les hypertrophies, dans lesquelles le blastème n'est fourni que peu à peu et toujours par petites portions. Dans les conditions contraires, surtout quand l'exsudation abonde, ce sont vraisemblablement des tumeurs fibreuses amorphes qui se produisent de préférence. La tumeur une fois formée, son accroissement s'explique de lui-même. Dans les tumeurs pourvues de vaisseaux il n'a pas lieu seulement à la surface, mais encore dans toute la masse. Les tumeurs très volumineuses fournissent aussi, quand on en racle le milieu, des fibres en train de se développer, des cellules à queue (1).

Le sort des tumeurs fibreuses ressemble beaucoup à celui des tumeurs graisseuses. Elles sont bénignes par elles-mêmes, mais elles peuvent devenir nuisibles, tant en comprimant des nerfs ou des vaisseaux que par le fait de leur volume, qui est parfois énorme, car on en a vu du poids de vingt livres et plus. Elles distendent alors la peau, en font gonfler les veines, et passent à l'inflammation, à la suppuration, à l'ulcération. Certaines tumeurs fibreuses, notamment parmi celles de la matrice, s'ossifient, c'est-à-dire qu'il se produit en elles des concrétions, des dépôts non organisés de sels calcaires, qu'on a souvent pris à tort pour des os de formation accidentelle.

Quoiqu'il ne puisse pas être question ici d'espèces proprement dites, cependant il est permis d'admettre les formes et transitions suivantes. Les tumeurs fibreuses parachevées se rapprochent davantage, tantôt du tissu cellulaire, tantôt du tissu fibreux ou du tissu musculaire simple. Elles passent aux formes amorphes des tumeurs fibreuses, aux tumeurs vasculaires (ce qui est rare), aux tumeurs graisseuses, aux tumeurs cartilagineuses et osseuses, aux tumeurs enkystées (par la cystoïde compliquée et d'une manière qui sera décrite à l'article des kystes), enfin aux tumeurs malignes, transition fort importante, mais souvent très difficile à diagnostiquer.

Ici, de même que pour les tumeurs graisseuses, on éprouve de grandes difficultés quand on veut mettre en rapport avec les notions du jour les classifications anciennes, qui reposaient sur des caractères extérieurs (2). A la catégorie des tumeurs fibreuses appartiennent une partie des hypertrophies de la peau et des membranes muqueuses, les condylômes et polypes, les desmoïdes, une partie des stéatômes et sarcômes, la plupart des tumeurs cartilagineuses (chondroïdes), et certains ostéosarcômes. Muller distingue ces

____

(1) *Icones*, pl. VII, fig. 6.

(2) Ici se rapportent une partie des écrits que j'ai cités à l'article des tumeurs graisseuses, savoir, ceux qui traitent du stéatôme, et de plus les suivants : J. MULLER, dans ses *Archives*, 1836. — MECKEL, *Patholog. Anat.*, t. II, p. 165, 242. — GLUGE, *Atlas*, 4e livraison. — VALENTIN, *Repertorium*, 1837, p. 276.

tumeurs en tendineuses et albumineuses; les premières sont celles
qui donnent de la colle par l'ébullition, et qui ont atteint le terme
de leur développement; les autres, ou ne sont point développées,
ou se composent de fibres musculaires simples, et ne fournissent
point de colle.

Quatrième Groupe.

Tumeurs composées principalement de tissu cartilagineux.

Les tumeurs dans la composition desquelles entre le tissu cartilagineux sont beaucoup plus rares que celles dont il a été question
jusqu'ici, plus rares même qu'on ne serait tenté de le croire quand
on n'a égard qu'aux seuls caractères extérieurs, car j'ai déjà dit
que beaucoup de tumeurs, en apparence cartilagineuses, apparte-
naient réellement au groupe des fibreuses. Les tumeurs cartilagineuses se montrent le plus souvent comme hypertrophies et
excroissances des os (cal, exostoses, etc.). Elles consistent alors en
véritable substance cartilagineuse, mais seulement pendant un certain laps de temps, car elles se transforment peu à peu en substance
osseuse. On rencontre plus rarement les tumeurs cartilagineuses
isolées, qui ne commencent à être mieux connues que depuis les
belles recherches de J. Muller, et qui portent le nom d'*enchondromes* (1).

L'enchondrome se montre sous trois formes différentes: dans
l'intérieur des os, à leur surface, où il est recouvert par le périoste;
enfin dans les parties molles, notamment les organes glanduleux.
Il forme une tumeur arrondie, en général non lobuleuse, de volume variable, sur la coupe de laquelle on distingue, la plupart du
temps même sans aucun secours étranger, deux sortes de substances,
l'une fibro-membraneuse, l'autre grise, translucide, molle, et
semblable à une gelée ferme ou à un cartilage mou. Cette dernière,
examinée au microscope, présente des cellules vaguement arrondies
ou elliptiques, de 1/150 à 1/50 de ligne de diamètre, parfois même
plus grosses, qui renferment un noyau grenu, de 1/200 à 1/300 de
ligne. Quelquefois ces cellules contiennent plusieurs noyaux, et
une, deux, ou jusqu'à trois cellules plus petites (2). Outre les
noyaux, on aperçoit aussi quelquefois des corpuscules irréguliers,

(1) MULLER, *Ueber der fein. Bau*, etc., p. 31. — HERZ, *De enchondromate*,
Erlangue, 1843. — GLUGE, *Atlas*, 4e livraison.

(2) *Icones*, pl. X, fig. 6, 7. MULLER, pl. III, fig. 4, 5, 6, 7.

oblongs, déchiquetés, qui rappellent ceux du tissu osseux (1). Les cellules résistent à l'acide acétique mieux que ne font les parois de la plupart des autres cellules animales. Elles tiennent ordinairement peu les unes aux autres, et l'on réussit sans peine à les isoler par la pression. Dans certains cas rares, leurs intervalles sont remplis d'une substance intercellulaire amorphe et solide, comme le sont ceux du vrai cartilage normal (2) ; alors la masse, considérée dans son ensemble, a plus de consistance, et ressemble davantage au véritable cartilage par ses propriétés physiques. La substance fibro-membraneuse, vue au microscope, semble être du tissu fibreux. Les couches qu'elle représente forment des gaînes ou des réseaux, dans les mailles desquels la substance celluleuse se trouve déposée. Les dépôts, parfois irréguliers, sont ordinairement arrondis, et alors il arrive fréquemment que la surface de la tumeur présente des bosselures (3).

Ainsi, sous le point de vue historique, l'enchondrome ressemble quelquefois au véritable cartilage, quand une substance intercellulaire solide et amorphe se trouve déposée entre les cellules ; mais, la plupart du temps, les corpuscules étant plus isolés, et ayant entre eux une substance fibreuse, il a plus d'analogie avec le fibro-cartilage, toutefois avec cette différence que, dans le tissu fibro-cartilagineux, les corpuscules sont plus distants les uns des autres, et disséminés dans un épais réseau du tissu fibreux, tandis que, dans l'enchondrome, on voit des paquets de cellules épars au milieu de paquets fibreux, comme, dans le stéatôme, des amas de cellules adipeuses le sont parmi des amas de tissu fibreux. On peut donc considérer cette nuance de l'enchondrome comme une combinaison de la tumeur cartilagineuse avec la tumeur fibreuse.

Sous le rapport chimique, l'enchondrome se comporte comme le cartilage ordinaire avant l'ossification, c'est-à-dire qu'il donne généralement de la chondrine quand on le fait bouillir dans l'eau. J. Muller en a obtenu de celui des os et de celui du testicule ; mais celui de la parotide, qui était bien plus mou, lui a donné de la colle ordinaire. Il paraît donc y avoir ici des différences chimiques qui réclament des recherches nouvelles.

Les trois formes d'enchondromes offrent, dans leur structure,

(1) *Icones*, pl. X, fig. 8. MULLER, pl. III, fig. 8.
(2) HERZ, *loc. cit.*, fig. 2.
(3) MULLER, pl. I, fig. 12. GLUGE, pl. I, fig. 1, 2.

certaines différences qui méritent d'être prises en considération.

L'enchondrome central des os, le plus commun de tous, occupe ordinairement les petits os longs du métacarpe et du métatarse, ainsi que les phalanges des doigts et des orteils. Il constitue des tumeurs arrondies, non lobuleuses, de volume variable, et entourées d'une croûte osseuse, gonflée en forme de vessie (1). Cette croûte n'a pas la même épaisseur partout ; elle manque même sur quelques points, où l'on dirait qu'elle a été percée par la tumeur. Elle n'est pas le résultat d'une distension mécanique de l'os, mais tient à ce que, pendant que la tumeur croît peu à peu à la surface de l'os, celle-ci continue à se développer ; les dépôts de nouvelle substance osseuse subissent d'ailleurs une modification notable dans leur disposition, à cause de la présence du corps étranger. Une coupe de la tumeur fait apercevoir dans son intérieur les éléments dont j'ai déjà parlé, de la substance cartilagineuse molle (cellules plus ou moins isolées), parsemée de portions fibreuses, dans les interstices desquelles elle est disposée. Çà et là aussi on découvre des portions osseuses, débris de la substance spongieuse de l'os primitif (2).

L'enchondrome périphérique des os ressemble au précédent en ce qu'il a aussi l'os pour point de départ ; mais c'est à la surface externe et non dans l'intérieur de celui-ci qu'il se développe, en sorte qu'il n'a point de capsule osseuse, et qu'il n'est entouré que d'une enveloppe fournie par le périoste. Sa forme est moins régulièrement arrondie, et sa surface plus lobuleuse, bosselée, les divers dépôts arrondis de cartilage faisant saillie, chacun à part, sous la forme d'élévations, dont le volume varie depuis celui d'un pois jusqu'à celui d'une cerise (3). La structure intime est la même que celle de la variété précédente ; on trouve également quelquefois de petites parcelles de substance osseuse parmi les cellules et les fibres. Cette forme appartient de préférence aux os plats, à ceux du bassin, au crâne, aux côtes ; elle est plus rare dans les os longs.

L'enchondrome des parties molles, beaucoup plus rare que celui des os, n'a été observé que par Muller, qui l'a rencontré quatre fois seulement sur trente-six, savoir : une fois dans la parotide, une fois dans la glande mammaire, et deux fois dans le testicule,

(1) MULLER, pl. IV, fig. 1, 2, 3. — HESZ, fig. 1, 3, 5, 6. — GLUGE, pl. II, fig. 1, 2.
(2) GLUGE, pl. II, fig. 2.
(3) GLUGE, pl. I, fig. 1, 2.

par conséquent toujours dans des organes glandulaires. Cette variété a cela de particulier qu'on n'y découvre aucun vestige de substance osseuse, ni à la surface, ni dans l'intérieur, et que la substance fibreuse est remplacée par une substance intercellulaire plus amorphe, ce qui fait que la masse ressemble davantage au véritable cartilage.

Les enchondromes contiennent peu de vaisseaux dans leur substance fibreuse. Ce sont des tumeurs absolument bénignes, qui ne causent aucune douleur, et qui se développent très lentement, de manière qu'elles subsistent dix à vingt ans, sans gêner beaucoup celui qui les porte, bien qu'elles puissent atteindre un volume considérable. Gluge en cite une qui pesait neuf livres et demie après l'extirpation. Cependant elles peuvent, surtout lorsqu'elles sont grosses, s'enflammer, comme toutes les autres tumeurs bénignes, passer à la suppuration, et devenir dangereuses par la déperdition d'humeurs qu'elles entraînent.

On les attribue souvent à des lésions mécaniques, à des contusions, à des morsures, etc. Ces causes semblent surtout leur donner naissance quand le sujet est encore très jeune. Mais on voit aussi des enchondromes survenir chez l'adulte, soit à la suite d'une lésion extérieure, soit autrement, car la tumeur ne dépend pas toujours d'un cause mécanique. Il se développe parfois des enchondromes sur plusieurs points du corps à la fois, de sorte qu'alors la cause doit être plus générale, c'est-à-dire constitutionnelle. D'ailleurs on ne saurait douter que, pour ce qui regarde l'enchondrome des os, la loi d'analogie de formation ne joue un certain rôle dans l'organisation du liquide exsudé; mais il ne faut pas oublier que la substance cartilagineuse de cette tumeur ne ressemble point parfaitement au véritable cartilage. Quant aux causes de l'enchondrome des organes glandulaires, nous sommes hors d'état d'établir même des conjectures à cet égard.

D'après ce qui précède, on doit considérer comme deux formes de tumeurs cartilagineuses l'exostose cartilagineuse et l'enchondrome. Ces deux formes se ressemblent parfois tellement, qu'on a de la peine à les distinguer pendant la vie, et qu'après l'opération il faut même une dissection attentive pour y parvenir : la structure intime, la mollesse de la masse cartilagineuse, les couches fibreuses et les caractères microscopiques, aident alors à reconnaître l'enchondrome. Je dois ajouter ici que la tumeur décrite et figurée dans mon atlas (1), ayant été soumise à un examen rigoureux par Herz (2), doit être considérée, non plus comme un enchondrome, mais comme une exostose cartilagineuse partiellement ossifiée, attendu qu'elle n'était pas séparée de l'os, comme je le pensais autrefois, qu'au contraire elle avait des connexions avec lui, et que d'ailleurs ses caractères histologiques diffèrent de ceux de l'enchondrome, car les véritables enchondromes ne s'ossifient pas, quoique les corpuscules ramifiés qu'on rencontre quelquefois dans leur intérieur (3) rappellent assez bien les corpuscules des os.

L'enchondrome renferme parfois des cavités pleines d'un liquide, ce qui le fait passer aux formations cystiques complexes (4).

Ce qu'il y a de plus intéressant, sous le point de vue du diagnostic, c'est le passage de l'enchondrome à la tumeur fibreuse. Ce passage a lieu, dans l'enchondrome des os, par l'apparition d'un tissu fibreux, qui l'emporte quelquefois sur la masse cartilagineuse. Beaucoup de tumeurs qu'à juger d'après leur configuration, on serait tenté de prendre pour des enchondromes, n'en sont point; elles doivent naissance à un tissu fibreux plus ou moins développé, et ne contiennent pas de substance cartilagineuse. Aussi la forme et l'aspect ne doivent-ils jamais être considérés comme suffisants pour prendre une détermination, qui n'acquiert de certitude qu'autant qu'on a recours au microscope. A la vérité, il importe peu au chirurgien de savoir distinguer un enchondrome d'une tumeur fibreuse, puisque l'un et l'autre paraissent se comporter de même eu égard à l'organisme humain; mais il en est autrement sous le point de vue de l'histologie. J'ai examiné quelques tumeurs qu'on pensait être des enchondromes (une au bassin, une à l'orteil et deux à la main), parce qu'elles en offraient les caractères extérieurs, notamment une dont Herz a donné la figure (5); on n'y voyait aucun vestige de corpuscules de cartilage, mais seulement du tissu fibreux plus ou moins développé : de là

(1) *Icones*, pl. X, fig. 9.
(2) *Loc. cit.*, p. 14.
(3) *Icones*, pl. X, fig. 8. — MULLER, pl. III, fig. 8.
(4) Comp. Gluge, *loc. cit.*, explic. de la pl. I. — J. CRUVEILHIER, *Anatomie pathologique*, livraisons 10ᵉ et 20ᵉ, in-8, fig. Il est possible qu'on doive également rapporter ici deux cas d'ostéosarcôme du tibia, qui ont été décrits par Froqley (*Med.-chir. Trans.*, 1813, p. 138); mais le défaut d'examen microscopique empêche de rien décider.
(5) *Loc. cit.*, fig. 9.

résulterait, si toutefois on peut conclure quelque chose d'un petit nombre d'observations, que les enchondromes apparents sont aussi communs que les véritables. Dans tous les cas, il s'ensuit qu'on doit procéder au diagnostic avec circonspection, et bien se garder d'appliquer de suite le nom d'enchondrome à des tumeurs dont il ne reste plus que l'enveloppe osseuse desséchée.

Les enchondromes étaient confondus autrefois avec beaucoup d'autres tumeurs siégeant aux os, et on les désignait sous les dénominations d'*atheroma nodosum*, *spina ventosa*, *osteosarcoma*, *osteosteatoma*, de manière que d'après les noms seuls on ne saurait conclure quelle était la vraie nature des tumeurs dont parlent les auteurs.

Cinquième Groupe.

Tumeurs composées principalement de substance osseuse.

Ces tumeurs, qui contiennent du tissu osseux de formation pathologique, présentent les plus grandes variétés dans leur configuration et leur composition, ce qui ne permet point d'en donner une description générale, comme j'ai pu le faire pour la plupart de celles qui précèdent. On les observe la plupart du temps dans l'intérieur et à la surface des os, et ce qu'elles ont de particulier ne peut ressortir que d'une comparaison établie entre elles et les autres altérations pathologiques dont ces organes deviennent le siége. C'est pourquoi, laissant de côté tous les détails, qui trouveront place ailleurs, je me bornerai ici à signaler quelques faits généraux.

Ce qu'il y a de plus important, c'est de savoir distinguer une véritable formation osseuse pathologique d'une autre qui n'en a que l'apparence. La première a tous les caractéres histologiques et chimiques du véritable os; la seconde consiste en un dépôt non organisé de sels calcaires au milieu d'éléments histologiques divers, et appartient réellement à la catégorie des concrétions. La plupart des prétendues ossifications, même celles qui se rencontrent dans des tumeurs, se rapportent à cette dernière classe, et ne sont pas de véritables formations osseuses.

Les tumeurs dans lesquelles il entre de la véritable substance osseuse, tantôt en sont entièrement ou presque entièrement formées, tantôt n'en contiennent qu'une quantité plus ou moins notable, et sont, d'après la terminologie que j'ai adoptée, des combinaisons de la tumeur osseuse avec d'autres formes de tumeurs.

La première série comprend : 1° les formations pathologiques de substance osseuse qui n'ont point de connexions avec les os normaux, et qu'on rencontre surtout dans des membranes fibreuses, notamment dans la dure-mère et les tendons, plus rarement dans l'œil (Valentin) ; 2° les tumeurs osseuses qui tiennent à des os sains ou malades, et qu'on appelle *exostoses*. Comme les os normaux procèdent d'une véritable substance cartilagineuse, de même les exostoses sont quelquefois constituées en partie par cette substance, avant leur entier développement (1), et par là se rattachent aux tumeurs cartilagineuses.

Les tumeurs formées seulement en partie de substance osseuse ont également presque toujours pour point de départ des os atteints de maladie, autant du moins qu'on peut en juger d'après les observations recueillies jusqu'ici. Mais, indépendamment de la substance osseuse qui résulte d'un travail pathologique, elles contiennent encore d'autres éléments histologiques accidentels (tissu fibreux, vaisseaux, cartilages, liquides renfermés dans des kystes), et même des éléments de mauvais caractère (fongus médullaire ou tubercule). La substance osseuse forme des masses fort irrégulières, ordinairement de texture poreuse, qui s'insinuent entre les autres éléments de la tumeur, ou que celle-ci loge dans ses espaces celluleux. Quelquefois elle fait corps avec l'os normal, de manière que celui-ci, après qu'on l'a dépouillé de toutes parties molles par la macération, se montre couvert d'excroissances osseuses (2), comme dans les exostoses proprement dites. Ailleurs elle est disséminée et libre dans les parties molles, de manière qu'elle se perd par la macération. Tantôt elle ne forme qu'une faible partie de la tumeur, et tantôt elle en constitue plus de la moitié. Ce dernier cas se rattache à celui des exostoses.

Les nombreuses différences que présentent ces tumeurs osseuses combinées rendent très difficile d'assigner des noms aux cas spéciaux et de les classer, attendu qu'on n'en rencontre pour ainsi dire pas un seul qui ne s'éloigne plus ou moins des autres. Il n'est donc pas possible d'établir ici des espèces ou des variétés. Ce qu'il y a de mieux à faire, c'est de considérer les diverses formes qui s'offrent dans la nature comme des combinaisons de la tumeur osseuse avec d'autres formes élémentaires. Parmi ces combinai-

(1) *Icones*, pl. X, fig. 19.

(2) Une préparation très caractéristique de ce genre a été figurée par WEIDMANN, *Annotatio de steatomatibus*, pl. V.

sons, je signalerai celles avec la tumeur fibreuse, la tumeur vasculaire, la tumeur cartilagineuse, la tumeur graisseuse (?), la tumeur gélatineuse, la tumeur enkystée, les cystoïdes, et toutes les tumeurs malignes. Une circonstance contribue à embrouiller encore plus les choses, c'est qu'une tumeur peut offrir, non pas seulement l'une ou l'autre de ces combinaisons, mais plusieurs à la fois, et même presque toutes ensemble.

D'après les faits connus jusqu'à présent, il est à peine permis de douter que la formation de la substance osseuse qu'on trouve dans les tumeurs dépende des mêmes lois que celles qui président à la production accidentelle des os en général; cependant on a eu peu d'occasions de l'observer d'une manière directe. On peut aussi admettre en toute assurance que le cytoblastème qui doit produire la nouvelle substance osseuse est un liquide chargé de fibrine, et qu'il provient du sang. L'exsudation est tantôt rapide et abondante, tantôt peu considérable et prolongée. On parvient quelquefois à lui assigner des causes extérieures, des lésions mécaniques; mais souvent elle dépend de causes internes, constitutionnelles ou locales, qui font qu'elle s'accomplit d'une manière tellement occulte qu'on ne peut l'apprécier que par les conséquences qu'elle entraîne. La loi d'analogie de formation préside, dans beaucoup de cas, à la conversion du blastème en substance osseuse; c'est ce qui arrive surtout dans les exostoses. Mais quelquefois cette loi, au lieu d'agir seule, marche de concert avec une tendance à la production de tissus d'un mauvais caractère. Si l'on réfléchit que l'os normal est déjà une formation très complexe, qu'outre la substance osseuse proprement dite, il renferme de la moelle, des vaisseaux, du périoste, en un mot des éléments histologiques fort différents les uns des autres, on conçoit que la loi d'analogie de formation explique très bien certaines formes de tumeurs osseuses complexes. Cependant il ne faut point oublier que les lois de ce genre n'ont qu'une application générale, et que fort souvent elles ne suffisent pas pour rendre raison de tel ou tel cas particulier. Jusqu'à présent on ignore quelles sont les causes des formations osseuses qui ne tiennent point à des os, par exemple des ossifications de la dure-mère.

Les tumeurs osseuses sont bénignes par elles-mêmes, ce qui n'empêche pas que celles dans lesquelles il entre d'autres éléments puissent se détruire par ulcération ou autrement, et que cette destruction entraîne la carie ou la nécrose du tissu osseux accidentel. C'est ce qui arrive surtout quand la tumeur contient des éléments de nature maligne.

L'histoire de ces tumeurs est encore fort incomplète, principalement en ce qui concerne leur histologie (1). Un grand vague règne aussi dans la classification et la terminologie. Le groupe comprend les différentes espèces d'exostoses, une partie des ostéosarcômes et des ostéostéatômes, quelques spina ventosa, les ostéophytes de Gluge et les ostéides de Muller.

Sixième Groupe.

Tumeurs composées en totalité ou en partie de pigment.

Le pigment prédomine plus ou moins dans un grand nombre de tumeurs; mais, autant qu'on peut en juger d'après le peu de recherches histologiques qui ont été faites jusqu'à ce jour sur les tumeurs mélanotiques, il paraît offrir de grandes variétés. Dans certains cas, il consite en grains bruns ou noirs que renferment des cellules plus ou moins prononcées, arrondies ou oblongues; ailleurs c'est de l'hématine altérée, et dans d'autres circonstances encore un dépôt grenu de sulfure de fer. On rencontre donc ici toutes les variétés que j'ai fait connaître précédemment lorsqu'il a été question de la production pathologique du pigment grenu.

Les tumeurs mélanotiques ne sont jamais formées de pigment seul; celui-ci n'en fait qu'une partie, et il est disséminé parmi d'autres éléments histologiques, tels que tissu fibreux, parachevé ou amorphe, vaisseaux (la plupart du temps fort rares), tubercules, fongus médullaire et squirrhe. Les tumeurs mélanotiques sont par conséquent toujours complexes. Les molécules du pigment se montrent tantôt déposées d'une manière uniforme au milieu des autres éléments, tantôt accumulées sur certains points; de là vient que la tumeur paraît tantôt d'un noir uniforme, tantôt tachetée, ou composée de couches alternativement claires et obscures. Dans la véritable mélanose, la couleur est brunâtre, bistre, noirâtre; grise quand il y a peu de pigment. Dans la fausse, due à du sulfure de fer, elle est ardoisée, d'un noir bleuâtre, d'un noir verdâtre. Dans celle qui dépend de l'hématine altérée, elle est bleue, violette, d'un

(1) La littérature spéciale sera indiquée quand nous traiterons des altérations pathologiques des os. On pourra consulter aussi GLUGE, *Atlas der patholog. Anatomie*, 2e livraison (ostéophytes). — MULLER, *Archives*, 1843, p. 306 (ostéides). — J. CRUVEILHIER, *Anat. patholog.*, 21e et 44e livraisons.

noir bleu ou brun. J'ai fait voir précédemment comment on parvient sans peine à distinguer ces trois variétés au moyen du microscope, aidé des réactions chimiques. La teinte mélanotique répandue par taches sur certaines tumeurs provient de sang décomposé qui se trouve encore dans l'intérieur des vaisseaux (veines).

On observe des tumeurs mélanotiques dans presque toutes les parties du corps, tant intérieurement (aux viscères, surtout l'œil, les parties génitales de la femme, le poumon, le foie) qu'extérieurement (à la peau, au tissu cellulaire sous-cutané). Elles sont tantôt isolées, tantôt groupées, de manière qu'elles se répandent peu à peu sur le corps entier, et qu'elles constituent une maladie générale qui amène la mort du sujet. Elles paraissent être plus communes chez la femme que chez l'homme.

Le sort qu'elles éprouvent dépend de leurs complications. La véritable mélanose est bénigne par elle-même, aussi bien que sa combinaison avec la tumeur fibreuse; mais l'annexion de tumeurs d'un mauvais caractère la rend naturellement maligne. Les fausses mélanoses sont en général fâcheuses, parce qu'elles supposent un haut degré de décomposition des humeurs; elles ne portent d'atteinte à la santé qu'autant que cette décomposition demeure localisée.

Les causes varient suivant l'espèce de la tumeur. Dans les fausses mélanoses, elles sont généralement de nature chimique, et l'on parvient quelquefois à les découvrir, comme je l'ai dit plus haut. Celles de la vraie mélanose sont énigmatiques; cependant la loi d'analogie de formation semble, du moins parfois, jouer un rôle ici; par exemple, dans les tumeurs mélanotiques de l'œil, qui sont si communes et partent fréquemment de la choroïde, et dans celles de la peau, dont le réseau de Malpighi devient si souvent le siége de formations pigmentaires.

L'histoire des tumeurs mélanotiques présente encore de grandes lacunes (1). On a rangé parmi elles toutes celles qui, en totalité ou partiellement, ont une couleur foncée, ce qui fait qu'on a confondu ensemble les choses les plus disparates. Des recherches histologiques répétées pourront seules répandre du jour sur ce sujet embrouillé; nous en avons surtout besoin pour les tumeurs mélano-

____

(1) Consultez l'article *Melanoma*, dans l'*Anat. pathologique* de Carswell. Voyez aussi Schilling, *De melanosi*, 1831. Gluge, *Atlas*, livraison 3e. — Cruveilhier, *Anat. pathologique du corps humain*, livraisons 19 et 32. — H. Lebert, *Physiologie pathologique*, Paris, 1845, t. II, p. 111 et suiv.

tiques répandues sur le corps entier, et devenues constitutionnelles, car jusqu'à présent celles-là n'ont point encore été étudiées avec soin. Il me paraît donc inutile d'insister sur la disposition des diverses formes qui peuvent s'offrir, non plus que sur la question si souvent débattue de leur bénignité ou de leur malignité, et sur la critique des opinions qui ont été émises touchant leur mode d'origine. Leurs caractères chimiques sont à peu près inconnus. A. Vogel a fait l'analyse élémentaire d'une tumeur mélanotique du cerveau (1) ; il l'a trouvée composée de : carbone, 49,885 ; hydrogène, 7,456 ; azote, 23,784, et oxygène, 19,175. Cette analyse diffère beaucoup de celles du principe colorant des poumons mélanosés que j'ai rapportées précédemment ; malheureusement elle est sans valeur pour l'anatomie pathologique, car, les recherches d'histologie ayant été négligées, il n'y a pas moyen de savoir au juste sur quoi elle a porté.

Septième Groupe.

Tumeurs qui contiennent une masse gélatineuse.

On trouve dans certaines tumeurs une masse mucilagineuse, gélatineuse, tantôt infiltrée entre les éléments solides, tantôt contenue dans des cavités particulières, quelquefois si abondante, proportionnellement aux autres éléments, que la tumeur peut à bon droit recevoir l'épithète de gélatineuse. Les éléments qui accompagnent la gelée varient beaucoup : ce sont ordinairement des fibres, des vaisseaux, parfois aussi de la substance cartilagineuse, de sorte qu'on peut fort bien dire qu'il s'agit là de complications avec des tumeurs fibreuses, des enchondromes, ou des kystes ; mais parfois aussi on rencontre des cellules cancéreuses, et le cancer colloïde est la plus fréquente de toutes les formes de la tumeur gélatineuse.

Cette masse est toujours transparente et incolore, tantôt liquide comme un mucilage épais, tantôt plus consistante, comme une gelée à demi molle. Au microscope, elle se montre parfaitement amorphe et translucide, de sorte qu'on a de la peine à la voir. Dans les cas que j'ai observés, l'acide acétique la coagulait en une masse incolore, amorphe, et parsemée seulement de stries ; le même effet avait lieu par le sulfate ferreux, par l'infusion de noix de galle, et, quoique d'une manière moins prononcée, par l'alcool et la solution

(1) *Münchner Gelehrte Anzeigen*, 1844, n° 143, p. 108.

de sublimé. L'acide azotique et l'azotate d'argent ne produisaient qu'un léger trouble, dû sans doute à la présence d'une certaine quantité d'albumine. La gelée ne se dissolvait ni dans l'eau froide ni dans l'eau bouillante. Je n'en avais pas assez à ma disposition pour pouvoir procéder à l'analyse élémentaire; jusqu'à ce que celle-ci ait été faite, on ne pourra rien dire touchant la constitution chimique.

On se demande si la gelée est de même nature dans toutes les tumeurs. Dans les six cas que j'ai observés jusqu'à présent, elle se comportait avec les réactifs comme je viens de le dire. Cette masse se rapproche du mucus et de la pyine par ses propriétés physiques et chimiques. Je la crois bénigne. Si elle amène l'ouverture de la tumeur formée par elle, comme dans le cancer colloïde, ce me semble être là plutôt le résultat de causes mécaniques (distension des tissus, etc.) que celui d'un tissu spécial, comparable à ceux des tumeurs malignes proprement dites.

Nous ne savons encore rien de certain eu égard à l'origine de cette masse. Très probablement elle naît, comme le mucus normal, de modifications des combinaisons de protéine du sang. On ne pourra se prononcer là-dessus que quand les phénomènes chimiques de la nutrition seront mieux connus qu'ils ne le sont actuellement.

J. Muller a décrit, sous le nom de *collonema*, une tumeur particulière que je n'ai point encore pu observer, et que je cite ici, ne sachant où la placer ailleurs (1). Elle consiste en un tissu extrêmement mou, et semblable à de la gelée, qui tremble quand on y touche. Elle a pour base organique des faisceaux très rares de fibres et de vaisseaux. Elle se compose presque en totalité de globules gris, dont quelques uns sont beaucoup plus gros que les corpuscules du sang. On y trouve disséminés des cristaux aciculaires en quantité innombrable. Ces cristaux, formés d'une substance animale particulière, non grasse, ressemblent à des baguettes, et le microscope en fait découvrir sur-le-champ dans tous les points de la tumeur. Les acides et les alcalis ne les dissolvent point; les alcalis seulement les isolent, en s'emparant de la partie non cristallisée. Ces cristaux se détruisent quand on fait bouillir des lambeaux de la tumeur; mais ils ne subissent aucun changement à la

(1) *Archives*, 1836.

température du corps humain. Insolubles dans l'alcool chaud, ils
se dissolvent dans l'éther bouillant. La tumeur a été rencontrée une
fois dans le cerveau, et une autre fois dans le sein d'une femme.
Les cristaux se ressemblaient dans les deux cas, mais la masse non
cristalline n'était point identique. La décoction de la tumeur cérébrale ne précipitait point par le tannin, l'alcool, les acides minéraux, l'acide acétique, le chlorure ferroso-potassique, l'éther, le
sulfate ferrique, l'acétate plombique, le chlorure mercurique, de
sorte qu'elle avait beaucoup de rapports avec la ptyaline, ou avec
le mucus des écrivains anglais ; celle de l'autre tumeur contenait
un peu de matière caséeuse, qu'une faible quantité d'acide acétique
précipitait, aussi bien que les autres réactifs propres à faire reconnaître la présence de la caséine.

Huitième Groupe.

Tumeurs qui sont renfermées dans un kyste.

Certaines tumeurs diffèrent de toutes les autres en ce qu'elles
sont entourées d'une espèce de sac membraneux, qui les sépare
des parties environnantes. Les nombreuses différences qu'elles présentent font cependant que ce caractère n'est pas toujours bien
prononcé, et qu'il y a plus d'une transition entre elles et d'autres
espèces de tumeurs. C'est pourquoi nous distinguons des *tumeurs
cystiques* vraies et des *cystoïdes*, ou des combinaisons de tumeurs
cystiques vraies avec d'autres formes de tumeurs.

A. *Tumeurs cystiques vraies.*

Les tumeurs cystiques vraies ou simples n'ont pas seulement une
enveloppe membraneuse close de toutes parts ; il entre aussi dans
leur essence que le contenu de ce sac ne soit point organisé, ou
qu'il ne le soit que d'une manière fort incomplète, et qu'il n'ait
point de connexions organiques avec le kyste. C'est là ce qui les
distingue des tumeurs graisseuses et fibreuses enkystées dont nous
avons parlé précédemment, et où l'enveloppe, consistant en tissu
cellulaire, envoie à la fois des prolongements organisés dans la
substance environnante et dans la tumeur elle-même, de manière
que celle-ci, au lieu d'être séparée des parties qui l'entourent, y
tient au contraire par des liens plus ou moins intimes.

Les véritables tumeurs cystiques offrent des différences qui ont trait tant à la nature du kyste qu'à celle du contenu. On peut les rapporter à deux classes assez bien caractérisées.

1° La première classe comprend celles dont le contenu, aqueux ou séreux, se rapproche plus ou moins du liquide des hydropisies séreuses et fibrineuses, ou même n'en diffère pas du tout. Je leur donnerai le nom de *kystes séreux*, d'hydatides non vivantes. Leur forme varie beaucoup; la plupart d'entre elles n'ont que des droits fort éloignés au titre de tumeurs enkystées, et mériteraient bien plutôt celui d'hydropisie locale, vraie ou fausse. Voici quelles en sont les principales formes.

a. Lorsque, dans une hydropisie séreuse locale et bornée, le liquide se trouve versé dans une partie constituée par du tissu cellulaire lâche, ou sous une membrane mince, notamment du genre des séreuses, il forme une vésicule analogue à celles qu'on observe si fréquemment sur la peau après l'application d'un *vésica-toire*, à la suite d'une brûlure, dans l'érysipèle pustuleux, etc. Ici le kyste n'est pas de formation nouvelle; il se compose du tissu normal distendu par le liquide hydropique; il ne forme pas non plus un sac régulier et bien clos: on aperçoit souvent, dans son intérieur, des espaces celluleux, irréguliers, qui communiquent les uns avec les autres, et il n'a point d'épithélium interne, comme les véritables kystes. Le liquide ressemble parfaitement à celui de l'hydropisie séreuse; il peut offrir toutes les différences que nous avons appris à connaître en faisant l'histoire de cette dernière; il contient essentiellement de l'albumine liquide, qui tantôt se coagule par la chaleur, tantôt offre la modification de cette combinaison de protéine qui, résistant à la chaleur, est précipitée par les acides et l'alcool. Ces tumeurs, faussement appelées hydatides, ne sont donc que des œdèmes locaux, modifiés par la disposition histologique de la partie atteinte, et leur production obéit aux mêmes lois que celle de l'œdème en général. On les observe assez fréquemment sur un très grand nombre de points du corps, ceux surtout qui se compo-sent d'un tissu cellulaire lâche, notamment au cordon testiculaire et dans le plexus choroïde du cerveau; on les rencontre souvent aussi sous les membranes séreuses, c'est-à-dire entre elles et le tissu cellulaire qui les attache aux parties sous-jacentes, sous la plèvre, principalement celle du poumon, sous le péricarde, à la surface des trompes de Fallope, et aussi dans le parenchyme de certains organes, les ovaires spécialement, car c'est ici qu'on doit rapporter la plupart des tumeurs appelées hydropisies de l'ovaire. Les vésicules sont tantôt isolées, tantôt réunies en masses, en espèces de grappes, ce qui dépend et de la texture des parties et de l'étendue du mal.

J'ai plusieurs fois examiné ce qu'on appelle les hydatides du cordon spermatique ; toujours j'ai vu qu'elles étaient formées d'un tissu cellulaire distendu en vésicules membraneuses irrégulières, dont les vides contenaient un liquide aqueux, clair, transparent et coagulable par la chaleur de l'ébullition. Quand on évacuait le liquide par des ponctions, le tissu cellulaire s'affaissait sur lui-même, et l'on ne pouvait plus découvrir aucune trace de cellules. Le fait suivant fournira un exemple d'une hydatide dont le liquide ne se coagulait point au feu. En ouvrant le cadavre d'une femme de cinquante-six ans, très contrefaite et atteinte de hernie ventrale et d'œdème, je trouvai, un peu au-dessous du rein gauche, entre le péritoine et les muscles lombaires, une fausse hydatide, du volume et de la forme d'un rein d'homme. Cette hydatide, couverte par le péritoine, ne tenait aux muscles que par un tissu cellulaire lâche : son kyste consistait en une membrane très délicate, translucide, uniquement formée de tissu cellulaire, sans épithélium interne, et il adhérait de la manière la plus intime au tissu cellulaire environnant. Le contenu s'élevait à près de deux onces d'un liquide homogène, transparent, jaunâtre, dans lequel le microscope ne faisait rien apercevoir. Ce fluide ne se coagulait pas par l'ébullition ; mais l'alcool, l'acide azotique et l'azotate d'argent y faisaient naître d'abondants précipités. Nul doute qu'il ne ressemblât au liquide épanché dans le tissu cellulaire sous-cutané, et qu'il ne reconnût la même cause.

6. Les fausses hydatides se présentent aussi sous une autre forme, qui les fait ressembler parfaitement à la fausse hydropisie, dont j'ai donné la description plus haut. Cette forme tient à ce que le conduit excréteur d'un organe sécrétoire venant à s'oblitérer, le liquide sécrété s'y trouve retenu, de sorte qu'une portion plus ou moins considérable soit du conduit, soit même de l'organe dont il fait partie, se distend en manière de vésicule, et produit ainsi une tumeur pleine d'un liquide aqueux, dont la constitution chimique ressemble d'abord à celle de la sécrétion normale, mais peut subir plus tard des changements dus à l'endosmose et à l'exosmose. Ces sortes de kystes séreux sont plus rares que les précédents. On

en rencontre dans les reins, les trompes de Fallope, le pancréas, le parenchyme pulmonaire. Ils peuvent aisément être confondus avec ceux de la première espèce, dont on ne parvient même pas toujours à les distinguer sûrement, ce qui arrive surtout quand la sécrétion a déjà subi des changements.

J'ai observé un cas de ce genre sur une chatte âgée d'environ quinze jours. La matrice et ses trompes, closes à leurs orifices, étaient distendues en manière de vésicules, et les trompes, fixées par des adhérences irrégulières, contenaient plusieurs ampoules hydatidiques. Le liquide clair renfermé dans ces poches n'était point chargé d'albumine. Lorsqu'on rencontre de pareilles vésicules à la surface des reins, ce qui n'est pas rare, on demeure souvent, même après l'examen le plus attentif, incertain de savoir s'il faut les rapporter, soit ici, soit à la première espèce, ou les considérer comme des conduits glandulaires dilatés. Tout porte à croire que nous devons rallier aussi à cette seconde forme les œufs de Naboth, qui ne seraient alors que des glandes utérines dilatées et devenues vésiculeuses.

c. Des kystes séreux d'une troisième sorte méritent le nom de tumeurs cystiques à plus juste titre que ceux des deux catégories précédentes. Ce sont des sacs complétement clos, adhérents aux parties environnantes par leur surface extérieure, mais dont la surface interne est lisse, comme celle d'une membrane séreuse, et qui contiennent une sérosité limpide, sans corpuscules essentiels. Le kyste de ces tumeurs consiste en un tissu cellulaire plus ou moins développé, de sorte qu'il est tantôt mou, comme une membrane séreuse, tantôt ferme, lardacé, ou même en apparence cartilagineux, aspect que présente assez souvent, ainsi que je l'ai dit, le tissu cellulaire de formation nouvelle. Son épaisseur varie suivant les cas; à l'intérieur, il est tapissé d'un mince épithélium, qui ressemble à celui des membranes séreuses. On rencontre généralement cet épithélium, qui, selon toutes les apparences, existe constamment dans les formes bien développées. Le liquide contenu ne diffère point de celui de l'hydropisie séreuse.

Voici comment je me figure la production de ces kystes. Ils doivent naissance à une hydropisie fibrineuse, comme ceux de la première espèce résultent d'une hydropisie séreuse. D'abord il apparaît une fausse hydatide, dont les parois sont constituées par des tissus normaux distendus; mais peu à peu la fibrine dissoute se précipite sous la forme d'un sac membraneux clos, offrant d'ordinaire plusieurs couches superposées, de sorte que le liquide, dépouillé de ce principe constituant, devient semblable à celui de l'hydropisie séreuse. Le sac de fibrine coagulée, amorphe dans l'origine, s'organise d'une manière plus ou moins complète, devient ordinairement du tissu cellulaire, acquiert des vaisseaux, et se couvre d'un épithélium à sa face interne. Dès lors le kyste est devenu permanent, et il ne peut plus, comme ceux de la première espèce, disparaître sans laisser de traces par l'absorption du liquide ; car bien que l'endosmose puisse faire subir des changements au liquide épanché qu'il contenait d'abord, ou en diminuer la quantité, la présence de l'épithélium permet difficilement à la cavité de s'effacer par adhésion de ses parois. L'inflammation adhésive peut seule oblitérer ces sortes de kystes. On trouvera décrit dans mes *Icones* (1) un cas qui prouve que des épanchements d'un liquide chargé de fibrine peuvent réellement donner lieu à de

(1) Attaque d'apoplexie ; difficulté de mouvoir les membres du côté droit, avec diminution de la chaleur et conservation du sentiment ; gêne de la parole ; conservation des sens ; régularité de l'appétit, des selles et du sommeil. Au bout de onze jours, diarrhée et stupeur toujours croissante. Dix jours après, mort. On trouva dans le lobe postérieur de l'hémisphère gauche du cerveau, un peu en arrière et au-dessus de la corne d'Ammon, une cavité grande comme une noix. Cette cavité contenait environ deux gros d'un liquide limpide et faiblement coloré en verdâtre, qui, au bout de quelque temps, se prit en une gelée incolore, d'où s'écoula peu à peu un sérum clair. Le caillot se composait de fibrine coagulée amorphe. La sérosité donnait par l'acide azotique un précipité très volumineux et blanc d'albumine. La cavité était tapissée, dans tout son pourtour intérieur, d'une masse membraneuse, de couleur jaune-blanchâtre, et de consistance lardacée, ayant à peu près une ligne d'épaisseur. Cette masse, vivement teinte en rouge sur divers points, montrait un réseau vasculaire très serré et déjà visible à l'œil nu. Au microscope, elle était composée d'une substance amorpho-fibreuse, qui contenait beaucoup de cellules granuleuses et des parcelles de graisse d'un plus grand volume. L'acide acétique la rendait transparente ; les granulations et les cellules granulées demeuraient seules visibles. Par places, on apercevait des fibres très grêles ou des filaments que l'acide acétique faisait disparaître complétement. Ailleurs, on voyait un réseau vasculaire serré, d'un rouge vif, avec des cellules granuleuses et des amas de granulations. Outre les cellules granuleuses, il n'y avait aucune trace d'organisation dans la masse interposée. La membrane revêtait la cavité entière, et présentait à l'intérieur une surface lisse. En dehors, elle se confondait peu à peu avec la substance cérébrale saine. L'exsudation n'offrait aucun vestige de fibres primitives du cerveau. Cette substance, évidemment fibrineuse, avait, par places, une épaisseur de deux lignes ; assez ferme, elle contenait partout de nombreuses granulations et cellules granuleuses. (*Icones*, p. 63.)

pareilles tumeurs cystiques : il est relatif à un kyste plein de liquide
fibrineux qui s'était formé dans le cerveau. D'autres cas (1) mè-
nent également à la même conclusion. Ceux-ci servent, en outre,
à expliquer l'origine d'une forme plus compliquée de kystes séreux, qu'on a jusqu'à présent, mais à tort, rangés parmi les
hydatides vivantes, et qu'on a coutume de désigner sous le nom
d'*acéphalocystes* (2). Cette forme consiste en un sac membraneux du
tissu cellulaire, adhérent aux parties environnantes, et tapissé d'é-
pithélium à l'intérieur, qui renferme, sans avoir aucune connexion
avec lui, un second sac clos, hyalin, demi-transparent, généralement réductible en nombreuses couches très minces, formé de
fibrine coagulée amorphe, et contenant un liquide séreux. Le
cas dont j'ai donné la description prouve qu'en pareille circonstance
d'un sac organisé déjà existant peut provenir une nouvelle exsudation de liquide chargé de fibrine, et la coagulation de celle-ci donner
lieu à une seconde membrane dans l'intérieur de la première. Par

(1) Une fille de vingt et un ans mourut d'une pleurésie exsudative gauche.
La poitrine, de ce côté, contenait un sac clos et plein d'un liquide clair, de
la grosseur d'une tête d'enfant. Ce sac était appliqué immédiatement à la
face interne de la plèvre, à laquelle il ne tenait point, car il tomba à l'ouverture de la poitrine. Il était translucide, d'un blanc jaunâtre un peu épa-
lis; il avait la consistance et l'aspect de la colle; son épaisseur était d'une
ligne; on pouvait le diviser en au moins dix couches concentriques minces.
Ces couches étaient complétement amorphes, sans nul vestige de fibres ni de
cellules (*Icones*, pl. IV, fig 1). — Femme de quarante-quatre ans, morte
d'une tumeur fluctuant au côté droit du bas-ventre. On trouva l'épiploon
adhérent à une tumeur dure, qui descendait jusque dans le bassin, et avait
la grosseur des deux poings; cette tumeur, irrégulièrement bosselée, de couleur blanche, rigide au toucher, tenait à la matrice, ou plutôt naissait de
son fond. La face interne de la matrice paraissait normale; sa membrane
muqueuse était intacte. La cavité du viscère renfermait une tumeur ronde
du volume d'une bille de billard, assez ferme, bleuâtre et couverte d'un
liquide purulent jaunâtre. Cette tumeur était complétement libre, sans
adhérences avec les parois. La substance de la matrice était fort épaissie, et
allait jusqu'à trois pouces en certains endroits. Il s'y trouvait un grand
nombre de tumeurs grosses comme des pois, des fèves, des noix et plus, la
plupart libres, ou du moins très faciles à détacher du tissu utérin; blanches,
d'une texture solide et généralement arrondies, quoique la plupart bosselées.
La tumeur libre dans la cavité utérine offrit au microscope des fibres musculaires organiques et beaucoup de cellules granuleuses brunâtres. Telle était
aussi la constitution de toutes celles qu'emprisonnaient les parois. (*Icones*,
pl. IV, fig. 5)

(2) Sur ce sujet, l'on consultera un très bon article de Cruveilhier dans le
Dictionnaire de médecine et de chirurgie pratiques, t. I, p. 193 et suiv.

là aussi on explique sans peine pourquoi les kystes dont je parle contiennent quelquefois du sang plus ou moins altéré, des corpuscules de pus, des cellules granulées, etc. Plus tard j'indiquerai les caractères à l'aide desquels les kystes séreux emboîtés peuvent être distingués des véritables hydatides.

D'après les détails dans lesquels je viens d'entrer, les sacs séreux dont il s'agit en ce moment ne sont, au fond, qu'une forme particulière de l'hydropisie fibrineuse, et ils se rattachent immédiatement aux hydropisies enkystées. On les trouve tantôt dans des cavités séreuses, la plèvre, le péricarde, le péritoine ; tantôt dans le parenchyme des organes, de ceux surtout qui, ayant une contexture molle, permettent aisément aux liquides épanchés d'écarter assez les parties pour produire une caverne, comme la substance cérébrale, le tissu cellulaire, etc.

Il serait très possible de soutenir, avec Bichat et ses successeurs, que les sacs séreux dont nous venons de nous occuper sont des membranes séreuses accidentelles ; car, ainsi que ces dernières, ils se composent de tissu cellulaire, avec un épithélium interne. Mais ce serait seulement admettre une nouvelle dénomination dont on ne retirerait aucun profit ; d'ailleurs cette manière de voir aurait l'inconvénient d'exposer à croire que la membrane séreuse s'est produite la première, et que le liquide qu'elle contient a été sécrété par elle, tandis que c'est tout le contraire qui a lieu.

En général, les liquides de ces sacs séreux ne contiennent point de parcelles solides ; mais parfois on y trouve des gouttes de graisse et de petits corpuscules (granulations élémentaires). Rarement offrent-ils de petites formations organisées, qui rappellent celles dont je parlerai plus tard à l'occasion des hydatides vivantes, et qui peuvent répandre quelque louche sur le diagnostic. Un cas de ce genre m'a été communiqué par Köhlrausch. Dans le liquide clair et aqueux que contenaient des kystes de rein humain, nageaient une innombrable quantité de corpuscules, fort différents d'aspect et de volume, mais de l'un à l'autre desquels on trouvait sans peine des transitions. Les plus petits étaient plus ou moins régulièrement arrondis, non lisses, mais transparents. Dans le milieu, se voyait un point qu'on pouvait regarder, ou comme un noyau, ou comme un phénomène d'optique. A ce centre, dont les dimensions variaient, aboutissaient des stries rayonnantes, qui donnaient au corpuscule entier le même aspect que si son enveloppe eût été plissée de la périphérie vers le centre. Le volume moyen était de 1/190 à 1/280; les corpuscules, de 1/370 et de 1/150, étaient peu communs. On découvrait, en outre, des corpuscules qui, au premier abord, semblaient différer beaucoup des précédents par leur surface raboteuse, grossièrement grenue, et par leur transparence moindre. Leur volume était, terme moyen, de 1/112 à 1/80. En disposant bien le foyer, on distinguait, au-dessous de la surface raboteuse, un contour lisse et rond, qui montrait deux limites dans les points où la couche environnante était, soit peu épaisse, soit absente. Beaucoup de ces cellules internes offraient aussi le point central et la striation radiante. La couche extérieure était grenue. En roulant, les corpuscules se montraient ronds. Enfin il y avait encore des corps plus opaques, dont le volume variait de 1/50 à 1/24, et qui avaient une forme arrondie, semblable à celle d'une mûre. Mis en contact avec l'acide acétique concentré, pendant vingt-quatre heures, ils ne subissaient aucune altération. L'acide chlorhydrique étendu ne les altérait pas non plus dans l'espace de dix minutes. L'éther bouillant ne leur faisait subir aucune altération, et ne leur enlevait pas de graisse. L'acide azotique ne les dissolvait pas à froid, mais bien à chaud. La dissolution donnait, par le carbonate potassique, un précipité finement grenu, non cristallin ; évaporée à siccité, elle laissait une masse jaunâtre ; on ne pouvait mettre en évidence la réaction de l'acide urique. Les corpuscules se dissolvaient très aisément dans la potasse caustique ; le carbonate potassique en opérait la dissolution avec moins de facilité, mais d'une manière complète, et sans dégagement de gaz. Je recommande à l'attention des observateurs ces corpuscules, dont je ne saurais jusqu'à présent donner l'interprétation.

Pour terminer, je dirai encore quelques mots d'une manière dont les kystes séreux peuvent naître, et qui diffère de celle dont j'ai donné l'indication. On pourrait concevoir que les cellules élémentaires, produites d'après les lois générales de la plasticité histologique, admettent en elles des liquides qui les distendent beaucoup. Je ne connais aucun cas qui parle en faveur de cette origine ; car toutes les cellules élémentaires connues jusqu'ici sont beaucoup trop petites pour que, même au maximum de distension, elles puissent représenter nos sacs séreux, qui sont toujours visibles à l'œil nu. Mais, en admettant qu'elle soit possible, elle servirait surtout à expliquer certaines prétendues hydatides des plexus choroïdes, attendu que ceux-ci renferment déjà, dans l'état normal, des cellules sphériques assez grosses, qui jouent aussi un rôle dans les concrétions qu'on y rencontre.

2° La seconde classe des tumeurs cystiques simples diffère des kystes séreux en ce que le contenu n'est point un liquide aqueux, mais se montre chargé de particules solides, ce qui le rend plus ou moins épais et semblable à une bouillie. Ce contenu ressemble tantôt à du miel, tantôt à du riz cuit, ou bien à une gelée; suivant ses caractères, on a donné des noms divers aux tumeurs, qui, ainsi, ont été appelées *hygromes*, *melicéris*, *athéromes*, *tumeurs gommeuses*. Mais ces dénominations sont tout aussi vagues que les qualités sur lesquelles elles reposent sont variables et peu essentielles.

Dans cette forme, le kyste est toujours complétement clos, et il tient solidement aux parties voisines par des adhérences de tissu cellulaire. Il est organisé, et, en général, composé de tissu cellulaire qui affecte la forme d'une membrane, et contient des vaisseaux (1). Sa face interne présente le plus souvent un épithélium bien marqué, et consistant en cellules (2), qui sépare le contenu de la membrane enveloppante. Jusqu'ici la membrane de ces tumeurs cystiques ressemble à celle des véritables kystes séreux; mais il lui arrive fréquemment de parvenir à un plus haut degré d'organisation, et, au lieu de pouvoir être mise en parallèle avec une simple membrane séreuse, de mériter qu'on la rapproche des membranes muqueuses ou de la peau. Quelquefois, en effet, la face interne du kyste montre, sur divers points de son étendue, des végétations en forme de choux-fleurs, des granulations qui ressemblent plus ou moins au corps papillaire des téguments extérieurs ou des membranes muqueuses; dans quelques cas même, elle contient des glandes qui ne diffèrent point des glandes sébacées et spirales de la peau, ainsi que l'a démontré Kohlrausch (3). L'épithélium est également bien plus développé ici que dans les kystes séreux; il ressemble à l'épithélium pavimenteux formé de plusieurs couches superposées, ou à un mince épiderme, et se compose de plusieurs couches de cellules, qui, de même que les formations normales correspondantes, affectent des degrés divers de développement.

Le contenu de ces tumeurs offre, comme je l'ai déjà dit, des variétés que l'histologie et la chimie parviennent à expliquer d'une

(1) *Icones*, pl. IX, fig. 3 et 5.
(2) *Icones*, pl. IX, fig. 2 et 6.
3. MULLER, *Archiv*, 1843, p. 365.

manière assez satisfaisante. En effet, on trouve les substances suivantes dans les kystes.

a. Des cellules de diverses sortes, qui sont ordinairement libres à côté les unes des autres ; tantôt volumineuses, vaguement arrondies ou ovales, la plupart du temps fort aplaties, ce qui les fait paraître fibreuses quand on les regarde de côté, elles sont pourvues ou privées d'un noyau, comme celles des couches extérieures de l'épiderme ou de l'épithélium pavimenteux ; tantôt petites, elles ont des noyaux et des nucléoles bien marqués, comme les cellules des couches profondes ou plus jeunes de l'épiderme et des épithéliums pavimenteux : rarement les voit-on allongées, et semblables à celles des épithéliums à cylindres (1). Il ne saurait y avoir de doute sur l'origine de ces cellules ; c'est l'épithélium du kyste qui les a fournies en se détachant. Le même phénomène arrive constamment aux couches externes de l'épithélium et de l'épiderme, tandis que de nouvelles couches se forment au-dessous d'elles ; mais, dans les kystes, les parties rejetées de l'économie, ne pouvant s'échapper au dehors, restent dans la cavité, d'autant mieux que les cellules épithéliales résistent assez fortement aux influences chimiques, que les liquides du corps ne les dissolvent pas, et qu'en conséquence elles ne sauraient être résorbées. Une substance tout-à-fait semblable à cette masse grumelée des tumeurs cystiques se rencontre quelquefois, comme amas morbide, sous les ongles (crochus) des orteils ; elle forme une masse blanche, onctueuse, ayant l'apparence du fromage, et consiste également en écailles d'épiderme, qui se sont détachées du corps, mais sans pouvoir se perdre au dehors, ayant été retenues par un obstacle.

Ces cellules sont ordinairement mêlées avec les autres substances du contenu ; mais parfois il y en a fort peu, ou même il semble ne point y en avoir du tout. C'est ce qui arrive quand le kyste ressemble davantage à une membrane séreuse, et qu'il s'en détache peu ou point d'épithélium. Ailleurs, au contraire, les cellules prédominent, et forment même à elles seules la presque totalité du contenu, ce dont j'ai décrit et figuré un cas (2). Les kystes dont j'ai parlé en dernier lieu ont ordinairement une paroi mince, sans glandes sécrétoires.

b. Des substances grasses de diverse nature ne manquent pres-

---

(1) *Icones*, pl. IX, fig. 1, 2, 6, 7 ; pl. XXIV, fig. 12.
(2) *Icones*, pl. XXIV, fig. 12 et 13.

que jamais dans le contenu de ces tumeurs cystiques. Ce sont, tantôt les graisses ordinaires du corps humain (élaïne, margarine, acides élaïque, margarique et butyrique), tantôt de la cholestérine. On les trouve constituant les mélanges les plus variés, et en toutes sortes de proportions, ce qui permet de diviser les tumeurs en plusieurs groupes. Quelquefois il y a prédominance des graisses ordinaires, élaïne et margarine, et alors le contenu consiste en gouttes et en masses irrégulières de ces substances, ou en cellules pleines de corps gras, qui ressemblent aux cellules adipeuses normales ; ce cas (1) fait passage des tumeurs cystiques aux tumeurs graisseuses munies d'une capsule, mais il est assez rare, proportion gardée. Ailleurs, le contenu consiste principalement en cholestérine, tantôt amorphe, tantôt en tables cristallines (2). Cette variété offre souvent, surtout vers les parois du kyste, plusieurs couches superposées et nacrées de cholestérine, ce qui lui a fait donner par Cruveilhier le nom de tumeur graisseuse nacrée disposée par couches, et par Müller (3) celui de *cholestéatôme*. Toutefois les groupes que je viens d'indiquer ne sont pas séparés les uns des autres par des caractères bien tranchés, car il y a des kystes dans lesquels on trouve les diverses graisses, non seulement réunies ensemble, mais encore mêlées, en proportions très diverses, avec les cellules que je viens de décrire.

La source de ces graisses et les causes de leur sécrétion ne peuvent être démontrées avec autant de certitude que celles des cellules. On ne saurait douter qu'une partie des graisses ne soit sécrétée par les glandes sébacées dont Kohlrausch a constaté l'existence dans certains kystes ; mais de pareilles glandes ne se rencontrent pas dans toutes les tumeurs cystiques, et nous ne pouvons surtout point expliquer d'une manière satisfaisante la production de la cholestérine, qui est parfois fort abondante, qui, même assez souvent, forme à elle seule le contenu de la tumeur.

c. Les tumeurs cystiques contiennent encore diverses substances extractives (extrait aqueux, extrait alcoolique, etc.) qui n'ont point été examinées jusqu'ici. On y trouve aussi des sels. Lorsque ces derniers, ceux surtout de nature calcaire (phosphate et carbonate calciques), sont abondants, la tumeur, en totalité ou en partie,

(1) *Icones*, pl. IX, fig. 8.
(2) *Icones*, pl. IX, fig. 4-6.
(3) *Loc. cit.*, p. 50.

passe à l'état de concrétion, ou, pour employer le langage ordinaire, paraît ossifiée. Il est rare que l'ossification tienne à une véritable formation accidentelle de substance osseuse, point sur lequel je reviendrai plus tard.

Ce que je viens de dire suffit pour donner une idée générale de la structure des tumeurs cystiques et de leur contenu. Comme exemples des diverses formes j'indiquerai les cas décrits dans mes *Icones*, un méliceris dont Valentin a donné la description (1), et l'article *Cholestéatôme* dans l'ouvrage de Muller. Les descriptions qu'on trouve dans Gluge (2) ne sont ni exactes, ni au niveau de l'état actuel de la science; l'auteur prend les cristaux de cholestérine pour des lamelles de corne, et les dit en forme de tables quadrangulaires rectangles, ce qu'ils ne sont pas. Quant aux analyses chimiques, outre un petit nombre d'anciennes, on pourra consulter Berzelius, Valentin, mon ouvrage (3) et celui de F. Simon (4). Les analyses quantitatives sont très peu concordantes, attendu que la proportion des divers principes constituants peut varier beaucoup suivant les cas, comme on en acquiert la preuve en comparant mon analyse avec celle de Valentin. Nous avons trouvé dans 1000 parties :

		Valentin.	Nous.
Eau		887,15	751
Graisses. {	Cholestérine. 3,52		
	Élaïne et oléate sodique. 32,16	37,90	38
	Stéarine (?) 2,22		
	Albumine liquide et potasse	10,35	
	Chlorure sodique	2,21	
	Chaux	2,12	Des traces.
	Magnésie	1,04	
	Substance celluleuse (considérée par Valentin comme albumine coagulée)	59,23	92
	Extrait alcoolique, avec acide lactique		92
	Extrait aqueux		27

Une tumeur lardacée, examinée par Fée, qui fut trouvée dans l'hypochondre gauche d'un vénérien traité par le mercure, et qui doit probablement prendre place ici, contenait 875 millièmes de cholestérine; c'était donc, suivant toutes les apparences, un cho-

<hr>

(1) *Repertorium*, t. III, p. 309.
(2) *Untersuchungen*, cah. I, 1838, p. 134 ; cah. II, 1841, p. 137.
(3) *Anleitung*, 1841, p. 460.
(4) *Beitræge*, 1844, p. 436.

lestéatôme. Il y avait beaucoup de mercure coulant entre les couches intérieures.

Dalrymple a donné naguère (1) la description histologique d'une tumeur cystique ossifiée (c'est-à-dire imprégnée de sels), du genre de celles qu'on rencontre assez souvent. Cette tumeur était située sous le cartilage tarse de la paupière supérieure d'un homme de moyen âge. Au lieu de la masse caséiforme ordinaire, elle contenait un dépôt terreux et osseux. Son volume dépassait celui d'un pois, et elle était formée de couches concentriques d'une substance terreuse dure. Au microscope, ces couches paraissaient entièrement composées de cellules épithéliales collées les unes aux autres ; mais, au lieu de former, comme à l'ordinaire, des feuillets minces et transparents, avec un noyau central, elles étaient épaisses et dures, et contenaient des molécules grenues, terreuses, que l'acide chlorhydrique affaibli dissolvait. Entre les cellules il n'y avait pas de dépôt terreux amorphe, mais le tout consistait en cellules d'épithélium, qui étaient opaques, et de couleur brunâtre claire, avec un gros noyau central bien distinct. Suivant Gulliver, la masse déposée se composait principalement de phosphate calcaire, avec des traces de carbonate. Les analyses précédemment indiquées signalent cet accroissement progressif des sels calcaires, qui conduit peu à peu à l'ossification. Dans le cas cité par moi, le contenu de la tumeur ne fournit que des traces de sels fixes ; tandis que, dans celui de Valentin, il donna trois centièmes de sels calcaires et magnésiques. Simon, dans un des cas examinés par lui, a trouvé 257 millièmes de résidu salin, savoir : 217 de phosphate calcaire et 40 de carbonate, avec des traces de fer et de chlorure sodique. La proportion des sels était probablement plus forte encore dans la tumeur de Dalrymple.

Des tumeurs cystiques analogues se rencontrent aussi chez les animaux. J'en ai observé une au ventre d'un chat, entre la peau et les muscles abdominaux. Elle contenait environ une demi-once d'un liquide jaune-brun, inodore, mêlé de flocons blancs. Les corpuscules se montrèrent, au microscope, formés en grande partie de cristaux de cholestérine ; on voyait en outre des masses de cellules plates, irrégulières, sans noyaux, tout-à-fait analogues à celles de l'épiderme, et, de plus, un grand nombre de granulations brunâ-

_____

1. *Lond. med. Gaz.* Juin 1843. *Medic.-chirurg. Trans.*, 1843, p. 238.

tres. La membrane du kyste avait pour base du tissu cellulaire ; de sa face interne s'élevaient, par places, des excroissances molles, en forme de choux-fleurs, qui ressemblaient à des bourgeons charnus ou à des papilles irrégulières de la peau et des membranes muqueuses. Les recherches les plus minutieuses n'y purent faire découvrir de glandes. La face interne du kyste était revêtue d'un mince épithélium composé de cellules à noyaux parfaitement semblables à celles du réseau de Malpighi.

Si la plupart des tumeurs cystiques simples n'ont pour contenu que les éléments qui viennent d'être passés en revue, on en rencontre d'autres qui contiennent aussi des tissus d'une organisation plus avancée, savoir, des poils, de la véritable substance osseuse, des dents et des formations cornées.

De toutes ces substances, les poils sont celles qu'on trouve le plus souvent. Les uns sont libres, sans nulle connexion avec les parois de la tumeur, et roulés en paquets irréguliers, ou épars dans le reste du contenu ; les autres sont implantés dans la membrane du kyste, et y prennent leur racine. Ces poils ont ordinairement une couleur claire ; ils sont blancs, blonds, rougeâtres, plus rarement bruns ou noirs. Tantôt ils sont courts, n'ayant que quelques lignes de longueur ; tantôt ils sont plus longs, atteignent même jusqu'à plusieurs pieds, et ne le cèdent pas, sous ce rapport, aux plus grands cheveux de femme. Quant à la structure histologique, ils ressemblent parfaitement aux poils normaux ; comme eux, ils ont une substance médullaire et une substance corticale, présentent la couche ordinaire de petites écailles à leur surface, et se terminent en pointe vers leur extrémité périphérique. Ceux qui ne tiennent à rien ont communément un bulbe avorté, comme les cheveux naturels qui tombent d'eux-mêmes ; les autres en ont un parfaitement organisé, fort souvent même accompagné de glandes sébacées. Les poils adhérents sont ou disséminés sur toute la surface du kyste, ou réunis en pinceaux sur quelques points seulement ; c'est ce qui arrive surtout à ceux dont la longueur est considérable. L'endroit du kyste où ils s'implantent a la même structure que le cuir chevelu normal (1). A l'égard du kyste lui-même, il présente les mêmes variétés que celui des tumeurs cystiques en général ; il est fréquemment d'épaisseur inégale, ou bien il offre par places des dépôts terreux (ap-

(1) Cruveilhier (*Anat. patholog.*, 18e livraison, pl. III, IV, V) a décrit et figuré une série de ces kystes pilifères.

pelés plaques osseuses), etc. Outre les poils, il contient ordinairement des matières grasses, parmi lesquelles prédominent, en général, l'élaïne, la margarine et les acides gras; la cholestérine et les
cellules épithéliales y sont fort rares, ou même ne s'y voient pas.

On ne peut mettre en doute que tous ces poils, semblables à ceux
qui couvrent normalement le corps humain, ne se soient formés d'a-
bord dans un follicule, et qu'ils n'aient commencé par être implantés dans le kyste; ceux qu'on voit flottants sont tombés plus tard,
et, ne pouvant céder aux efforts de la résorption, ils se sont accumulés dans la poche, tout comme nous avons dit que le font les cellules
épithéliales. Cependant il arrive quelquefois que ces poils tombés
se fixent ensuite de nouveau au kyste par le moyen d'exsudations
fibrineuses, de dépôts calcaires, de brides cellulaires, etc.; mais
leur adhérence a toujours lieu alors par un point quelconque de
leur longueur, et jamais par leur extrémité; c'est une connexion
purement mécanique, et qui n'a rien d'organique.

La graisse qu'on trouve avec eux dans le kyste est indubitablement sécrétée par les glandes sébacées qui les accompagnent, ainsi
que Cruveilhier le présumait déjà, et que Kohlrausch en a donné
la démonstration.

Certains kystes ne contiennent que des poils et des corps gras;
mais, dans d'autres, on trouve en outre des pièces osseuses et des
dents. Ces productions, rarement libres, sont le plus souvent
logées entre les couches de la membrane enveloppante, ou dans des
masses tuberculeuses, à moitié amorphes et vaguement fibreuses, de
sorte que la tumeur se rapproche des cystoïdes composées dont je
donnerai plus tard la description. Les pièces d'os consistent en une
véritable substance osseuse, avec canaux et corpuscules; ceux-ci
toutefois sont plus rares que dans la substance osseuse normale.
Elles sont généralement couvertes d'un périoste plus ou moins parfait, mais varient à l'infini quant au volume, à la forme et au
nombre. On a souvent essayé de les comparer aux os du corps
normal ou du fœtus; mais toutes les tentatives de ce genre devaient
nécessairement échouer. Les dents ressemblent parfaitement aux
dents normales, tantôt de la première, tantôt de la seconde dentition : elles se composent, comme elles, d'une couronne et d'une
racine, de substance dentaire et d'ivoire. Les unes sont comparables aux incisives, les autres aux canines ou aux molaires. Parfois
cependant leur forme s'éloigne un peu de celle des dents normales;

elles sont coudées, courbées, etc. : on en trouve aussi qui sont confondues ensemble ; ordinairement, mais non toujours, elles tiennent aux pièces osseuses, dans les cavités desquelles on les voit logées, comme dans de véritables alvéoles. On est quelquefois parvenu à en observer les premiers degrés de développement ; elles se montraient renfermées dans des sacs bien évidents, et laissaient apercevoir un germe, des écailles de substance dentaire, etc., en un mot, donnaient tous les indices d'une évolution graduelle, d'où il suit que leur développement, malgré ce que leur gangue a d'insolite, ne diffère pas de celui des dents normales (Kohlrausch). Le nombre de ces dents varie beaucoup ; tantôt faible (une ou deux à six), tantôt considérable (jusqu'à quarante-quatre) ; on dit même en avoir compté trois cents dans un kyste de l'ovaire (1). Tantôt les dents multiples ont toutes atteint le même degré de développement ; tantôt elles diffèrent beaucoup les unes des autres sous ce rapport, de sorte qu'une même tumeur peut en contenir qui sont encore enveloppées de leurs follicules, tandis que d'autres appartiennent à la première dentition, et quelques unes à la seconde. Dans tous les cas qui ont été observés jusqu'ici, des poils accompagnaient les pièces osseuses et les dents.

Il est des cas rares où, dans les tumeurs cystiques, se forme une masse, d'apparence cornée, qui adhère au kyste, ou plutôt en procède. Lorsque de pareilles tumeurs avoisinent la surface du corps, elles s'ouvrent d'ordinaire, et la substance cornée, s'échappant par l'ouverture, acquiert parfois des dimensions considérables. Home décrit une corne de cette espèce qui avait onze pouces de long, sur deux et demi de circonférence. Toutefois la production reste, en général, bien au-dessous de pareilles proportions. Il lui arrive aussi, dans certaines circonstances, de se détacher du corps, puis de renaître, ou bien elle n'apparaît que quand un kyste ordinaire vient à être ouvert par accident, de manière que sa membrane soit exposée aux influences du dehors. Ces cornes, de forme et de volume variables, sont communément contournées, comme celles du bélier, et on en a vu qui décrivaient des spirales ; tantôt demi-transparentes, comme la véritable substance cornée, tantôt rugueuses à la surface et opaques, elles cèdent à l'effort du couteau, et montrent, dans tout l'ensemble de leurs caractères physiques, la plus grande analogie avec les ongles déformés, hypertrophiés,

____
(1) Cruveilhier, loc. cit., livraison 18.

que l'on voit assez souvent, aux orteils surtout. Elles leur ressemblent aussi sous le point de vue de la structure histologique. J'en ai examiné plusieurs ; elles se composaient d'une substance cornée, facile à couper et à racler : au microscope, cette substance paraissait presque amorphe, comme le tissu des ongles ; mais, quand on la laissait digérer longtemps dans la potasse caustique, elle se réduisait en petites écailles tout-à-fait semblables à celles que fournit, par le même traitement, la substance des callosités de la peau, des cors, etc.

D'après ces faits, l'origine des cornes accidentelles ne saurait être longtemps douteuse. Ce sont des excroissances locales de l'épiderme du kyste, et leur rapport au contenu celluleux des tumeurs cystiques ordinaires est le même que celui des excroissances celleuses de l'épiderme cutané à l'excrétion furfuracée du pityriasis (1).

Les tumeurs cystiques simples de la seconde catégorie se rencontrent dans presque toutes les parties du corps. C'est dans le tissu cellulaire sous-cutané qu'on les observe de préférence, notamment au sommet de la tête et aux paupières ; cependant on en voit aussi à la face, sur les épaules, au dos, et bien plus rarement aux membres ; elles sont plus rares encore dans les organes internes, parmi lesquels l'ovaire est celui qu'elles affectionnent de préférence. Tantôt il n'y en a qu'une seule, tantôt plusieurs régions du corps en offrent à la fois, et il n'est pas rare d'en trouver quatre, cinq, six, neuf, chez une même personne. A. Cooper en a compté seize à la tête. Leur volume varie aussi beaucoup, depuis celui d'un pois, jusqu'à la grosseur du poing, ou même d'une noix de coco ; toutefois leur diamètre excède rarement un ou deux pouces. On les rencontre à tout âge et chez les deux sexes. Quelquefois congéniales, elles sont le plus souvent acquises. Il y a des cas où elles semblent

(1) Voyez, pour de plus amples détails sur ces productions cornées, HOME, *Philos. Trans.*, 1791. — MECKEL, *Patholog. Anat.*, t. II, p. 270. — COOPER, *Surgical Essays*, P. II, 1820, p. 233. — DAUXAIS, *Des cornes*, Paris, 1820, in-4. — P. RAYER, *Traité des maladies de la peau*, Paris, 1835, t. III, p. 660. — Elles ressemblent à tous égards aux cornes qu'on rencontre sur la surface du corps, et dont Cruveilhier a décrit et figuré plusieurs (livr. 21, pl. III). — On trouve aussi, chez les animaux, des tumeurs cystiques contenant des poils ; ceux-ci ressemblent toujours aux poils normaux de l'animal, par exemple chez les bêtes à cornes ; chez les brebis, c'est de la laine ; chez les oiseaux, ce sont des plumes.

héréditaires ; on voit des familles qui en offrent chez plusieurs de leurs membres.

Celles qui contiennent des poils siègent de préférence au voisinage des régions velues de la peau, aux tempes, près des sourcils, etc. Celles qui renferment, avec les poils, des dents et des os, n'ont été trouvées jusqu'à présent que dans les ovaires. Celles qui contiennent des cornes occupent le plus souvent le sommet de la tête.

Ces tumeurs sont bénignes. Cependant, de même que toutes celles qui ont le même caractère, elles peuvent s'ouvrir, soit par l'effet d'influences irritantes, soit même spontanément, lorsqu'elles ont acquis un volume considérable. Mais fort souvent elles persistent durant la vie entière, sans causer de préjudice notable à l'économie. On peut les extirper sans qu'ensuite elles renaissent ; toutefois, si l'opération n'a pas été bien faite, s'il est resté une portion du kyste, celui-ci ne peut point, en raison de son épithélium, contracter d'adhérences avec les parties environnantes ; il continue à sécréter, et la tumeur reparaît, avec les mêmes caractères que par le passé.

Quelques unes de ces tumeurs, qui contiennent des cellules et de la graisse, naissent très probablement de glandes sébacées de la peau dont le conduit excréteur s'est obstrué d'une manière quelconque, et s'est ensuite dilaté en raison du produit de la sécrétion qui s'y accumulait sans cesse. Cependant ce mode de production n'est à coup sûr pas aussi commun que le croyait A. Cooper (1), et dans tous les cas on ne peut l'admettre que pour les tumeurs qui siègent à la peau ou immédiatement au-dessous d'elle : il ne saurait s'appliquer aux kystes intérieurs, non plus qu'à ceux qui renferment des poils, des os et des dents. Certainement beaucoup de tumeurs enkystées, la plupart même d'entre elles, sont des organes de formation nouvelle, produits par un travail pathologique, et l'on peut en concevoir la formation absolument de même que celle qui a été assignée précédemment aux kystes séreux. Lorsqu'une exsudation pathologique, non susceptible d'organisation ultérieure, du pus, par exemple, se dépose dans une partie du corps d'où elle ne peut être transmise au dehors, et qu'elle vient à irriter les alentours, à y provoquer une exsudation, elle se trouve bientôt enveloppée d'une capsule de fibrine coagulée, qui s'organise

____

(1) *Surgical Essays*, t. II, p. 236.

peu à peu, se convertit d'abord en bourgeons charnus, puis en une membrane analogue aux muqueuses ou à la peau, et se couvre enfin d'un épithélium, phénomène dont les fistules, entre autres, fournissent de si fréquents exemples. Dans les premiers temps, le contenu primitif existe encore; mais peu à peu il est repris par l'absorption, et fait place au produit excrétoire de la membrane du kyste, qui va toujours en s'organisant de plus en plus. C'est ainsi, sans doute, que des extravasations de sang ou des collections de pus, qui n'ont point de tendance à s'évacuer au dehors, peuvent donner lieu à des tumeurs cystiques. Celles-ci reconnaissent souvent aussi pour cause des influences du dehors, des contusions, mais surtout une pression locale soutenue. Des causes constitutionnelles, ou en général internes, peuvent également les provoquer d'une manière insensible. Le fait suivant me semble venir à l'appui de cette opinion. Un perroquet mourut de dépôts scrofuleux, qui avaient occasionné la destrution ulcérative de la peau, la carie des os du crâne, etc. A l'ouverture de son corps on trouva la cavité viscérale presque entièrement remplie d'un liquide clair et rougeâtre, qui, ayant été extrait, se coagula de lui-même, et qui présentait les caractères de l'hydropisie fibrineuse. Au cou, après avoir enlevé la peau, on découvrit deux tumeurs, grosses comme des noix, qui, au premier abord, semblaient être des gonflements glandulaires, mais que la dissection montra avoir une tout autre disposition. C'étaient, en effet, deux tumeurs cystiques incomplètes; le kyste, assez épais, était formé par la substance de la glande hypertrophiée et distendue : sa face interne offrait de nombreux bourgeons charnus revêtus d'épithélium; le contenu formait une masse molle, composée en très petite partie de corpuscules irréguliers de pus, et presque entièrement de cellules semblables à celles de l'épithélium et à celles qui existaient dans le contenu de la tumeur, en sorte que, sans nul doute, ces cellules avaient été sécrétées par les parois du kyste.

Les tumeurs cystiques qui contiennent des poils, des os et des dents, se produisent indubitablement aussi de la même manière, et l'on n'a pas besoin d'admettre, avec Cruveilhier et Bricheteau (1), que ce sont les débris enkystés d'un fœtus qui a été en partie résorbé. A la vérité, nous sommes loin encore d'entrevoir les causes

(1) *Dict. des sc. méd.*, t. XXVII, art. *Kyste.*

qui font que, dans ces cas, il se développe au sein du kyste des formations aussi compliquées que des follicules pileux, des poils, des glandes sébacées, de la substance osseuse, des follicules dentaires et des dents.

L'opinion qu'avait émise A. Cooper reposait principalement sur l'observation, souvent faite par lui, qu'on parvient à désobstruer le conduit excréteur en y introduisant une sonde, et qu'ensuite le contenu de la tumeur s'échappe par cette voie, sans opération proprement dite. Walther (1) a essayé de la renverser, même pour les tumeurs cystiques superficielles, en disant que, malgré ses tentatives réitérées, il n'a jamais pu apercevoir l'ouverture du kyste, ni rien exprimer de son contenu. Le problème est difficile à résoudre; et dans tel ou tel cas donné, on est dans l'impossibilité de dire si la tumeur a pris naissance de l'une ou de l'autre manière. Quant à l'hypothèse de Cruveilhier et Bricheteau, tant d'objections s'élèvent contre elle, qu'il faut la laisser tout-à-fait de côté. Cruveilhier, lui-même, dit que toutes les tumeurs cystiques contenant des poils, celles, par exemple, du volume d'un pois à celui d'une noix, qu'on rencontre si fréquemment au sinciput ou aux paupières, ne sauraient être regardées comme un germe emboîté, d'autant moins qu'on sait bien positivement de plusieurs d'entre elles qu'elles se sont développées après la naissance seulement. En outre, l'hypothèse ne serait pas applicable aux kystes analogues des oiseaux, qui renferment des plumes, puisque les œufs de ces animaux se développent hors du corps. D'ailleurs la formation d'os dans des tumeurs cystiques n'oblige pas de recourir à de telles suppositions, puisqu'il n'est pas rare que de la substance osseuse se produise pathologiquement sur d'autres points; et il n'y a pas non plus de raison pour que des follicules dentaires, contenant des dents, ne puissent point se développer sous l'influence d'une cause pathologique locale, tout aussi bien que des poils, des glandes et des os. Les animaux nous fournissent des exemples fréquents de dents apparaissant en des lieux insolites, sans qu'on puisse songer à un emboîtement de germes; par exemple, à l'os temporal. Voulût-on même admettre la possibilité du mode de production en faveur duquel se déclare Cruveilhier, il rencontrerait de plus grandes difficultés que les autres pour expliquer les cas en question. Comment,

____

(1) *Journal de chirurgie*, t. IV. p. 384.

par exemple, toutes les parties du corps d'un fœtus seraient-elles résorbées, à l'exception d'une seule dent qui resterait parfaitement intacte? Cruveilhier, lui-même, a rassemblé une série de cas de grossesse extra-utérine ayant trait à des fœtus pétrifiés par des dépôts de sels calcaires (1); mais aucun de ces cas n'a la moindre analogie avec une tumeur cystique contenant des os et des dents. Comment aussi expliquer que les dents ressemblent, non pas seulement à celles de lait, mais souvent aussi à celles de la seconde dentition? Un fœtus mort depuis sept ans, et travaillé par l'absorption, ne peut certainement pas rejeter ses dents de lait et en acquérir de nouvelles. Enfin le nombre des dents s'élève parfois contre l'hypothèse : dans ce cas, qu'à la vérité Cruveilhier croit douteux, mais sans dire pourquoi, où la tumeur renfermait trois cents dents, il faudrait effectivement supposer que les restes d'au moins dix enfants se sont réunis pour produire une telle masse d'os dentaires.

B. *Tumeurs cystiques composées ou cystoïdes.*

Aux tumeurs cystiques simples, dont je me suis occupé jusqu'ici, s'en rattachent d'autres, plus compliquées et moins régulières, qui font le passage entre elles et d'autres formes de tumeurs. Pour les distinguer, je les désignerai, avec Muller, sous le nom de *tumeurs cystoïdes*, tout en faisant remarquer qu'elles ne constituent pas non plus un groupe rigoureusement délimité.

Elles se divisent en un grand nombre de variétés, également tranchées d'une manière peu nette, et qui résultent de leur combinaison avec d'autres formes de tumeurs. Les principales sont celles qui suivent :

1° Les corps étrangers qui pénètrent du dehors dans l'organisme, comme balles de fusil ou autres, les parasites, les entozoaires, les productions accidentelles non organisées, pierres ou concrétions, s'entourent quelquefois d'enveloppes membraneuses, s'enkystent. Ici le corps étranger préexiste, et le kyste est une formation secondaire, provenant de ce que l'irritation provoquée par ce corps entraîne une exsudation dont la fibrine s'organise, et passe ordinairement à l'état d'un tissu cellulaire contenant des vaisseaux, qui prend la forme de membrane, et se couvre même d'un épithélium à sa face interne. Quelque chose d'analogue a lieu aussi après

____

(1) *Anatom. patholog.*, liv. 18, pl. VI.

certaines extravasations de sang (foyers apoplectiques) ; mais dans
ce cas la membrane du kyste se confond généralement plus ou moins
avec le contenu.

2° *Kystes composés.* J'ai déjà fait remarquer précédemment
qu'une même cause peut déterminer la formation, l'un à côté de
l'autre, de plusieurs kystes (vrais ou faux), surtout séreux. Ces
formations doivent être considérées comme des amas de kystes
simples, et non comme des kystes composés. Mais il arrive aussi
que, comme l'a fait voir Hodgkin (1), des kystes nouveaux et secondaires naissent de la paroi d'un kyste primaire. Ces formations
cystiques composées peuvent offrir deux types.

En effet,

a. Tantôt les kystes secondaires se forment à côté des primaires,
notamment en dehors, et l'on a ainsi des groupes dont les membres
varient de forme et de volume.

b. Tantôt ils se développent en dedans de la paroi du kyste primaire, dans la cavité de ce dernier, et paraissent ou pédiculés, ou
implantés sur une base large. On a alors des grappes de kystes remplis d'un liquide séreux ou mucilagineux (2). Mais ces productions
nouvelles ne sont pas toujours vésiculeuses ; fréquemment, au contraire, elles sont solides, et formées de tissus divers. On peut alors
voir en elles un développement des granulations ou bourgeons charnus, que j'ai dit se produire fréquemment à la face interne de la
paroi des kystes simples.

3° *Combinaisons des kystes avec d'autres formes de tumeurs.* Il
n'est pas rare que des tumeurs qui, par leur structure histologique,
appartiennent aux tumeurs fibreuses, amorphes ou organisées, aux
enchondromes, etc., renferment dans leur intérieur des cavités à
parois plus ou moins lisses, qui enveloppent un liquide séreux,
muqueux, gras, gélatineux. Ce sont là les kystes et cystoïdes combinés. J. Muller (3) les embrasse sous le nom collectif de *cystosarcóme*, à cause de leur base charnue, et il en admet trois formes
différentes.

1. *Cystosarcóme simple.* Les kystes contenus dans le sarcóme
fibreux ont leur membrane propre, dont la paroi interne est simple
et lisse, et tout au plus semée de quelques petites nodosités vas-

(1) *Med.-chir. Trans.*, t. XV, p. 265.
(2) Hodgkin, *loc. cit.*, fig. I-VI.
(3) *Loc. cit.*, p. 56.

culaires. On peut dire qu'il y a là combinaison de la formation cystique avec un kyste simple.

2. *Cystosarcôme prolifère*. Les kystes contenus dans la masse sarcomateuse renferment des kystes plus jeunes, qui tiennent aux parois de l'ancien par des pédicules. Ce sont des combinaisons de la formation cystique avec un kyste composé.

3. *Cystosarcôme phylloïde*. Les kystes contenus dans le sarcôme sont peu prononcées; ils constituent plutôt des cavités ou des fissures sans membrane propre appréciable, et sont plus ou moins remplis par des excroissances solides, foliacées, ou en forme de choux-fleurs, qui naissent du fond des parois de la cavité. Cette catégorie correspond aux formations cystiques dans lesquelles des bourgeons solides s'élèvent des parois du kyste.

Les détails dans lesquels je viens d'entrer suffisent pour donner une idée des formations cystiques compliquées et combinées. On ne s'est point encore occupé de ce sujet d'une manière satisfaisante, et bien des points qui s'y rapportent sont encore couverts d'obscurité, comme, entre autres, les circonstances du développement. En effet, il y a des cas, sans doute, où l'on parvient à expliquer assez bien l'origine de la tumeur; mais on ne saurait établir de lois générales.

III. Tumeurs hétérologues ou malignes

J'ai déjà dit quelle est l'idée qu'on doit se faire des tumeurs malignes, et quels sont les caractères à l'aide desquels on les distingue des tumeurs bénignes. Ici, je dois pénétrer plus avant dans les détails du sujet.

La nature des tumeurs bénignes consiste essentiellement en ce qu'elles deviennent des parties permanentes du corps, maintiennent, à ce titre, leur existence, et prennent part au mouvement général de la nutrition. Elles peuvent bien aussi se détruire, passer au ramollissement et à la suppuration; mais c'est par l'effet de causes qui ne leur sont pas inhérentes, et qui n'agissent qu'accidentellement sur elles, du dehors.

Au contraire, les tumeurs malignes passent nécessairement à l'état de ramollissement, par des causes qui tiennent à leur nature même; le ramollissement est une phase inévitable de leur développement (1).

____

(1) Il arrive bien quelquefois aux tumeurs malignes de ne pas se ra-

Cette particularité distingue suffisamment les deux classes de tumeurs l'une de l'autre. D'autres formations pathologiques accidentelles passent aussi à l'état de ramollissement, sans être pour cela de mauvaise nature. Ainsi, par exemple, il y a ramollissement dans toutes les suppurations où le pus procède d'un cytoblastème solide. Mais là il n'y a que la formation accidentelle qui se ramollisse ; les tissus normaux primitifs ne prennent point part au mouvement ; quand le pus s'est frayé une route au dehors, ou qu'il a été résorbé, ils reprennent leur premier état, et recouvrent leurs anciennes fonctions ; la partie entière revient à son état d'intégrité, abstraction faite de quelques petits changements qui persistent parfois. Il en est autrement des tumeurs malignes. Ici le ramollissement ne demeure pas borné à la formation accidentelle existante entre les tissus primitifs ; ceux-ci eux-mêmes y sont entraînés, ils se détruisent également ; et, lorsque la masse ramollie a quitté le lieu où elle s'était produite, il y a perte de substance pour les parties mêmes qui la précédaient. Le ramollissement n'est donc pas bénin, mais malin, ulcératif ; il consiste, non en une suppuration de bonne nature, mais en un travail d'ulcération.

La différence entre les tumeurs bénignes et malignes n'est point bornée au caractère que je viens d'énoncer ; elle s'étend aussi à la forme du produit du ramollissement. Dans le ramollissement bénin, ce produit consiste en corpuscules normaux de pus ; dans le ramollissement malin, il est constitué par des molécules fort irrégulières, qui présentent à peine des traces d'organisation, et qui ressemblent aux produits de la putréfaction, mêlés avec des fragments de tissus détruits.

Tout cela s'accorde avec ce qu'on voulait dire autrefois, lorsqu'on employait les mots de bonne et mauvaise suppuration. En effet, il n'y a pas de démarcation tranchée entre la suppuration de mauvais caractère ou ulcérative, et les tumeurs malignes ; certaines espèces de ces dernières, les dépôts typhiques, les dépôts scrofuleux et une partie des dépôts tuberculeux, forment un champ sujet à contestation, qu'on peut tout aussi bien placer d'un côté que de l'autre, comme nous le verrons plus tard. Mais cela n'a lieu que pour quelques formes ; d'autres, telles que le fongus médullaire et le

mollir ; mais ce phénomène dépend alors des causes extérieures accidentelles, tout comme c'est à des causes de ce genre qu'il tient que les tumeurs bénignes se ramollissent parfois.

squirrhe, ont des caractères histologiques qui les distinguent bien positivement de l'ulcération ordinaire. L'opinion soutenue par C. Wenzel (1), qu'il y a identité entre le carcinôme et l'ulcération, bien qu'exacte avec certaines restrictions, ne s'applique pas à tous les cas, et l'on s'exprimerait d'une manière plus précise en disant que les deux phénomènes morbides se rencontrent sur un terrain neutre qui leur sert de limite commune.

Outre la différence morphologique que je viens de signaler entre les ulcérations et les formations hétérologues, il y en a encore une autre relative à l'extension de la malignité. Celle-ci est, la plupart du temps, locale dans les ulcérations ; la destruction des tissus et le travail pathologique tout entier ne dépassent pas, en général, certaines limites ; mais, dans les tissus hétérologues, la formation nouvelle, et par conséquent aussi l'acte de destruction, s'étendent souvent du lieu primitivement atteint à d'autres parties, et cette extension ou multiplication va jusqu'au point d'entraîner la mort du sujet. On peut donc distinguer la malignité en locale et générale ; mais, en y regardant de près, on s'aperçoit que cette différence n'est pas non plus absolue. Il y a des suppurations qui, loin de demeurer locales, se propagent au loin, attaquent des parties diverses du corps, souvent fort éloignées les unes des autres, et causent enfin la mort par une violente atteinte portée à l'organisme entier ; elles ont donc une malignité, non point locale, mais générale. D'un autre côté, on trouve des tumeurs absolument semblables sous tous les autres rapports à celles qu'on nomme malignes, mais dans lesquelles la destruction demeure locale, et la perte elle-même de substance se répare, sans que l'organisme ressente un ébranlement assez fort pour amener la mort. C'est ce qui arrive souvent aux tubercules et quelquefois aux squirrhes ; car, bien que certains chirurgiens prétendent que tout squirrhe renaît après avoir été extirpé, des praticiens d'une grande expérience, comme Travers (2), soutiennent le contraire ; et l'on ne peut plus mettre en doute que les tubercules pulmonaires soient susceptibles de guérir sans retour. Donc, sous ce point de vue encore, on ne saurait tracer de limites rigoureuses entre les suppurations et les tumeurs malignes.

(1) *Ueber die Induration und das Geschwür in indurirten Theilen.* Mayence, 1815.

(2) *Medic.-chirurg. Trans.*, t. XV, pl. I, p. 219.

Examinons maintenant ce que les diverses formations hétérologues ont de commun.

Ce ne sont pas, comme on le croyait autrefois, les résultats d'une métamorphose des tissus normaux : ce sont des formations nouvelles, qui s'insinuent entre les éléments histologiques préexistants. Leur cytoblastème commence toujours par être liquide, et il ne se solidifie que plus tard. En général, il remplit les intervalles des tissus entre lesquels il est déposé aussi complètement que le mortier remplit ceux qui séparent les pierres d'une muraille. L'observation directe en fournit la preuve dans les tubercules pulmonaires (1), dans le squirrhe (2), et l'on doit conclure de là que le cytoblastème est fourni à l'état liquide, dans les cas même où on le trouve déjà solidifié ; car il n'y a qu'un liquide qui puisse remplir si exactement jusqu'aux moindres espaces compris entre les éléments des tissus.

Ce cytoblastème vient indubitablement des vaisseaux, et tout porte à croire que son épanchement est provoqué par des causes semblables à celles qui déterminent l'hydropisie fibrineuse.

Nous ne savons pas encore bien quelle en est la composition chimique. Cependant tous les faits recueillis jusqu'à ce jour témoignent qu'il doit contenir les mêmes éléments que le liquide de l'hydropisie fibrineuse, et que sa coagulabilité tient à de la fibrine dissoute. Il serait possible que le cytoblastème des diverses productions hétérologues contînt déjà des substances chimiques particulières, notamment quelques modifications spéciales des combinaisons de protéine ; cependant l'état présent de la chimie animale ne permet pas de faire réponse à cette question.

Le cytoblastème épanché subit des changements qui diffèrent beaucoup suivant les diverses formations hétérologues. Parfois il s'organise, et se convertit en cellules, entre lesquelles se développent souvent aussi des fibres et des vaisseaux sanguins. Ailleurs on aperçoit à peine en lui des traces d'organisation, il demeure amorphe, ou ne montre que de faibles indices de formation de cellules.

Mais, dans tous les cas, le produit de la nouvelle formation finit par se ramollir, et ce changement arrive tant à la portion demeurée amorphe qu'à celles qui ont acquis l'organisation. Le produit du

(1) *Icones*, pl. XV, fig. 1, 2.
(2) *Icones*, pl. VIII, fig. 10.

ramollissement n'est point, comme pour le pus normal, une émulsion de corpuscules organisés, mais un liquide mêlé de molécules organiques irrégulières et décomposées, un détritus organique qui, dans les formations hétéromorphes les plus avancées en organisation, contient tout au plus quelques cellules ou débris de cellules. Les formations hétéromorphes ramollies diffèrent donc essentiellement du pus ordinaire, même sous le rapport morphologique, et se rapprochent davantage du pus de mauvaise qualité fourni par l'ulcération. Le liquide qui résulte de leur fonte, loin d'être doux et incapable de nuire aux parties voisines, est généralement ichoreux, agit d'une manière corrosive sur les organes environnants, et répand une odeur putride. La chimie ne nous a point encore appris à quelles substances sont dues ces qualités délétères; mais le fait lui-même est incontestable.

Le temps qui s'écoule entre le dépôt du cytoblastème et son ramollissement varie beaucoup suivant les cas; mais il est toujours plus long que celui qu'emploie la nature pour convertir un cytoblastème en pus normal. Il y a donc là encore un rapport entre le ramollissement des formations hétérologues et l'ulcération.

Comme dans cette dernière, la fonte ne se borne point aux produits de nouvelle formation; elle envahit aussi les tissus normaux entre lesquels le cytoblastème s'est déposé, et qui se ramollissent également.

Ces faits expliquent d'une manière satisfaisante la malignité locale des formations hétérologues. Les causes sont ici les mêmes absolument que celles dont nous avons vu que les ulcérations dépendent. Mais il y en a deux susceptibles, sans doute, d'agir soit seules, soit de concert. D'une part, le long espace de temps que le cytoblastème persiste à l'état de coagulation, fait que les parties qu'il mure en quelque sorte, éprouvent une compression et souffrent dans leur nutrition, ce qui les prédispose à se mortifier. En second lieu, les propriétés corrosives de l'ichor, qui fréquemment ressemble à un liquide putréfié, contribuent aussi à éteindre la vie en elles.

Si ces causes expliquent la malignité locale des formations hétérologues, nous devons encore chercher à nous rendre compte de l'accroissement que celles-ci prennent et de l'influence funeste qu'elles exercent sur l'économie entière.

J'ai déjà dit qu'elles n'entraînent pas toujours de telles conséquences, que, par exemple, les tubercules demeurent parfois une

affection purement locale, et que les destructions auxquelles ils
donnent lieu peuvent guérir par formation d'une cicatrice, comme
dans d'autres cas où il y a eu perte de substance. Cependant ce
n'est point là ce qui arrive d'ordinaire. En général, les formations
hétérologues font d'incessants progrès jusqu'au moment où elles finissent par causer la mort. Elles suivent à cet égard le même principe que les tumeurs bénignes, dont la croissance est due à ce qu'en
vertu de la loi d'analogie de formation, le liquide nourricier épanché aux alentours se transforme en un tissu analogue au leur. Tandis que le ramollissement va toujours ainsi en s'étendant avec la tumeur elle-même, la perte de substance et la destruction deviennent
aussi de plus en plus considérables.

Le ramollissement des tumeurs malignes commence d'ordinaire
dans les parties profondes, et non à la surface du corps, de sorte
que son produit n'arrive pas de suite au dehors ; le pus ichoreux
demeure longtemps en contact avec les parois des vaisseaux ; sa portion liquide s'introduit, par endosmose, dans la lymphe et le sang ;
elle fait subir à ces humeurs une altération dont, à la vérité, nous
ne connaissons point encore la nature, et amène ainsi peu à peu
une cachexie générale. De plus, les vaisseaux qui parcourent la
tumeur sont entraînés eux-mêmes dans l'œuvre de destruction ;
quelques uns s'oblitèrent, d'autres s'ouvrent, et, par les orifices,
pénètrent, non seulement l'ichor, mais encore des portions de la
masse ramollie, qui, en y cheminant, donnent lieu à des inflammations de veines et de lymphatiques, avec toutes les conséquences
qu'elles peuvent entraîner.

Ces funestes résultats de leur augmentation de volume, et l'influence délétère qu'elles exercent sur l'ensemble de l'organisme,
appartiennent aussi bien aux suppurations de mauvaise nature
qu'aux formations hétérologues ; mais celles-ci les possèdent ordinairement à un plus haut degré, parce qu'elles sont pour la plupart situées à une plus grande profondeur, que, par conséquent,
l'ichor séjourne plus longtemps, et que, d'ailleurs, le mal s'accroît
avec bien plus d'énergie. On peut les prévenir en extirpant la formation hétérologue avant son ramollissement ; mais, pour que l'o-
pération profite, il faut qu'elle soit radicale, c'est-à-dire que le
chirurgien ne laisse pas la moindre parcelle de la tumeur.

La malignité générale des formations hétérologues ne se borne
point là ; presque toujours il s'en produit tôt ou tard d'autres de

même espèce, soit dans le voisinage, soit à une plus ou moins grande distance. La cause de ce phénomène est fort obscure, et l'anatomie pathologique ne nous apprend rien de satisfaisant à son égard, pas plus que pour ce qui concerne l'origine des tumeurs malignes en général.

Nul doute que les formations hétérologues ne proviennent point d'une métamorphose des tissus normaux, et qu'elles doivent naissance, comme toutes les autres productions pathologiques, à un cytoblastème amorphe. Les observations qui le démontrent seront exposées à l'occasion de chaque tumeur en particulier. Il n'est pas moins hors de doute que ce cytoblastème est fourni par le système vasculaire, par les vaisseaux capillaires. Quant à savoir si les phénomènes qui ont lieu alors dans le système vasculaire doivent ou non porter le nom d'inflammation, c'est une question à laquelle on peut répondre tout aussi bien par l'affirmative que par la négative, suivant l'idée qu'on attache au mot inflammation. Je reviendrai ailleurs sur ce point.

Il est possible que les cytoblastèmes des formations hétérologues diffèrent dès l'origine de ceux qui fournissent les autres productions pathologiques. Plus d'une fois j'ai eu occasion d'en examiner, mais je n'ai jamais pu y découvrir rien de particulier. Cependant nos connaissances sont encore très imparfaites en ce qui regarde les diverses modifications des combinaisons de protéine, et surtout nous n'avons aucun moyen de les démontrer dans de très petites quantités microscopiques. La solution du problème doit donc être laissée à l'avenir.

Nous ne saurions dire non plus quelles sont les causes qui amènent la formation des tissus hétérologues. Tout au plus est-il permis de hasarder des hypothèses. Ainsi on pourrait admettre pour cause une altération du sang, tenant soit à un changement survenu dans certaines parties constituantes de ce liquide, soit à des substances particulières qui s'y introduiraient, et qui, après avoir été déposées dans le parenchyme des organes, deviendraient nécessairement des tissus hétérologues. Cette hypothèse supposerait donc qu'antérieurement à ceux-ci il existerait dans le sang une matière cancéreuse ou une matière tuberculeuse, et la localisation ou la généralisation du mal résulterait de ce que cette matière serait déposée, tantôt complétement sur un point quelconque, tantôt d'une manière incomplète, en sorte qu'elle pourrait alors se répandre dans plusieurs organes à la fois. La continuité de la production de cette matière et de son dépôt dans diverses régions du corps rendrait la maladie constitutionnelle. Des objections puissantes s'élèvent contre une telle hypothèse, qui ne se place qu'au point de vue de l'humorisme pour arriver à ses explications. D'abord on n'a point encore pu démontrer ces principes morbifiques spéciaux; l'inutilité de toutes les tentatives faites pour les découvrir en rend l'existence fort improbable, et quand certains médecins nous en parlent encore aujourd'hui, quand ils prétendent, par exemple, que les tubercules sont de la matière caséeuse, ils ne font par là que donner une preuve de leur ignorance en chimie organique. En second lieu, on ne conçoit pas pourquoi une substance qui circulerait partout avec le sang ne serait déposée que sur certains points du corps, et ne sortirait pas partout des vaisseaux capillaires avec le liquide nourricier, de manière à faire naître des formations hétérologues dans toutes les régions de l'organisme simultanément. Il faudrait donc supposer que certaines parties exercent une attraction spéciale sur elles, à peu près comme nous sommes obligés d'admettre que le parenchyme rénal attire l'urée de préférence à tout autre : car ce phénomène ne saurait tenir à des particularités du système vasculaire, puisque les tissus hétérologues peuvent naître à peu près partout. Cette attraction ne saurait non plus être primordiale, congéniale, puisqu'il faudrait que toutes les parties du corps en fussent douées, et alors il n'y aurait plus moyen d'expliquer l'apparition locale des tissus hétérologues. Elle devrait donc être acquise, et résulter d'un changement survenu dans les parties du corps, soit immédiatement, soit par l'intermédiaire des centres nerveux ; mais alors la cause morbifique sortirait, au moins en partie, du domaine de la pathologie humorale, pour entrer dans celui du solidisme ou de la pathologie nerveuse.

Une autre hypothèse, très voisine de la précédente, cherche la cause des formations hétérologues dans un *contagium* animé. Elle attribue, par exemple, aux cellules propres du cancer une aptitude semblable à celle dont jouissent les spores des plantes cryptogames, c'est-à-dire la faculté de produire des cellules nouvelles soit à leur extérieur, soit dans leur intérieur, et de propager ainsi la maladie. Cette hypothèse présente deux modifications. Dans l'une, les formations hétérologues proviennent toutes et toujours de semences pareilles ; dans l'autre, ce ne serait là qu'un de leurs modes de propagation, servant surtout à expliquer l'apparition de nouvelles tumeurs dans un organisme qui en est déjà atteint. Les objections qu'on peut élever contre toutes deux seront exposées à l'article du cancer, maladie pour laquelle l'hypothèse a plus de vraisemblance qu'eu égard aux autres tissus hétérologues. Je ferai seulement remarquer ici qu'en admettant un principe contagieux animé, on n'explique d'une manière satisfaisante ni la production de ces tissus, ni leurs progrès dans un organisme où déjà il s'en est montré.

D'autres hypothèses qu'on pourrait imaginer ont encore moins pour elles que celles qui viennent d'être exposées. C'est pourquoi je pense que le mieux est d'avouer franchement qu'on ne sait rien de certain sur les causes générales des formations hétérologues.

Les formations hétérologues ne peuvent, pas plus que les tumeurs bénignes, être partagées en espèces bien distinctes les unes des autres. Toutefois, on parvient à les grouper suivant le degré plus ou moins élevé d'organisation qu'elles atteignent avant de se ramollir ; mais ces groupes sont encore moins nettement tranchés que ceux des tumeurs bénignes, ils passent de l'un à l'autre par de nombreuses transitions, et d'ailleurs on voit très souvent une même tumeur renfermer des éléments fort différents. Rien ne justifierait donc celui qui voudrait établir un nombre plus ou moins grand d'espèces et multiplier les noms pour les désigner. J'admettrai ici deux grandes classes, les formations hétérologues peu ou point organisées, et celles qui ont atteint un haut degré d'organisation. On peut citer pour représentants de la première classe les dépôts qui ont lieu dans le typhus et les tumeurs scrofuleuses, pour ceux de la seconde le fongus médullaire et le squirrhe. Certaines variétés des tubercules font le passage de l'une à l'autre (1).

(1) Une grande confusion a régné jusqu'ici et régne encore dans la classification des tissus hétérologues. On a pris pour point de départ tantôt l'anatomie, tantôt la pathologie, et, dans ce dernier cas, on s'en est tenu aux phénomènes morbides qui signalent la marche de la maladie ; parfois aussi on a réuni et combiné les deux ordres de considérations. A peine pourrait-on citer une branche de la médecine qui soit plus obscure et plus remplie de préjugés. Chaque médecin, pour ainsi dire, a son système, ou suit aveuglément celui d'un autre, et distribue les formations hétérologues, d'après des caractères imaginaires ou non essentiels, en classes qui n'existent point dans la nature. C'est au point de vue histologique que je me placerai ; la question de savoir si les différences communément admises entre les phénomènes morbides qui ont coutume d'accompagner chacune de ces formations,

PREMIÈRE CLASSE.
Formations hétérologues peu ou point organisées.

Les tumeurs comprises dans cette classe ont pour caractère d'offrir un très faible degré d'organisation pendant toute la durée de leur développement, depuis leur première apparition jusqu'à leur ramollissement. La masse qui les constitue est amorphe et grenue, ou tout au plus y découvre-t-on des cellules fort incomplètes. Le produit de leur ramollissement est un détritus grenu.

Sous le rapport tant morphologique que pathologique, c'est-à-dire eu égard aux phénomènes morbides qui les accompagnent, elles se lient de la manière la plus intime aux ulcérations, dont on ne peut les séparer par une limite tranchée. Toutefois elles ne demeurent ordinairement point locales, et presque toujours elles apparaissent sur plusieurs points du corps à la fois. Leur extension ne tient pas à ce que, comme dans les formations plus organisées, le liquide nourricier épanché au voisinage se métamorphose, par la loi d'analogie de formation, en une masse semblable à la leur ; elle dépend de ce que l'acte qui les a produites d'abord, se répète dans les alentours ou au loin. Aussi les cavités et ulcérations qui résultent de leur ramollissement guérissent-elles d'elles-mêmes avec plus de facilité que celles qui succèdent à la fonte de tumeurs plus avancées en organisation.

Une ligne de démarcation assez nette les sépare des tumeurs de la seconde classe ; cependant les formes de transition ne manquent pas non plus ici.

Elles paraissent être absolument dépourvues de vaisseaux sanguins. Quand on en découvre dans leur intérieur, ils ne sont pas de formation nouvelle, mais appartiennent au tissu normal dans les interstices duquel la masse de la tumeur s'est déposée.

Ordinairement la masse déposée finit par se ramollir. Le laps de temps compris entre le dépôt et la fonte varie beaucoup suivant les cas : il peut aller de quelques jours ou semaines à plusieurs mois. En général, le ramollissement gagne aussi les tissus normaux environnants, et tout ce qui en résulte est rejeté au dehors par une voie que ce produit se fraie. De là résulte un ulcère. Tantôt celui-ci s'agrandissant aux dépens de ses alentours, parce qu'il s'o-

ont un fondement réel, ne devrait point, à proprement parler, trouver place ici ; toutefois je ne laisserai pas que de l'aborder dans l'occasion, en tant qu'elle ne menacera point de m'entraîner trop loin de mon sujet.

père à chaque instant de nouveaux dépôts qui tombent à leur tour en fonte, il fait des progrès incessants jusqu'à ce qu'enfin il amène la mort ; tantôt il guérit par la voie de cicatrisation, des formations organisées, nouvelles et permanentes, venant réparer la perte de substance.

Dans d'autres cas, la masse ramollie, au lieu de s'échapper au dehors, est résorbée peu à peu ; alors la perte de substance s'efface par cicatrisation, comme après la formation d'un ulcère. Quelquefois la guérison dépend de ce que le dépôt, au lieu de se ramollir, passe à l'état d'une masse terreuse ou crétacée, et devient ainsi une concrétion.

Les formes que cette classe comprend sont généralement distinguées les unes des autres, moins par leurs caractères histologiques et anatomiques, que par les particularités réelles ou prétendues du travail morbide qui a coutume de les accompagner. J'adopterai cette marche, qui n'est pas sans utilité pour la médecine pratique, ne fût-ce que pour faire voir que ni l'anatomie ni l'histologie ne la justifient.

a Dépôts qui ont lieu dans le typhus.

Chez la plupart des personnes atteintes du typhus, on découvre des formations pathologiques nouvelles en divers points du corps, le plus souvent dans le canal intestinal, entre les tuniques muqueuse et musculeuse, dans les glandes de Peyer, surtout à l'extrémité de l'intestin grêle, dans les glandes mésentériques, plus rarement dans la rate, dans les poumons, dans la membrane muqueuse de la trachée-artère et au-dessous d'elle (1). Ces formations ressemblent en général à une masse plus ou moins ferme, lardacée, de couleur jaunâtre ou blanchâtre, qui est déposée en plus ou moins grande quantité entre les parties normales du tissu, se ramollit peu à peu, en occasionnant aussi la fonte des tissus normaux, et produit des ulcères, qui guérissent par cicatrisation ou subsistent encore à la mort du malade. Dans certains cas, la mort précède le ramollissement. Je parlerai ailleurs de la manière diverse dont les organes se comportent alors, et des phénomènes qui accompagnent tant le ramollissement que la cicatrisation; ici il ne peut être question que de la masse elle-même.

(1) P.-C. Louis, *Recherches sur la fièvre typhoïde*, Paris, 1841, t. I. — Gaultier de Claubry, *De l'identité du typhus et de la fièvre typhoïde*, Paris, 1844, p. 744.

Cette masse doit toujours être déposée à l'état liquide, et ne passer que plus tard à l'état solide, par l'effet de la coagulation ; autrement elle ne pourrait remplir aussi exactement qu'elle le fait tous les interstices des tissus. Mais, quand on l'examine, on la trouve toujours coagulée ; du moins je ne connais aucun cas dans lequel on l'ait vue encore liquide.

Au microscope on y découvre une substance fondamentale amorphe et demi-transparente ; des granulations moléculaires, de 1/800 de ligne de diamètre et au-dessous, parfois mêlées de gouttes de graisse ; des cellules incomplètes, et des cytoblastes de 1/800 à 1/700 de ligne, rarement plus gros. Quelques unes de ces cellules ont dans leur intérieur des corpuscules plus petits (granulations élémentaires), dont d'autres sont dépourvues (1).

L'acide acétique rend la masse amorphe transparente, et la fait même disparaître à la vue ; les grains ne changent pas, non plus que les cytoblastes et les nucléoles, tandis que les cellules pâlissent et s'effacent peu à peu. Les alcalis, au contraire, l'ammoniaque et surtout la potasse caustique, rendent la masse transparente, de sorte qu'il ne reste plus qu'un plus ou moins grand nombre de granulations visibles.

Les trois éléments qui viennent d'être indiqués varient beaucoup, quant à leurs proportions respectives. La masse amorphe prédomine rarement : ce sont, d'ordinaire, les granulations qui ont le dessus, et alors le tout présente une teinte de gris-brun à la lumière transmise. Les cellules et cytoblastes sont parfois si rares, qu'on a de la peine à les apercevoir ; dans d'autres cas, on en remarque beaucoup ; mais il n'est pas commun que la prédominance leur appartienne. Lors du ramollissement, la masse amorphe disparaît, et les granulations, ainsi que les cellules plus ou moins altérées et les cytoblastes, se montrent suspendus dans un liquide, auquel ils donnent l'apparence d'une émulsion. La masse ramollie contient fréquemment des portions non encore ramollies, que la fonte a isolées de leurs alentours, et qui s'échappent ainsi au dehors.

Le ramollissement de la masse typhique a lieu ordinairement avec assez de promptitude, et rarement il se fait attendre plus de quelques semaines après le dépôt ; peu de jours suffisent même parfois pour qu'il s'effectue.

_____

(1) *Icones*, pl. VI, fig. 16 à 19 ; pl. XV, fig. VIII et IX ; pl. XXII, fig. 3 et 4.

La masse typhique ne peut point être distinguée sûrement, par le secours de l'histologie, des dépôts qui surviennent dans les scrofules et les tubercules. On remarque parfois des différences entre ces dépôts, mais elles ne sont pas plus grandes que celles qu'on observe entre les divers dépôts typhiques eux-mêmes. Il n'y a pas non plus moyen de distinguer ceux-ci avec précision de certaines formes de l'exsudation inflammatoire qui n'a point dépassé les premières phases de son développement, ni surtout du produit de certaines mauvaises suppurations et des exsudations accomplies dans des parties gangrenées ; mais on les distingue très aisément du pus normal et des formations pathologiques hétérologues douées d'un plus haut degré d'organisation.

L'anatomie pathologique ne résout qu'en partie le problème de la formation et de la signification des masses typhiques. On peut considérer comme un fait avéré que ces masses sont excrétées à l'état liquide par les vaisseaux capillaires. Quant à la cause de l'excrétion, nous devons sans doute l'attribuer à une hyperémie locale de ces vaisseaux, qu'en effet l'observation directe prouve avoir lieu réellement dans le typhus. La masse excrétée est donc une partie du liquide du sang, qui se coagule quelque temps après sa séparation. Nous ne connaissons dans le corps qu'une seule substance qui ait la propriété de se coaguler spontanément : c'est la fibrine. La masse typheuse se compose donc en grande partie de fibrine ; mais celle-ci, comme dans tous les cas analogues, est imbibée des autres principes constituants du sang. On se demande maintenant si elle se trouve à l'état normal, ou si elle a déjà subi un certain changement dans la circulation. La possibilité d'un changement quelconque ne saurait être mise en doute, car nous savons combien la fibrine est sujette à se modifier ; mais, en admettre un avant que la chimie organique en ait démontré la nature, ne serait d'aucune utilité pour la science. On peut sans doute chercher dans un changement hypothétique de la fibrine la cause qui fait que l'exsudation typhique ne se transforme pas en pus normal, et se résout sans montrer aucune trace sensible d'organisation ; du moins est-on plus en droit encore d'attribuer à cette modification l'excrétion abondante de granulations élémentaires qu'on démontre si fréquemment dans les masses typhiques. Mais, en face de cette opinion, s'en élève une autre non moins justifiable. En effet, il est fort probable que les propriétés normales des tissus ont perdu beaucoup de leur énergie

dans le typhus, que leur force plastique a diminué. Or, ce manque
d'énergie pourrait également expliquer pourquoi l'exsudation ne
s'organise pas, pourquoi elle tombe en fonte. Cependant tout porte
à croire que ni l'une ni l'autre des deux hypothèses ne représente à
elle seule la vérité, et qu'ici il entre en action une multitude de
causes, dont l'état actuel de la science ne nous permet pas de débrouiller le chaos. Suivre plus loin cette discussion n'aboutirait à
aucun résultat ; si je l'ai abordée ici, c'est uniquement pour m'é-
lever contre l'opinion qui prétendrait que le sang renferme une
masse typhique spécifique, dont le dépôt, en certaines parties du
corps, localiserait la maladie et ferait qu'elle cessât d'être générale.
Mais ce n'est point à dire pour cela que je nie l'importance du dépôt :
une multitude de personnes atteintes du typhus périssent des suites
qu'il entraîne, d'ulcérations, de perforations des intestins, etc.

Relativement à la constitution histologique de la masse typhique,
je dois encore faire remarquer qu'on y trouve souvent des matières
étrangères, telles que cellules épithéliales, corpuscules de chyle, etc.,
qu'il ne faut pas confondre avec ses propres éléments.

b. Dépôts scrofuleux.

Les scrofules entraînent, comme le typhus, des dépôts dans diverses parties du corps, spécialement dans les glandes lymphatiques
et leurs alentours. On en remarque, toutefois, aussi dans d'autres
glandes et organes. La masse scrofuleuse ressemble tellement à la
masse typhique, sous le point de vue anatomique et histologique,
qu'il me suffira d'indiquer les caractères par lesquels elle se distingue (1).

La principale différence consiste en ce que le travail de la nature
s'accomplit ici avec beaucoup plus de lenteur ; le dépôt et le ramollissement exige autant de semaines et de mois qu'il demande de
jours dans le cas précédent.

De là résulte qu'il y a des cas où la masse offre de grandes différences anatomiques. Elle est tantôt assez ferme pour qu'on puisse
la couper en tranches minces ; tantôt lardacée ou molle et grumeleuse, comme du fromage mou. On la trouve aussi tantôt incolore
et demi-transparente, tantôt blanchâtre ou jaunâtre. Sous le rapport histologique, elle ressemble parfaitement à la masse typhique,
et elle se compose des mêmes éléments essentiels : on y remarque

(1) B. Phillips, *Scrofula*, London, 1846, in-8. — Milcent, *De la scrofule*,
Paris, 1846, in-8.

une substance fondamentale amorphe, des granulations moléculaires, des cellules incomplètes et des cytoblastes de 1/600 à 1/300 de ligne de diamètre, le tout en proportions très diverses et plus ou moins mêlé de gouttes de graisse (1). Les granulations sont, les unes des combinaisons de protéine, les autres de la graisse ou des sels calcaires; ces derniers disparaissent, avec effervescence, par l'acide azotique (2).

Après son ramollissement, la masse représente le même détritus grenu que celle du typhus; mais elle n'arrive pas toujours à la fonte et à l'ulcération; dans certains cas, le dépôt grenu de sels calcaires y prédomine, et elle dégénère en une concrétion.

Il n'y a pas moyen d'établir une distinction histologique tranchée entre cette masse, d'une part, celle du typhus et les tubercules, d'autre part. On rencontre aussi tous les degrés intermédiaires imaginables entre elle et la formation ordinaire du pus.

On peut lui appliquer tout ce qui a été dit du mode d'origine et du degré d'importance de la masse typhique.

c. Tubercules.

Les plus communs et les plus importants des dépôts de cette classe sont ceux qu'on désigne sous le nom de *tubercules* (3). Ils ont fixé l'attention des médecins d'une manière spéciale, et pour cette raison méritent un examen détaillé.

(1) *Icones*, pl. VI, fig. 6 ; pl. XXVI, fig. 1.

(2) On trouve des recherches histologiques et chimiques sur des tumeurs de ce genre dans VALENTIN, *Repertorium*, t. II, p. 282.

(3) La littérature des tubercules est fort étendue. Outre les ouvrages d'anatomie et de physiologie pathologique, on peut consulter R.-T. LAENNEC, *Traité de l'auscult. médiate*, Paris, 1837. — CARSWELL, *Patholog. anatom.*, fasc. 1, 1833. — SCHROEDER VAN DER KOLK, *Observat. anat. patholog.*, fasc. 1, 1826. — SEBASTIAN, *De origine, incremento et exitu phthiseos pulmonal. obs. anat.*, 1837. — BOURET, *Rech. sur la guérison spont. de la phthisie pulmonaire*, 1843. — *Bulletin de l'Académie royale de médecine*, Paris, 1844, t. IX, p. 1160. — P.-C. LOUIS, *Recherches sur la phthisie*, Paris, 1843, in-8. — Ch. BARON, *Mémoires de l'Académie royale de médecine*, Paris, 1845, t. XI, p. 383. — ZEHETMAYER, *Sur les tuberc. du poumon*, dans *Zeitschrift der Gesellschaft der Aerzte in Wien*, 9ᵉ année, cah. 2. — ENGEL, *ibid.*, 1844, cah. 5. — On trouve une exposition complète de la littérature dans CERUTTI, *Collect. nec quidam de phthis. pulm. tuberculosa*, Leipzick, 1839, et des recherches histologiques, dans GERBER, *Handbuch der allgemeinen Anatomie*, 1840, p. 187. — GLUGE, *Untersuchungen*, cah. 2, p. 182. — KLENCKE, *Untersuchungen*, t. II, p. 12. — LEBERT, *Physiol. pathologique*, Paris, 1845, t. I, p. 354. — ADDISON, *Trans. of the provincial med. and surg. association*, t. XI, 1843, p. 287.

Dans l'origine, le mot tubercule était une expression fort générale, qui, prise au sens propre, servait à désigner toutes les tumeurs fibreuses. Au commencement encore de ce siècle, Baillie l'employait en parlant des tumeurs fibreuses de la matrice. Aujourd'hui on y attache des idées bien plus restreintes, et l'on n'entend plus par tubercules que les formations pathologiques hétérologues nées à la suite d'une certaine maladie ou prédisposition. Mais, en attribuant cette nouvelle signification au mot, on ne s'est point assez attaché à démontrer : 1° que toutes les tumeurs que l'on considère comme conséquences de la maladie tuberculeuse, ont constamment les mêmes caractères anatomiques et histologiques, et diffèrent de toutes les autres formations pathologiques ; 2° que l'apparition et la marche de tumeurs dont la structure anatomique annonce qu'il faut réellement les rapporter aux tubercules, sont toujours accompagnées des phénomènes morbides assignés pour caractères à la maladie tuberculeuse ; 3° enfin que la maladie tuberculeuse est constamment la cause des tubercules locaux, et n'en est pas plutôt la suite dans beaucoup de circonstances. On crut avoir assez fait en établissant que ce dernier rapport est vraisemblable pour ce qui concerne les tumeurs tuberculeuses du poumon, organe qui en est effectivement le siége le plus fréquent. Mais il est certain qu'on a souvent pris pour des tubercules, notamment dans le cerveau, sous le péritoine, et même dans le poumon, des tumeurs qui, d'après leur structure histologique, n'en étaient point. D'un autre côté, la masse tuberculeuse proprement dite, comme toutes les formations hétérologues appartenant à la même classe qu'elle, ne saurait être sûrement distinguée des dépôts typhiques, de la matière scrofuleuse et des produits de certaines ulcérations. L'idée de tubercule n'est donc point rigoureusement arrêtée sous le point de vue de l'anatomie pathologique ; je n'ai pas à m'occuper de rechercher si l'on doit ou non en dire autant de la maladie qui a reçu l'épithète de tuberculeuse.

En égard à l'origine des tubercules, on ne peut douter que la substance qui les produit soit fournie, à l'état liquide, par les vaisseaux capillaires, absolument comme l'est celle qui donne naissance à la masse typhique. Plus tard elle remplit tous les interstices des tissus d'une manière si complète, qu'une masse originairement liquide pourrait seule le faire (1). L'exsudation a lieu vraisembla-

(1) Les figures 1 et 2 de la planche XV des *Icones* donnent une idée fort exacte de cette disposition dans le tissu pulmonaire.

blement par l'effet des mêmes causes que celles de l'hydropisie fibrineuse, et elle est précédée d'une hyperémie locale des vaisseaux
capillaires atteints. Nous examinerons plus tard si ce travail doit ou
non être appelé inflammation. Il n'est pas donné à l'anatomie pathologique d'assigner une cause spéciale à cette exsudation de liqueur
du sang qui précède la formation des tubercules. On ne peut pas
plus ici qu'à l'occasion des masses typheuses et scrofuleuses déterminer avec précision si le plasma ainsi exsudé contient d'autres
principes constituants que dans l'état normal, et si le sang renferme
ou non d'avance une matière tuberculeuse, qui serait excrétée à
cette occasion. Jusqu'à présent on n'a pu démontrer une matière
telle dans le sang, ce qui, pour le moment, témoigne contre son
existence, quoiqu'on soit obligé d'avouer que les moyens dont nous
disposons ne nous permettent pas de mettre en évidence tous les
changements dont les combinaisons de protéine sont susceptibles.

L'état liquide de la masse tuberculeuse ne peut point être observé directement. Quelques personnes disent bien avoir vu cette
masse liquide encore; mais il est permis d'en douter quand on sait
combien il serait difficile de distinguer un pareil cytoblastème du
liquide nourricier ordinaire. Lorsqu'on parvient à voir les tubercules pendant les phases qui paraissent se rapprocher beaucoup de
leur origine, ils constituent une masse plus ou moins ferme, rem-
plissant tous les interstices des tissus élémentaires au milieu desquels elle est déposée. Ces tissus ne sont, en général, ni refoulés,
ni changés par elle; ils conservent leur situation normale, mais ils
sont comme empâtés dans un mortier, disposition qu'on apprécie
sans peine en traitant par l'acide acétique ou l'ammoniaque des
tranches minces de dépôts tuberculeux, surtout de ceux qui
proviennent du poumon. Le réactif rend la masse tuberculeuse
transparente, d'opaque qu'elle est naturellement, et le microscope
fait apercevoir les portions du tissu pulmonaire emprisonnées par
elle, notamment ses faisceaux fibreux, qui, en la traversant, suivent absolument la même marche que dans l'état normal (1). Cependant l'expérience ne réussit pas toujours; car la masse tuberculeuse contient parfois beaucoup de granulations moléculaires, que
les réactifs ne rendent point transparentes; de sorte qu'alors la pièce
demeure opaque ou au moins trouble.

En examinant la masse tuberculeuse au microscope, on la voit

<hr>

(1) *Icones*, pl. XV, fig. 1 et 2.

composée de divers éléments, dont les proportions varient beaucoup, mais qui ressemblent, quant au fond, à ceux qu'on observe dans les matières typheuse et scrofuleuse.

1° Une substance fondamentale transparente, amorphe, ressemblant à du verre quand elle est en grandes masses, dont l'aspect
correspond parfaitement à celui de la fibrine coagulée, et qui se
comporte comme elle avec les réactifs. En effet, l'acide acétique
et les alcalis la pâlissent jusqu'au point de la faire disparaître (1).

2° De petits grains (granulations moléculaires), ayant depuis
1/800 de ligne de diamètre jusqu'à des dimensions incommensura-
bles, la plupart de forme arrondie, et qui, en grandes masses, ont
une couleur brunâtre et sont opaques. Ces granulations ne se comportent pas toujours de même avec les réactifs, et paraissent, en
conséquence, différer de nature. Quelques unes semblent être des
combinaisons modifiées de protéine, semblables à celles dont nous
avons déjà parlé ; elles ne se dissolvent ni dans les acides ni dans les
alcalis et l'éther, et les autres réactifs les attaquent peu ou point.
D'autres consistent en graisse : l'éther bouillant les dissout. On
aperçoit souvent aussi entre elles de grosses gouttes de graisse.
Quelques unes enfin sont des sels calcaires (phosphate et carbonate) ; elles se dissolvent dans les acides, en partie avec effervescence (2).

3° Des cellules et des cytoblastes incomplétement développés,
avec ou sans nucléoles. Les cellules se dissolvent en partie dans l'a-
cide acétique, ce que ne font pas les cytoblastes. Les uns et les autres disparaissent sous l'influence de l'ammoniaque et de la potasse
caustiques. Les cellules sont ordinairement développées d'une manière fort incomplète, et rarement y aperçoit-on un noyau bien distinct. Leur volume varie entre 1/400 et 1/300 de ligne ; elles vont
rarement jusqu'à 1/200 et au-delà (3). Il ne faut pas confondre

(1) Le dessin n'exprime pas bien cette substance. Elle est indiquée dans
mes *Icones*, pl. VI, fig. 1, A, B; fig. 2, A; fig. 3, a; fig. 5, B, a; pl. XV,
fig. 5, A.

(2) Ces granulations ne sont jamais mieux visibles que dans la masse tuberculeuse ramollie, parce que la fonte de la masse fondamentale amorphe
qui les entourait les a mises en liberté. Voy. mes *Icones*, pl. VI, fig. 7; fig. 8,
A; pl. XV, fig. 7, b, b, b. — H. Lebert, *Physiologie pathologique*, atlas,
pl. V, VI, VIII.

(3) *Icones*, pl. VI, fig. 1, fig. 3, a, b; fig. 4, a; fig. 5, a; pl. XV, fig. 1,
fig. 3, a, b; fig. 5, B; fig. 6, fig. 7, a.

avec ces formations celluleuses, tantôt plus et tantôt moins développées, d'autres formations que je décrirai plus loin et qu'on rencontre fort souvent aux alentours des tubercules.

Ces trois éléments varient beaucoup, quant à leurs proportions
respectives. La substance fondamentale amorphe prédomine rarement : ce sont le plus souvent les granulations, dont parfois la
masse entière du tubercule semble être formée. Parmi les granulations, les plus communes sont celles qui consistent en combinaisons de protéine; les graisses ont rarement le dessus; la prédominance appartient aux granulations calcaires dans certains cas dont
j'aurai encore à parler. Quelquefois on ne trouve presque point de
formations celluleuses, ou même il n'en existe pas la moindre trace ;
ailleurs la masse du tubercule semble être composée presque en
totalité de cellules et de cytoblastes. Suivant que les dernières formations prédominent ou manquent, on peut attribuer au tubercule un degré plus ou moins élevé d'organisation.

Il suffit de l'œil nu pour apercevoir des différences entre les tubercules. Parmi ces différences, on peut considérer comme points
extrêmes deux d'entre elles, qui ont été érigées en autant de variétés. Dans la première variété, la masse tuberculeuse est grise ou
d'un blanc mat, demi-transparente et homogène : on l'appelle *infiltration grise*. Dans l'autre, elle est jaunâtre, opaque, ferme,
lardacée et cassante, comme certains fromages (*masse tuberculeuse
jaune*). Mais, entre ces deux variétés, il existe une foule d'intermédiaires. La masse amorphe et les formations celluleuses prédominent dans la première, les éléments grenus dans la seconde.
L'absence des granulations explique suffisamment la transparence
plus grande, la couleur grisâtre et le poli des tranches de la première variété; tandis que leur présence rend raison de l'opacité de
la seconde, de sa couleur jaune, et de l'aspect de sa cassure, qui
est plus irrégulière, plus grenue. On a présenté ces deux variétés comme des degrés différents de développement, ce qui est
vrai dans certains cas. En effet, quand le tubercule gris approche
du moment de la fonte, il prend ordinairement un aspect plus
grenu, et peut ainsi passer à la variété jaune. Mais, d'un autre
côté, on rencontre des tubercules qui, bien que très probablement
encore à leurs premières phases de développement, ont déjà tous
les caractères des jaunes. Cette dernière variété peut donc incontestablement être primitive; il se peut que, dès l'origine, la masse

tuberculeuse contienne plus de granulations qu'on n'en remarque dans le tubercule gris.

Parmi les principes constituants de la masse tuberculeuse, la substance amorphe existe dès le commencement, à partir du moment où le tubercule devient solide ; elle est, sans nul doute, le produit d'une coagulation de fibrine. De même, la plus grande partie des granulations existent souvent déjà dès l'origine. Les cellules incomplètes et les cytoblastes paraissent être les seules productions qui se forment toujours peu à peu. Leur développement est la seule trace du travail d'organisation qui s'accomplit dans le tubercule. D'autres formations organiques que nous avons vu se rencontrer dans certaines productions pathologiques, comme résultat de l'activité plastique, et qu'on trouve aussi dans les formations hétérologues douées d'une organisation plus élevée, ne se voient point dans la masse tuberculeuse. Il ne se forme dans celle-ci ni fibres ni vaisseaux ; au contraire même, les vaisseaux normaux de la partie qui devient le siège du dépôt, éprouvent une compression, s'engouent, s'oblitèrent : il n'y a que les plus gros, ceux dont les parois ont plus d'épaisseur, qui demeurent parfois intacts. Ainsi, les vaisseaux injectables que quelques personnes disent avoir observés dans les tubercules, n'étaient pas de formation nouvelle : c'étaient tout simplement les débris des vaisseaux qui préexistaient à la maladie.

Le sort ordinaire de la masse tuberculeuse est de se ramollir. La substance amorphe se liquéfie d'abord, puis les granulations élémentaires se séparent les unes des autres ; en même temps les formations cellulaires et les cytoblastes deviennent libres, se fondent en partie, et produisent une sorte d'émulsion, en se mêlant soit au liquide déjà existant, soit à celui qui est sécrété de nouveau. Les tissus au milieu desquels la masse tuberculeuse se trouve déposée, prennent part aussi, la plupart du temps, à cette fonte ; ils se ramollissent plus ou moins vite, suivant leur degré de densité, et les produits de leur décomposition se mêlent avec la masse tuberculeuse ramollie. Le liquide épais et puriforme qui résulte de là constitue donc un détritus organique, un amas de débris imprégnés de liquide (sérum), et dont l'aspect varie beaucoup au microscope, où il représente un agrégat de granulations élémentaires, avec des cytoblastes plus ou moins intacts et des cellules incomplètes (1).

(1) Lebert, pl. VI, fig. 7, 8, A.

Quelquefois aussi on y voit des cristaux de cholestérine ou de phosphate ammoniaco-magnésien, et d'autres formations organisées, provenant des alentours du tubercule (1). Le liquide de la masse tuberculeuse ramollie renferme ordinairement une substance muqueuse (pyine), que l'acide acétique coagule. La masse ramollie tend, en général, à se porter au dehors, et, sous ce point de vue, elle se comporte comme le pus d'un abcès. Bien plus rarement elle disparaît par l'effet d'une résorption graduelle, et la cavité qui résultait de la destruction du tissu se remplit par formation d'une cicatrice, ou bien une portion de la substance tuberculeuse demeure sous la forme, tantôt d'un corps gras, tantôt d'une masse compacte, qui, parfois même, ressemble à du cartilage.

Il est des cas où le développement de la masse tuberculeuse s'écarte de la marche qui vient d'être tracée. Les granulations calcaires se déposent en abondance, et augmentent à mesure que la résorption fait disparaître les autres éléments : aussi le tubercule dégénère-t-il en une masse blanche et pulvérulente ou crétacée ; il devient une substance compacte, pierreuse (2). Ainsi pétrifié, il s'entoure ordinairement d'une sorte de cicatrice, composée de tissu fibreux condensé, et peut persister des années entières dans l'organisme sans subir d'autres changements, ni en déterminer dans les parties qui l'environnent. Je reviendrai là-dessus au chapitre des concrétions.

Les dépôts tuberculeux tantôt forment des masses d'un volume très varié, tantôt s'étendent sur la totalité, ou du moins sur la plus grande partie d'un organe : aussi distingue-t-on l'infiltration tuberculeuse et les tubercules proprement dits, qui prennent l'épithète de miliaires quand ils n'atteignent guère que la grosseur d'un grain de millet. Mais ce sont là des distinctions qui varient souvent au gré de l'observateur. Il n'y a point de démarcation rigoureuse entre les deux formes, qui, d'ailleurs, ne sont pas non plus limitées d'une manière précise du côté des parties saines, avec lesquelles elles se confondent d'ordinaire par des gradations insensibles, à moins que la disposition anatomique ne s'y oppose, comme, par exemple, dans les glandes. Cependant un dépôt tuberculeux vient parfois à acquérir secondairement des limites précises, par la formation à son pourtour d'une production pathologique de nature autre que la sienne;

(1) *Ibid.*, pl. VI, fig. 8, B.
(2) *Icones*, pl. XV, fig. 7.

soit que les bords contenant moins de matière tuberculeuse, les tissus environnants puissent exercer sur elle une influence modificatrice plus énergique qu'au centre, de manière qu'il sort de sa périphérie des formations autres que celles qui occupent sa partie moyenne; soit que cette matière détermine aux alentours une irritation ayant pour résultat d'amener l'exsudation d'un cytoblastème différent du sien, et qui, au lieu de devenir tuberculé, se transforme, suivant sa nature, en pus ou en cellules granuleuses. Aussi n'est-il pas rare de trouver à la périphérie des tubercules des éléments histologiques autres que ceux qui en occupent le milieu, par exemple, des corpuscules de pus plus ou moins normaux, ou des cellules granulées (1); ici se rangent encore les cellules épithéliales et autres éléments appartenant au tissu normal du sol primitif, qu'il ne faut pas, dans l'examen microscopique, confondre avec les parties constituantes de la masse tuberculeuse elle-même (2). Après la fonte, ces éléments se mêlent avec la matière ramollie, et augmentent ainsi la masse du détritus (3).

Qu'on regarde le cytoblastème de ces formations périphériques comme identique avec celui de la masse tuberculeuse elle-même, ou qu'on lui attribue une nature spéciale, ce qu'il y a de certain, c'est que cette masse ne peut point exercer une grande influence sur lui, que par conséquent elle possède très peu d'énergie plastique. Il y a là une différence essentielle entre elle et les formations hétérologues plus avancées en organisation. Nous verrons que celles-ci jouissent à un haut degré de la faculté de s'accroître, en entraînant le cytoblastème qui les entoure à un développement semblable au leur. Ce cas n'a point lieu pour les tubercules, ou du moins il est rare, et toujours peu prononcé. Leur grossissement dépend uniquement de ce que la même cause, jusqu'à présent encore inconnue, qui les a fait naître (diathèse tuberculeuse), détermine le dépôt de nouvelle masse tuberculeuse aux alentours, et de cette manière fait prendre peu à peu de l'extension au travail de ramollissement.

De là vient aussi que les tubercules guérissent très aisément, et sans nul secours de l'art, lorsque la prédisposition cesse, et avec elle la formation de nouveaux dépôts. Quant à la guérison, elle a lieu,

(1) *Icones*, pl. VI, fig. 4, c; pl. XV, fig. 3, c.
(2) *Icones*, pl. VI, fig. 3, c; fig. 4, b; fig. 5 b.
(3) *Icones*, pl. VI, fig. 8 B.

comme je l'ai déjà dit, par formation d'une cicatrice qui remplit la caverne, par le développement d'une fausse membrane (muqueuse revêtue d'épithélium) qui tapisse l'excavation, par résorption de la masse tuberculeuse, ou enfin par conversion de cette masse en concrétion, à cause des sels calcaires qui s'y déposent. Je reviendrai sur les phénomènes qui l'accompagnent lorsque je traiterai des organes, en particulier du poumon.

Les poumons et les glandes lymphatiques sont le siége le plus ordinaire des dépôts de masse tuberculeuse. Cependant celle-ci peut se déposer également dans d'autres glandes, les reins, le foie, la rate, dans les membranes muqueuses et la peau, dans les os, et par conséquent dans presque toutes les parties du corps.

Le temps qui s'écoule entre le dépôt et le ramollissement de la masse tuberculeuse varie beaucoup suivant les cas : il dure depuis une ou plusieurs semaines jusqu'à quelques mois et plus.

Le diagnostic ressort tout naturellement des détails qui précèdent. En général, on a besoin du microscope pour bien déterminer la matière tuberculeuse; avec le secours de cet instrument on la distingue sûrement de la plupart des autres formations pathologiques. Il est difficile, souvent même tout-à-fait impossible de la distinguer des masses typheuses ou scrofuleuses, et de certaines autres suppurations d'un mauvais caractère. Une fois ramollie, elle est beaucoup plus difficile à reconnaître qu'auparavant, parce que, comme je l'ai dit, il s'y mêle souvent alors d'autres éléments.

Jusqu'à présent nous ne pouvons encore rien dire de certain à l'égard de sa composition chimique.

L'opinion de Preuss (1), qui la croyait formée en partie de caséine, reposait sur des observations précieuses sans doute à l'époque où elles furent faites, mais sans valeur dans l'état présent de la science. Ceux qui la soutiennent encore aujourd'hui montrent par là qu'ils ne sont point au courant de la chimie animale, et qu'ils ne se font pas une idée nette des besoins qu'elle a contractés. Tout ce qu'on peut dire, c'est que la masse tuberculeuse est composée en grande partie d'une combinaison de protéine, comme Lehmann l'a démontré (2), et comme je m'en suis convaincu moi-même par des expériences répétées. Mais il n'est pas douteux qu'elle subisse des changements chimiques pendant sa fonte. Lehmann a fait voir

(1) *Tuberculorum pulmonis crudorum analysis chemica*, Berlin, 1845.
(2) *Physiologische Chemie*, t. 1, p. 197.

qu'alors le phosphore d'abord, puis le soufre de la combinaison de protéine vont en diminuant peu à peu, jusqu'à ce qu'ils disparaissent tout à-fait.

Scherer (1) a fait l'analyse élémentaire de la masse tuberculeuse provenant d'organes divers. Les résultats fort intéressants qu'il a obtenus paraissent établir que la composition de cette substance varie un peu suivant les cas, et qu'elle ne s'accorde pas toujours parfaitement avec celle de la protéine. Cependant, quelque précieuses que soient ces observations, nous ne devons pas nous presser d'en tirer des conclusions générales, car à peine est-il possible d'observer la matière tuberculeuse exempte de tissus normaux ou d'autres mélanges étrangers, de sorte qu'une analyse élémentaire ne saurait donner ici des résultats aussi certains que quand on opère sur des substances dont la chimie garantit la pureté. Outre les combinaisons de protéine, il entre aussi dans la composition des tubercules de la graisse des matières extractives, une substance analogue à la pyine et différents sels. Lorsqu'ils se transforment en concrétions, les sels, notamment ceux de nature calcaire, deviennent prédominants sur les matériaux organiques. Ainsi Thénard n'y a trouvé que trois pour cent de ces derniers, tandis que les sels calcaires y entraient pour quatre-vingt-seize centièmes (2). Lebert (3) s'est trompé en admettant que les tubercules concrétés consistent principalement en chlorure et sulfate sodiques, et que les sels calcaires y entrent pour une faible proportion : l'analyse de Boudet, sur laquelle il se fonde, ne pouvait lui servir d'appui ; car un tubercule qui, sur 1000 parties, n'en donne que 697 de matière inorganique, n'est point converti en concrétion. D'ailleurs d'autres analyses de tubercules véritablement crétacés ont prouvé que les sels calcaires y prédominaient, et la plupart de ces tubercules, auxquels l'eau enlève fort peu de chose, disparaissent presque entièrement lorsqu'on les traite par les acides. Enfin l'hypothèse de Lebert a aussi la chimie contre elle ; car des sels aussi solubles que le chlorure et le sulfate sodiques ne sauraient exister à l'état solide dans le corps, et y constituer des concrétions qui subsistent des mois, même des années ; en peu d'heures ou de jours, ils seraient dissous et entraînés.

(1) *Untersuchungen*, p. 212.
(2) ANDRAL, *Anat. pathol.*, 1829, t. I, p. 47.
(3) *Physiol. pathol.*, t. I, p. 380.

Ce que j'ai dit de la formation des tubercules repose sur des centaines d'observations que j'ai faites depuis une série d'années, et s'accorde aussi, quant aux principaux points, avec la plupart des expositions données par d'autres observateurs exempts de préjugés, notamment avec le travail de Lebert, qui est incontestablement un des meilleurs que nous possédions sur l'histologie des tubercules. Les opinions contraires tombent donc presque toutes d'elles-mêmes : quelques unes seulement méritent qu'on s'y arrête.

Gerber (1), dont les vues sur la formation des tubercules s'accordent en général avec les miennes, distingue ces productions en albumineuses et fibrineuses, dénominations qui comprennent la première les tubercules inorganisés et l'autre les tubercules organisables. Sans doute on peut, théoriquement parlant, admettre une telle distinction ; mais, en pratique, elle n'est point recevable, car, ainsi que je l'ai dit, la masse tuberculeuse n'a qu'une très faible aptitude à s'organiser, et l'on ne parvient ordinairement pas à établir une démarcation bien nette entre les formes plus organisées et celles qui le sont moins. La même remarque s'applique à la question, si souvent débattue, de savoir si les tubercules sont ou non organisés, discussion sur laquelle il serait oiseux par conséquent de revenir. Quant à dire que les tubercules non organisables sont formés d'albumine et les autres de fibrine, c'est une hypothèse contre laquelle je m'élève, quelque attrayante qu'elle soit. Si donc il n'y a rien à objecter contre la distinction en elle-même, les dénominations que Gerber leur a imposées prêtent le flanc à la critique. Il divise les tubercules fibrineux et organisables en hyalins, cytoblastiques, celluleux, fibro-celluleux et fibreux, d'après leur degré d'organisation. Ces distinctions ne manquent pas non plus de fondement ; mais il est plus facile de les établir que de les démontrer. Mes observations m'ont appris que, sous ce rapport, certaines différences paraissent exister entre l'homme et les animaux ; il serait donc possible que quelques unes des choses dont parle Gerber eussent lieu chez les animaux domestiques, sans pour cela qu'elles se passassent de même chez l'homme.

Addison (2) regarde les tubercules comme un dépôt de cellules anormales d'épithélium, et les funestes effets de ces amas dans les organes internes, le poumon surtout tiennent, suivant lui, à ce que

(1) *Handbuch der allgemeinen Anatomie*, p. 188.
(2) *Trans. of the provinc. med. and surg. association*, t. XI, p. 287.

les cellules épithéliales ne peuvent point être rejetées en dehors, comme celles qui naissent aux surfaces libres, de sorte que, forcées au contraire de rester, elles exercent une influence nuisible sur les alentours. Mais il les fait provenir, comme la plupart des tissus, des corpuscules incolores du sang, qui, s'arrêtant dans les poumons, se convertissent plus tard en cellules. Ses idées sur l'origine des formations pathologiques diffèrent donc déjà beaucoup des miennes en cela ; mais, comme j'aurai, dans le cours de cet ouvrage, une foule d'occasions de prouver que les productions accidentelles procèdent d'un cytoblastème amorphe, je ne crois pas devoir m'arrêter à réfuter l'opinion de l'écrivain anglais.

Pour ce qui concerne d'autres questions ayant trait aux tubercules, je les rattache aux vues que J. Engel a exposées (1) dans un mémoire fort intéressant sur cette maladie. Engel distingue les tubercules en interstitiels (miliaires) et infiltrés. Les premiers dépendent d'une constitution particulière du sang très voisine de celle qui a lieu dans le typhus ; les autres sont, dans tous les cas, un produit de l'inflammation. Mais pour que l'extravasation inflammatoire se convertisse en masse tuberculeuse et non en d'autres tissus, il faut, d'après Engel, une réunion de diverses circonstances. Les unes tiennent à l'exsudation elle-même ; ce sont : 1° la trop grande abondance de la matière fibrineuse coagulée, qui empêche la masse d'être pénétrée de la quantité nécessaire d'humidité ; 2° le manque de liquide d'organisation en général, et par conséquent la trop grande sécheresse de l'exsudation ; 3° la présence de matières étrangères, spécialement de globules du sang ; 4° la préexistence d'une masse tuberculeuse, agissant d'après la loi d'analogie de formation. Des conditions d'une autre série tiennent à l'organe atteint et à l'organisme entier ; ce sont : 1° l'état de la nutrition : moins elle est active, plus la formation des tubercules a lieu aisément ; 2° le contact d'organes riches en sang, condition qui rentre dans la précédente : plus ce contact est multiplié, moins il peut se produire de tubercules ; 3° l'état de la force vitale : moins elle a d'énergie, moins la formation des tubercules rencontre d'obstacles. Enfin il y a encore des conditions extérieures, parmi lesquelles la pression et peut-être aussi le froid sont celles qui favorisent le plus la tuberculisation. Engel cherche aussi à expliquer les changements ultérieurs

____

(1) *Zeitschrift der Aerzte in Wien*, 1ᵉ ann., cah. 5, p. 354.

de la masse tuberculeuse et ses conséquences. Dès qu'elle est devenue solide, elle commence à agir sur les tissus, et les frappe de
mort. Plus tard, elle se ramollit, et le ramollissement est pour Engel
une espèce de putréfaction, reposant sur une métamorphose chimique de la fibrine exsudée. Quelquefois la fonte n'a pas pour point
de départ une décomposition primaire de la masse tuberculeuse
elle-même, mais elle est provoquée par des influences du dehors,
par les parties voisines atteintes d'œdème, et dont l'eau vient
imbiber le tubercule, ou par des produits inflammatoires déposés
aux alentours de celui-ci. La masse ramollie réagit sur le sang, dans
lequel elle peut faire naître des changements. Elle-même peut passer
à la putréfaction, ce qui exige qu'elle soit en quantité suffisante,
car un petit dépôt tuberculeux ne se putréfie pas ; qu'il y ait assez
d'humidité, que les organes pleins de sang soient éloignés, et les
forces abattues, que des substances étrangères, air, aliments, bile
excréments, urine, etc., aient accès auprès d'elle, que la chaleur
soit portée à un certain degré. Au lieu de cette putréfaction, ou en
même temps qu'elle, peuvent survenir aussi d'autres changements
dans la masse tuberculeuse : 1° elle est en partie liquéfiée et résorbée, ce qui suppose qu'elle n'a pas trop de volume, qu'elle reçoit
beaucoup d'eau, et que le sujet a de la vigueur ; 2° elle perd son
eau, se resserre sur elle-même, et s'indure, ce qui exige qu'elle
soit déjà ferme, et la force vitale peu énergique.

Ces changements se rapportent au tubercule non encore ramolli.
Ceux qui ont lieu après le ramollissement sont : 1° la formation d'une
cicatrice, qui paraît exiger pour conditions que la perte de substance ne soit pas trop considérable, que les parties environnantes
soient saines, sans induration, et que le sujet soit dans l'âge de
vigueur ; 2° la résorption totale ou partielle, qui s'effectue d'autant
plus aisément que le dépôt est moins abondant et le parenchyme
voisin plus rapproché de l'état normal ; 3° le passage à l'état d'athé-
rôme ou à l'ossification. Toutes ces terminaisons du tubercule sont
ordinairement regardées comme faisant partie du travail ou de l'acte
de curation de la maladie ; mais, pour qu'une guérison complète
puisse s'opérer, il est nécessaire que la masse tuberculeuse cesse de
se produire, et ici Engel émet l'opinion que dans certaines constitutions du sang il ne s'en dépose point.

Si je me suis tant étendu sur ces vues d'Engel, quoiqu'elles
n'épuisent pas à beaucoup près le sujet, c'est qu'on doit voir en

elles une tentative fort importante et méritoire pour approfondir les causes auxquelles tient la production des tubercules, causes qu'on expliquait d'une manière fort peu satisfaisante en admettant une prédisposition spéciale. Quant au fond, j'adopte complétement les opinions de ce médecin; quoique bien des choses qu'il allègue ne soient pas prouvées, qu'on puisse, par exemple, contester que l'inflammation soit, comme il le dit, la cause de l'infiltration tuberculeuse, et que les diverses constitutions du sang dont il parle aient besoin d'être constatées par des analyses chimiques exactes avant de figurer dans la science à titre d'acquisition certaine, il ne m'en paraît pas moins avoir suivi la seule marche capable de répandre quelque lumière sur la nature de la maladie tuberculeuse et autres affections analogues.

L'hypothèse de Klencke, qui rapporte la production des tubercules à un contagium animé, à des cellules demi-individuelles (1), me semble dépourvue de tout fondement, et je ne trouve pas que les tentatives d'inoculation faites par lui puissent être acceptées comme des preuves. Comment d'ailleurs les tubercules, qui ne sont pas composés de cellules, se propageraient-ils ainsi? Je reviendrai plus loin sur cette hypothèse.

Une opinion, suivant laquelle les tubercules naîtraient d'hydatides, se fonde sur une observation fort exacte, savoir, qu'on trouve parfois des dépôts de matière d'apparence tuberculeuse dans des tumeurs enkystées, même dans des hydatides et des capsules d'entozoaires. Il ressort bien de là que ces productions pathologiques peuvent devenir une masse analogue à celle des tubercules, mais on n'en saurait conclure que les tubercules en proviennent constamment. Admettre une telle hypothèse, serait retomber dans l'enfance de l'anatomie pathologique.

Quant à ce qui regarde la cause du ramollissement, je pense, avec Engel, que ce phénomène tantôt part de la masse tuberculeuse elle-même, tantôt est déterminé par des circonstances extérieures, l'humidité qui pénètre, une suppuration aux alentours, etc. Mais jusqu'à présent nous nous sommes bornés à jalonner la route que les observateurs doivent suivre pour arriver à des résultats d'une valeur réelle. A l'avenir il appartient de faire le départ des différentes conditions, travail qui seul peut être fructueux pour la médecine pratique.

(1) *Untersuchungen und Erfahrungen*, t. I, p. 121.

DEUXIÈME CLASSE.

Formations hétérologues organisées.

Les tumeurs qui appartiennent à cette classe (1) présentent de nombreuses différences dans leurs caractères anatomiques et histologiques, leur marche, leur durée, etc. : aussi est-il beaucoup d'entre elles qui ont reçu des noms particuliers. Mais, à leur égard, pas plus qu'à celui des autres tumeurs, et même des maladies en général, il ne saurait être question de genres et d'espèces, dans le sens que la botanique et la zoologie descriptives attachent à ces mots. Une classification fondée sur des caractères qui n'ont rien d'essentiel conduirait, si l'on voulait être conséquent, à ériger chaque tumeur individuelle en espèce, et par conséquent à multiplier les noms à l'infini. Je vais donc essayer d'étudier les tumeurs de cette classe dans ce qu'elles ont de commun et d'essentiel, après quoi je décrirai les formes les plus saillantes, en leur laissant les dénominations que l'usage a consacrées. Quant au nom de la classe, autant qu'on peut lui assigner des limites, ce sera celui de *cancer* ou de *carcinôme*, termes que j'emploierai indistinctement comme étant synonymes.

Les productions cancéreuses diffèrent de celles de la classe précédente parce qu'elles ont atteint un plus haut degré d'organisation. Non seulement les formations celluleuses y sont plus développées, mais encore on voit souvent entrer dans leur composition des fibres, des vaisseaux, des bourgeons charnus, etc. Cependant la limite qui les sépare de cette classe n'est point nette, car bien que, considérées dans leur ensemble, elles s'en laissent aisément distinguer, cependant elles renferment assez souvent des parties qui ne diffèrent pas des dépôts tuberculeux par des caractères bien prononcés. De même, il n'y a pas non plus de démarcation rigoureuse entre elles et les tumeurs bénignes, celles surtout de nature fibreuse, et les cas ne sont pas rares où l'on éprouve un grand embarras lorsqu'il s'agit de déterminer si la tumeur est cancéreuse ou simplement fibreuse, par conséquent si elle est maligne ou non. La malignité repose ici, comme dans la classe précédente, sur le ramollissement, fonte des éléments qui a pour point de départ les

(1) Outre les ouvrages de Meckel, Andral et Lobstein, consultez : Carswell et Cruveilhier, pour les figures des formes les plus grossières, et pour les détails histologiques, J. Muller, Hannover, Gluge et Klencke, L. Mandl, H. Lebert.

formations celluleuses, mais qui se propage peu à peu de là aux parties fibreuses et aux tissus élémentaires de l'organe affecté.

Les caractères anatomiques et histologiques des tumeurs cancéreuses varient beaucoup, et fort souvent ils diffèrent dans les diverses parties d'un cancer. Ils ne sont pas non plus les mêmes dans toutes les phases du développement. La tumeur est tantôt molle, comme la substance cérébrale, tantôt ferme comme du lard, ou dure comme du cartilage ; là riche en vaisseaux et rouge, ailleurs pâle ; dans certains cas assez bien limitée, dans d'autres intimement confondue avec les parties environnantes. Toutes ces particularités n'ont donc aucune valeur quand il s'agit de considérations générales ; mais elles ressortent d'elles-mêmes de la structure histologique et du mode de développement.

Les éléments histologiques des tumeurs cancéreuses varient aussi beaucoup, surtout quant à leur disposition ; on peut admettre les suivants.

1° Une substance ferme et amorphe, qui ressemble à la fibrine coagulée, et qui est vraisemblablement identique avec elle. Cette substance devient transparente par l'acide acétique, l'ammoniaque et les autres alcalis caustiques ; elle renferme quelquefois un nombre plus ou moins considérable de granulations moléculaires, qui consistent en protéine modifiée ou en graisse. Nul doute qu'on ne doive la considérer comme le cytoblastème solide du cancer, et qu'avec le temps, par les progrès du développement, elle ne se métamorphose en cellules ou en fibres, transformation qu'on parvient quelquefois à observer d'une manière bien précise (1). Elle caractérise donc une certaine période de l'existence du cancer, ce qui fait qu'elle manque souvent dans les tumeurs plus avancées. Il semble même parfois que le cancer procède d'un cytoblastème liquide, de sorte que la substance en question ne se voit à aucune époque de son existence. Dans quelques cas rares, elle forme la masse prédominante (2), et l'on ne peut alors constater la nature du cancer qu'en examinant d'autres portions plus développées, ou même le diagnostic devient tout-à-fait impossible, car la substance amorphe et ferme n'a rien en soi qui caractérise le cancer, et elle ne diffère point du cytoblastème solide (fibrine coagulée) des autres productions accidentelles.

(1) *Icones*, pl. VIII, fig. 10, A, b.
(2) *Icones*, pl. XXV, fig. 10.

2° Des *granulations moléculaires*, qui paraissent consister, les unes en graisse, les autres en une combinaison modifiée de protéine (1), et que nous avons déjà vues entrer dans la composition d'autres formations pathologiques. Elles sont fréquemment accompagnées de grosses gouttes et de gros grains de graisse (2). Les granulations élémentaires consistant en sels calcaires sont rares dans le cancer. Ces granulations moléculaires n'existent point parfois; mais, en d'autres circonstances, elles sont fort abondantes, surtout dans les portions ramollies, où elles peuvent même se réunir en corpuscules d'agrégation. Cette formation, comme la précédente, n'a rien en soi qui caractérise le cancer.

3° Des *formations celluleuses*, élément fort important, qui ne manque jamais dans les cancers développés, et qui parfois y prédomine au point de former à lui seul la tumeur presque entière, comme dans le fongus médullaire. Les cellules ne sont pas moins abondantes que dans le cancer dur (squirrhe).

Les formations celluleuses qu'on rencontre dans le cancer sont de deux sortes. Les unes ne peuvent jamais, dans le cours de leur développement, dépasser la condition de cellules, et se détruisent sans avoir quitté cette forme : ce sont les cellules cancéreuses proprement dites. Les autres peuvent, en se développant, devenir d'autres tissus, notamment des fibres, et par conséquent ne revêtent que transitoirement la forme celluleuse : ce sont les cellules de développement.

a. Les *cellules cancéreuses* proprement dites varient à l'infini, depuis la forme de simples cytoblastes jusqu'à celle de cellule parfaite, en passant par la plupart des modifications dont celle-ci est susceptible. Cependant ces différences dépendent en grande partie du degré de développement qu'acquièrent les cellules primaires, de sorte qu'elles représentent des états dont les uns sont purement transitoires et les autres fixes ou permanents. Les formes primaires de ces cellules n'offrent rien de particulier : les noyaux ont 1/450 à 1/250 de ligne de diamètre, sont munis ou dépourvus de nucléoles (3), et ne se dissolvent pas dans l'acide acétique; les cellules,

(1) *Icones*, pl. VI, fig. 11, 14; pl. VIII, fig. 1, 4, 6; pl. XXIV, fig. 1; pl. XXV, fig. 9.

(2) *Icones*, pl. VIII, fig. 4, B.

(3) *Icones*, pl. VI, fig. 11, b; fig. 12, b; pl. VIII, fig. 1, d, fig. 4, D; fig. 8, D; fig. 9, A; pl. XXIV, fig. 2; fig. 4, a; fig. 9; pl. XXV, fig. 9.

arrondies ou ovales, ont un diamètre de 1/300 à 1/100 de ligne (1); l'acide acétique les fait disparaître, à l'exception des noyaux, et les alcalis caustiques les dissolvent complétement.

Les tumeurs cancéreuses sont mieux caractérisées par des formes celluleuses plus développées qu'on rencontre fort souvent, mais pas toujours, avec les précédentes, et qui rarement existent seules; ce sont :

aa. Des cellules d'une configuration particulière, à queue, rameuses (2).

bb. Des cellules qui renferment un grand nombre de noyaux (deux à vingt ou trente), ou de jeunes cellules complètes (3). Elles ont ordinairement un volume considérable, 1/100 à 1/30 ou 1/20 de ligne de diamètre.

cc. Des cellules à parois fort épaisses et offrant un double contour (4).

dd. Des cellules doubles, résultant ou de la scission d'une seule ou de la fusion de deux (5).

ee. Des cellules pleines de granulations, et d'autres qui paraissent n'être munies de granulations moléculaires qu'à leur surface (6).

ff. Dans certains cancers, des cellules, de forme et de dimensions diverses, qui contiennent un pigment grenu, ordinairement noir (7).

Ces diverses formes de cellules passent de l'une à l'autre par un grand nombre de transitions, de sorte qu'on doit les considérer comme des degrés de développement des cellules primaires. Quelques unes d'entre elles se rencontrent de préférence dans certaines variétés du cancer, qu'elles caractérisent, comme nous le verrons plus tard.

Il résulte de là que le nom de cellule cancéreuse ne peut être appliqué à une forme déterminée, différente de toutes les autres, et qu'en contemplant une cellule au microscope, on ne pourrait géné-

(1) *Icones*, pl. VI, fig. 10, 12, 14 ; pl. VIII, fig. 1, *a* ; fig. 1, D ; fig. 6, A, *a*, *b* ; fig. 9, *b* ; pl. XXIV, fig. 3, *a*.

(2) *Icones*, pl. I, fig. 12 ; pl. VI, fig. 9, 10, 11, *a* ; pl. XXVI, fig. 10, *f*, *h*.

(3) *Icones*, pl. I, fig. 5, 6, 7 ; pl. VI, fig. 10, 11 ; pl. XXIV, fig. 3, *b* ; fig. 4, *c* ; pl. XXVI, fig. 10, *g*.

(4) Pl. I, fig. 2, A ; pl. VIII, fig. 6, B ; fig. 10, B ; pl. XXIV, fig. 1, *a*, *b*, *d*.

(5) Pl. XXIV, fig. 1, *c* ; pl. XXVI, fig. 10, *e*.

(6) Pl. VI, fig. 14 ; pl. VIII, fig. 6 ; pl. XXIV, fig. 1, B.

(7) Pl. IX, fig. 13.

ralement dire si elle appartient ou non à un cancer, mais que fort souvent toute incertitude cesse quand on a sous les yeux des masses de cellules cancéreuses, et cela, tant à cause de leur diversité qu'en raison des caractères particuliers appartenant à chacune d'elles.

2. Les cellules transitoires du cancer, celles qui se développent en d'autres tissus, sont principalement des cellules fibreuses, c'est-à-dire fusiformes, et allongées en deux sens opposés sur un même axe, telles qu'on en rencontre dans le développement du tissu cellulaire et des fibres musculaires simples (1). Elles s'observent surtout dans les cancers durs, et sont plus rares dans les mous. J'ai remarqué, et Hannover aussi, qu'elles n'entraient que comme élément subalterne dans les nombreux cancers dont il m'a été donné de faire l'examen. J. Muller paraît avoir trouvé des tumeurs cancéreuses qui n'en contenaient pas d'autres, ou du moins dans lesquelles elles dominaient (2). Je crois cependant que les cas où elles surabondent n'appartiennent point au cancer proprement dit, et se rapprochent des tumeurs bénignes (celles de nature fibreuse).

3° Des fibres entrent aussi comme élément histologique dans les tumeurs cancéreuses. Ces fibres sont de plusieurs sortes.

Les unes ressemblent parfaitement à celles des tumeurs fibreuses, et présentent toutes les variétés que j'ai signalées à l'occasion de ces dernières. En effet, elles ressemblent tantôt à celles du tissu cellulaire, c'est-à-dire sont très grêles, et ont 1/2000 à 1/800 de ligne de diamètre, tantôt à celles des muscles simples, non striés en travers, c'est-à-dire ont plus d'épaisseur, et un diamètre de 1/800 à 1/300. Dans certains cas, les deux sortes de fibres sont bien marquées, et chaque fibre se dessine nettement; dans d'autres, la fibration est moins prononcée, la masse entière semble plus amorphe, les fibres sont plus confondues les unes avec les autres, absolument comme nous avons vu qu'il arrive dans les variétés amorphes des tumeurs fibreuses. De même que dans ces dernières, les fibres naissent tantôt de cellules bien distinctes, les cellules-fibres décrites plus haut, tantôt immédiatement d'un cytoblastème amorphe, sans qu'on aperçoive de formation celluleuse. Ces sortes de fibres ont pour caractère de pâlir, quelquefois même de disparaître entièrement, par l'acide acétique, qui n'en laisse que les noyaux ovales et oblongs (3).

1) Pl. VI, fig. 12; pl. 8, fig. 7, c; fig. 10. C.
2) *Ueber Bau*, etc., p. 21, pl. II, fig. 11. — *Icones*, pl. VI, fig. 15.
3) *Icones*, pl. VIII, fig. 2, 3, 5, 7; pl. XX, fig. 11. pl. XXV, fig. 9.

Les autres fibres qu'on trouve dans le cancer ressemblent à celles que Henle appelle fibres de noyaux, et à celles du tissu élastique. Elles sont fréquemment ramifiées, dichotomes. Ce qui les distingue surtout des précédentes, c'est que l'acide acétique, loin de les faire disparaître, les rend au contraire plus visibles (1).

Les formations fibreuses manquent entièrement dans certains cancers, notamment dans le fongus médullaire. Ailleurs, au contraire (squirrhe, cancer fibreux), elles prédominent. Leur prédominance, qui d'ailleurs porte bien plus souvent sur celles de la première espèce que sur celles de la seconde, fait que les tumeurs cancéreuses se rapprochent des tumeurs fibreuses, et peuvent même y passer immédiatement, de sorte qu'on est parfois dans l'impossibilité de décider s'il s'agit d'un cancer ou d'une simple tumeur fibreuse.

La disposition de ces fibres et leur proportion à l'égard des cellules varient également beaucoup. Quelquefois les cellules et les fibres sont accumulées en grandes masses, de telle manière qu'au microscope certaines parties du cancer paraissent ne consister qu'en fibres et d'autres qu'en cellules. Ordinairement alors les fibres constituent le stroma dans les vides duquel sont déposées les cellules. Dans certains cas, les tractus fibreux partent en rayonnant du centre de la tumeur, pour se diriger vers sa périphérie (2). Dans d'autres, ils forment un tissu à mailles arrondies, occupées par les masses de cellules (3), disposition qui a de grands rapports avec celle que le tissu élastique affecte normalement dans les poumons de l'homme (4). Il est des formes de cancer dans lesquelles un rapport tout particulier a lieu entre les fibres et les cellules; les fibres y produisent des capsules, plus ou moins closes de tous côtés, dont l'intérieur est plein de cellules (5) : cette disposition rappelle ce qu'on voit dans certains ganglions, où des cellules (globules ganglionnaires) sont aussi renfermées dans des capsules formées de fibres. Ces capsules fibreuses tantôt sont isolées (6), tantôt envoient des prolongements qui les unissent à d'autres faisceaux fibreux parcourant les alentours. Voici comment je m'en

(1) *Icones*, pl. XXIV, fig. 5-9.
(2) CARSWELL, *Patholog. anat.*, fasc. 2, pl. IV, fig. 1.
(3) *Icones*, pl. VIII, fig. 11, pl. XXIV, fig. 5, 8.
(4) *Icones*, pl. XVI, fig. 5, pl. XVII, fig. 2, 4, 7.
(5) *Icones*, pl. VIII, fig. 3, A, B.
(6) *Icones*, pl. VIII, fig. 3, B.

explique la formation ; il naît d'abord une cellule, dont la paroi
offre un double contour (1) ; dans cette cellule s'en produisent de
nouvelles, tandis que sa paroi épaisse se convertit en formations
fibreuses. Cette métamorphose particulière d'une cellule est, à la
vérité, sans analogue jusqu'à présent ; mais j'ai si souvent observé
des faits qui la confirment qu'elle me paraît être indubitable.

Ce que je viens de dire s'applique principalement aux fibres de
la première espèce, à celles qui sont solubles dans l'acide acétique.
Quant à celles que cet acide ne dissout point, les fibres élastiques,
elles sont beaucoup plus rares dans le cancer, et jamais on ne les y
trouve réunies en grandes masses. Elles se montrent également
réticulées d'une manière plus ou moins régulière, ou formant des
mailles irrégulières (2).

5° Des vaisseaux sanguins entrent aussi comme élément, mais
non essentiel, dans les tumeurs cancéreuses. Quelques unes de ces
tumeurs en sont dépourvues (3) ; on en trouve dans d'autres, mais
qui paraissent ne point être de formation nouvelle et appartenir au
tissu normal au milieu duquel est déposée la masse pathologique ;
c'est ce qui arrive surtout dans les cancers mous, où la matière
morbide n'est point assez ferme pour comprimer les vaisseaux du
tissu qu'elle remplit (4). Certains cancers, au contraire, contiennent des vaisseaux qui sont bien évidemment de formation nouvelle. Ces vaisseaux semblent se produire de préférence entre les
éléments fibreux, et rarement, peut-être même jamais, entre les
cellules. Les cancers ulcérés surtout offrent des bourgeons charnus,
qui renferment beaucoup de vaisseaux, point sur lequel je reviendrai plus loin. Les tumeurs cancéreuses pourvues de vaisseaux
nombreux de formation nouvelle constituent une variété spéciale,
à laquelle on donne le nom de fongus hématode ; mais toutes les
tumeurs auxquelles les auteurs appliquent cette dénomination ne
sont pas des cancers.

Ces détails me paraissent suffisants pour que je laisse de côté la
question, si souvent débattue, de savoir si le cancer contient ou
non des vaisseaux sanguins. Quelques personnes disent n'avoir
trouvé, par l'injection, que des artères, sans veines. Le fait s'ex-

(1) *Icones*, pl. VIII, fig. 10, B ; pl. XXIV, fig. 1, 5 à 9.
(2) *Icones*, pl. XXIV, fig. 5, *y*.
(3) *Icones*, pl. VI, fig. 9.
(4) *Icones*, pl. VIII, fig. 8.

plique aisément ; les veines sont , plus facilement que les artères , comprimées et oblitérées par la masse cancéreuse , qui en remplit aussi plus aisément l'intérieur.

Il est douteux que des lymphatiques et des nerfs existent dans le cancer; s'il y en a , ils appartiennent sans nul doute aux tissus normaux , et ne sont point de formation récente.

6° Un autre élément des tumeurs cancéreuses , qui y manque rarement , et qui souvent y existe en très grande quantité , est un liquide épais , tout-à-fait semblable à celui que j'ai décrit plus haut comme faisant partie essentielle des tumeurs gélatineuses. Ce liquide est caractérisé par la présence d'une matière analogue au mucus ou à la pyine , que l'acide acétique , le sulfate ferreux , l'infusion de noix de galle , et moins sensiblement l'alun , l'alcool et le sublimé , coagulent en une masse amorphe , striée , incolore , visible au microscope. On ignore la constitution chimique de cette substance , son origine , et le rôle qu'elle joue; ce que j'ai dit du liquide épais des tumeurs gélatineuses peut s'y appliquer à tous égards.

Les éléments qui viennent d'être énumérés sont les parties constituantes essentielles de la masse cancéreuse. Lors du ramollissement de celle-ci , ils subissent des changements semblables , quant au fond , à ceux qui accompagnent la fonte des tubercules , et sur lesquels je reviendrai. La prédominance de l'un ou de l'autre d'entre eux et les diversités de leur disposition donnent lieu aux différentes formes ou variétés du cancer , entre lesquelles il n'y a point de démarcation rigoureuse , mais bien au contraire une multitude de transitions.

Le cancer en renferme parfois d'autres encore qui appartiennent, non à lui , mais au tissu dans lequel il s'est déposé , comme , par exemple , des fibres musculaires striées en travers , du tissu adipeux , des glandes , etc. Plusieurs de ceux qui le constituent se retrouvant à l'état normal dans le corps , tels que le tissu cellulaire , les fibres musculaires simples , le tissu élastique , les vaisseaux , il n'est pas toujours facile , quand on les rencontre dans une tumeur cancéreuse , de décider s'ils sont de formation nouvelle ou s'ils appartiennent au tissu primitif.

L'anatomie pathologique ne nous apprend rien de satisfaisant sur les causes du cancer. Tout porte à croire qu'il en est ici comme des autres formations pathologiques , c'est-à-dire qu'il se réunit toute une série de causes, susceptibles de se combiner mutuellement, et qui tiennent soit à la constitution du cytoblastème, soit à celle de l'organe ou de l'organisme entier.

Le cytoblastème du cancer émane indubitablement du sang, comme celui des autres formations pathologiques. Il est d'abord liquide, et ressemble au plasma du sang. Quelquefois le plasma du sang, sécrété en plus grande quantité, probablement par suite d'une hyperémie locale, joue le rôle de cytoblastème (1), et il n'est pas rare qu'alors on puisse attribuer cette hyperémie à une cause extérieure, de nature mécanique, telle que coups, compression, etc. Dans d'autres circonstances, là surtout où le cancer se développe d'une manière lente et insensible, aucun phénomène ne trahit l'existence d'une hyperémie locale antérieure, et il serait possible alors que des influences locales déterminassent le liquide nourricier ordinaire, modifié ou non, à se transformer en masse cancéreuse. Parfois le cytoblastème semble demeurer liquide, et passer à l'état de développement sans quitter cette forme. Ailleurs il commence par se coaguler, et la masse naît tout entière, ou presque entière, d'un cytoblastème solide. Cette coagulation témoigne que le cytoblastème est composé en grande partie de fibrine : elle a pour premier résultat la production d'un des éléments histologiques du cancer, la substance solide amorphe. Mais, comme cette masse n'a rien absolument de caractéristique, que, loin de là, elle ressemble parfaitement à l'exsudation coagulée de l'hydropisie fibrineuse, on ne saurait établir le diagnostic d'un cancer qui ne serait composé que d'elle seule. La chose ne devient praticable que quand d'autres parties de la tumeur ont déjà atteint un degré plus avancé de développement, comme, par exemple, dans un cas que j'ai décrit et figuré ailleurs (2). Les granulations moléculaires, autre élément de la masse cancéreuse, se forment vraisemblablement aussi, du moins en partie, de très bonne heure, tant dans le cytoblastème liquide que dans le cytoblastème solide. Leur formation dépend sans doute d'une composition chimique particulière et encore inconnue de ce cytoblastème (abondance de graisse, modification spéciale d'une portion des combinaisons de protéine). Quand ces conditions man-

---

(1) Par exemple dans le cas décrit *Icones*, pl. VIII, fig. 10, et auquel s'en joignent une foule d'autres analogues observés par moi.

(2) *Icones*, pl. XXV, fig. 9 et 10.

quent, les granulations moléculaires peuvent ne point exister ou être fort rares (1). Du reste on doit bien les distinguer de celles qui apparaissent pendant le ramollissement du cancer, et dont je parlerai plus loin.

Le développement ultérieur du cytoblastème consiste en ce que ce cytoblastème s'organise et se métamorphose en les éléments dont j'ai donné la description, notamment en cellules et en formations fibreuses. Suivant toute apparence, des vaisseaux sanguins ne se forment que très rarement à une époque si reculée. J'ai figuré ailleurs (2) cette première période d'une tumeur cancéreuse naissant d'un cytoblastème solide et amorphe. On a de la peine à suivre le développement des cellules, parce que, la plupart du temps, on aperçoit déjà, dès le principe, des formations fort différentes, et appartenant probablement à des époques diverses. Quelquefois on distingue, dans les tumeurs cancéreuses, de grosses masses tuberculeuses (1/30 à 1/10 de ligne et plus de diamètre), qui contiennent des cellules irrégulières, et sont plus ou moins nettement délimitées à l'extérieur (3). Elles ont peut-être la même signification que les grandes cellules dont j'ai parlé plus haut, en disant que de nouvelles cellules naissent dans leur intérieur, tandis que leur paroi se métamorphose en fibres. De même que les fibres appartenant à cette classe, celles qui sont solubles dans l'acide acétique proviennent en partie de cellules fibreuses manifestes et en partie d'un blastème amorphe, sans production antérieure de cellules. Je manque d'observations précises touchant la formation des fibres élastiques; mais il m'a semblé, en diverses circonstances, qu'elles naissaient d'un épaississement liguliforme ou rétiforme de la masse du cytoblastème solide étalée en membrane (4). Il ne nous est pas possible, pour le moment, de hasarder même des conjectures relativement à la métamorphose chimique du liquide blastématique d'où résulte la substance mucilagineuse qu'on trouve si souvent dans le cancer.

De ce qui précède, il ressort que la masse cancéreuse est une formation pathologique absolument nouvelle, dont aucune parcelle ne doit naissance à une métamorphose des tissus entre lesquels elle

(1) *Icones*, pl. VIII, fig. 10.
(2) *Icones*, pl. VIII, fig. 10.
(3) *Icones*, pl. XX, fig. 12.
(4) *Icones*, pl. XXIV, fig. 4, d.

se développe. Mais c'est une autre question que de savoir quelle influence ces parties exercent sur son développement. Je n'entends point parler ici de l'influence tout-à-fait inconnue qui appartient incontestablement à l'énergie modifiée des tissus environnants, mais de celle qui leur est dévolue en vertu de la loi d'analogie de formation. Après la formation des cellules cancéreuses, cette influence ne saurait avoir lieu, car ce sont là déjà des tissus hétérogènes, et la loi en question ne saurait expliquer leur première apparition, pas plus que celle, par exemple, des corpuscules du pus. Quant aux formations fibreuses et vasculaires, il est possible qu'elles doivent naissance à l'influence des parties entourantes, en vertu de la loi d'analogie de formation, du moins dans les régions qui déjà en contiennent à l'état normal. Dans cette hypothèse, les espèces d cancers dans lesquelles on trouve des fibres, devraient être considérées comme des combinaisons d'une tumeur maligne, composée de cellules, avec une tumeur bénigne. J'aurai souvent occasion de faire voir que beaucoup de circonstances parlent en sa faveur, et qu'elle a une grande valeur pratique ; car plus les fibres prédominent dans un cancer, moins celui-ci est dangereux, généralement parlant.

La masse cancéreuse se trouve donc épanchée entre les parties élémentaires primitives du tissu-mère, et en remplit plus ou moins complétement les interstices. Une infiltration peu considérable de cette substance échappe souvent à l'œil nu, et ne s'aperçoit qu'avec le secours du microscope, par exemple, dans le tissu adipeux. Moins elle est complète, plus la masse cancéreuse est molle, moins le tissu primitif souffre, du moins pendant la première période. Lorsque, au contraire, le dépôt est abondant et ferme, les tissus comprimés paraissent confondus avec lui en une masse homogène, et disparaissent peu à peu, en s'atrophiant. Cette disparition des tissus par atrophie et résorption, qui appartient en propre à la première période du cancer, avant son ramollissement, doit être bien distinguée de leur destruction par la fonte de la tumeur. On ne peut douter qu'en croissant peu à peu, celle-ci ne déplace les parties normales ; mais le refoulement porte plutôt sur des organes entiers que sur les éléments qui les constituent, et il est plus rare qu'on n'a coutume de le croire. Ainsi, par exemple, dans le cancer du foie, les cellules hépatiques ne sont pas repoussées par la masse cancéreuse, mais enveloppées et frappées peu à peu d'atrophie par elle.

Après avoir achevé son développement, le cancer passe à l'état de fonte. Ce ramollissement ressemble, quant au fond, à celui qu'éprouvent les tubercules. Il a pour point de départ principal, et même exclusif, les formations celluleuses ; les cas où la gangrène, des tubercules, des dépôts typhiques, etc., se trouvent associés au cancer, sont les seuls où le blastème amorphe puisse se ramollir immédiatement, sans formation préalable de cellules. Les cellules se séparent les unes des autres, et se convertissent en un liquide puriforme, qui tantôt contient des cellules cancéreuses plus ou moins altérées, tantôt représente un détritus complet, consistant en granulations moléculaires, en cristaux de cholestérine, etc., comme celui qu'offre la masse tuberculeuse ramollie. Nous ignorons de quoi cette fonte dépend ; elle paraît appartenir à l'essence même du travail pathologique, tout comme la formation du pus à celle d'un blastème solide (1), car si les influences du dehors peuvent la hâter ou la retarder, elles ne sauraient s'opposer entièrement à sa manifestation. Elle a lieu, en général, avec beaucoup de lenteur : elle part d'un point ou l'autre, souvent de plusieurs à la fois. La coupe de la tumeur présente un ou plusieurs amas plus ou moins considérables d'un liquide puriforme, qui consiste précisément en cellules cancéreuses ramollies. Je ne regarde pas comme impossible que, quand ces points de ramollissement sont très petits et très rares, ils disparaissent graduellement par résorption, que la perte de substance, alors peu étendue, soit réparée par une formation de cicatrice, et qu'ainsi les funestes conséquences du cancer se trouvent prévenues. Mais ce mode de terminaison, en supposant qu'il arrive jamais, n'a certainement lieu que dans les tumeurs cancéreuses dont la majeure partie consiste en fibres, et qui ne contiennent que peu de cellules. Celui qu'on observe d'ordinaire est tout différent : il consiste en ce que le ramollissement fait sans cesse des progrès, et envahit ainsi peu à peu toutes les formations celluleuses de la tumeur ; les points suppurants, d'abord petits et isolés, vont toujours en grandissant et finissent par se réunir en foyers semblables à ceux des abcès, jusqu'à ce que le liquide accumulé se fraie une voie au dehors, et que, si toutefois la mort n'arrive pas aupa-

___

(1) La physiologie végétale offre des phénomènes analogues dans le ramollissement normal de certains fruits, par exemple de ceux du *Solanum nigrum*, qui tient à la désagrégation et à la fonte des cellules constituant leur tissu.

ravant, le cancer, d'occulte qu'il était jusqu'alors, passe à l'état de cancer ouvert. Mais il s'accomplit ordinairement encore un autre changement dans la masse ramollie : elle subit des modifications chimiques, se décompose, acquiert de l'âcreté, et prend une mauvaise odeur, une teinte livide ; elle devient ce qu'on appelle l'ichor cancéreux, dont la constitution chimique n'est pas bien connue jusqu'à présent, mais varie probablement selon les cas. Ce changement tient sans doute à une putréfaction, comme celui de nature analogue qui arrive à la masse tuberculeuse ramollie ; on ne sait pas bien encore quelles en sont les conditions, mais tout tout porte à croire qu'elles ne diffèrent pas de celles qui ont lieu dans ce dernier cas, l'abondance du produit de ramollissement, la gêne de la nutrition aux alentours, et le mélange de substances très putréfiables, notamment de sang. Jusqu'au moment où l'ichor apparaît, le ramollissement n'attaque, en général, que les formations celluleuses ; mais à cette époque il s'étend aussi aux parties solides, spécialement aux fibres et aux vaisseaux sanguins, qui, n'ayant pas par eux-mêmes de tendance à tomber en fonte, sont entraînés par l'ichor dans le travail de putréfaction et de décomposition, et se détruisent peu à peu, toujours avec beaucoup de lenteur. A cette période, les cancers qui contiennent des fibres offrent un aspect tout particulier sur leur tranche. On y remarque des cavités irrégulières, pleines d'ichor, dont les parois, ordinairement très fermes, souvent aussi dures que du cartilage, et formées de fibres, semblent comme rongées ; des faisceaux fibreux, souvent ramollis et à moitié détruits à leur surface, font saillie dans les cavités, ou les traversent en manière de brides ou de cloisons irrégulières. On découvre parfois les orifices béants de vaisseaux corrodés, et le sang que ceux-ci ont laissé échapper remplit les cavités de ses caillots, ou s'y mêle avec l'ichor, qu'il convertit en un liquide brunâtre.

La série de phénomènes dont l'ensemble constitue le développement du cancer, varie beaucoup, suivant les cas, quant à l'époque de sa manifestation ; mais toujours elle exige beaucoup de temps, des semaines, des mois, ou même des années. Plus les formations celluleuses prédominent, plus le cancer atteint rapidement son dernier terme, la fonte ichoreuse, et l'on a depuis longtemps remarqué que les cancers principalement formés de cellules (fongus médullaires) exigent ordinairement autant de mois pour conduire

à la mort, qu'il faut d'années aux cancers fibreux (squirrhe) pour
amener ce résultat.

En même temps que s'accomplit le ramollissement, les tumeurs
cancéreuses subissent encore d'autres changements. Elles croissent
au point d'acquérir souvent un volume considérable et d'envahir un
organe tout entier, ou même plusieurs organes. Cet accroissement
tient sans doute à ce qu'en vertu de la loi d'analogie de formation,
les formations celluleuses du cancer déterminent le liquide nourricier épanché dans les alentours à se métamorphoser en tissus
analogues à elles. Ce qui contribue surtout à multiplier les cellules
cancéreuses, c'est que beaucoup d'entre elles en produisent, dans
leur intérieur, d'autres qui probablement peuvent aussi en engen-
drer de nouvelles à leur tour. Il est vraisemblable d'ailleurs que
chacun des nombreux cytoblastes qu'on trouve souvent dans une
même cellule peut devenir lui-même une cellule à part. De là
résulte la possibilité d'une multiplication à l'infini des cellules cancéreuses, sans qu'on ait besoin de les considérer comme des organismes distincts, analogues aux champignons inférieurs et aux
algues. Mais, évidemment, elles ne peuvent contribuer à la multiplication des fibres, non plus qu'à celle des vaisseaux, quand il y
en a, et tout porte à croire que celle des fibres, qui est notoire ici,
a lieu en vertu de l'influence des fibres déjà existantes, ainsi qu'il
arrive dans les tumeurs de nature purement fibreuse. Cette aptitude
à croître, qui appartient aux éléments du cancer, est fort énergique ;
elle établit une différence essentielle entre lui et les tumeurs tuberculeuses, qui ne l'ont pas, ou du moins ne la possèdent qu'à
un faible degré. L'accroissement marche d'autant plus rapidement qu'une cause quelconque (exsudation inflammatoire, et en
général hydropisie fibrineuse au voisinage) détermine un dépôt
plus abondant de cytoblastème : aussi fait-il des progrès à l'époque
du ramollissement et de la fonte, qui irritent les parties environnantes, et y provoquent un état d'hyperémie. L'exsudation que
celles-ci fournissent alors se convertit en masse cancéreuse : de là
vient qu'il n'arrive jamais au cancer, ce qui est très commun dans
le tubercule, que des cellules granulées ou du pus formés à la
périphérie le séparent des parties qui l'entourent, et mettent ainsi
des bornes à son accroissement. La masse pathologique de nouvelle
formation suit d'ailleurs la même marche que celle qui existait

avant elle ; de toute nécessité aussi elle passe à l'état de ramollissement. Dans certains cas, la périphérie de la tumeur et les parties
environnantes semblent se disputer et se partager le cytoblastème ;
on voit naître alors, surtout dans les cancers ulcérés, des végétations fongueuses et abondamment pourvues de sang ; mais ces productions sont toujours tellement infiltrées de masse cancéreuse,
qu'au bout d'un laps de temps assez court, elles se ramollissent, se
détruisent, et que jamais elles ne deviennent permanentes.

Il ne faut pas confondre avec cet accroissement local du cancer
un autre mode de multiplication qui s'établit d'ordinaire pendant la
dernière période de la tumeur, quand celle-ci a déjà subi le ramollissement, quoique parfois aussi on l'observe dès auparavant. Ce
mode consiste en ce que d'autres tumeurs cancéreuses, distinctes
de la première, se développent, parfois en nombre assez considérable, soit aux alentours, et principalement dans les glandes
lymphatiques voisines, soit dans d'autres régions du corps, souvent
fort éloignées. Les causes en sont encore très obscures, d'autant
plus que nous ne savons même rien de certain touchant celles qui
amènent le développement du premier cancer dont la personne a
été atteinte. Nul doute que la cause qui a provoqué celui-ci ne puisse
également en déterminer un second, un troisième, etc., pendant
qu'il subsiste ; elle paraît conserver encore son efficacité après que
le cancer primitif a été enlevé, et pouvoir en susciter un nouveau,
plusieurs années même après la cicatrisation de la plaie produite
par l'opération. On a coutume alors de dire qu'il y a diathèse cancéreuse, et nous n'avons pas d'objections à élever contre cette manière de s'exprimer, pourvu toutefois qu'on ne perde point de vue
qu'elle ne sert qu'à désigner une chose inconnue, l'x d'une équa-
tion dont l'algébriste n'a point encore trouvé la solution.

Langenbeck (1) a appelé l'attention sur un autre mode possible
de propagation du cancer. Lorsque, ce qui n'est pas rare, des
cellules cancéreuses pénètrent dans les veines et les lymphatiques
ouverts par le fait du ramollissement de la tumeur, et qu'entraînées
par le contenu de ces vaisseaux, elles arrivent dans le torrent de la
circulation, leur volume fait qu'elles s'arrêtent dans les petits capillaires, où elles se développent, et peuvent ainsi donner naissance
à des cancers secondaires. En prenant des cellules fraîches prove-

<hr>

(1) Schmidt, *Jahrbücher*, t. XXV, p. 99.

nant d'un cancer encore chaud, qui avait été enlevé deux heures et demie auparavant de l'humérus d'un homme, et les introduisant dans les vaisseaux sanguins d'un chien, Langenbeck est parvenu à provoquer des tumeurs cancéreuses secondaires dans les poumons de cet animal. Sans doute il n'est pas invraisemblable que la maladie puisse se propager ainsi d'une partie du corps de l'homme à d'autres, mais elle n'est certainement pas la seule ; d'ailleurs il s'élève contre elle des objections qui n'ont point encore été réfutées, et sur lesquelles je reviendrai.

Examinons maintenant quelles sont les conséquences du cancer pour l'organisme. Elles varient suivant les périodes. Avant le ramollissement, les tumeurs sont purement locales, et souvent très petites : elles ne nuisent aux parties voisines qu'en les comprimant et gênant leur nutrition, effets d'autant plus prononcés que la masse qui les constitue est plus ferme et serre davantage les tissus normaux : la chose peut même aller au point que celles-ci soient frappées d'atrophie et disparaissent. Quelquefois il survient d'autres phénomènes encore, compression de troncs nerveux, occlusion de canaux, etc. Mais tous sont purement mécaniques, et ils ne diffèrent pas de ceux qu'une autre tumeur de caractère bénin produirait dans la même région du corps. Les conséquences sont plus graves à l'apparition du ramollissement. D'ordinaire il s'établit alors une réaction (inflammatoire?) dans les parties voisines ; la tumeur devient douloureuse, tandis qu'auparavant elle ne l'est point, la plupart du temps. Les effets de la fonte sont encore plus fâcheux ; tout ce qui entoure la tumeur ressent l'influence de l'ichor ; les vaisseaux sanguins et lymphatiques du cancer lui-même ou de son voisinage sont détruits ; il survient, par les veines surtout, quand elles n'ont point été oblitérées auparavant, des hémorrhagies souvent assez considérables pour mettre la vie en danger. La masse ramollie peut pénétrer dans les veines et les lymphatiques, et y déterminer une inflammation, avec toutes ses suites. Des cellules cancéreuses peuvent aussi s'introduire dans le torrent circulatoire, et donner lieu à des cancers secondaires en d'autres points du corps, par l'effet de leur dépôt ou plutôt de leur stase dans les capillaires. Mais la partie liquide de l'ichor n'a pas besoin d'une rupture de vaisseaux pour se mêler avec le sang, car elle peut le faire aussi par endosmose, et elle détermine dans ce liquide des changements dont on ne connaît point encore la nature. C'est assurément à cela surtout qu'il faut attribuer une série de phénomènes généraux qu'on observe fréquemment pendant les dernières périodes, auxquelles on donne le nom collectif de cachexie cancéreuse, et dont les principaux sont une teinte grise jaunâtre, particulière, de la peau, des dérangements dans la nutrition, et des troubles du système nerveux. A peine ai-je besoin d'ajouter que l'intensité de ces phénomènes est proportionnelle à la quantité de l'ichor, à ses mauvaises qualités, au nombre des vaisseaux sanguins mis en contact avec lui : aussi sont-ils plus graves et surviennent-ils plus vite dans les cancers mous que dans les durs, parce que ceux-là se ramollissent plus tôt, fournissent plus d'ichor, et contiennent en même temps plus de vaisseaux sanguins. Il va sans dire que tout ce cortége d'accidents épuise les forces de l'organisme, et que la mort arrive à une époque plus ou moins éloignée.

On peut juger d'après ce qui précède de l'action qu'exerce sur l'organisme l'ablation ou la cautérisation de la tumeur, et en tirer des indications précises pour l'emploi des moyens thérapeutiques. Comme tout véritable cancer grossit continuellement, et que le travail auquel la nature se livre pour limiter d'autres tumeurs, les tubercules, par exemple, n'a jamais lieu ici, la théorie, abstraction faite des enseignements de la pratique, dit qu'il y a nécessité que la chirurgie intervienne. De même, il est hors de doute que l'extirpation ou la cautérisation doit être radicale, puisque la moindre parcelle de masse cancéreuse laissée par l'opération grossit ensuite, et avec plus de promptitude qu'auparavant, parce que le cytoblastème est alors sécrété en plus grande abondance. L'ablation complète du mal est indispensable pour que l'influence des parties saines environnantes puisse faire surgir des bourgeons normaux et amener la cicatrisation. Si les alentours ne sont pas sains, ou si la prédisposition originaire n'a pas été détruite, l'opération, même aussi bien faite que possible, ne sera point suivie de guérison. C'est à la sagacité du chirurgien qu'il appartient de bien distinguer les cas. Comme la plupart des effets funestes dépendent du ramollissement et de la fonte, l'opération doit être pratiquée avant l'apparition de ces changements. A la vérité, tant qu'ils ne sont pas survenus, le diagnostic d'une tumeur cancéreuse est fort incertain sur le vivant ; mais il vaut mieux courir le risque d'extirper une tumeur bénigne que de vouer le malade à une mort certaine en temporisant.

Il paraît que la masse cancéreuse peut se déposer dans d'autres tumeurs originairement bénignes, et transformer celles-ci en cancers, ou plutôt se combiner avec elles.

Ne voulant pas interrompre le fil des idées, j'ai glissé rapidement sur les causes du cancer, qui méritent cependant d'être discutées avec soin.

Parmi les hypothèses qu'on a imaginées, il en est une qui semble expliquer facilement la formation de ces sortes de tumeurs, et qui par cela même séduit au premier abord. Elle suppose que les cellules cancéreuses sont des organismes indépendants, ou, comme s'exprime Klencke, des demi-individus, ayant la faculté, quand ils pénètrent dans le corps vivant, de s'y développer et d'y produire des cancers. On pourrait donc dire que ceux-ci tiennent à l'introduction accidentelle de cellules cancéreuses dans l'économie. Cette hypothèse s'appuie principalement sur des essais d'inoculation, et en particulier sur l'expérience de Langenbeck que j'ai citée plus haut. Mais, en y réfléchissant, on voit que des objections graves s'élèvent contre l'idée d'attribuer à une telle cause l'origine de tous les cancers primitifs, admît-on même que les expériences eussent provoqué la naissance d'un véritable cancer, et non celle d'une tumeur d'autre nature, comme on en trouve si souvent à l'ouverture des corps, par exemple, des cadavres d'hydropiques. Car si je n'ai aucun motif de révoquer en doute l'exactitude du fait publié par Langenbeck, les autres expérimentateurs n'ont point eu recours au microscope, qui est ici indispensable. Quoique les cellules cancéreuses puissent propager le cancer chez un autre individu, dès qu'elles pénètrent dans l'intérieur de ses organes, c'est-à-dire dans leur parenchyme, la question est de savoir si elles peuvent arriver là dans le cours ordinaire des choses. En supposant même qu'elles puissent se répandre d'un cancer ouvert dans l'atmosphère, comme les spores des champignons et des algues (ce qui est déjà fort invraisemblable, puisqu'elles sont pour la plupart assez grosses, ayant plus de 1/100 de ligne de diamètre), et se déposer sur les surfaces externes ou internes du corps d'un individu, elles ne seraient point encore dans le parenchyme des organes ; et leur pénétration dans ce parenchyme exigerait d'autres circonstances favorables, par exemple, des plaies, qui n'existent pas en général là où l'on voit survenir un cancer. Mais ce mode de propagation suppose de toute nécessité que les cellules cancéreuses conservent longtemps leur vitalité, même hors de l'organisme, et que les influences du dehors, abaissement de la température, dessiccation, etc., ne la leur font point perdre. Klencke dit bien l'avoir observé (1); mais des expériences faites avec beaucoup de soin m'ont prouvé le contraire. Je n'en rapporterai qu'une seule, qui me paraît concluante. Un homme ayant succombé à un fongus médullaire du testicule, qui, suivant l'usage, s'était étendu le long de la colonne vertébrale, jusqu'auprès du diaphragme, et formait de très grosses tumeurs, j'en pris, trente heures environ après la mort, un lambeau contenant beaucoup de cellules cancéreuses intactes; j'exprimai de la masse molle une certaine quantité de ces dernières, je les mêlai avec de l'eau tiède, et je passai le liquide à travers un linge, pour séparer les grumeaux d'un certain volume, qui auraient pu facilement boucher les capillaires par un pur effet mécanique. Le liquide ainsi préparé contenait des millions de cellules cancéreuses bien intactes, ayant, terme moyen, 1/100 de ligne de diamètre, qu'accompagnaient de nombreuses granulations moléculaires, de l'albumine liquide et de la graisse; il n'exhalait pas la moindre odeur putride. Ce liquide fut injecté dans la veine jugulaire d'un chien adulte bien portant, dans la circulation duquel j'introduisis ainsi des milliers au moins, et peut-être des millions de cellules cancéreuses. L'animal éprouva quelques troubles légers et passagers de la respiration, et lorsque je le tuai huit mois après, la dissection la plus attentive ne me fit pas découvrir dans aucun organe la moindre trace d'un changement d'où je puisse conclure que les cellules injectées avaient pris du développement. Cette expérience, comme aussi d'autres analogues faites avec le même résultat par Valentin et Dupuytren, prouve que les cellules cancéreuses perdent très promptement leur aptitude à se développer lorsqu'elles se trouvent hors du corps, ou après la mort de celui-ci, et ne permettent pas de regarder comme une chose vraisemblable que la transmission du cancer s'effectue fréquemment par la voie indiquée. Beaucoup d'autres faits s'élèvent aussi contre cette hypothèse du transport de la maladie par infection; tels sont particulièrement les cas dans lesquels elle succède à des violences mécaniques, à des coups, des chocs, des chutes, etc. Il serait fort singulier que les cellules cancéreuses venant du dehors se déposassent toujours, ou même seulement se développassent principalement dans les parties qui ont été ainsi soumises à l'in-

(1) *Untersuchungen*, t. I, p. 121.

fluence des causes extérieures. En voilà sans doute assez pour que tout homme impartial regarde comme très peu probable l'opinion suivant laquelle le cancer résulterait d'une transmission de ses cellules propres, ou du moins demeure persuadé que s'il a quelquefois cette origine, ce doit être uniquement dans des cas exceptionnels et fort rares.

L'hypothèse semble très propre, comme je l'ai dit, à expliquer l'extension du mal chez un individu qui déjà en est atteint. Mais, même alors qu'on l'examine de près, on voit s'élever contre elle des objections; c'est ce qui ressort, par exemple, de cas de cancer secondaire du poumon dont j'ai donné ailleurs la description et la figure (1); le jeune cancer formait un cytoblastème solide, dont une partie était amorphe et l'autre en train de produire des cellules; je ne pus, sur beaucoup de points, découvrir aucune cellu'e cancéreuse bien développée. En supposant qu'ici une ou même plusieurs cellules se soient arrêtées dans les capillaires et aient provoqué l'exsudation, il n'en demeure pas moins problématique qu'un petit nombre de ces cellules exercent, sur une masse d'exsudation proportionnellement très considérable, une influence telle que la masse entière se convertisse en matière cancéreuse, tandis que la force plastique de toute autre cellule organique ne s'étend pas au-delà de son entourage immédiat. A cette première objection s'en joint encore une autre; beaucoup de cancers ne sont pas formés uniquement de cellules, et contiennent aussi des fibres. Comment une cellule cancéreuse introduite ou portée plus loin dans l'organisme, pourrait-elle donner lieu à des formations fibreuses? On dira peut-être que, dans certaines circonstances, ces cellules se transforment en fibres: mais de nombreuses observations m'autorisent à dire que le fait est faux, qu'il est dans la nature des cellules cancéreuses de se ramollir, de se fondre, et non de se métamorphoser en d'autres formations. Langenbeck, lui-même, dit que le cancer qu'il a vu naître dans les poumons d'un chien après qu'une certaine quantité de matière cancéreuse eut été introduite dans le torrent de la circulation, se composait de fibres très fortes, limpides, pleines de suc. Comment expliquer la formation de ces fibres par la seule influence de cellules cancéreuses?

J'ai insisté assez longtemps sur la critique d'une hypothèse que plus d'un moderne a adoptée sans examen. Rien n'empêche d'ad-

(1) *Icones*, pl. VIII, fig. 10.

mettre, en opposition avec elle, que les cellules cancéreuses peuvent se produire primairement dans le corps, tout aussi bien que d'autres cellules qu'on rencontre dans des formations pathologiques nouvelles, par exemple les corpuscules du pus. Mais les conditions qui font que l'une ou l'autre de ces formes de cellules apparaît, sont encore en grande partie inconnues, de sorte que je crois inutile de m'étendre sur les autres hypothèses qu'on a imaginées touchant les causes du cancer, d'autant plus qu'elles m'entraîneraient fort loin, sans aboutir à aucun résultat positif. Des recherches de cette sorte, comme ce qui concerne la nature de la maladie, des miasmes, des principes contagieux, etc., appartiennent plus à la pathologie générale qu'à l'anatomie pathologique.

Ce que j'ai dit relativement à l'extension du cancer permet d'apprécier l'opinion suivant laquelle cette maladie aurait pour principal point de départ le système vasculaire, notamment le système veineux, et qu'ont adoptée quelques anatomistes, par exemple Cruveilhier. Les masses cancéreuses qu'on a observées dans les veines sont à coup sûr fort rarement primaires ; elles sont ordinairement secondaires, et résultent du passage de la matière morbide dans le sang. Dans beaucoup de cas même, ce ne sont point de véritables masses cancéreuses, mais tout simplement des caillots fibrineux, semblables à ceux qu'on rencontre dans la phlébite, ainsi que l'a fait voir Hannover.

L'observation directe réfute ceux qui pensent que le cancer ne peut naître que dans certains tissus, le cellulaire, par exemple.

Je dois revenir ici sur une opinion que Hodgkin a émise depuis longtemps déjà, et qu'il a reprise naguère en combattant la théorie cellulaire, ou du moins en soutenant que sa manière de voir pouvait marcher de concert avec celle-ci (1). L'écrivain anglais pense que toutes les tumeurs cancéreuses naissent des kystes composés dont il a été parlé plus haut, et cela non seulement chez l'homme, mais encore chez les animaux. Cette opinion me semble avoir quelque chose de vrai, quoiqu'elle ne soit pas bien certainement susceptible d'une application aussi générale que le prétend Hodgkin. Les considérations suivantes pourront servir à l'apprécier. Nous avons vu que des kystes peuvent, dans des circonstances très diverses, provenir de blastèmes pathologiques, lorsque l'entourage

1. *Med.-chirurg. Trans.*, 1844, p. 242.

de ceux-ci ou leur partie périphérique s'organise. La même chose peut assurément avoir lieu aussi dans les cas où la plus grande partie du blastème devient un tissu hétérologue ; un cancer peut alors se combiner avec une formation de kystes plus ou moins compliqués. Les variétés du cancer qui présentent des masses de cellules cancéreuses renfermées dans des capsules fibreuses, annoncent également la possibilité d'un pareil phénomène. Sous ce point de vue donc, l'hypothèse de Hodgkin semble avoir quelque fondement, et mériter l'attention des observateurs futurs. Mais on ne doit pas conclure de là , comme il l'a fait , que tous les tissus hétérologues procèdent essentiellement de kystes composés. Jamais, à coup sûr, on ne démontrera rien de semblable dans les infiltrations de tubercule, de fongus médullaire et de squirrhe. Quand les kystes accompagnent des tissus hétérologues , ils sont , non pas les causes de celles-ci , mais une formation simultanée , qui les rend plus compliqués , et qui exerce de l'influence sur leur configuration , mais n'amène point leur développement. En ce sens , Grose a fait une objection fondée à Hodgkin en disant qu'il y a une différence essentielle , pour la membrane du kyste , à produire ou à ne pas produire son contenu ; car, si l'on veut que ce soit cette membrane qui provoque la naissance du tissu hétérologue , on émet là une hypothèse aussi fausse que celle qui fait provenir tous les tubercules d'hydatides. Il ne faut point en appeler ici aux cystoïdes de l'ovaire , puisque là nous trouvons , dans la structure des vésicules de Graaf , des conditions spéciales et en quelque sorte des kystes normaux , tels qu'il n'en existe pas dans le reste du corps.

J. Engel a tenté tout récemment d'expliquer l'origine et le développement du cancer par les principes de la physique et de la chimie (1), comme il avait déjà essayé de le faire pour les tubercules. C'est également là , je pense , la voie qu'il faut suivre pour arriver à des faits exacts ; mais les difficultés sont encore plus grandes qu'en ce qui concerne les tubercules , car les tumeurs cancéreuses ont en général atteint un plus haut degré d'organisation que ceux-ci , et l'altération du sang , admise par Engel , demande non seulement à être confirmée , mais encore à être démontrée par des analyses plus exactes.

Quant à la composition chimique de la masse cancéreuse , nous

____

(1) *Zeitschrift in Wien*, 1re année, p. 267.

en savons fort peu de chose. Les anciennes analyses, par exemple celles que cite Lobstein, n'ont plus guère de valeur aujourd'hui. Les résultats obtenus par Muller (1) et Scherer (2) ne sont pas non plus satisfaisants. Dans les analyses du cancer, comme dans celles de tous les tissus organisés, le point important est de faire marcher la chimie pas à pas avec l'histologie, de chercher à bien se rendre compte du siége, de la forme et des caractères de chaque substance démontrée par les réactifs. Le cancer se compose de parties solides, imbibées de liquide; les solides sont un blastème amorphe (probablement fibrineux), des granulations élémentaires, des fibres et des cellules. J'ai déjà fait connaître la composition chimique des granulations. Celle des fibres ne diffère vraisemblablement pas de celle des fibres qu'on rencontre dans les tumeurs fibreuses, et doit être considérée comme une série de transition entre la protéine et les tissus donnant de la colle. Quant à la constitution des cellules cancéreuses, on ne la connaît point encore. Nul doute qu'elle ne varie suivant le degré de développement auquel les cellules sont parvenues. Les parties liquides du cancer sont certainement très différentes à l'état de crudité, dans celui de ramollissement et dans celui de fonte ichoreuse; il faudrait donc beaucoup de recherches pour en dévoiler la nature, et ce serait partir d'un principe tout-à-fait faux que de tirer des conclusions générales d'un petit nombre d'analyses.

Je passe maintenant au diagnostic du cancer, sous le point de vue de l'anatomie pathologique. Il est très facile, dans certains cas, tandis que, dans d'autres, il est fort difficile, et même devient impossible. On ne parvient même pas toujours à l'établir avec certitude, après une opération, sur le cadavre, quand on a toutes les commodités possibles pour examiner la tumeur. Ici, comme pour les autres tumeurs, ce n'est pas aux grossiers caractères physiques qu'on doit s'attacher, car ils peuvent singulièrement varier, mais aux caractères histologiques, et, en conséquence, aux observations microscopiques.

Le diagnostic se fonde sur le mode particulier de développement des tumeurs cancéreuses, notamment sur le ramollissement. Mais d'autres tumeurs aussi se ramollissent, par exemple les tubercules, et il y a des suppurations de mauvais caractère qui sont accompagnés de perte de substance et d'induration des alentours. Il faut

(1) *Loc. cit.*, p. 24.
(2) *Untersuchungen*, p. 220.

donc ici recourir aux cellules, que leur forme, leur volume, leurs
nombreux cytoblastes et la fréquence de leurs cellules secondaires
ou incluses distinguent tant des corpuscules du pus, bon et mauvais, que des formations celluleuses vagues, des tumeurs tuberculeuses. Ordinairement le cancer ramolli offre encore des cellules ou
des débris de cellules reconnaissables; quand il n'y en a pas, ou
quand les cellules sont peu développées, on ne saurait établir un
diagnostic positif, ou plutôt il se rencontre des tumeurs qui tiennent le milieu entre le cancer, le tubercule et la suppuration de
mauvaise qualité, et il ne convient pas d'établir des distinctions
arbitraires et forcées là où la nature elle-même n'a point tracé de
limites.

Lorsque le ramollissement d'un cancer n'a point encore commencé, le diagnostic se fonde exclusivement sur la présence des
cellules cancéreuses. Il est d'autant plus assuré que celles-ci existent en nombre plus considérable, qu'elles sont plus développées,
et que par conséquent elles diffèrent davantage d'autres formes
primaires de cellules. On peut surtout regarder comme caractéristiques les cellules irrégulièrement munies de queue (1) les grandes
cellules contenant de nombreux cytoblastes et d'autres cellules
plus petites (2), les cellules à paroi épaisse (3), et les amas de cellules renfermés dans des capsules fibreuses (4). Les autres formes de
cellules sont peu ou point caractéristiques, attendu qu'on les rencontre dans d'autres genres de tumeurs en voie de développement;
ainsi, par exemple, les cellules allongées en fuseau se trouvent
aussi dans des tumeurs purement fibreuses 5). Quand donc les tumeurs cancéreuses sont encore peu âgées, et que le cytoblastème
amorphe y prédomine (6), ou que les cellules appartiennent aux
formes celluleuses primaires et ne présentent presque rien de caractéristique, le diagnostic demeure fort problématique. Une autre circonstance qui peut contribuer à le rendre incertain, a lieu
lorsque les cellules sont moins nombreuses qu'à l'ordinaire, et
que la prédominance appartient à d'autres formations, spécialement
à des fibres (7). Toutefois, dans ce dernier cas, l'incertitude du

(1) *Icones*, pl. VI, fig. 9
(2) *Icones*, pl. VI, fig. 10 et 11.
(3) *Icones*, pl. VIII, fig. 6, B.
(4) *Icones*, pl. VIII, fig. 3, B.
(5) *Icones*, pl. VI, fig. 15; pl. VIII, fig. 10, C.
(6) *Icones*, pl. XXV, fig. 10
(7) *Icones*, pl. XXV, fig. 9

diagnostic n'est, à proprement parler, qu'apparente ; car les tumeurs auxquelles il se rapporte tiennent réellement le milieu entre le cancer et une tumeur fibreuse bénigne ; ce sont des combinaisons de l'une et de l'autre espèce, et elles entraînent d'autant moins de danger que la seconde prédomine davantage. Il en est de même des combinaisons du cancer avec la mélanose et la télangiectasie (1).

Je n'ai rien à dire ici du diagnostic chirurgical du cancer, non plus que de celui du cancer des organes internes pendant la vie, parce qu'ils reposent sur certains phénomènes qui n'appartiennent point au domaine de l'anatomie pathologique.

Quoique toutes les tumeurs cancéreuses portent les caractères essentiels que j'ai assignés au carcinome, elles offrent cependant les plus grandes différences, tant dans leurs propriétés physiques que dans l'arrangement de leurs éléments histologiques. Ces diversités dépendent de deux causes, de l'organe dans lequel la tumeur s'est développée, et de la disposition des tissus qui la constituent. Tantôt les cellules prédominent, et tantôt les formations fibreuses, qui elles-mêmes peuvent être plus ou moins développées ; dans d'autres cas, la prédominance appartient, soit au cytoblastème amorphe solide, soit au liquide mucilagineux. Tout cela s'applique non pas seulement à des tumeurs diverses, mais encore aux diverses parties d'une seule et même tumeur, de sorte que souvent, ordinairement même, une portion de cancer a des propriétés physiques et une disposition des éléments histologiques toutes différentes de celles qu'on rencontre dans la portion voisine.

On a voulu considérer ces différences comme constituant des espèces distinctes de cancer ; mais, ainsi que je l'ai suffisamment fait voir, il ne peut pas ici, plus qu'à l'égard des autres tumeurs, être question d'espèces dans le sens que l'histoire naturelle descriptive attache à ce mot. Le cancer constitue, comme certains minéraux, une *formation*, un groupe de formes, qui passent les unes aux autres sans limites rigoureuses, quelques uns de ses éléments pou-

---

(1) Le cas figuré et décrit dans mes *Icones*, fig. 10 et 11, fournit un exemple de la manière dont l'examen microscopique peut servir à distinguer une tumeur cancéreuse passée au ramollissement d'un ulcère sordide non cancéreux ou de nature douteuse. Celui que représente la fig 9, pl. XXIII, montre comment, lorsqu'il s'agit d'une tumeur encore à son début, la question de savoir si elle est ou non de nature cancéreuse doit rester indécise, malgré tout le soin qu'on met à l'étudier.

vant se remplacer mutuellement. Les principales de ces formes sont les suivantes.

PREMIÈRE FORME. *Fongus médullaire*, ou *encéphaloïde* (*fongus medullaris*, *cancer medullaris*, *carcinoma medullare*) (1). On nomme ainsi la variété dans laquelle les cellules prédominent sur les autres éléments histologiques des tumeurs cancéreuses. Il paraît se développer surtout d'un cytoblastème liquide : aussi est-il rare que, même à ses premières périodes, on y trouve le cytoblastème solide et amorphe qui se rencontre fréquemment dans les autres formes du cancer. Les formations fibreuses y sont toujours inférieures aux cellules, et semblent même parfois y manquer entièrement, de sorte que les cellules apparaissent déposées immédiatement entre les éléments histologiques normaux de la partie malade; plus souvent toutefois on en découvre, mais peu nombreuses, proportion gardée, et disposées plus ou moins régulièrement, de manière à former un stroma, une sorte de lit, dans lequel les cellules sont logées. Lorsque les fibres deviennent prédominantes, le fongus médullaire passe au cancer fibreux, et l'on remarque parfois qu'une portion d'une tumeur cancéreuse porte les caractères du fongus médullaire, tandis que celle qui l'avoisine offre ceux du squirrhe. Le liquide mucilagineux existe également dans le fongus médullaire, surtout après son ramollissement; mais il y domine rarement, et quand ce cas arrive, la tumeur tient de près au cancer gélatineux. La grande mollesse de ses éléments est cause que le fongus médullaire ne comprime pas autant les tissus normaux que le fait un squirrhe, et surtout qu'il agit moins sur les vaisseaux sanguins ; de là vient que ceux-ci s'oblitèrent moins souvent, et que la tumeur elle-même contient plus de sang. Il y a même des cas où des vaisseaux de nouvelle formation s'y développent. Lorsque les vaisseaux viennent à s'ouvrir pendant le ramollissement, le sang qu'ils laissent échapper pénétrant plus aisément le tissu mou de la tumeur qu'il ne fait dans le squirrhe, il se mêle avec lui, la masse entière devient plus riche en sang, et le cancer prend alors le nom de *fongus hématode*. Cependant il ne faut pas perdre de vue que cette dernière dénomination a été appliquée à des tumeurs qui n'ont

(1) Comp. J. MULLER, *Ueber der feineren Bau*. — HANNOVER, *Head er cancer?* p. 9. — GLUGE, *Atlas der patholog. Anatomie*, 1re livraison. — Ces trois auteurs indiquent d'une manière assez complète les autres ouvrages qu'on peut consulter. — H. LEBERT, *Physiologie pathologique*, Paris 1845, t. II, p. 241. — VALENTIN, *Repertorium*, t. II, p. 277.

aucun rapport avec le fongus médullaire, par exemple, à des télangiectasies et à d'autres tumeurs bénignes contenant beaucoup de sang. Du pigment grenu noir peut aussi entrer dans la composition du fongus médullaire, qui devient alors un cancer mélanique.

Certaines formes de cellules cancéreuses sont caractéristiques pour le fongus médullaire. Telles sont spécialement les grandes cellules-mères contenant d'autres cellules, celles qui renferment de nombreux cytoblastes (1), et celles, de figure irrégulière, qui présentent des queues ou des ramifications (2). Celles-là, autant que j'ai pu m'en convaincre, ne se voient guère dans d'autres formes de cancer; mais, par contre, on ne les rencontre pas non plus dans tous les fongus médullaires.

Le fongus médullaire est, de toutes les formes de cancer, celle qui croît avec le plus de rapidité, et qui atteint les dimensions les plus considérables, car il forme souvent des tumeurs grosses comme la tête d'un homme, et même plus. C'est lui aussi qui se ramollit le plus vite, précisément parce que les cellules, qui en forment la base, sont de tous les éléments de cancer celui qui sert surtout de point de départ à la fonte. De là vient également que, dans aucune autre variété, la masse ramollie ne se transforme plus fréquemment et plus rapidement en sanie. Le fongus médullaire est donc celui de tous les cancers qui parcourt le plus vite ses diverses phases de développement, qui a le plus de malignité, et qui cause le plus promptement la mort; l'individu succombe parfois peu de semaines ou tout au plus quelques mois après la première apparition de la tumeur, quand on ne s'empresse pas d'enlever celle-ci par une opération.

Le fongus médullaire, primaire et secondaire, attaque à peu près tous les organes et toutes les parties du corps; on l'observe à tout âge et chez les deux sexes.

D'après ce qui précède, on peut déjà présumer que les caractères anatomiques grossiers et les propriétés physiques du fongus médullaire doivent varier beaucoup. C'est, en effet, ce qui a lieu. La couleur des tumeurs formées par lui est tantôt blanchâtre, parfois avec une teinte jaunâtre, tantôt grise, de sorte que la masse a pu être assez bien comparée, dans certains cas, à la substance blanche, et dans d'autres, à la substance grise du cerveau. Quand

(1) *Icones*, pl. VI, fig. 10, D; fig. 11, d.
(2) *Icones*, pl. VI, fig. 9.

la tumeur est parcourue par de nombreux petits vaisseaux, elle paraît rougeâtre, couleur de chair, rosée. Lorsque du sang extravasé s'est mêlé avec sa substance propre, ce qui a coutume d'arriver après que le ramollissement a commencé, elle se montre d'un rouge foncé, soit dans toute son étendue, soit par places, ou d'un rouge brun, d'une teinte de bois d'acajou, quand le sang extravasé a subi déjà des changements de couleur.

La consistance varie aussi : avant le ramollissement, la tumeur est plus ferme, et d'une densité qui va depuis celle du lard jusqu'à celle de la substance cérébrale. Tantôt elle a une cassure grenue et fibrineuse; tantôt, lorsqu'elle est molle, on ne peut la casser, mais la pression la convertit presque entièrement en un liquide lactescent, qui ressemble à du pus. Lorsqu'elle est peu consistante, et qu'elle occupe des régions voisines de la surface du corps, qu'elle est située sous la peau, dans les muscles, etc., il lui arrive assez souvent d'offrir, avant son ramollissement, une fluctuation qui peut induire en erreur.

Quant à la disposition anatomique en grand du fongus médullaire, tantôt il ne forme qu'une seule tumeur, tantôt il en constitue plusieurs, dont le volume varie depuis la grosseur d'un grain de chènevis jusqu'à celle de la tête. Ces tumeurs sont ordinairement fondues avec les parties environnantes (fongus médullaire infiltré). Plus rarement elles en sont distinctes, renfermées dans des capsules mal délimitées de tissu cellulaire, qui, ainsi qu'il arrive en général au tissu cellulaire de formation nouvelle, ont un aspect voisin de celui du cartilage (combinaison avec le cancer fibreux). Quelquefois un tissu fibreux interposé divise la masse du fongus médullaire en petits lobes, ce qui lui donne une certaine ressemblance avec la structure du pancréas. Il est d'autres différences encore qui, sautant moins aux yeux et offrant moins de ressemblance avec des objets connus, n'ont point reçu de noms particuliers. Toutes s'expliquent par la disposition histologique du fongus médullaire lui-même ou par celle des tissus dans lesquels il a fixé son siége. Ces derniers sont d'ordinaire tellement cachés et enveloppés par lui, que fort souvent on n'en peut plus retrouver les éléments, avec quelque soin même qu'on les cherche (1).

Lorsque le fongus médullaire se développe dans les parties exté-

____

(1) Je citerai mes *Icones*, pl. VI, fig. 9-15, comme exemple des caractères généraux et de la disposition histologique du fongus médullaire. Un cancer

rieures, dans les os des membres, dans le tissu cellulaire sous-
cutané, etc., il se confond peu à peu avec la peau : celle-ci devient
tendue, œdémateuse, et ses veines superficielles paraissent comme
autant de cordons bleus. Enfin elle s'ulcère, des excroissances fongueuses s'y produisent, on y voit surgir des bourgeons irréguliers,
lamelleux, ou en forme de choux-fleurs, qui, en général, contiennent
beaucoup de vaisseaux et saignent aisément (fongus hématode). Ces
bourgeons n'ont point de tendance à s'organiser ; ils ne tardent pas
à tomber en sanie, et cette colliquation, fréquemment répétée,
accélère la mort du sujet.

Le cas suivant donnera une idée de la manière dont le fongus
médullaire se propage et s'étend. Un homme d'une quarantaine
d'années souffrait depuis trois ans d'une tumeur au testicule, qui
grossissait peu à peu. Plus tard, il s'y joignit une autre tumeur
dans le ventre, qu'on sentait même à l'extérieur. Le malade
mourut, après avoir été frappé d'une paralysie des membres inférieurs et de la vessie. A l'ouverture du corps, on trouva le côté
gauche du scrotum fort agrandi : une piqûre ayant été faite à la
tunique vaginale, il jaillit une assez notable quantité de liquide clair
et jaunâtre. Une grande partie de la tunique vaginale adhérait au
testicule, mais les adhérences, de fraîche date, cédaient sans peine
au doigt. Le testicule et l'épididyme pesaient ensemble quatorze
onces, mais avaient conservé leur forme et leurs proportions normales, et leur surface était lisse, à cela près de l'exsudation récente
dont je viens de parler. Tous deux avaient assez de consistance, et
leur tranche offrait une teinte jaunâtre : sur la cassure, la masse
paraissait à grains grossiers, comme du fromage frais. Le cordon
présentait des renflements noueux, jusqu'à l'anneau. Ces renflements devenaient plus nombreux et plus gros dans le ventre, et
finissaient par se réunir en une masse, du volume de la tête d'un
enfant, qui couvrait tout le côté gauche de la colonne vertébrale
jusqu'au diaphragme, renfermait l'aorte et le rein gauche, mais
ne s'étendait point au côté droit. Cette masse de fongus médullaire
était blanche comme de la substance cérébrale, molle et facile à
réduire en bouillie par la pression du doigt. Celle du ventre se
composait de petites cellules, de formes très variées, entre lesquelles
on découvrait beaucoup de gouttes et de grains de graisse ; les cel-

de l'articulation du genou, représenté pl. VIII, fig. 6-8, fournit un exemple
d'une forme de transition du fongus médullaire au cancer fibreux.

lules existaient aussi dans le testicule, mais elles y étaient disséminées dans une masse plus ferme et amorpho-grenue.

J. Muller (1) distingue trois variétés de fongus médullaire :
1° celui qui consiste principalement en cellules arrondies, avec un
entrelacement de fibres délicates ; 2° celui dont la masse, très
molle et cérébriforme, se compose de corpuscules pâles et arrondis ; 3° celui qui renferme des corpuscules à queue ou fusiformes. Muller regarde ces derniers comme des cellules qui sont au
moment de se métamorphoser en fibres. Mais, ainsi que je l'ai déjà
dit, il me paraît problématique qu'on doive rapporter au fongus
médullaire des tumeurs uniquement composées de cellules-fibres.
Du reste, il n'est pas toujours facile de décider si des cellules à
queue doivent être considérées comme des cellules qui se transforment en fibres (2), ou comme des cellules particulières qui ne
sont susceptibles d'aucun développement ultérieur (3). Gluge (4)
croit que les corpuscules à queue, décrits par Muller, résultaient
de l'action de l'alcool. Assurément les fongus médullaires conservés
dans la liqueur ne conviennent plus pour des recherches histologiques, et l'albumine coagulée par l'alcool peut offrir quelquefois,
sous le microscope, des formes qui aient une analogie éloignée
avec des cellules allongées irrégulières ; cependant il n'y a qu'un
homme peu exercé qui puisse prendre de tels produits de l'art pour
de véritables cellules, et Muller est trop exercé au maniement du
microscope pour tomber dans une pareille erreur. Ceci n'empêche
pas que la division admise par lui n'épuise point la question, qui,
en elle-même, n'a d'ailleurs que fort peu d'importance.

Ce que j'ai dit des causes, du mode d'origine et de l'influence
du cancer en général, est applicable au fongus médullaire. Quelques personnes ont voulu établir un certain rapport entre celui-ci
et la substance nerveuse ; elles l'ont considérée comme de la substance nerveuse formée d'une manière anormale. De pareilles hypothèses n'ont pas la moindre lueur de vérité ; elles se fondent sur
des analogies accidentelles de couleur et de consistance, et sur un
rapprochement à l'égard de quelques éléments chimiques. Le mi-

(1) *Loc. cit.*, p. 21.
(2) *Icones*, pl. VIII, fig. 10, C.
(3) *Icones*, pl. VI, fig. 9.
(4) *Atlas der patholog. Anat.*, 1re livraison, p. 12.

croscope fait voir sur-le-champ que les deux tissus diffèrent essentiellement l'un de l'autre.

On peut également appliquer à la constitution chimique du fongus médullaire ce qui a été dit de celle du cancer. Les analyses que nous possédons ne sont point au niveau de la science, ou ne peuvent être regardées que comme des essais, d'où l'on ne saurait encore déduire aucune conclusion générale. A la première catégorie se rapportent celles de Lobstein (1), de Hauser (2) et de Baudrimont (3); à la seconde, celle de Brande (4), Valentin (5), J. Muller et Scherer (6). Nous ignorons complétement la nature des cellules cancéreuses, qui sont l'élément principal du fongus médullaire; les autres éléments sont accidentels et variables. Un fait qui semble caractéristique, c'est que le fongus médullaire contient presque toujours une assez grande quantité de graisse, plus que le squirrhe; on y trouve surtout fréquemment de la cholestérine, à laquelle il arrive souvent de prendre la forme des cristaux dans la masse ramollie. Nous avons besoin de nouvelles recherches pour savoir si nous devons attacher de l'importance à la graisse phosphorée que quelques chimistes (Brande, Baudrimont) ont trouvée dans des tumeurs de ce genre.

Le diagnostic du fongus médullaire repose essentiellement sur les mêmes caractères que ceux qui ont été assignés pour établir celui du cancer, en général. Le fongus diffère du squirrhe par sa mollesse plus grande, sa marche plus rapide, et le moins d'abondance de tissu fibreux. Mais on ne saurait établir de limite rigoureuse entre eux; s'il se rencontre des formes assez bien caractérisées pour qu'on puisse dire, dès le premier aperçu, qu'elles appartiennent au fongus médullaire, d'autres nous laissent dans le doute, même après l'examen le plus minutieux, ou plutôt nous apparaissent comme des formes intermédiaires ou de transition. Ce qui contribue encore à rendre vagues les limites du fongus médullaire, c'est qu'il se combine fréquemment avec d'autres formes de tumeurs, par exemple avec la mélanose, avec la télangiectasie (7).

(1) *Lehrbuch der patholog. Anat.*, t. I, p. 368.
(2) *OEsterreich. med. Jahrbuecher*, mars 1841, p. 317.
(3) GMELIN, *Chemie*, t. II, p. 1373.
(4) BERZELIUS, *Traité de chimie*, t. VII.
(5) *Repertorium*, t. II, p. 277.
(6) *Untersuchungen*, p. 220 et 221.
(7) FRORIEP, dans *Wœrterbuch der med. Wissenschaften*, t. XIII, 1835, art. *Fongus*.

Cette combinaison peut vraisemblablement s'effectuer de plusieurs manières, soit que la mélanose et la formation de vaisseaux s'ajoutent à un fongus déjà existant, soit que ce dernier vienne, au contraire, s'y joindre, ou enfin que les diverses productions pathologiques naissent en même temps.

Il y a aussi un faux fongus médullaire, c'est-à-dire une production pathologique qui ressemble parfaitement au fongus médullaire par ses propriétés physiques, mais qui en diffère essentiellement sous le point de vue histologique et physiologique. Ainsi j'ai rencontré une tumeur pulmonaire, du volume d'une noix, de couleur blanche-rougeâtre, et molle comme de la substance cérébrale, que tous les assistants déclarèrent être un fongus médullaire; mais le microscope n'y fit découvrir qu'un dépôt de gouttes d'huile dans le tissu normal du poumon; c'était donc, sans le moindre doute, une tumeur bénigne (1). Il me suffit de signaler la possibilité de pareilles illusions; en continuant de se livrer avec assiduité aux études histologiques, on découvrira probablement d'autres tumeurs encore qui seraient susceptibles d'y donner lieu.

DEUXIÈME FORME. — *Squirrhe* (*squirrhus*, *cancer scirrhosus*, *carcinoma simplex*, *carcinoma fibrosum*) (2). On comprend sous ce nom les formes de cancer dans lesquelles prédominent les produits fibreux, ce qui rend la tumeur plus ferme et plus dure que le fongus médullaire. Plus souvent que ce dernier, il offre un blastème amorphe solide pendant les premières phases de son développement : de là vient aussi qu'on n'y remarque pas toujours de fibres bien prononcées, et cela d'autant moins que, comme dans les tumeurs fibreuses proprement dites, le blastème, au lieu de se convertir en fibres insolubles, demeure parfois au degré d'une masse vaguement fibreuse, qui, sous le point de vue morphologique et même chimique, tient le milieu entre la fibrine coagulée et le tissu fibreux donnant de la colle. Les portions fibreuses du squirrhe ressemblent sous tous les rapports à celles des tumeurs fibreuses bénignes, et d'après cela, comme je l'ai déjà dit, le squirrhe doit être considéré comme une combinaison de ces dernières avec le fongus médullaire. Il constitue une série infinie de formes, dont l'un des extrêmes touche au fongus médullaire, et l'autre aux tu-

(1) *Icones*, pl. VI, fig. 13, A, B.

(2) Comp. MULLER, *loc. cit.* — HANNOVER, *loc. cit.*, p. 22. — GLUGE, *Untersuchungen*, cah. 1, p. 139; cah. 2, p. 138.

meurs fibreuses. La disposition respective des fibres et des cellules
cancéreuses varie beaucoup ; tantôt les deux éléments sont rangés
avec une certaine régularité, les fibres représentant des mailles
réticulées ou des capsules, dont les interstices et les cavités sont
pleins de cellules, ou partant d'un point pour rayonner plus ou
moins régulièrement vers la périphérie ; tantôt, au contraire, chacun d'eux forme des masses distinctes. Dans ce dernier cas, quand
on coupe la tumeur en plusieurs morceaux, il n'est pas rare d'en
voir qu'on ne peut distinguer du fongus médullaire, et d'autres qui
ont toute l'apparence d'une tumeur fibreuse. Fort souvent les formations celluleuses sont moins développées que dans le fongus médullaire ; le squirrhe en offre rarement qui contiennent de nombreux cytoblastes ; le plus ordinairement elles sont petites, arrondies, elliptiques, grenues. Les granulations élémentaires se voient
souvent, surtout lorsque le ramollissement a commencé. Le liquide mucilagineux ne manque pas non plus, en général ; et il peut
être assez abondant pour faire passer la tumeur au cancer gélatineux. Comme le squirrhe se développe avec plus de lenteur que le
fongus médullaire, et qu'il a plus de consistance, l'influence qu'il
exerce sur le tissu-mère, avant de s'être ramolli, est plus grande :
les éléments de ce tissu éprouvent une compression plus forte et
s'atrophient plus aisément. De là vient que les vaisseaux sont plus
rares et toujours moins nombreux dans le squirrhe non ramolli que
dans le fongus médullaire ; bien qu'il n'en manque pas, on a de la
peine à les apercevoir, et il faut souvent beaucoup d'attention pour
ne pas croire à leur absence totale. Toutefois, des vaisseaux d'un
certain calibre ne sont pas rares non plus dans le squirrhe, et l'on
voit même fort souvent les vaisseaux lactifères parfaitement conservés dans des squirrhes de la mamelle qui subsistent déjà depuis
longtemps (1).

(1) On trouvera des exemples de squirrhe dans mes *Icones*, pl. XX, fig. 11 ;
pl. XXV, fig. 9. La pl. XXV, fig. 10, représente le cytoblastème amorphe et
solide du squirrhe, dont le diagnostic ne devient possible qu'en examinant
des parties plus avancées de la tumeur. On voit, pl. VIII, fig. 1-3, une forme
très caractéristique de squirrhe ; fig. 4 et 5, un cancer du foie, qu'on peut
à volonté rapporter au squirrhe ou au fongus médullaire ; fig. 10, la manière
dont le cancer se développe d'un cytoblastème amorphe. Le cancer des lèvres,
pl. XXIV, fig. 1-9, est un de ceux dans lesquels les cellules et les fibres se
trouvent en quantité à peu près égale ; la tumeur du pancréas, pl. XXII,
fig. 2, une de celles dans lesquelles l'examen même le plus attentif laisse

A ces différences histologiques entre le squirrhe et le fongus médullaire en correspondent d'autres qui ont trait au développement, à
l'accroissement et aux conséquences. Le squirrhe croît avec bien
plus de lenteur, parce qu'il contient moins de cellules, qui sont la
principale cause du grossissement du fongus médullaire. Rarement
atteint-il des dimensions aussi considérables que ce dernier. Mais
les conséquences de la compression qu'il exerce sur les parties voisines, notamment les nerfs et les vaisseaux, quand son siége le permet,
se dessinent de meilleure heure et d'une manière plus prononcée.
Son ramollissement est plus lent ; après qu'il est établi, les cellules,
qui sont plus rares et réunies en masses moins considérables, forment des foyers purulents plus distincts, qui passent moins aisément à la fonte sanieuse, et sont plus aisément résorbés. Le ramollissement ne s'étend point aussi facilement aux parties voisines.
Aussi le squirrhe entraîne-t-il la mort avec beaucoup plus de lenteur,
et est-il bien moins dangereux que le fongus médullaire ; d'ordinaire il exige des années pour faire succomber le sujet, à moins
qu'il ne tue dès avant son ramollissement et par le seul fait de son
action mécanique. Quand la fonte a fait des progrès, la tumeur
présente des cavités fibreuses, ou demi-cartilagineuses, à parois
comme rongées, traversées par des brides irrégulières, et pleines
d'une sanie plus ou moins sanguinolente. Les végétations ressemblent à celles du fongus médullaire ; il semble qu'une fois l'ulcéra-

dans le doute de savoir s'il s'agissait d'un squirrhe ou d'une simple tumeur
fibreuse, parce qu'il n'y avait pas en elle de cellules cancéreuses, tandis
qu'une tumeur voisine du foie était évidemment de nature squirrheuse. —
Muller a décrit (p. 15), sous le nom de *carcinoma reticulare*, une variété du
cancer qui se rapporte ici ; elle comprend les formes dans lesquelles des amas
de cellules cancéreuses sont disposées au milieu des mailles d'un stroma
fibreux, de sorte que la coupe de la tumeur offre un réseau plus ou moins
régulier (MULLER, pl. I, fig. 1-9 ; *Icones*, pl. VIII, fig. 11). Les masses fibreuses réduites en tranches minces sont translucides, et les masses de cellules blanchâtres ; mais elles paraissent obscures au microscope, à la lumière
transmise. Les cellules ressemblent quelquefois ici aux cellules granulées.
Cette forme n'est pas plus que les autres une espèce à part, car elle n'a point
de limites rigoureuses. — Une autre forme de cancer, que Muller a décrite
(p. 23) sous le nom de *carcinoma fasciculatum s. hyalinum*, semble également se ranger ici d'après sa structure histologique, car elle consiste en
fibres très déliées ; mais elle n'a pas la fermeté du squirrhe proprement dit ;
elle est molle, comme le fongus médullaire, et très riche en vaisseaux ; Muller
dit qu'il ne s'y trouve pas de cellules cancéreuses. Je n'ai pas eu jusqu'ici
occasion de la voir.

tion établie, le mal marche plus rapidement, et se rapproche davantage de ce dernier.

Le squirrhe se rencontre secondairement dans tous les organes du corps à peu près, mais il paraît être plus rare à l'état primaire que ne l'est le fongus médullaire, et alors attaquer de préférence les organes glandulaires. De plus, on le rencontre surtout pendant la seconde moitié de la vie, à partir de la quarantième année : on ne le voit point chez les enfants. Enfin l'espèce d'affection qu'il semble avoir pour les glandes mammaires le rend plus commun chez les femmes que chez les hommes.

Les grandes variétés qu'il offre sous le point de vue de sa disposition histologique, font que ses caractères grossiers, tant anatomiques qu'histologiques, varient aussi beaucoup. Il forme ordinairement des tumeurs arrondies, de sorte que sa surface est bosselée, parsemée d'élévations, que séparent des enfoncements. Il a en général beaucoup de consistance, une dureté cartilagineuse, même parfois pierreuse (*cancer eburneus*) ; cette dureté dépend des formations fibreuses, et, comme celle des tumeurs fibreuses, elle est d'autant plus grande que le tissu est plus ferme, plus compacte, plus amorphe. Les nodosités qu'il produit dans les parties voisines de la surface tégumentaire paraissent souvent, à la main qu'on applique dessus, d'une température moins élevée que les régions environnantes. Le phénomène tient peut-être à ce que le travail de la nutrition se fait d'une manière peu active dans l'intérieur de la tumeur, en raison du peu de sang qu'elle reçoit. Cependant je ne pense pas qu'on ait encore trouvé définitivement la cause de cet abaissement de température. En coupant le squirrhe, on l'entend crier sous le scalpel, comme font les tumeurs fibreuses ; la tranche est d'un blanc bleuâtre, laiteuse, translucide, opaline, brillante, propriété commune aux tumeurs fibreuses ; parfois opaque, d'un blanc jaunâtre, ou d'un gris jaune (tenant aux cellules) ; plus rarement rougeâtre, ce qui dépend de ce que le squirrhe renferme davantage de vaisseaux sanguins. Ordinairement, il suffit de la vue simple pour reconnaître que le tissu n'est pas le même sur tous les points : là, fibreux ou translucide, ici trouble, jaunâtre, verdâtre, même caséeux, surtout après que le ramollissement a commencé.

En grattant la tranche, on obtient presque toujours un liquide blanchâtre, semblable à de la crème (cellules cancéreuses). Un pointillé de sang se voit rarement, et des caillots ne s'observent qu'après le ramollissement et la destruction des vaisseaux.

En général, le squirrhe est fondu intimement avec les parties qui l'entourent; rarement il en est séparé par des limites tranchées ou par une capsule.

Quant au diagnostic de la tumeur bien développée, je n'ai rien à ajouter aux caractères précédemment énumérés; mais je dois dire que l'homme même le plus exercé reste souvent dans le doute de savoir, en s'aidant de toutes les ressources, s'il s'agit ou non d'un squirrhe, à cause des nombreuses transitions qui existent entre celui-ci et d'autres genres de tumeurs. Ces transitions sont les suivantes :

1° Au fongus médullaire. Il arrive quelquefois qu'une tumeur peut tout aussi bien être rapportée au fongus médullaire qu'au squirrhe, parce que les cellules cancéreuses et les tissus fibreux y sont mêlés en proportion telle, que la prédominance n'appartient à aucun; disputer alors sur le nom à lui donner, serait s'engager dans une logomachie inutile. De même, on voit souvent une portion de cancer ressembler davantage au squirrhe, et une autre au fongus médullaire. Ici également la classification est une chose tout-à-fait insignifiante; la tumeur n'est ni squirrhe, ni fongus médullaire : c'est une de ces nombreuses formes de cancer qui ne trouvent pas à se placer dans nos cadres artificiels.

2° Au cancer gélatineux, transition sur laquelle je reviendrai plus loin.

3° Aux tumeurs fibreuses bénignes. Celle-là est de la plus grande importance en pathologie; elle se montre d'autant plus prononcée que le cancer s'éloigne davantage du fongus médullaire. Quand la tumeur n'est point encore ramollie, on est souvent dans l'impossibilité de décider si les cellules peu nombreuses qui s'y trouvent disséminées parmi les formations fibreuses sont des cellules cancéreuses, ou des cellules de développement d'autres tissus. L'examen microscopique ne contribue pas beaucoup ici à éclairer le diagnostic, qui peut même demeurer incertain après le ramollissement, puisqu'il y a des tumeurs bénignes susceptibles de se ramollir. A l'avenir il est réservé de déterminer si, en pareil cas, à une tumeur primitivement bénigne sont venues s'adjoindre des cellules cancéreuses, comme formation secondaire. La chose ne me paraît pas improbable, car on voit fréquemment des tumeurs qui subsistaient depuis des années, sans nuire autrement que par leurs effets mécaniques, se ramollir et prendre le caractère de cancer; c'est ce que j'ai moi-même observé plusieurs fois sur des tumeurs fibreuses de la matrice et du sein. Alors, par conséquent, certains squirrhes devraient être considérés, non pas seulement virtuellement, c'est-à-dire d'après leurs éléments histologiques, mais même en réalité, et d'après la marche de leur développement, comme une combinaison du fongus médullaire avec une tumeur fibreuse. C'est là un point intéressant qui mérite d'être recommandé à l'attention des chirurgiens praticiens. Je dois dire encore que beaucoup de cas rapportés au squirrhe par les pathologistes et les écrivains sur l'anatomie pathologique ne sont que des formations accidentelles de tissu fibreux. Andral en a déjà fait la remarque; mais je ne m'en suis pas moins convaincu plus d'une fois qu'on continue encore presque chaque jour d'appeler squirrhes de simples hypertrophies des tuniques musculeuse et celluleuse du canal intestinal.

Une autre difficulté du diagnostic survient lorsqu'une tumeur cancéreuse est principalement composée encore de cytoblastème solide et amorphe. Celui-ci ne se distingue pas du cytoblastème solide de toute autre tumeur bénigne, et l'on ne réussit à établir un diagnostic certain que quand une portion de la tumeur a déjà pris l'aspect d'un squirrhe bien caractérisé.

Il résulte donc de là que décider si une tumeur est ou non de nature squirrheuse, présente parfois de grandes difficultés; que, même avec les meilleurs secours, on peut n'arriver qu'à de simples conjectures, ou se trouver dans l'impossibilité absolue de prendre un parti quelconque.

TROISIÈME FORME. *Combinaison de la mélanose avec le cancer; cancer mélanotique.*

Ainsi que je l'ai déjà dit, du pigment noir peut entrer, comme élément accidentel, dans les tumeurs cancéreuses. Tantôt il est contenu dans des cellules, qui, par leurs caractères extérieurs, diffèrent peu ou point de celles du cancer (vraie mélanose) [1]; tantôt il forme des grains libres, non renfermés dans des cellules, et alors c'est parfois du sulfure de fer. On trouve donc ici les mêmes différences que celles qui ont été signalées précédemment lorsque j'ai traité des mélanoses.

[1] *Icones*, pl. IX, fig. 13. — MULLER, p. 18. — HANSOVER, p. 32.

Les qualités du cancer mélanotique varient suivant la quantité et la disposition du pigment grenu. Lorsque les éléments pigmentaires (cellules ou grains) peu nombreux sont répandus d'une manière uniforme dans une grande masse cancéreuse, la tumeur en reçoit une teinte grise. Si le pigment prédomine sur certains points, le cancer est tacheté ou marbré de noir. Enfin, si sa quantité est très considérable, le cancer prend une couleur de brun noir, et ressemble, pour l'aspect, aux tumeurs mélaniques proprement dites.

La combinaison avec la mélanose s'offre tant dans le fongus médullaire que dans le squirrhe; il m'a semblé que, dans le premier cas, c'était le plus souvent de la vraie mélanose, et dans le second de la fausse.

Les cancers mélanotiques ressemblent absolument aux autres quant à leur marche et à leur manière de se comporter.

QUATRIÈME FORME. *Cancer gélatiniforme, aréolaire, ou alvéolaire.*

Un élément assez constant, et par conséquent essentiel sans doute des tumeurs cancéreuses, est un liquide mucilagineux, à l'égard duquel j'ai déjà fait connaître précédemment la manière dont il se comporte avec les réactifs. Ce liquide augmente parfois beaucoup en quantité, notamment dans les formes molles du cancer, sans que la tumeur prenne par là un aspect particulier. Mais quelquefois la gelée est renfermée dans des espaces celluleux particuliers, dont le volume varie depuis celui d'une tête d'épingle jusqu'à celui d'une noix, et même d'un œuf. C'est alors que le cancer prend l'épithète de gélatiniforme (1). Il a toujours pour base des fibres, qui forment tantôt un réseau délié, tantôt des parties fort épaisses et fermes, même d'apparence cartilagineuse, comme dans le cancer fibreux. Les espaces qui résultent de là contiennent une gelée incolore, transparente, qui, examinée au microscope, tantôt se montre amorphe, tantôt laisse apercevoir des cellules incluses très pâles (2), mais différentes des cellules cancéreuses ordinaires, car

(1) MULLER, p. 16. — HANNOVER, p. 29. — OTTO, *Seltene Beobachtungen*, pl. 1, fig. 4. — CRUVEILHIER, *Anat. pathologique du corps humain*, 10e livraison in fol., pl. IV. — HOPE, *Principles of morbid anat.*, fig. 180, 181. — CARSWELL, *Patholog. anat.*, fasc. 3, pl. 1, fig. 5. — BRUNS, *Observationes anat. pathol.*, 1839. — GLUGE, *Untersuchungen*, cah. 1, p. 122.

(2) *Icones*, pl. VIII, fig. 12, 13, 14.

elles sont généralement plus grosses et à parois plus minces. Quelquefois elle renferme des cristaux de phosphate ammoniaco-magnésien. Ce cancer ne présente rien de spécial dans son ramollissement ; au canal intestinal, où on le rencontre le plus fréquemment, la gelée refoule peu à peu les autres tissus : il se produit en même temps des strictures à l'intestin, et l'effort des matières contenues dans ce dernier sur la masse qui l'imprègne, détermine ordinairement la rupture de ses parois. Il y a donc, jusqu'à un certain point, dans la marche du cancer gélatiniforme, quelque chose qui le distingue des autres espèces de cancer.

On ne sait rien de certain touchant les causes qui le produisent. Quant à son ramollissement graduel, Muller présume qu'il tient à la multiplication des cellules que la gelée renferme, et dans l'intérieur desquelles s'en développent d'autres.

Comme je viens de le dire, c'est le plus souvent dans le canal alimentaire, depuis l'estomac jusqu'au rectum, qu'on le rencontre sous sa forme caractéristique ; il s'étend de là aussi à l'épiploon et au péritoine. On le voit rarement dans d'autres organes, dans la poitrine, dans les os, etc.

Ce cancer a des caractères extérieurs bien prononcés, ce qui en rend le diagnostic très facile. Les mailles fibreuses, pleines de gelée, ne permettent pas de s'y tromper. Cependant cela ne s'applique qu'aux formes bien développées. Quand le cancer passe à d'autres formes, la gelée étant non pas renfermée dans des vacuoles particulières, mais libre entre les fibres et les cellules, le diagnostic ne peut être établi qu'au moyen d'un examen microchimique (1).

(1) Outre l'exemple contenu dans mes *Icones* (pl. VIII, fig. 14), je citerai les suivants :

Le canal intestinal d'une femme âgée présentait une tumeur de la grosseur d'un œuf coupé en deux dans le sens de sa longueur. Le côté tourné vers l'intérieur du canal était bosselé, chargé d'excroissances en forme de choux-fleurs et en partie ramolli, comme macéré par places ; ici la membrane muqueuse avait disparu, tandis qu'elle était encore intacte sur le reste de la tumeur. La tunique musculeuse était en partie normale, en partie hypertrophiée. Entre elle et la muqueuse se trouvait déposée la tumeur ; celle-ci consistait en masses de forme indéterminée, représentant une gelée amorphe, translucide, incolore, tout-à-fait semblable à celle que produit une dissolution refroidie de colle-forte. Au microscope, cette gelée ne montrait aucune trace d'organisation ; elle ne contenait que des amas de gouttelettes de graisse et de granulations élémentaires. Par places, elle était renfermée dans des cellules à parois minces. Sur quelques points, la gelée avait dis-

ARTICLE III.

DES FORMATIONS PATHOLOGIQUES NON ORGANISÉES EN PARTICULIER.

De même que les formations pathologiques organisées qui viennent d'être passées en revue, les formations nouvelles non organisées qu'on rencontre dans le corps humain sont fort nombreuses et très variées. Dans l'examen que j'en vais faire, je prendrai pour point de départ les remarques précédemment émises touchant leur production en général, et je commencerai par en étudier les rapports élémentaires.

Toutes ces formations proviennent de liquides, d'eaux-mères, tenant en dissolution les substances qui plus tard constituent le dépôt. Tous les liquides du corps contenant des substances capables de se séparer sous forme solide en certaines circonstances, peuvent jouer le rôle d'eau-mère. Les conditions de la séparation sont les mêmes que pour celle qui s'effectue dans les opérations chimiques, c'est-à-dire que les dépôts ont toujours lieu en vertu des lois de la chimie.

En termes généraux, une substance se sépare du liquide qui la tient dissoute dès que les conditions auxquelles se rattachait sa dissolution n'existent plus. Ces conditions peuvent varier beaucoup ; mais, pour en faciliter l'étude, nous les rapporterons à deux classes.

1° La substance dissoute subit un changement chimique qui la rend insoluble ou du moins plus difficilement soluble dans le liquide qui jusqu'alors la tenait en dissolution. Les cas qui se rapportent ici sont extrêmement nombreux et variés. Ainsi le carbonate acide

paru, laissant, entre les tuniques muqueuse et celluleuse, des vides parcourus par quelques brides de tissu cellulaire. Sur d'autres, la gelée avait pénétré entre les fibres musculaires en les écartant, et s'était contenue dans des gaines celluleuses, glissée entre les masses de graisse couvrant le péritoine. Quelques glandes mésentériques aussi en étaient pleines ; on y apercevait surtout très bien la structure celluleuse des masses gélatineuses. — Dans un autre cas, au duodénum, cet intestin était rétréci ; sa tunique, charnue, fort épaissie, contenait des masses gélatineuses du volume d'un pois à celui d'une noisette. — Les cas de cancer gélatiniforme, qu'on regarde comme les plus caractéristiques, et dans lesquels il n'y a point de cellules cancéreuses manifestes, me paraissent appartenir non pas au cancer proprement dit, mais aux tumeurs gélatineuses dont j'ai parlé précédemment, et qui ne deviennent mortelles que parce que leur mollesse les expose à être détruites par des causes mécaniques.

de chaux est soluble dans l'eau ; mais, dès qu'il se convertit en carbonate calcaire neutre, il cesse d'être soluble et se précipite. L'urate d'ammoniaque et d'autres urates se dissolvent, peu abondamment il est vrai, mais toutefois en certaine quantité, dans les liquides aqueux, à la température du corps humain ; viennent-ils à être décomposés par d'autres acides, l'acide urique, mis en liberté, se sépare en grande partie, parce qu'il est beaucoup moins soluble dans l'eau que ne le sont la plupart de ses sels. Quand un sel calcaire quelconque, soluble dans des liquides aqueux, entre en contact avec de l'acide oxalique, il se produit un oxalate de chaux, qui, n'étant pas soluble dans l'eau, se précipite.

Une cause très voisine de la précédente, dans laquelle même elle rentre parfois complétement, est un changement qu'éprouve le liquide dissolvant : ainsi, par exemple, le phosphate calcaire est soluble dans les liquides acides, et il ne l'est pas dans les liquides alcalins ; si donc le liquide acide qui le tient en dissolution devient alcalin, il se précipite. Ce phénomène peut cependant être envisagé encore sous un autre point de vue ; on peut se figurer que le phosphate calcaire dissous dans un liquide acide devient du phosphate acide de chaux, l'acide libre enlevant une partie de la base au sel neutre ; mais le phosphate acide de chaux est soluble dans l'eau ; un liquide alcalin, au contraire, soustrait une partie de l'acide à la chaux, et fait naître un sel basique, qui est insoluble dans l'eau. D'après cette manière de voir, la cause dont il s'agit ici ne diffère en rien de la précédente.

2° Toutes les substances solubles dans les liquides aqueux le sont, non pas d'une manière absolue, mais seulement en certaines proportions, c'est-à-dire qu'il faut une certaine quantité d'eau pour dissoudre une certaine quantité de ces substances ; la dissolution est alors saturée. Qu'une portion d'eau soit enlevée à une dissolution ainsi saturée, il doit nécessairement se séparer une quantité correspondante de la substance dissoute.

Les deux causes se rencontrent dans le corps humain, et y deviennent la source de précipitations diverses. La première surtout est très commune, et elle agit dans des circonstances très variées, que j'examinerai à l'occasion de chaque espèce de précipité. La seconde est plus rare, proportion gardée ; deux circonstances surtout, l'évaporation et l'endosmose, contribuent à la mettre en jeu.

L'évaporation peut faire qu'un liquide concentré qui s'y trouve exposé sur un point quelconque de la surface du corps, perde assez d'eau pour que les substances qu'il tenait dissoutes se précipitent, en partie ou même en totalité, sous forme d'une masse ou solide ou molle. Ce cas a surtout lieu fréquemment dans la cavité nasale; il est plus rare dans la bouche, dans les glandes cutanées, dans le vagin, au gland et à la face interne du prépuce; il est peu commun aussi, quoique assez fréquent, à coup sûr, dans les poumons et les glandes bronchiques; mais très probablement il ne survient jamais dans d'autres points du corps éloignés des surfaces accessibles à l'évaporation.

On sait que l'endosmose s'accomplit lorsque deux liquides d'inégale concentration sont séparés l'un de l'autre par une membrane animale humide. Il y a alors, entre les deux liquides, échange de leurs principes respectifs à travers la membrane. Par suite de cet échange, le liquide le plus aqueux abandonne plus d'eau qu'il n'en reçoit, et par conséquent devient plus concentré. Quand ce liquide contient des substances qui exigent beaucoup d'eau pour leur dissolution, par exemple, des urates, l'endosmose a pour résultat qu'il ne peut plus continuer de les dissoudre en totalité, et qu'il en abandonne une partie. Cependant c'est là une explication qui jusqu'à présent repose plus sur les vues générales de la théorie que sur des expériences spéciales, et qui aurait encore besoin d'être confirmée par des recherches directes.

Il va sans dire que les précipités provenant de l'une ou l'autre de ces causes peuvent redisparaître, lorsqu'il survient des conditions qui les rendent de nouveau solubles.

Les précipités sont les commencements de toutes les formations pathologiques non organisées. Ils se comportent, eu égard aux concrétions parachevées, comme les éléments des tissus envers les tumeurs. Fréquemment la quantité en est si faible, qu'ils échappent à l'œil nu; le microscope peut seul alors en démontrer la présence.

L'observation microscopique nous apprend qu'ils affectent trois formes différentes, qu'ils sont amorphes, indistinctement granulés ou cristallisés.

Les précipités amorphes constituent une masse transparente, gélatiniforme, à peine visible au microscope, comme, par exemple, le sous-phosphate calcaire, ou la gelée siliceuse.

Les précipités grenus consistent en très petits grains, de forme indéterminée, la plupart du temps arrondis, et de volume variable, qui ressemblent aux molécules ou granulations élémentaires précédemment décrites. D'ordinaire, ils n'ont pas de couleur quand ils sont peu abondants : dans le cas contraire, ils paraissent obscurs à la lumière transmise du microscope, et blancs à la lumière incidente : tel est le cas de l'albumine précipitée par les acides et des dépôts grenus de graisse. Plus rarement paraissent-ils colorés : ainsi les dépôts à grains fins d'urate d'ammoniaque ont assez souvent une teinte de rouge brun, et parfois une belle couleur rosée.

Les précipités cristallins se composent de cristaux plus ou moins bien formés, mais d'ordinaire microscopiques. Certaines formes d'entre eux sont très caractéristiques, par exemple, celles de l'acide urique, du phosphate ammoniaco-magnésien, de la choles-térine, de la margarine. D'autres cristaux sont moins développés, ou si petits qu'on n'en peut déterminer la forme, même aux plus forts grossissements.

Mais ces trois formes ne sont pas rigoureusement tranchées, et il dépend souvent de circonstances accidentelles qu'un précipité revête l'une ou l'autre. Ces circonstances sont absolument les mêmes que celles dont la chimie nous a procuré la connaissance dans son domaine propre. En général, l'état amorphe est primaire, et sou-vent il fait place plus tard à l'état grenu ou cristallin. De même qu'un cytoblastème amorphe se transforme en cellules et celles-ci en tissus, de même un précipité amorphe peut fréquemment de-venir ou grenu ou cristallin. Mais cette métamorphose progressive n'a point toujours lieu. Certains précipités sont incapables de cris-talliser, et ne peuvent s'élever au-delà de la forme d'une masse à grains fins : telles sont les combinaisons de protéine. D'un autre côté, des cristaux peuvent se précipiter immédiatement d'un liquide, sans être obligés de passer d'abord par l'état amorphe ou grenu. La chimie nous montre que les précipités prennent d'autant plus aisé-ment la forme cristalline, qu'ils se produisent avec plus de lenteur, et qu'au contraire ils revêtent d'autant plus facilement l'état amorphe ou grenu que leur formation est plus rapide. Cette loi s'applique également aux précipités pathologiques.

De là résulte qu'en général il y a peu d'importance à savoir si un précipité est amorphe, grenu ou cristallin, et que la présence de cristaux dans l'organisme humain n'a point la portée qu'on a voulu lui attribuer. Si l'on excepte un petit nombre de cas, par exemple, celui des cristaux de l'appareil auditif, elle n'a de valeur qu'autant qu'elle indique certains actes de plasticité, ou que la forme des cristaux permet d'en conclure la composition chimique.

Examinons maintenant les diverses substances qui peuvent constituer des précipités dans l'organisme humain, et cherchons quelle forme elles affectent, quelles en sont les propriétés chimiques, comment elles prennent naissance.

1° *Combinaisons de protéine.* Il a été déjà question de la fibrine coagulée amorphe, de manière que je n'ai plus à m'occuper d'elle ici. On ne peut douter qu'outre cette substance, il ne se précipite souvent des combinaisons de protéine sous forme grenue, et ici se rangent une grande partie des granulations élémentaires dont j'ai parlé si souvent. Mais les propriétés spéciales de ces diverses combinaisons, leurs modifications, et leur proportion de solubilité, sont si peu connues qu'il est moins possible, sous ce rapport, d'indiquer des résultats certains, que de donner des aperçus capables de stimuler les observateurs à entreprendre de nouvelles recherches.

En général, on peut assigner les caractères suivants comme étant propres à faire reconnaître les précipités qui consistent en combinaisons de protéine. Ils ne sont jamais cristallins; ils sont d'ordinaire finement grenus, plus rarement amorphes. La dissolution aqueuse d'iode les colore en jaune; ils sont insolubles dans l'éther et les acides minéraux; l'acide acétique les rend plus transparents, sans toutefois les dissoudre entièrement. La potasse caustique les dissout par une action prolongée. Quand on peut les isoler et les obtenir en quantité notable, ils se dissolvent dans l'acide chlorhydrique concentré, à la faveur d'une longue ébullition, et lui font prendre une teinte lilas. Lorsque toutes ces réactions coïncident, on peut dire en toute sûreté qu'un précipité grenu consiste en une combinaison de protéine; moins on remarque un résultat décisif, moins aussi le diagnostic est certain.

Les causes qui donnent naissance à ces précipités sont encore fort obscures. Nous ne savons pas s'ils proviennent de la fibrine (les cas exceptés où celle-ci apparaît sous la forme d'un caillot amorphe), ou de l'albumine, ou de la globuline. On ignore également, sans même faire d'exception pour la coagulation de la fibrine, par quelles causes leur précipitation est amenée. L'albumine, nous le savons, est précipitée par les acides minéraux, la chaleur, l'alcool, les sels métalliques, tels que le sublimé, etc. Les précipités qui résultent de là sont amorpho-grenus. Mais, à coup sûr, il est fort rare qu'aucune de ces causes donne lieu à des précipités d'albumine dans l'organisme. On a appris à connaître, dans ces derniers temps, une modification de l'albumine qui est précipitée par l'acide acétique, et une autre qui l'est même par l'eau. C'est probablement à ces deux modifications de la protéine, et à d'autres analogues, mais encore inconnues, que se rapportent les précipités en question. Il y a là un vaste et fertile champ ouvert aux investigations (1).

Nous devons laisser de côté pour le moment la question de savoir si d'autres substances organiques qui se rencontrent dans le corps humain, comme la ptyaline, la pepsine, les extractifs, etc., entrent comme parties constituantes dans des précipités ; la chose est fort peu probable pour la plupart d'entre elles (la pepsine peut être exceptée), attendu qu'elles se dissolvent très aisément dans les liquides aqueux.

2° *Graisses*. Elles entrent fréquemment dans des précipités. La forme qu'elles affectent varie beaucoup suivant leur constitution chimique. Quelques unes produisent des cristaux bien caractérisés ; d'autres donnent des précipités amorpho-grenus. Examinons-les chacune en particulier.

La *cholestérine* se présente souvent cristallisée, et forme alors des cristaux tabulaires, dont les faces principales sont rhomboïdales, avec des angles de 80 et de 100 degrés (2). Ces cristaux ne se dissolvent ni dans l'eau ni dans les acides ou les alcalis, mais bien dans l'éther et dans l'alcool chaud. Nous ne savons rien de certain touchant les causes qui amènent la séparation de la cholestérine ; nous ignorons même comment cette substance, qui, dans l'état normal, existe en petite quantité dans le sang et beaucoup d'autres

(1) Il a été dit précédemment que Lehmann compte également parmi les combinaisons de protéine certains précipités grenus non solubles dans la potasse caustique. Je dois faire remarquer ici qu'après des recherches multipliées, l'existence de pareilles granulations de protéine me paraît fort douteuse. Dans tous les cas où jusqu'à présent j'ai examiné avec soin les granulations moléculaires insolubles dans la potasse caustique, j'ai vu qu'elles se dissolvaient complétement dans l'éther, et qu'en conséquence elles étaient formées de graisse.

(2) *Icones*, pl. II, fig. 1. — Les nombres indiqués sont la moyenne de vingt mesures que j'ai effectuées au moyen de la chambre claire. Les extrêmes étaient 78 et 83 degrés, ce qui indique en même temps le degré d'exactitude auquel, avec les secours actuels, on peut arriver par cette voie dans les déterminations de cristaux.

humeurs, et en plus grande proportion dans le cerveau et les nerfs, se trouve tenue à l'état de dissolution. Elle existe probablement sous la forme d'une combinaison encore inconnue, qui la rend soluble, et dont la destruction graduelle lui permet de se séparer en cristaux. Les grands dépôts de cholestérine appartiennent effectivement aux époques avancées de la vie, et, sous ce rapport, Becquerel et Rodier ont énoncé un fait fort intéressant, en disant qu'à dater de la quarantième ou cinquantième année, la proportion de cette graisse augmente dans le sang, tant chez les hommes que chez les femmes (1). Il est vraisemblable que son augmentation dans le sang coïncide avec un accroissement de son élimination dans diverses parties du corps, et tout porte à croire qu'elle peut aussi avoir lieu chez les sujets moins âgés, par suite d'un travail pathologique.

La *margarine* et l'*acide margarique* sont tous deux cristallisables, et donnent des cristaux bien caractérisés, de même forme pour l'une et l'autre substance. Ce sont des aiguilles microscopiques, rarement isolées, d'ordinaire groupées en étoiles ou en pinceaux (2). Ces aiguilles sont en général incolores; mais parfois, quand elles constituent des masses d'un certain volume, elles paraissent brunâtres à la lumière transmise. Les cristaux des deux substances ne se dissolvent ni dans l'eau ni dans les acides; ils ne se dissolvent dans les alcalis caustiques qu'après une ébullition prolongée; mais ils sont très solubles dans l'éther et dans l'alcool chaud. On distingue ceux d'acide margarique de ceux de margarine en ce que l'alcool faible les dissout à chaud, tandis que ceux-ci exigent l'emploi d'alcool fort.

On peut expliquer de la manière suivante la formation des cristaux de margarine. La graisse humaine, telle qu'on la trouve surtout dans le tissu adipeux, se compose d'un mélange d'élaïne et de margarine, en proportions indéterminées et qui varient fréquemment. La margarine, solide à la température ordinaire, est dissoute dans l'élaïne liquide, qui naturellement peut en dissoudre davantage à une haute température qu'à une basse. Quand donc, à la température du corps humain, la graisse est presque saturée de margarine, le moindre refroidissement fait que celle-ci se précipite sous la forme cristalline. De là vient que les cristaux de margarine

(1) *Comptes-rendus*, 1844, t. II, p. 1083.
(2) *Icones*, pl. II, fig. 3; pl. XX, fig. 3 et 4; pl. XXII, fig. 1; pl. XXIV, fig. 10.

sont rencontrés de préférence, sinon même exclusivement, dans les cadavres refroidis et les parties du corps devenues froides. Quand la graisse ne contient que peu de margarine, on n'en voit point de cristaux après le refroidissement ; c'est là le cas le plus ordinaire.

Les cristaux d'acide margarique se trouvent surtout dans les parties frappées de gangrène. Ils paraissent être un produit de la décomposition de la margarine de la graisse. La cause proprement dite de cette décomposition est encore inconnue jusqu'à présent ; peut-être tient-elle à la manifestation d'un acide libre, qu'on observe fréquemment dans la gangrène.

L'*élaïne*, liquide à la température ordinaire, se montre séparée sous la forme de gouttes de toutes les grosseurs, dont les plus volumineuses se reconnaissent à leur manière spéciale de réfracter la lumière. On la rencontre tantôt libre dans des liquides, tantôt dans l'intérieur de cellules (1). Ses gouttes sont insolubles dans l'eau et les acides ; la potasse ne les dissout qu'après une ébullition prolongée ; elles se dissolvent aisément dans l'éther et dans l'alcool chaud. L'*acide oléique*, qu'on rencontre plus rarement, se comporte de la même manière. Il est rare que les gouttes de graisse consistent uniquement en élaïne ou en acide oléique ; ordinairement elles tiennent une certaine quantité de graisse solide en dissolution.

Le mode de formation des gouttes de graisse n'est pas toujours clair. En général, c'est la forme originaire de l'élaïne, celle sous laquelle elle passe des aliments dans le chyle, quand elle afflue en grande quantité dans le corps. Toutefois, elle paraît subir plus tard des métamorphoses, et contracter des combinaisons, qui la font passer de l'état émulsif à celui de dissolution ou d'imbibition de tissus mous. Ces combinaisons viennent-elles à être détruites, l'élaïne reparaît sous forme de gouttes. Quelquefois les gouttes libres de graisse tirent leur source de la destruction du tissu adipeux, dans les cellules duquel la graisse se trouve renfermée liquide : c'est ce qui arrive dans la gangrène, dans le ramollissement des tumeurs, dans l'ulcération des parties riches en graisse.

On rencontre fréquemment aussi des *dépôts graisseux* de graisse, que quelques personnes ont tort de rapporter à la stéarine, celle-ci n'existant pas en notable quantité dans le corps humain. Ils affec-

(1) *Icones*, pl. I, fig. 6; pl. III, fig. 17; pl. V, fig. 1, 6; fig. 4, +; pl. VI, fig. 13, A; pl. VII, fig. 1, c; pl. XX, fig. 7 et 8; pl. XXII, fig. 9; pl. XXIV, fig. 10.

tent d'ordinaire la forme des molécules élémentaires. Leur configuration et leur volume varient beaucoup. Leur diamètre dépasse rarement 1/1000 à 1/800 de ligne (1). Insolubles dans l'eau, les acides et la potasse caustique froide, ils sont solubles dans l'éther et dans l'alcool chaud. On n'a encore examiné ni de quelles graisses ils se composent, ni à quelles causes doivent être attribuées leur formation et leur séparation. Il est possible, vraisemblable même, que la *séroline* du sang, qui est solide à la température ordinaire et non susceptible de cristalliser, prenne part à leur production.

Il est probable que d'autres graisses encore peuvent constituer des dépôts, notamment les graisses phosphorées et les acides gras du système nerveux; mais jusqu'à présent on ne sait rien de positif à cet égard.

3° *Acide urique et urates.* L'*acide urique* est ordinairement cristallisé dans les dépôts. La forme fondamentale des cristaux est le prisme rhomboïdal, paraissant souvent raccourci en tables, dont les faces principales sont des rhombes. Quelquefois les angles obtus sont arrondis, ou tronqués net. Il n'est pas rare de voir les cristaux réunis en rosettes (2). Incolores à l'état de pureté, ils affectent souvent une teinte rougeâtre. Ils sont insolubles dans l'alcool, l'éther et les acides, et presque insolubles dans l'eau; ils ne se dissolvent qu'avec lenteur dans la potasse caustique. On ne les a trouvés jusqu'à ce jour que dans l'urine.

Parmi les *urates*, c'est surtout celui d'ammoniaque qui mérite de nous arrêter; on ne le trouve jamais cristallisé : il constitue toujours un précipité finement grenu (3), dont les grains sont parfois réunis en une croûte cohérente, membraniforme. Rarement, ou même jamais, ces précipités sont incolores; leur couleur varie du jaune argileux ou du rouge jaunâtre au beau rose, en passant par toutes les nuances du rouge brun. Le sel ne le dissout qu'en très petite quantité dans l'eau froide; il est plus soluble dans l'eau chaude, mais la dissolution saturée chaude l'abandonne en se refroidissant. Il est insoluble dans l'alcool et l'éther. Les acides le décomposent, et en séparent de l'acide urique, circonstance qui mérite une attention

(1) *Icones*, pl. III, fig. 1 et 8, B; pl. IV, fig. 2, A; pl. VI, fig. 8; pl. VIII, fig. 1, 4 et 6; pl. IX, fig. 1 et 7.

(2) Comp., sur la forme des cristaux de l'acide sodique, mon *Anleitung*, pl. III, fig. 10, et Simon, *Medic. chemie*, t. II, fig. 23.

(3) Simon, *loc. cit.*, fig. 28, *a*.

particulière, attendu qu'elle contribue puissamment à assurer le diagnostic de cette substance au microscope; car lorsqu'on ajoute un acide en excès au précipité grenu, on le voit disparaître peu à peu, et faire place aux cristaux rhomboïdaux de l'acide urique (1). L'urate d'ammoniaque n'a été non plus jusqu'ici trouvé à l'état de sédiment que dans l'urine.

On voit aussi des dépôts d'*urate de soude* dans le corps. Ils se trouvent dans certaines concrétions dites arthritiques. On ignore les formes de ce sel à l'état frais.

4° *Sels calcaires*. La chaux produit plusieurs sels insolubles, qui font souvent partie intégrante des dépôts qu'on trouve dans le corps humain. Ce sont les suivants :

L'*oxalate calcaire* donne des cristaux octaédriques (2), insolubles dans l'eau, l'alcool, l'éther et l'acide acétique, mais solubles dans l'acide chlorhydrique. Ces cristaux sont parfois si petits, qu'on n'en peut déterminer la forme, et qu'on a de la peine à les distinguer d'un précipité grenu. On ne les a observés jusqu'à ce jour que dans l'urine.

Le *sous-phosphate de chaux* (8 Ca. O + 3 P² O⁵, d'après Berzelius) constitue, quand il est récemment précipité, une gelée amorphe, transparente, incolore, à peine visible au microscope, mais qui peut devenir peu à peu une masse vaguement grenue. Le précipité est insoluble dans l'eau, l'éther, l'alcool et les alcalis; il se dissout sans effervescence dans les acides.

Le phosphate calcaire se rencontre très souvent, à l'état de précipité, dans presque tous les liquides du corps. Il paraît y être à l'état normal, ou dissous dans un acide, ce qui a lieu rarement, ou constituant, avec des susbtances organiques, de la protéine, etc., des combinaisons solubles, qui cependant ont besoin encore d'être étudiées. Lorsqu'une telle combinaison vient à être détruite, sans être remplacée par de nouvelles qui maintiennent le sel dissous, celui-ci se précipite.

Il est incertain que le phosphate calcaire neutre forme des précipités dans le corps humain.

Le *carbonate calcaire* se présente sous l'aspect d'un précipité vaguement grenu, ou sous celui d'une masse cristalline. Des cristaux bien prononcés de ce sel (rhomboèdres) n'ont point encore

(1) SIMON, *loc. cit.*, fig. 28, c.
(2) SIMON, *loc. cit.*, fig. 36.

été observés chez l'homme; mais ils se rencontrent fréquemment chez les animaux et les végétaux. Le sel est insoluble dans l'eau, l'éther, l'alcool et les acides; mais il se dissout avec effervescence (formation de bulles d'air) dans les acides, ce qui le caractérise suffisamment au microscope.

Ses précipités se voient dans presque tous les liquides de l'économie. On ne peut que hasarder des conjectures touchant son origine : ou il existe dans les liquides du corps à l'état de carbonate acide, et se précipite quand une soustraction d'acide carbonique le réduit à n'être plus que du carbonate simple; ou bien des sels calcaires, formés par un autre acide et solubles dans le liquide du corps (lactates, chlorures, etc.), sont décomposés par l'acide carbonique libre qui existe partout dans les liquides, d'où résulte un précipité de carbonate calcaire.

On ne sait pas encore bien si le *sulfate de chaux* constitue des précipités dans les corps; le fait est probable, mais non démontré.

5° *Phosphate ammoniaco-magnésien.* Ce sel est cristallin, mais ses dépôts diffèrent suivant qu'ils se produisent avec rapidité ou avec lenteur. Dans le premier cas, il forme des groupes étoilés de cristaux aciculaires, ou des agrégations lamelleuses de cristaux ayant beaucoup de ressemblance avec les feuilles irrégulièrement dentelées du pissenlit (1). Dans le second cas, il produit des prismes triangulaires, tronqués aux deux angles qui correspondent à la même arête latérale (2).

Les cristaux du phosphate ammoniaco-magnésien sont insolubles dans l'eau, l'éther, l'alcool et les alcalis; mais ils se dissolvent très aisément, et sans effervescence, dans les acides, même dans l'acide acétique. Cette particularité, jointe à la forme caractéristique des

(1) Simon, *loc. cit.*, fig. 30, où cependant la pluralité des cristaux appartient déjà à une forme plus développée.

(2) *Icones*, pl. II, fig. 4, *a*. — Simon, *loc. cit.*, fig. 27. Cependant il y a parfois d'autres angles tronqués, ce qui produit les formes fig. 4, *b* et *c*, pl. II de mes *Icones*. — Il n'est pas facile d'expliquer les nombreuses variétés de la forme cristalline de ce sel et de les ramener à une forme fondamentale commune. Celle-ci semble être le prisme rhomboïdal. Par une troncature symétrique d'une des arêtes obtuses (*Icones*, pl. XXVI, fig. 5), elle passe au prisme triangulaire. Par des modifications également symétriques des faces terminales de l'arête obtuse restante, on a la forme ordinaire (*Icones*, pl. II, fig. 4, *a*), que d'autres altérations font passer aux formes *b* et *c* de la même figure.

cristaux, en assure le diagnostic. La première forme cristalline du précipité, celle qui est la moins nette, ne se voit généralement que quand on verse de l'ammoniaque dans les liquides du corps, ce qui détermine une précipitation fort prompte. Les précipités qui se produisent d'eux-mêmes affectent toujours la forme de cristaux bien dessinés, autant du moins que j'en puis juger d'après mes nombreuses observations.

La formation du précipité s'explique d'une manière satisfaisante. Tous les liquides du corps contiennent du phosphate de magnésie, qui passe à l'état de sel triple dès que, par une cause quelconque, il se trouve mis en présence de l'ammoniaque. Aussi les cristaux de ce sel sont-ils des plus communs parmi ceux que le microscope fait découvrir dans le corps humain. Souvent tous les tissus et tous les liquides en sont remplis dans les cadavres où la putréfaction a développé de l'ammoniaque. Presque tous ces liquides aussi, quand on y verse de l'ammoniaque, montrent au microscope des groupes de cristaux imparfaits appartenant à la première forme.

6° *Sulfure de fer.* Quand il abonde, il forme, à l'œil nu, un dépôt noir, noir-bleuâtre ou vert-noir. Au microscope on distingue des grains, qui varient depuis le volume de simples molécules jusqu'à un diamètre de plus de 1/400 de ligne. Le précipité, insoluble dans l'eau, se dissout dans les acides, dont le sulfhydrate ammonique le sépare de nouveau, avec une couleur noire. J'ai dit précédemment à quelle cause se rattache sa formation.

7° *Matière colorante de la bile* (*cholépyrrhine* de Berzelius). Elle constitue un précipité à grains fins, auxquels sont très rarement mêlés de petits cristaux microscopiques. Ce précipité, de couleur jaune brun, très vive (1), ne se dissout ni dans l'eau, ni dans la plupart des acides. L'acide azotique fait éprouver à sa couleur un changement caractéristique; il le rend d'abord vert, puis bleu, rouge, et enfin le décolore tout-à-fait. Cette substance ne se rencontre guère que dans la bile.

8° *Silice.* Elle produit incontestablement des précipités dans le corps, mais si peu abondants, que jusqu'à présent ils ont échappé à l'observation dans les recherches microscopiques.

9° Précipités de substances qui sont très solubles dans les liquides du corps, mais que la concentration ou l'évaporation complète de

---

(1) *Icones*, pl. II, fig. 5.

ceux-ci met en évidence. Ici se rangent, avec beaucoup de matières organiques, la plupart des sels à base alcaline, comme le chlorure sodique, les phosphate et sulfate de soude, etc. Ces précipités forment des masses grenues ou cristallines, suivant leur nature chimique et le plus ou moins de promptitude de leur production. Ils apparaissent toujours lorsqu'on fait dessécher des liquides du corps, et qu'on examine le résidu au microscope; mais, comme ils sont alors des produits de l'art, je n'ai point à m'en occuper ici. Cependant, comme leur étude a une grande importance pour la zoochimie, il serait à désirer qu'on s'attachât à bien déterminer les formes cristallines, afin de pouvoir en tirer, dans les analyses des liquides du corps, un parti plus avantageux qu'il n'a été permis jusqu'à présent de le faire.

On se demande si la concentration des liquides peut aussi donner lieu à des précipités de ce genre dans le corps vivant. La chose paraît avoir réellement lieu quelquefois. Ainsi, après l'emploi du sulfate de magnésie, comme purgatif, j'ai observé des cristaux microscopiques de ce sel dans les déjections alvines; le même phénomène a sans doute lieu pour d'autres sels laxatifs, mais c'est un fait qui n'a point d'importance pour l'anatomie pathologique.

F. Boudet a prétendu que certaines concrétions contenaient, avec du phosphate et du carbonate calcaires, une grande quantité de sels qui sont solubles dans l'eau (chlorure, sulfate et phosphate sodiques) (1). Si le fait est exact, il offre beaucoup d'intérêt, car on doit être surpris de ce que ces sels ne se dissolvent pas rapidement dans les liquides du corps qui les imbibent ou les entourent, ceux-ci n'étant point saturés, et d'ailleurs se renouvelant sans cesse par l'effet de l'endosmose. L'assertion de Boudet me paraît donc avoir besoin que de nouvelles observations la confirment, avant qu'on puisse l'admettre comme un fait incontestable.

Telles sont les substances qu'on a trouvées jusqu'à présent constituant les précipités qui se rencontrent dans le corps humain. Il est probable qu'avec le temps la liste en deviendra plus étendue.

Je ne puis m'empêcher de blâmer la manière dont ce sujet a été envisagé par certaines personnes. Deux méthodes principalement doivent être réprouvées. L'une attache trop d'importance à la ren-

(1) *Journal de pharmacie*, 1844, p. 335. — Millon et Reiset, *Annuaire de chimie*, Paris, 1845, p. 198.

contre de formations cristallines dans de véritables ou prétendus produits de maladie. Elle croit servir la science en décrivant ces cristaux, dont elle donne même des figures, souvent mauvaises et assez inexactes. C'est là l'enfance de l'anatomie pathologique. Nous n'avons plus aujourd'hui le même intérêt à savoir que, dans tel cas donné, un cristal a été trouvé dans telle ou telle partie du corps, si l'on ne nous en indique pas en même temps la composition chimique, de manière à nous fournir les moyens d'expliquer sa formation, et de comprendre le sens qu'on doit y attacher. Ne sait-on pas que, dans les cadavres en putréfaction, tous les tissus fourmillent de cristaux de phosphate ammoniaco-magnésien, sans que ce fait ait la moindre valeur aux yeux de l'anatomie pathologique ? De pareilles observations avaient autrefois l'avantage d'attirer l'attention sur le sujet en lui-même ; aujourd'hui ce n'est plus qu'un jeu, innocent sans doute, mais déplacé, puisque nous pouvons arriver à des renseignements plus positifs.

Une autre manière de procéder, qui est moins innocente, mérite par cela même un blâme plus sévère. C'est le charlatanisme qu'une arrogance ignorante emploie envers un public incompétent pour se faire admirer de lui aux dépens de la vérité. Les gens qui adoptent cette bannière ne sont jamais embarrassés. Ils mettent un liquide du corps sous le microscope, et y ajoutent de l'ammoniaque ; des cristaux se produisent ; aussitôt ils déclarent que ces cristaux sont de l'urate d'ammoniaque, quoique l'urate d'ammoniaque ne se trouve jamais cristallisé dans le corps, et qu'en outre sa séparation par l'addition de l'ammoniaque soit une impossibilité chimique. Des cristaux ayant la forme de lamelles rectangulaires et solubles en totalité dans l'éther, sont pour eux du sucre diabétique. Le mot *peut-être*, ou le point d'interrogation, ajouté en pareil cas, ne saurait excuser un pareil procédé, qui, dans les sciences exactes, détruirait à tout jamais la position scientifique de quiconque l'aurait employé une fois seulement, tandis qu'on le rencontre presqu'à chaque page dans des écrits qui s'annoncent comme ayant trait à la médecine ou à la physiologie.

Les dépôts dont j'ai parlé sont fort souvent inaccessibles à l'œil nu, et toujours on est obligé de recourir au microscope pour les étudier en détail. Ils produisent des concrétions d'une manière qui varie pour chacun d'eux, et qui n'est pas toujours parfaitement claire.

Les concrétions peuvent être rapportées à deux grands groupes, suivant qu'elles naissent dans des liquides sécrétés ou dans le parenchyme des organes.

PREMIÈRE CLASSE.

Concrétions dans les liquides sécrétés.

Ces concrétions naissent de plusieurs manières, qu'on peut rapporter aux types suivants, lesquels se rencontrent ou seuls, ou combinés ensemble :

1° D'un dépôt amorphe ou cristallin, une masse cristalline cohérente se produit par un procédé répétant en grand ce qui a lieu en petit lorsqu'un précipité amorphe devient cristallin ;

2° Une partie d'un précipité non cohérent se trouve collée par du mucus ou par quelque autre substance ;

3° Les précipités s'attachent à un corps étranger, de même que les cristaux s'accolent de préférence autour d'un corps plongé dans la dissolution ; c'est alors une incrustation. Mais le corps étranger contribue de deux manières à la formation de la concrétion. Tantôt, ce qui arrive souvent, il fait naître dans le liquide une disposition à produire un précipité, même lorsque cette disposition n'existait point auparavant : ainsi, sa présence peut provoquer une irritation inflammatoire, occasionnant une sécrétion alcaline, de sérum du sang, de pus, qui, mêlée avec un liquide acide, l'urine, par exemple, détermine la précipitation des sels phosphatiques que celui-ci tenait en dissolution. Tantôt il fait que des précipités, qui, sans lui, auraient été rejetés en dehors, s'appliquent à sa surface, et donnent ainsi lieu à des concrétions ; tel est le cas des pessaires dans le vagin, des corps étrangers dans la vessie, les fosses nasales, le canal intestinal ; ils commencent par s'incruster, puis, lorsque leur séjour se prolonge, ils deviennent de véritables concrétions.

Le noyau d'une concrétion se produit de l'une ou de l'autre de ces trois manières. La concrétion croît sans cesse par l'addition successive de nouveaux précipités. Son accroissement a lieu couche par couche ou autrement. Le mode qu'il affecte et la texture qui en résulte dépendent de la nature des précipités. Si ceux-ci consistent en masses d'un certain volume ou en cristaux, la concrétion devient tuberculeuse, hérissée ; si le dépôt est à grains fins, il forme des couches lamelleuses et lisses. De là vient aussi que la forme des concrétions varie beaucoup. En général, elle est arrondie ; mais quand il y a plusieurs concrétions ensemble, elles se compriment ou s'usent mutuellement, ce qui leur fait prendre une forme polyédrique, surtout lorsqu'elles sont molles, comme la plupart des calculs biliaires. La forme dépend également de celle du réservoir ; si celui-ci est un canal tubulaire, la concrétion devient allongée, en amande, en forme de saucisse ; s'il est irrégulier, la concrétion l'est aussi ; de sorte que, dans les réservoirs ramifiés, comme les bassinets des reins, elle se montre fréquemment rameuse. Toutes ces particularités sont faciles à concevoir, et je n'ai pas besoin d'insister davantage sur elles.

Lorsque les concrétions dont il s'agit ici sont volumineuses, on les nomme *pierres* ou *calculs* ; quand elles sont petites et nombreuses, on les appelle *sable*, *gravier*.

Examinons-les chacune en particulier.

A. Calculs urinaires.

Ici se rangent toutes les concrétions qui ont l'urine pour eaumère. Elles peuvent se former dans toutes les régions de l'appareil urinaire. Cependant leur siége le plus ordinaire est le rein ou la vessie, ce qui les fait distinguer en *calculs rénaux* et *calculs vésicaux*. Les pierres qu'on trouve dans les uretères et l'urètre n'y ont ordinairement pas pris naissance ; ce sont des calculs rénaux ou vésicaux qui, parvenus dans ces conduits, s'y sont arrêtés. Il arrive quelquefois qu'après des lésions des organes urinaires, l'urine s'infiltre dans les parties environnantes et y produit des pierres.

D'après la terminologie indiquée plus haut, on distingue des *calculs urinaires* proprement dits, des *graviers* ou *gravelle*, et du *sable*. Sous ces dernières dénominations, on comprend de petites et nombreuses concrétions urinaires assez peu volumineuses pour traverser l'urètre sans difficulté. Cependant cette distinction est purement artificielle ; il n'y a pas de limites tranchées entre les divers sédiments de l'urine.

Les calculs urinaires (1) présentent de très grandes différences, non seulement dans leurs qualités physiques, forme, volume, du-

---

(1) La littérature des calculs urinaires est fort étendue. Je citerai seulement, parmi les ouvrages modernes, L.-V. BRUGNATELLI, *Litologia umana*, Pavia, 1819, in-fol., fig. — MAGENDIE, art. *Gravelle*, du *Dictionnaire de médecine et de chirurgie pratiques*, t. IX, p. 247. — BERZELIUS, *Traité de chimie*, t. VII, p. 638. — CIVIALE, *Traité de l'affection calculeuse*, Paris, 1838. — SCHARLING, *De chemicis calculorum rationibus*, Copenhague, 1839.

reté, couleur, mais encore dans leur constitution chimique et leur mode de formation. Ils sont simples ou composés, c'est-à-dire formés d'une seule substance ou de plusieurs.

Les calculs urinaires simples sont de plusieurs sortes.

1° *Calculs d'acide urique et d'urates.*

Ce sont les plus communs de tous; mais ils offrent également certaines diversités en raison de leurs principes constituants.

Ceux d'acide urique sont très fréquents, et atteignent souvent un volume considérable. On en trouve quelques uns, mais rares, qui ont une teinte blanche, parce que l'acide y est pur. Ordinairement cet acide est combiné avec la matière colorante de l'urine, ce qui rend les pierres jaunâtres, rougeâtres, brunes. Celles-ci sont tantôt lisses, tantôt, plus rarement, tuberculeuses et inégales à la surface. Il leur arrive souvent d'être formées de couches lamelleuses. Elles contiennent toujours de petites quantités d'autres substances.

On les reconnaît sans peine aux réactions caractéristiques de l'acide urique. Quand on les dissout à chaud dans l'acide azotique, qu'on évapore la dissolution presque à siccité, et qu'on y ajoute alors un peu d'ammoniaque, la masse prend une belle couleur purpurine. Les commençants commettent souvent la faute de brûler la dissolution en la chauffant trop, ce qui empêche la réaction d'avoir lieu. La meilleure manière d'éviter cet inconvénient est de suivre le procédé indiqué par Jacobson : on prend un échantillon du calcul, qui peut être plus petit qu'une graine de moutarde, on le met dans un verre de montre, on verse dessus deux gouttes d'acide azotique, on fait chauffer, puis on continue d'évaporer la dissolution, à une chaleur modérée, jusqu'à ce qu'elle soit devenue fort épaisse ; alors on renverse le verre sur un autre verre de montre contenant quelques gouttes d'ammoniaque caustique ; les vapeurs alcalines saturent l'acide urique et font apparaître la couleur rouge.

Mais cette réaction appartient également aux calculs d'urates.

Les pierres composées en totalité ou en grande partie d'*urate d'ammoniaque* sont rares et ordinairement petites. Leur couleur, rarement blanche, est plus souvent jaunâtre ou jaune-rougeâtre. Leur surface est lisse ou parsemée de petites verrues. Elles ont une cassure terreuse ou lamelleuse. On reconnaît l'urate d'ammoniaque à la réaction caractéristique de l'acide urique. Pour le distinguer de celui-ci, on a recours au procédé suivant : l'acide urique est très peu soluble dans l'eau, tandis que l'urate se dissout en notable quantité dans ce liquide chaud ; on pulvérise un peu du calcul, on le fait bouillir avec de l'eau, et on filtre la liqueur saturée tandis qu'elle est encore chaude; par le refroidissement, une partie du sel se sépare sous la forme d'un précipité grenu. On porte celui-ci sous le microscope, et, en y ajoutant un acide minéral, on le voit disparaître peu à peu, pour faire place aux cristaux précédemment décrits d'acide urique.

Cependant, comme les autres urates, d'ailleurs plus rares à rencontrer dans les calculs urinaires, se comportent de la même manière, la recherche de l'urate d'ammoniaque exige un procédé plus pénible quand on veut arriver à une détermination rigoureuse. Il faut, avant de traiter la poudre par l'eau chaude, la bien laver d'abord avec de l'eau froide, pour la débarrasser de tous les matériaux azotés de l'urine qu'elle pourrait contenir. L'urate qu'on obtient ensuite par l'eau chaude peut être reconnu de deux manières pour un sel ammonique; ou on le brûle, et il disparaît sans laisser de résidu, tandis que les autres urates à base fixe laissent un résidu incombustible; ou on verse dessus une faible lessive de potasse, et on chauffe modérément; il se dégage de l'ammoniaque, facile à reconnaître à son odeur, aux vapeurs blanches dont s'entoure une baguette de verre trempée dans l'acide chlorhydrique, et à la couleur bleue que prend le papier de tournesol rouge.

D'autres *urates*, comme ceux de *soude*, de *magnésie* et de *chaux*, constituent rarement des calculs entiers à eux seuls, mais existent souvent en plus ou moins grande quantité dans des pierres dont d'autres substances forment la masse principale. On les reconnaît de la même manière que l'urate d'ammoniaque, c'est-à-dire en traitant la poudre des calculs par l'eau chaude, et laissant refroidir la liqueur; on fait rougir le résidu, pour détruire l'acide urique, et la nature de ce qui reste peut être constatée aisément à l'aide des méthodes que la chimie indique pour la recherche des bases inorganiques.

La cause prochaine immédiate qui donne lieu à la formation de tous les calculs de ce genre, est une constitution particulière de l'urine, qui se trouve saturée d'urates. Le médecin reconnaît cette constitution à ce que l'urine rendue se trouble après le refroidissement, et forme un sédiment qui consiste en urates (d'ammoniaque surtout). Mais il faut nécessairement qu'à cette première condition s'en adjoigne encore une seconde, c'est-à-dire qu'une partie des urates ou de l'acide urique en excès se précipite dans l'intérieur du corps, dans les voies urinaires. La plupart du temps, le précipité consiste en acide urique, et dépend de ce qu'un autre acide libre décompose les urates de l'urine, de sorte que l'acide urique, mis en liberté, et qui, étant beaucoup moins soluble dans l'urine que ne le sont ses sels, ne peut y rester qu'en petite proportion, se précipite pour la plus grande partie. Il me paraît douteux que les urates puissent constituer des dépôts primaires dans le corps, attendu que la cause ordinaire qui détermine leur précipitation, c'est-à-dire le refroidissement de l'urine, ne se rencontre pas dans l'économie. Cependant peut-être la chose a-t-elle lieu lorsqu'une urine saturée d'urate séjourne pendant longtemps dans la vessie, et que par un effet d'endosmose elle abandonne de l'eau au sang.

Toutefois les conditions précitées ne donnent point naissance à un calcul, mais seulement à un précipité, souvent à grains tellement fins qu'il échappe à l'œil nu et ne peut être reconnu qu'avec le microscope, ou ne se rassemble sous forme de sédiment qu'après un long repos de l'urine évacuée hors du corps. De ces précipités il peut provenir des graviers lorsque, par l'une des circonstances précédemment mentionnées, ils se pelotonnent en masses d'un certain volume avant de quitter le corps. Mais, pour qu'une pierre se forme, il y a nécessité qu'un *noyau* se produise d'abord. Ce rôle de noyau peut être joué par un gravier, que son volume ou sa position force de rester dans les voies urinaires, par un grumeau de mucus, par un caillot de sang ou de fibrine, par un corps étranger, etc. Pour que, de la sorte, un calcul d'acide urique ou d'urate se produise, il faut encore que la diathèse urique, c'est-à-dire la prédominance des urates dans l'urine, persiste longtemps. Les précipités que forme le liquide se déposent alors de préférence autour du noyau, soit qu'ils consistent en acide urique, mis en liberté par un autre acide, ou en urates, que la présence de la pierre détermine à se séparer de la dissolution saturée.

Telles sont les conditions que peut assigner l'anatomie pathologique. La recherche des causes qui amènent la diathèse urique rentre dans le domaine de la pathologie générale. Mais la méthode introduite par Liebig promet de grands secours à celle-ci. Elle montre au moins la route qu'il faut suivre, quoique les résultats particuliers obtenus jusqu'ici ne puissent pas encore être considérés comme tout-à-fait certains. D'après ces principes, l'établissement de la diathèse urique s'explique de la manière suivante.

On ne saurait mettre en doute que la plus grande partie des combinaisons de protéine contenues dans les aliments et les éléments constituants du corps, ne se convertisse en urée et en acide urique par l'effet de la nutrition, et ne soit évacuée sous cette forme par l'urine, quoique nous ne connaissions point encore les intermédiaires qui existent indubitablement entre ces deux ordres de substances. Mais la métamorphose ne peut avoir lieu que par une addition d'oxygène. Comme on le démontre par le calcul, il faut plus d'oxygène pour transformer théoriquement un atome de protéine en urée, acide carbonique et eau, que pour en former de l'acide carbonique, de l'eau et de l'acide urique.

$$
\begin{array}{llll}
1 \text{ Equivalent de protéine} &= C^{48}H^{36}N^6O^{14} & \text{se transforme en} \\
3 \quad\text{—}\quad \text{d'urée} &= C^6\ H^{12}N^6O^6 \\
42 \quad\text{—}\quad \text{d'acide carbonique} &= C^{42} & O^{84} \\
24 \quad\text{—}\quad \text{d'eau} &= \quad\ \ H^{24} & O^{24} \\
\hline
& C^{48}H^{36}N^6O^{114}
\end{array}
$$

Il faut donc pour cette transformation 100 équivalents d'oxygène.

Si, au lieu d'urée, c'est de l'acide urique qui se forme, les choses se passent autrement.

$$
\begin{array}{llll}
1 \text{ Equivalent de protéine} &= C^{48}H^{36}N^6O^{14} & \text{donne :} \\
3 \quad\text{—}\quad \text{d'acide urique} &= C^{15}H^6\ N^6O^9 \\
33 \quad\text{—}\quad \text{d'acide carbonique} &= C^{33} & O^{66} \\
30 \quad\text{—}\quad \text{d'eau} &= \quad\ \ H^{30} & O^{30} \\
\hline
& C^{48}H^{36}N^6O^{105}
\end{array}
$$

Il ne faut donc ici que 91 équivalents. Cela explique comment une faible addition d'oxygène peut être cause qu'une quantité d'acide urique plus considérable qu'à l'ordinaire se forme dans le corps aux dépens de l'urée. Mais si l'on étend ces considérations aux aliments, on trouve qu'il y a un certain régime capable de favoriser la diathèse urique. Comme la protéine est en grande partie éliminée sous forme d'urée ou d'acide urique, on ne peut douter que beaucoup de principes constituants des aliments qui ne contiennent pas d'azote, soient, à la fin de la nutrition, éliminés en grande partie à l'état d'acide carbonique et d'eau. Pour cela aussi il y a nécessité d'une combinaison avec l'oxygène qui est amené au corps par la respiration. Mais on peut montrer en théorie comment des aliments divers exigent aussi des quantités diverses d'oxygène pour subir cette métamorphose. Ainsi :

100 parties d'amidon = 44,5C, 6,2H, 49,3O ont besoin de 118,5 parties d'oxygène pour en former 163 d'acide carbonique (44,5C + 118,5O) et 55,5 d'eau (6,2H + 49,3O).

100 parties de sucre = 42,2C, 6,4H, 51,4O, en exigent 112,4 d'oxygène pour produire 154,6 d'acide carbonique (42,2C + 112,4O) et 57,8 d'eau (6,4H + 51,4O).

100 parties de graisse = 79C, 11H, 9O, en demandent 289 d'oxygène pour former 289 d'acide carbonique (79C + 210O) et 99 d'eau (11H + 88O).

100 parties d'alcool = 52,2C, 13H, 348O en exigent 204,4 d'oxygène pour produire 191,2 d'acide carbonique (52,2C + 139O) et 117,2 d'eau (13H + 104,2O).

Si la quantité d'oxygène admise dans le corps en certaines conditions de la vie suffit pour convertir en urée, acide carbonique et eau, les principes constituants de la nourriture, qui, indépendamment des combinaisons de protéine, consistent principalement en amidon et en sucre, on peut se figurer qu'avec une nourriture plus chargée de graisse, jointe à un usage copieux d'alcool, l'oxygène ne suffit plus pour transformer complétement les combinaisons de protéine en urée, et qu'à la place de celle-ci il se produit de l'acide urique. En effet, l'expérience nous apprend que les aliments gras et l'usage des boissons alcooliques en abondance, joints à l'insuffisance d'admission d'oxygène nécessaire à la respiration, favorisent l'établissement de la diathèse urique. Dans tous les cas, les considérations précédentes montrent la voie qu'il faut suivre pour arriver ici à la vérité; mais nous ne devons pas oublier que beaucoup de circonstances peut-être, à nous inconnues, entrent encore en jeu, et que par conséquent tout ce qui vient d'être dit ne doit être considéré jusqu'à présent que comme un tissu d'hypothèses.

2° *Calculs d'oxyde xanthique.* Ils sont très rares, mais, sous tous les rapports, tiennent de fort près à ceux d'acide urique. Un calcul de ce genre, examiné par Wœhler, était d'un brun clair, avec des taches blanchâtres à sa surface; sa cassure était terne, avec une couleur de chair brune. Il se composait de couches concentriques. Le frottement lui faisait acquérir l'éclat de la cire. Sa dureté égalait à peu près celle des pierres d'acide urique.

Le caractère chimique de cette substance consiste en ce qu'elle se dissout dans l'acide azotique, sans dégagement de gaz, et que la liqueur évaporée laisse un résidu d'un jaune citrin vif, insoluble dans l'eau, mais soluble dans la potasse caustique, à laquelle il donne une couleur orangée foncée. On ne peut obtenir la teinte pourpre que l'acide urique donne quand on le traite par l'acide azotique.

Les conditions qui amènent la formation de ces pierres sont inconnues; mais elles ne diffèrent pas sans doute de celles qui produisent les calculs d'acide urique. Les causes auxquelles tient la diathèse urique agissent probablement aussi à leur égard, car l'oxyde xanthique ne diffère de l'acide urique, sous le rapport de la composition chimique, qu'en ce qu'il contient un atome d'oxygène de moins. Il tient donc aussi sans doute à ce que le corps reçoit moins d'oxygène qu'il n'en faudrait pour produire, dans la nutrition, de l'urée ou de l'acide urique.

3° *Calculs de cystine.* Rares aussi, ils le sont pourtant moins que les précédents. Ils ont une couleur jaunâtre, une surface lisse, une cassure d'apparence cristalline. La meilleure manière d'arriver au diagnostic de ces calculs et des sédiments urinaires de cystine consiste à unir les indications du microscope à celles des réactifs chimiques. La cystine est presque insoluble dans l'eau, mais elle se dissout aisément dans les alcalis. Lorsqu'on abandonne sa dissolution ammoniacale à l'évaporation spontanée, on obtient des cristaux très caractéristiques (1), qui sont des tables hexagones régulières (prismes tabulaires). Si, au contraire, on dissout la cystine dans un acide minéral étendu, et qu'on évapore la liqueur à une douce chaleur, il se forme des groupes d'aiguilles divergentes (2). La cystine a encore pour caractère de renfermer une quantité considérable de soufre (vingt-cinq et demi pour cent). Là-dessus se fonde une méthode que Liebig a proposée pour en constater chimiquement la présence ; on dissout le calcul dans une forte lessive de potasse, et on ajoute quelques gouttes d'acétate de plomb, pas plus cependant qu'il n'en peut être tenu en dissolution : dès qu'on fait bouillir le mélange, il se produit un précipité de sulfure de plomb, qui lui donne l'aspect de l'encre.

On ne sait rien sur les conditions qui président à la formation des calculs urinaires composés de cystine. Cependant il est probable que le soufre des combinaisons de protéine doit jouer là quelque rôle.

(1) Simon, *Medic. Chemie*, t. II, fig. 32.
(2) Comp. mon *Anleitung*, pl. III, fig. 9.

4° *Calculs d'oxalate calcaire.* Assez fréquents, ils sont tantôt rugueux, tuberculeux, et alors la plupart du temps brunâtres; on les nomme *calculs môraux;* tantôt petits, d'une couleur plus pâle, et lisses à la surface. Ils ne se dissolvent pas dans la potasse caustique; mais l'acide chlorhydrique les dissout, surtout à l'aide de l'ébullition, et sans effervescence. Rougis au chalumeau, puis imbibés d'une goutte d'eau, ils donnent une réaction alcaline, due à la chaux caustique qui a été mise à nu, et la dissolution aqueuse du résidu précipite par l'acide oxalique.

Les causes de la formation de ces calculs sont aussi en grande partie inconnues. Dans quelques cas on peut les attribuer à de l'acide oxalique qui a été introduit dans le corps par la voie des aliments. Ainsi, après qu'on a mangé de l'oseille, l'urine contient un sédiment d'oxalate calcaire, qui peut donner lieu à la formation d'un calcul de ce genre, si l'on continue longtemps la même nourriture. Mais il n'y a pas moyen de démontrer, dans tous les cas où l'on trouve des calculs d'oxalate, que l'acide oxalique provient du régime alimentaire. On est donc porté à conjecturer que cet acide peut se former dans l'organisme aux dépens d'autres substances. Or, Liebig et Woehler, dans leurs recherches sur les produits de la décomposition de l'acide urique (1), ont constaté que, quand on traite cet acide tant par le suroxyde de plomb que par l'acide azotique, il se forme, entre autres substances, de l'acide oxalique : ce fait rend probable à un haut degré que l'acide oxalique peut également naître d'autres substances dans l'intérieur de l'organisme; mais quelles sont ces substances, et dans quelles conditions a lieu la production de l'acide? ce sont là des questions auxquelles nous ne saurions répondre aujourd'hui. En tous cas, l'oxalate calcaire n'existe pas comme tel dans le sang, puisque son insolubilité ne permettait point qu'il s'en séparât pour pénétrer dans les conduits urinaires. Il faut que l'acide oxalique passe du sang dans l'urine à l'état de liberté ou de combinaison soluble, et que là seulement il s'empare de la chaux pour former avec elle un sel insoluble.

5° *Calculs de phosphate calcaire et de phosphate ammoniaco-magnésien.*

Les calculs de phosphate calcaire pur sont fort rares; mais on rencontre fréquemment ceux de phosphate ammoniaco-magnésien

(1) *Annalen der Chemie und Pharmacie*, t. XXVI. — Millon et Reiset, *Annuaire de chimie*, Paris, 1846, p. 108.

seul , et plus souvent encore les deux sels sont mêlés ensemble dans une même concrétion. Ces sortes de pierres ont une couleur blanchâtre ; elles sont tantôt terreuses , crétacées , parfois très légères et poreuses ; tantôt stratifiées, et alors non pulvérulentes , mais conchoïdes. Celles qui contiennent principalement des sels calcaires sont peu ou point fusibles au chalumeau ; leur fusibilité s'accroît avec la proportion du sel magnésien , aussi les calculs uniquement formés de ce dernier ont-ils reçu l'épithète de *fusibles*. Ce qui caractérise toutes ces concrétions , c'est qu'elles se dissolvent sans effervescence dans les acides , et que l'ammoniaque , versée dans la dissolution , en précipite les sels sans qu'ils aient subi aucun changement. Pour déterminer si elles contiennent plus de sel calcaire ou plus de sel magnésien , il faut avoir égard d'abord à leur degré de fusibilité au chalumeau. Ensuite , lorsqu'on sature presque d'ammoniaque la dissolution acide , et qu'on ajoute de l'acide oxalique , la chaux seule se précipite à l'état d'oxalate ; qu'alors on filtre la liqueur , et qu'on y verse un excès d'ammoniaque , du phosphate ammoniaco-magnésien se précipite sous la forme précédemment décrite. Il est alors facile de comparer ensemble les quantités de sels magnésien et calcaire obtenus par les deux procédés.

La formation de ces calculs s'explique très aisément d'après les principes énoncés plus haut. L'urine contient toujours du phosphate de chaux et du phosphate de magnésie. Lorsque , par une cause quelconque, elle devient ammoniacale , ces deux sels se précipitent. Si , au contraire , elle contient un excès de carbonate potassique ou sodique , le phosphate calcaire seul se précipite. Comme ce dernier changement de l'urine a lieu bien plus rarement que l'autre (1), et que le phosphate magnésien existe d'ordinaire en plus grande quantité dans le liquide que celui de chaux , on conçoit pourquoi le premier de ces deux sels prédomine , en général , dans les calculs phosphatiques. Dès que , la disposition alcaline persistant pendant longtemps , il survient les conditions nécessaires à l'agglomération des simples précipités , un calcul se produit.

6° Outre les calculs dont je me suis occupé jusqu'ici , il y en a

(1) On ne l'observe qu'après l'usage prolongé des carbonates alcalins ou des sels alcalins produits par les acides végétaux , lesquels , dans l'organisme, se convertissent en carbonates ; il est très commun , au contraire , que l'urine contienne du carbonate d'ammoniaque, provenant de la décomposition de l'urée.

qui paraissent être composés entièrement ou en grande partie de matières organiques indifférentes (fibrine et autres combinaisons de protéine, mucus, etc.). Jusqu'à présent on n'a eu que de rares occasions d'en observer (Marcet, Morin, A. Cooper, Brugnatelli, Scharling). Ces calculs brûlent presque en totalité au chalumeau, en répandant une odeur de corne brûlée; ils ne sont pas solubles dans les acides, mais se dissolvent dans les alcalis, et ne montrent aucune trace de cristallisation.

Tout au contraire des autres calculs urinaires, ceux-là naissent d'une manière qui se rapproche beaucoup de celle des concrétions produites dans le parenchyme des organes; ils se forment du mucus vésical, ou plus souvent encore de caillots sanguins et fibrineux, qui s'amassent dans les bassinets des reins ou la vessie, et y subissent d'ultérieures métamorphoses.

Cependant les cas sont rares où l'on trouve des calculs urinaires aussi simples que ceux qui viennent d'être décrits. Souvent ces concrétions contiennent simultanément plusieurs substances diverses, non pas seulement celles dont j'ai parlé, mais encore de petites quantités de carbonate calcaire, de carbonate magnésien et de silice. Leurs éléments sont fréquemment très mêlés; tantôt il y en a deux, tantôt plusieurs, et parfois on les rencontre presque tous à la fois. Ainsi, certains calculs consistent en un mélange d'acide urique et d'urates; d'autres en acide urique, urates et phosphates terreux, quelques uns en oxalate calcaire et en phosphates. On en a même vu qui contenaient à la fois de l'acide urique, de l'oxalate calcaire, du phosphate de chaux, de l'urate d'ammoniaque, du carbonate calcaire et du phosphate ammoniaco-magnésien, par conséquent six substances différentes (1). Ces divers principes constituants sont parfois mêlés ensemble d'une manière intime; mais, plus fréquemment, ils forment un plus ou moins grand nombre de couches régulières et superposées, de sorte que le calcul peut avoir, dans ses différentes strates, une composition chimique diverse, d'où l'on doit évidemment conclure qu'il ne s'est point produit en entier à la même époque. La nature et la succession de ces couches varient beaucoup suivant les cas (2).

La plupart du temps, eu égard à la manière dont se produisent

(1) Lois, *Journal de chimie médic.*, novembre 1831.

(2) Sandifort, *Museum anatomicum*, t. III. — Bence Jones, dans *Med. chirurg. Trans.*, 1843, p. 100.

les calculs, on parvient à expliquer d'une manière assez satisfaisante cette stratification, qui jette un nouveau jour sur le mode de formation des concrétions urinaires. Ainsi, il se produit des couches alternatives d'acide urique et d'urate lorsque, la diathèse urique persistant toujours, l'urine devient alternativement fort acide (ce qui amène la décomposition des urates et la séparation de l'acide urique) et peu acide (de sorte que l'urate d'ammoniaque, dont le liquide est saturé, peut s'appliquer à la surface du calcul). Quand la diathèse urique alterne avec l'oxalique, les couches alternatives sont d'oxalate calcaire et d'acide urique ou d'autres. Les pierres très communes qui résultent de couches alternatives d'acide urique ou d'oxalate calcaire et de phosphates terreux, prennent naissance lorsque la diathèse urique ou oxalique cesse pendant une certaine période, durant laquelle l'urine devient ammoniacale par décomposition de l'urée, alcalescence à laquelle contribuent et la sécrétion abondante de mucus déterminée par l'action stimulante de la pierre, et la rétention d'urine due à l'embarras du conduit excréteur de la vessie. Les couches alternantes d'acide urique et de phosphates sont quelquefois un produit de l'art, l'effet de médicaments; car les alcalis, auxquels certains médecins ont recours dans l'espoir d'empêcher le calcul de croître par de nouvelles additions d'acide urique, contribuent, au contraire, à en augmenter le volume, parce que, rendant l'urine alcaline, ils amènent une précipitation de sels phosphatiques.

Il arrive souvent aussi que la composition du noyau diffère de celle des autres parties de la pierre. Crosse a trouvé, dans 100 calculs, 72 noyaux d'acide urique et d'urate d'ammoniaque, 9 d'acide urique et d'oxalate calcaire, 14 d'oxalate de chaux, 1 de carbonate calcaire, et 2 de phosphate terreux. Ailleurs le noyau a été vu composé de cystine, de matière organique, de sang coagulé, de mucus, d'un corps étranger. Certaines pierres, au lieu d'un noyau, ont une cavité dans leur intérieur : il est probable qu'alors le noyau consistait en du mucus, qui s'est desséché plus tard. Assez rarement le noyau est libre et mobile dans le calcul, ce qu'on doit également attribuer à la dessiccation du mucus. Quelquefois la concrétion résulte de sables et de graviers réunis par un ciment, tantôt de même nature, tantôt de composition différente.

L'affection calculeuse se lie, comme je l'ai déjà dit, au régime alimentaire; mais elle tient aussi au climat et à d'autres influences locales, même, à ce qu'il semble, à la constitution du sol. Quelque importance que puisse avoir l'étude des diverses questions qui surgissent ici, elles concernent moins l'anatomie pathologique que la pathologie (1).

B. *Calculs prostatiques et séminaux.*

Il faut bien distinguer des calculs urinaires les concrétions qui se développent non dans l'appareil urinaire, mais dans les organes génitaux.

Ici se rangent d'abord les calculs prostatiques. Ils ont la plupart du temps des propriétés très caractéristiques, qui permettent de les reconnaître aisément. Toujours petits, du volume environ d'une tête d'épingle, ils sont d'ordinaire bruns, ou d'un brun rougeâtre ou jaunâtre. Cristallisés ou composés de couches, ils montrent fréquemment une surface polyédrique, comme facettée, semblable à celle d'un grain de phosphate plombique fondu au chalumeau. Sous le point de vue chimique, ils sont formés de phosphate calcaire, avec un peu de matière animale et de substance colorante (2).

Sans nul doute, ils doivent toujours naissance à un précipité de phosphate de chaux; mais on ne connaît point encore les causes qui déterminent ce précipité (3).

Des concrétions d'une composition chimique analogue se trouvent quelquefois dans les vésicules séminales et les conduits spermatiques. De même que les précédentes, elles naissent sans doute de la sécrétion des glandes, lorsque, par une cause quelconque, elle devient plus riche que d'habitude en sels calcaires; probablement alors il se produit d'abord un précipité, qui constitue ensuite une concrétion si les circonstances sont favorables (4).

Les parties génitales de la femme contiennent parfois aussi des concrétions de ce genre, qui consistent surtout en phosphates, et

(1) Comp. Langier, Considérations sur les diverses concrétions du corps humain (*Mém. de l'Acad. royale de médecine*, Paris, 1828, t. I, p. 391). WINDEMUTH, *De lithiasi endemica*, Marbourg, 1832. — H. TEXTOR, *Ueber das Vorkommen der Harnsteinen in Ostfranken*, Wurzbourg, 1843.

(2) *Icones*, pl. XXIII, fig. 5. — GLUGE, *Untersuchungen*, cah. 1, p. 90. — CRUVEILHIER, *Anat. pathologique*, XXXe livraison, pl. I.

(3) Lassaigne a trouvé dans 100 parties de calcul prostatique 84,5 de sous-phosphate calcaire, 0,5 de carbonate et 15 de matière animale (mucus, etc.).

(4) Peschier a trouvé dans 100 parties d'une concrétion de ce genre : phosphate de chaux, 90, carbonate calcaire, 2, matière animale, 12.

dont la formation ne diffère pas de celle des calculs urinaires de même nature (1).

C. *Calculs salivaires et tartre des dents.*

Parmi les principes constituants normaux de la salive, on compte une très petite quantité de substances qui, au milieu de circonstances favorables, peuvent donner lieu à la formation d'un précipité insoluble. Ce sont des sels terreux (phosphate calcaire et magnésien), rendus probablement solubles par une combinaison encore inconnue avec des matières organiques, et des sels calcaires solubles qui, dans certains cas, subissent une décomposition chimique et se transforment en carbonate insoluble. Quand la quantité de ces principes dépasse l'état normal, et qu'en même temps les circonstances ne leur permettent plus de rester en dissolution dans la salive, un précipité se fait. Ce précipité est entraîné par la salive à mesure qu'il se forme, ou bien il s'accumule en masses plus ou moins volumineuses, en concrétions. Celles-ci sont de deux sortes, les calculs salivaires et le tartre des dents.

Les *calculs salivaires* se produisent quand le précipité a lieu dans l'intérieur même des glandes, et s'y réunit en masses assez volumineuses pour ne pouvoir point franchir le canal excréteur. La concrétion continue alors de croître par l'addition de nouveaux précipités, et elle peut atteindre une grosseur considérable. On la trouve ou dans le parenchyme des glandes salivaires ou dans leurs conduits excréteurs. Ce sont des masses rondes ou oblongues, qui peuvent acquérir le volume d'une amande, d'une olive, même d'un œuf de pigeon ; leur couleur est blanchâtre. Tantôt elles résultent d'un assemblage de couches concentriques, tantôt elles sont crétacées, salissent les doigts, et se laissent écraser facilement ; toutefois, on en voit qui ont la dureté de la pierre. Il y a parfois dans leur intérieur un noyau dur et plus dense, de couleur verdâtre. Leurs principaux éléments sont toujours des sels calcaires, notamment les carbonates, liés par une matière animale (mucus, protéine modifiée).

(1) Un gros calcul utérin, ayant pour noyau un morceau de tibia de poulet, consistait en phosphate calcaire. Un autre, volumineux, était composé de phosphate ammoniaco-magnésien, entouré de phosphate de chaux (Brugnatelli). Une concrétion tirée du vagin d'une vieille femme avait une teinte de blanc jaunâtre ; elle se composait de phosphate calcique et d'une matière animale qui resta en flocons lorsqu'on fit dissoudre la pierre dans l'acide chlorhydrique.

Une analyse publiée par Wright (1) montre combien la quantité des sels calcaires peut augmenter dans la salive par des influences pathologiques. Dans l'état normal, le phosphate de chaux ne dépasse pas 0,6 sur 1000 parties. Wright l'a vu s'élever à 14. Dans quelques autres faits plus anciens qu'il rapporte, la salive était tellement chargée de sels calcaires, que par la dessiccation elle se prenait en une masse crétacée. Du reste, les analyses suivantes (2) de 100 parties de calculs salivaires donneront une idée de leur composition uniquche :

	1.	2.	3.	4.	5.	6.	7.
Carbonate calcique....	81,3	79,4	80,7	13,9	20	15	2
Phosphate calcique...	4,1	5,6	4,2	38,2	75	55	75
Phosphate magnésique.	»	»	»	5,1	»	1	»
Sels solubles dans l'eau.	6,2	4,8	5,1				
Matière animale.....	7,1	8,5	8,3	38	»	25	23
Eau et perte........	1,3	2,3	1,7	6,3	5	2	»

Lorsque le précipité n'a pas lieu dans les glandes salivaires, mais seulement dans la cavité buccale, il s'applique à la surface entière de cette excavation. C'est ainsi qu'en examinant l'enduit d'une langue chargée, on trouve fort souvent les cellules épithéliales de l'organe incrustées de dépôts calcaires grenus. Mais comme les cellules épithéliales de la bouche se renouvellent et tombent sans cesse, les précipités ne sauraient s'accumuler et former des concrétions. Il ne leur est possible de s'attacher qu'aux dents, chez les personnes surtout qui négligent les soins de propreté. C'est ce qui explique la formation du tartre des dents, dont les dépôts forment des amas d'un bleu grisâtre à la base et dans les interstices de ces petits os.

(1) Dans *Handbibliothek der Auslandes* d'ECKSTEIN, Vienne, 1844, p. 173.

(2) Les n°° 1, 2 et 3 sont des calculs analysés par Wright (*loc. cit.*, p. 57). Le n° 4 est dû à Bibia [*Medic. Correspondenzblad fuer baierische Aerzte*, 1843, n° 47]; le calcul avait une pesanteur spécifique de 0,933; il ne contenait dans son noyau que du mucus et de l'albumine. L'analyse exprime la composition des couches qui entouraient ce noyau. Avec 35 p. 0/0 de substance organique, celui-ci renfermait 3,1 de graisse et des traces de soude. — La cinquième analyse est de Lecanu; le calcul se composait d'un noyau dense et dur, de couleur grisâtre, avec une enveloppe blanche et friable. — La sixième, de Besson, portait sur un calcul du conduit de Warthon d'une femme sexagénaire; ce calcul était ridé, blanc, friable, composé de couches concentriques, et d'une pesanteur spécifique de 2,30. Outre les substances précisées, il contenait encore 2/100° d'oxyde de fer (?). — La septième est de Golding Bird.

Probablement, toutefois, cette formation ne se rattache pas tant aux glandes salivaires elles-mêmes qu'aux autres petites glandes de la bouche.

Le tartre des dents a été trouvé composé de la manière suivante (1) :

	1.	2.
Phosphates terreux (calcique et magnésique).	79	66
Carbonate calcique	»	9
Mucus (avec épithélium?)	12,5	13
Ptyaline	1,0	»
Matière animale soluble dans l'acide chlorhydr.	7,5	5
Eau	»	7
	100	100

Denis a examiné l'enduit saburral de la langue, raclé et enlevé chaque jour avec un couteau d'ivoire. C'était alors une masse ferme, translucide, d'un gris jaune, ne contenant aucun cristal, et composée, sur 100 parties, de phosphate calcique 34,7, carbonate calcique 8,7, mucus altéré 50; perte 6,6.

Le tartre qui s'attachait aux dents de la même personne avait une composition identique. Si l'on réfléchit que, d'après sa nature, l'enduit de la langue doit contenir bien plus de cellules épithéliales qu'il n'y en a dans le tartre des dents, on voit que, du reste, l'analogie est frappante sous le point de vue de la composition chimique, et c'est une preuve que les deux dépôts doivent dépendre des mêmes causes.

Suivant Mandl, le tartre des dents ne tiendrait point à un accroissement des sels calcaires de la salive; il résulterait uniquement de ce que des squelettes d'infusoires ayant, pour la forme, de la ressemblance avec les vibrions, se déposeraient dans le mucus et entre les dents, où ils produiraient des concrétions. Cette opinion me paraît dénuée de tout fondement. Il m'est arrivé souvent d'apercevoir des vibrions en assez grand nombre dans l'enduit de la langue, le mucus des dents creuses, etc.; mais le fait n'était pas constant; d'ailleurs, ces animalcules n'avaient pas de squelette calcaire. D'un autre côté, il était ordinaire qu'avec les vibrions je découvrisse des dépôts de sels calciques. Si donc ces infusoires jouent un rôle quelconque dans la production du tartre dentaire, il doit être très subordonné.

(1) La première analyse est de Berzelius, la seconde de Vauquelin et Laugier.

D. *Calculs lacrymaux.*

Ces concrétions se produisent sous les mêmes conditions absolument que les précédentes. Les larmes, quoiqu'un liquide fort aqueux dans l'état normal, contiennent une petite quantité de sels calcaires qui, lorsqu'ils augmentent beaucoup, par l'effet d'un travail pathologique, peuvent donner naissance à des concrétions. Celles-ci se forment ou dans la glande lacrymale, ou dans l'œil, dans les conduits lacrymaux et le sac lacrymal. A ces dernières s'annexe ordinairement encore, comme principe constituant, la matière grasse de la sécrétion des glandes de Méibomius.

Fourcroy et Vauquelin ont trouvé principalement du phosphate de chaux dans les calculs de ce genre. Mais souvent ils ont une composition chimique un peu plus compliquée, comme le prouvent les analyses suivantes (1) :

	1.	2.
Phosphate calcique	47,3	9
Carbonate calcique	8,4	48
Carbonate magnésique	1,1	»
Oxyde de fer	0,9	»
Chlorure sodique, avec une matière animale soluble	5,9	traces
Mucus	20,3	16
Matière analogue à l'albumine	»	25
Graisse	11,9	traces
Eau	3,0	»
	98,8	100

E. *Concrétions nasales, gutturales, tonsillaires et bronchiques.*

Elles naissent de la même manière que les calculs salivaires, et ont absolument la même composition chimique.

Parfois elles forment des incrustations autour de corps étrangers. Ainsi, Ruysch (2) rapporte qu'une bille d'ambre qu'une jeune fille

(1) La première analyse concerne une concrétion qui s'était formée à l'œil d'un aveugle, et dont Wurzer fit l'analyse. Cependant il me paraît douteux que ce fût là un calcul lacrymal. Dans la supposition où telle aurait été son origine, la graisse provenait probablement de la sécrétion des glandes de Méibomius. La seconde analyse porte sur un calcul que Desmarres trouva dans le conduit et le sac lacrymal. Il pesait 4 centigr., et avait une pesanteur spécifique de 1,4. L'analyse en a été faite par Bouchardat (*Annales d'oculistique*, août 1842. — Voyez, pour d'autres cas, WALTHER, *Journal der Chirurg.*, 1820, p. 164. — SANDIFORT, *Observat. anatom. patholog.*, t. III, p. 71.

(2) *Observat. anat. chirurg. centuria*, obs. 45.

de cinq ans s'introduisit dans le nez et qui ne sortit qu'à l'âge de quatorze ans, était couverte d'une croûte pierreuse. Le même cite un autre cas analogue, mais où il s'agissait d'un noyau de cerise. Grandoni a décrit (1) une concrétion pierreuse qui s'était formée dans la fosse nasale gauche d'une femme, et qu'on retira avec une pince à polypes : elle pesait 76 grains, et se composait de phosphate et de carbonate calcaires, avec du carbonate magnésique, des matières organiques et des traces de fer. Deux autres concrétions de cette espèce (2) avaient la composition suivante :

	1.	2.
Phosphate calcique	46,7	79,56
Carbonate calcique	21,7	6,41
Carbonate magnésique	8,3	»
Chlorure sodique et autres sels solubles.	traces,	0,68
Matière animale.	23,3	4,62
Eau	»	8,93
	100	100

Une concrétion tonsillaire, analysée par Laugier, était d'un blanc grisâtre, assez dure, verruciforme, et composée d'une croûte raboteuse, couvrant un noyau blanc. Elle contenait 50 de phosphate calcique, 12,5 de carbonate calcique, 12,5 de mucus, et 25 d'eau.

F. *Calculs pancréatiques.*

Ils sont assez rares, mais paraissent se former aux dépens du suc pancréatique, dans des conditions analogues à celles qui amènent la production des calculs salivaires et lacrymaux, auxquels ils ressemblent entièrement quant à la composition chimique. Golding Bird en a analysé un, qui, dans 100 parties, contenait 80 de phosphate calcique, 3 de carbonate calcaire, et 7 de matière animale (3).

G. *Calculs biliaires.*

On comprend sous ce nom toutes les concrétions qui se précipitent de la bile. Elles se rencontrent dans toutes les parties de l'ap-

---

(1) *Annales* d'Omodei, octobre 1839.

(2) *Première analyse* : concrétion nasale, qui avait occasionné une migraine périodique ; d'un gris blanc, poreuse, terreuse, elle fut analysée par Geiger. Les matières animales furent désignées sous les noms de mucus, fibrine, osmazome et graisse. — *Seconde analyse*, faite par Brandes : concrétion provenant du nez d'une femme de soixante-quinze ans.

(3) On trouve des figures de calculs pancréatiques dans BAILLIE, *Engravings*, fasc. 5, pl. VII, p. 117.

pareil biliaire, le plus souvent dans la cholécyste, plus rarement dans les conduits biliaires du foie, le canal hépatique, le canal cholédoque et le tube intestinal. Elles varient beaucoup en égard à leur composition et par suite à leurs propriétés physiques. Les éléments qui les constituent sont :

1° La cholestérine en cristaux plus ou moins parfaits ; on la reconnaît à ce que la dissolution du calcul dans l'alcool chaud fournit des tables rhomboïdales ;

2° La matière colorante de la bile, cholépyrrhine de Berzelius. Cette substance, d'un brun rouge ardent, est très facile à reconnaître par sa réaction avec l'acide azotique, qui la fait passer successivement au vert, au bleu, au violet, au rouge, puis enfin la décolore. Elle se dissout dans la potasse bouillante, qui prend une couleur brune verdâtre. On en connaît diverses modifications, qui ne fournissent pas la réaction caractéristique avec l'acide azotique, notamment ;

3° Un pigment de couleur brune foncée, presque noire.

4° D'autres matériaux de la bile, comme l'acide cholique (cholate sodique) et ses modifications, acide bilifellinique de Berzelius, dyslysine, etc. ;

5° Du mucus et de l'épithélium de la cholécyste et des conduits biliaires ;

6° Des sels terreux, spécialement du carbonate de chaux ;

7° De la margarine et des margarates.

Ces substances entrent en des proportions très variées dans la composition des calculs biliaires. Rarement les trouve-t-on toutes réunies ensemble ; d'ordinaire il n'y en a que quelques unes, tantôt en quantité égale, tantôt avec prédominance de l'une d'entre elles. C'est généralement la cholestérine qui a le dessus, plus rarement la cholépyrrhine, quelquefois la matière colorante noire, dans des cas fort rares le carbonate calcaire. On ne trouve que fort peu de calculs composés principalement de bile épaissie.

Les propriétés physiques ne varient pas moins que la composition. Comme dans les calculs urinaires, on trouve là toutes les transitions possibles, depuis le précipité très fin, visible seulement au microscope, jusqu'aux petits grains et aux concrétions volumineuses. On peut donc distinguer des précipités, des sables et des calculs biliaires : ces derniers forment des masses consistantes, ou molles et ductiles. La forme est aussi variable que le volume ; tantôt ce sont des masses molles et amorphes, tantôt des concrétions ayant une configuration déterminée. Arrondis, quand ils sont seuls, les calculs biliaires deviennent polyédriques lorsqu'ils se trouvent accumulés en grand nombre. Deux variétés surtout se distinguent par des formes caractéristiques; d'abord ceux de carbonate calcaire, qui sont cristallins, dentelés, épineux; ensuite ceux de pigment noir, qui ressemblent ordinairement à des mûres, en raison de leur surface tuberculée. La couleur dépend de la composition chimique, et par conséquent varie beaucoup.

Si l'on considère dans leur ensemble tous les caractères physiques qui viennent d'être énumérés, on peut distinguer les principales formes suivantes, entre lesquelles, il va sans dire, existent de nombreuses transitions :

1° Précipités fins de cholépyrrhine et de cristaux de cholestérine, nichés dans du mucus, mêlés avec de l'épithélium, et parfois aussi incrustant les cellules de ce dernier;

2° Sable biliaire, petites concrétions de la grosseur d'un grain de millet ou d'un grain de sable; parfois un grand nombre de ces concrétions sont réunies par du mucus en une pierre volumineuse et moriforme;

3° Concrétions molles, pétrissables entre les doigts dans l'état frais, qui se composent de dépôts cristallins de cholestérine, entremêlés de particules de matière colorante (1);

4° Calculs cristallins, consistant principalement en masses cristallines de cholestérine, faiblement colorés ou incolores, translucides, à fracture cristalline et fibreuse, brillants sur leur tranche, tuberculeux à la surface, et ordinairement couverts de petits cristaux de cholestérine;

5° Calculs de couleur rouge-brun, à cassure terreuse, qui par le frottement n'acquièrent pas l'éclat de la cire; ils se composent surtout de matière colorante. Il en existe une variété de couleur brune foncée, presque noire, à surface tuberculeuse, ce qui la fait ressembler à une mûre. La matière colorante de la bile paraît s'y trouver dans un état particulier de modification (2);

6° Calculs consistant principalement en carbonate calcaire; ils

___

(1) *Icones*, pl. II, fig. 5.

(2) SIMON, *Beiträge*, livr. 1, p. 117. — SCHERER, *Untersuchungen*, p. 105.

sont cristallins, hérissés à la surface, de couleur claire, parfois un peu brunâtre (1) ;

7° Calculs de couleur blanchâtre, d'apparence savonneuse, à texture concentriquement conchoïde, qui prennent l'éclat de la cire quand on les gratte, et qui sont composés surtout de cholestérine ;

8° Calculs formés de couches alternatives blanches et d'un jaune foncé, les premières de cholestérine, les autres de matière colorante.

Ces deux dernières espèces sont de beaucoup les plus communes.

Très souvent les calculs biliaires ont un noyau différent du reste de la masse, qui consiste presque toujours en mucus et en épithélium, colorés par la matière colorante de la bile, mous dans l'état frais de la concrétion, mais, après le dessèchement de celle-ci, contractés sur eux-mêmes, et laissant un vide, de manière que certains calculs secs ressemblent à des vessies creuses. Quelquefois ce noyau est formé par un corps étranger, un ver lombricoïde, une épingle (2). Il n'occupe pas toujours le milieu de la concrétion ; parfois il est excentrique, ce qui annonce que l'accroissement de la pierre ne s'est pas fait d'une manière uniforme ; c'est un phénomène qu'on remarque surtout lorsque le calcul est en quelque sorte enkysté dans un diverticule de la cholécyste. Certains calculs biliaires ont plusieurs noyaux, ce qui tient à ce que plusieurs concrétions, d'abord distinctes, se sont plus tard réunies et confondues en une seule.

Les analyses suivantes, dues à des chimistes différents, et presque toutes consignées dans l'ouvrage de Gmelin, donneront une idée des variations de la composition chimique des calculs biliaires.

	I.	2.	3.	4.	5.	6.
Cholestérine.	96	65	67	50	4	
Matière colorante. . . .	3					
Mucus.	»	25	»	35		89
Matières biliaires. . .	»	3	17	»		
Sels, surtout calcaires	»	2	»	8	3	100?

J'ai un peu modifié ces analyses pour les rendre comparables entre elles, attendu que la détermination des matières biliaires pro-

(1) BOUISSON, *De la bile*, Paris, 1843, p. 220, pl. II, fig. 2.
(2) BOUISSON, *loc. cit.*, p. 215.

prement dites (acide cholique et ses modifications) a été faite d'après des principes fort différents. On ne peut pas encore décider si l'acide lithofellinique, que Goebel, Woehler et autres ont trouvé dans des concrétions intestinales d'origine inconnue, se rencontre aussi quelquefois dans les calculs biliaires de l'homme, comme le pensent plusieurs personnes; mais la chose n'est pas invraisemblable. La matière colorante noire qui existe dans certaines de ces concrétions a été soumise par Scherer à l'analyse élémentaire (1); mais son travail ne peut être encore d'aucune utilité, puisqu'il nous manque une analyse élémentaire de la matière colorante normale de la bile.

La formation des calculs biliaires obéit aux mêmes lois que celle des concrétions qui ont été examinées jusqu'ici.

Pour qu'un tel calcul se produise, il faut d'abord que la bile fournisse un précipité, puis que celui-ci ne soit pas entraîné hors du corps avec le flux de cette humeur, mais qu'il reste et se pelotonne en une masse : de là naît un noyau qui, les circonstances étant favorables, s'accroît par des dépôts consécutifs.

On peut assigner les conditions suivantes à la formation d'un dépôt :

1° La concentration d'une bile de composition normale. Ce phénomène a lieu quand la bile séjourne longtemps dans ses conduits obstrués ou dans son réservoir. Son contact prolongé avec le sang, qui est plus dense qu'elle, fait qu'elle perd de l'eau, en vertu des lois de l'endosmose, et qu'il s'en sépare d'abord les substances les moins solubles, comme la cholestérine, la matière colorante et les sels gras, puis aussi le cholate sodique. La séparation de ce dernier n'a certainement lieu que dans des circonstances rares, et on ne le rencontre que très rarement en quantité notable dans les calculs biliaires. Peut-être subit-il des décompositions dans les voies biliaires, et se transforme-t-il en acide fellinique, en acide cholimique, en dyslysine, etc., substances qui existent sans doute dans certaines concrétions biliaires ; mais nous manquons de faits à cet égard.

2° Il est vraisemblable que, dans la plupart des cas où se produisent des calculs biliaires, la bile est plus riche en certains matériaux, en cholestérine surtout, qu'à l'état normal. Cet accroisse-

____

(1) *Untersuchungen*, p. 106.

ment de la cholestérine, qu'à la vérité les analyses n'ont point encore démontré, mais qui n'en est pas moins probable, se rattache peut-être à ce que, par les progrès de l'âge, la quantité de cette graisse augmente dans le sang. La matière colorante semble être susceptible aussi de devenir plus abondante, ce qui lui permet de constituer des dépôts. Dans les cas rares où les calculs biliaires étaient formés de carbonate et de phosphate calciques, soit en totalité, soit en grande partie, la quantité des sels calcaires avait sans doute augmenté dans la bile. Un accroissement de la sécrétion muqueuse de l'appareil biliaire paraît aussi jouer un rôle dans la formation des concrétions ; car il résulte de là que les précipités constitués par d'autres substances se collent ensemble et dès lors ne peuvent plus être entraînés au dehors. Ce qui prouve qu'il y a là quelque chose de vrai, c'est que les noyaux de la plupart des calculs biliaires sont formés de mucus.

Certaines causes mécaniques ont aussi de l'influence sur la production de ces concrétions. Ainsi des diverticules de la cholécyste ou des conduits biliaires admettent et retiennent des dépôts, des corps étrangers, qui servent ensuite de noyau à des dépôts ultérieurs. Cependant le principal rôle semble appartenir, même en présence des autres causes, à la concentration de la bile, résultat de sa rétention, et c'est là probablement ce qui fait qu'on rencontre plus souvent les calculs biliaires dans la cholécyste que partout ailleurs.

Une fois qu'un calcul biliaire s'est formé, son accroissement a lieu avec une grande facilité ; il devient le centre d'attraction des matériaux peu solubles de la bile, et surtout de la cholestérine, pour peu que celle-ci soit abondante.

G. Concrétions intestinales.

Il se forme aussi des concrétions dans le canal intestinal de l'homme, mais elles sont beaucoup plus rares que celles dont je me suis occupé jusqu'ici. On les trouve, à l'ouverture des corps, dans une région quelconque du tube, depuis l'estomac jusqu'à l'anus, et le sujet qui en est atteint les rend, soit par le haut, soit par le bas, c'est-à-dire par le vomissement ou les selles.

On en distingue deux espèces, qui diffèrent essentiellement : celles qui se forment dans le canal intestinal lui-même, aux dépens de son contenu, et celles qui, s'étant développées ailleurs, quittent leur siége primitif pour tomber dans le tube digestif.

A cette dernière catégorie appartiennent surtout les calculs bihaires qui descendent de la cholécyste, du foie, etc., dans le duodénum, d'où ils sont rejetés par la bouche ou l'anus, et où on les rencontre plus rarement à l'ouverture du corps. Ils sont faciles à reconnaître par leurs propriétés caractéristiques. On ne peut guère admettre qu'il s'en produise, aux dépens des matériaux de la bile, dans le canal intestinal lui-même, quoique les concrétions intestinales proprement dites renferment assez souvent quelques uns de ces matériaux (matière biliaire modifiée, dyslysine, etc.). Il semble aussi que de véritables calculs biliaires, qui séjournent longtemps dans le tube digestif, peuvent servir de noyau à des dépôts d'une autre nature, et devenir ainsi les concrétions intestinales proprement dites. Nul doute également que les calculs du pancréas ne puissent quelquefois parvenir dans le canal alimentaire en parcourant le canal pancréatique, et qu'alors on les confonde d'autant plus aisément avec des concrétions intestinales que la composition chimique des uns et des autres présente parfois une grande ressemblance. Enfin il faut distinguer des concrétions intestinales d'autres concrétions qui se forment dans les glandes mucipares du duodénum, ainsi que l'a observé Gurlt.

Les véritables concrétions intestinales varient beaucoup quant à leurs propriétés, à leur composition chimique et à leur mode de développement. On peut les rapporter à certains groupes, entre lesquels cependant il n'existe pas de limite rigoureuse.

1° Quelques unes naissent absolument de la même manière que les concrétions du parenchyme des organes dont j'aurai bientôt à m'occuper. Elles doivent leur origine à une exsudation fibrineuse ou à un caillot de sang, qui sont retenus dans le canal digestif, et y subissent des changements, consistant surtout en ce que les portions susceptibles d'être dissoutes par les liquides intestinaux sont entraînées peu à peu, tandis que les portions insolubles, principalement les sels calcaires, restent. Ces concrétions sont spécialement composées de combinaisons de protéine (fibrine coagulée), mêlées avec plus ou moins de sels calcaires et de débris d'aliments. Elles se forment à la suite des inflammations exsudatives de la muqueuse intestinale et des hémorrhagies du tube digestif.

Ici se rangent des concrétions examinées par Dublanc, qui furent rendues par un enfant, à la suite d'une entérite. Elles constituaient des morceaux irréguliers, du poids d'un demi-grain, lisses, jaunes, durs, translucides, cassants, inodores et insipides. Leurs éléments étaient de la fibrine, avec des traces de graisse et de phosphate calcaire. Davy a analysé deux autres concrétions de ce genre ; il y a trouvé, sur cent parties :

	1.	2.
Fibrine.	78	74
Sels	21	7
Matière colorante, résine, matières fécales, etc.	5	19

Quelquefois ces concrétions ont pour base un corps étranger, par exemple, un noyau de cerise ou de prune, qui s'est enveloppé de dépôts fibrineux à la suite d'une irritation inflammatoire du canal intestinal provoquée par lui.

On les reconnaît à leur insolubilité dans l'eau, l'alcool et les acides étendus : ces derniers n'enlèvent que les sels calcaires. Elles se dissolvent en partie dans la lessive de potasse. Quand on les fait bouillir avec de l'acide chlorhydrique concentré, elles sont également dissoutes en totalité ou en grande partie, et la liqueur prend une teinte lilas.

2° D'autres concrétions intestinales sont formées principalement de sels terreux (phosphate et carbonate calcaires, phosphate triple, carbonate de magnésie, seuls ou mêlés avec des débris d'aliments, notamment avec des cellules végétales). Elles ont souvent un corps étranger pour noyau. Ces concrétions se lient aux calculs salivaires et lacrymaux, et se produisent de la même manière, c'est-à-dire qu'une cause quelconque rend insolubles et fait précipiter les sels terreux dissous dans le contenu de l'intestin. Ordinairement ces dépôts sont entraînés au dehors, et on les trouve fréquemment dans les déjections alvines. Les selles des personnes atteintes de diarrhée contiennent presque toujours des précipités de phosphate ammoniaco-magnésien et de phosphate calcaire. Mais quand ces précipités séjournent dans le corps, et qu'ils sont collés ensemble par du mucus intestinal, ou qu'ils s'appliquent autour d'un corps étranger, il naît de là des concrétions. Celles-ci se rencontrent le plus souvent dans les diverticules de l'intestin, dans l'appendice vermiforme du cœcum.

Les sels qui les constituent paraissent provenir de deux sources : d'abord des sels calcaires et magnésiens des aliments dissous par l'acide du suc gastrique, et qui, lorsque l'absorption ne s'en empare pas, se précipitent dans le canal, à mesure que la pâte chymeuse est neutralisée par l'alcali du suc intestinal ; ensuite du suc intestinal lui-même, qui peut probablement, comme les larmes, la salive et autres humeurs, devenir sursaturé de sels terreux, sous l'influence de circonstances encore inconnues.

J'ai trouvé une de ces concrétions dans l'appendice vermiforme d'une phthisique. Elle avait le volume d'un tuyau de plume, sur un pouce de long, et remplissait complétement le cul-de-sac de l'appendice. Sa couleur était blanche-jaunâtre, et sa structure grumeleuse à l'intérieur ; elle présentait de minces couches concentriques. On pouvait très aisément la réduire en une poudre blanchâtre, qui, au microscope, paraissait grenue, non cristalline, et qui se dissolvait dans l'acide chlorhydrique, en faisant une vive effervescence. Ses composants étaient du carbonate et du phosphate de chaux, avec un peu de magnésie.

Deux autres concrétions, analysées, la première par Thomson, la seconde par Davy, donnèrent, sur 100 parties :

	1.	2.
Phosphate calcaire.	46 ⎫	58
Phosphate triple.	5 ⎭	
Matières animales (fibrine ?) .	25	42
Fibre végétale, résine, etc. . . .	24	»

Children en a examiné provenant du gros intestin d'un homme qui avait avalé des prunes avec leurs noyaux. Ces pierres, pesant 500 à 1000 grains, étaient formées de noyaux de prunes entourés d'une masse solide, dense, lisse, d'un brun clair, qui consistait en couches alternatives de sels phosphatiques et d'une matière analogue aux fibres du bois (cellules végétales des aliments). La croûte était composée, sur 100 parties, de 25 d'une matière animale soluble dans l'eau, avec des traces de sels calcaires solubles ; 46 de phosphate calcaire ; 5 de phosphate ammoniaco-magnésien ; 20 de débris végétaux ; 4 de résine (bile altérée ?).

Les concrétions de cette catégorie peuvent passer à la première par l'abondance de la fibrine, et à la troisième par celle des débris d'aliments. Elles se dissolvent en grande partie dans les acides, qui enlèvent les sels terreux. Le microscope fait découvrir dans le résidu des restes d'aliments, des cellules végétales, et autres substances analogues, dont on parvient même quelquefois à déterminer la nature et l'origine.

3° Certaines concrétions intestinales sont formées principalement de débris indigérés d'aliments, cellules végétales, etc. Elles ressemblent souvent à du bois, et se produisent d'ordinaire autour d'un corps étranger, qui leur sert de noyau. Voici quelle est probablement la manière dont elles naissent : diverses parties de nos aliments sont absolument indigestes, comme les poils, l'épiderme, mais surtout les organes végétaux lignifiés, tels qu'on les trouve fréquemment dans les légumes, les cellules d'épiderme, les cosses et enveloppes des fruits, etc. Ces substances traversent le canal sans subir aucun changement, et sont entraînées par les selles, après avoir perdu seulement ce qu'elles pouvaient contenir de soluble. Nul doute que quand elles viennent à être agglomérées par du mucus, il ne résulte de là des concrétions analogues à du bois ; mais nous ignorons quelles sont les conditions qui favorisent la production de ces concrétions, d'ailleurs assez rares. Tout porte à croire que là, comme pour la plupart des autres concrétions intestinales, il y a nécessité d'un diverticule ou d'un resserrement du canal, qui permette aux débris de s'arrêter et de ne pas être entraînés au dehors.

Laugier a analysé une de ces concrétions, provenant du rectum d'un homme. Elle avait une pièce d'os pour noyau ; celui-ci était entouré de fibres végétales entrelacées, d'où l'eau retira une matière animale d'odeur fécale, avec un peu de sel ammoniac et de chlorure calcique. Des concrétions, analysées par Braconnot, et qu'une fille avait vomies à plusieurs reprises, étaient grosses comme des noisettes, en forme de dragées, et tuberculeuses à la surface ; elles se composaient de petits grains cristallins, les uns très serrés, les autres peu cohérents ; leur couleur était le blanc brunâtre. On pouvait les couper comme du bois. L'une de leurs extrémités offrait un enfoncement infundibuliforme, communiquant avec un canal qui en parcourait toute la longueur. Outre des traces d'acide libre, de quelques sels et d'une matière animale soluble dans l'eau et précipitable par le tannin, on les trouva formées d'une substance qui présentait tous les caractères de la fibre ligneuse. Après la combustion, elles laissèrent 3 1/2 pour cent de cendre. Chez un homme de quarante et un ans, qui avait toujours observé un régime régulier, mais dont les aliments consistaient surtout en végétaux, gruau d'orge ou d'avoine et légumes, il se produisit des concrétions intestinales en grand nombre, qui sortirent par l'anus, après avoir occasionné divers accidents. Lisses à la surface, brunes et formées de couches concentriques, elles offraient au centre un noyau semblable à du sang desséché, qui était entouré d'une couche mince de carbonate calcaire. L'analyse d'une de ces concrétions y démontra, outre de l'albumine, des matières fécales, de la graisse, des substances végétales solubles, des sels également solubles et de la silice, 20 pour cent de phosphate calcaire et 36 d'une matière fibreuse, qui n'était autre chose qu'un assemblage de prolongements barbus des grains d'avoine dépouillés de leur écorce (Turner). Une concrétion intestinale qui s'était formée autour d'un noyau de cerise, chez un homme de trente-quatre ans, et qui pesait près d'une once, consistait en matière colorante de la rhubarbe (!), avec du phosphate calcaire et du phosphate ammoniaco-magnésien (Ikin).

Les concrétions de cette espèce ont, comme on le conçoit, des propriétés et une composition chimique fort différentes suivant les substances qui y prédominent. La meilleure manière de constater la nature des débris d'aliments qu'elles renferment consiste à les dépouiller de toutes parties solubles par l'eau, les acides et les alcalis, puis à les contempler au microscope; mais il faut pour cela un observateur habile, et surtout exercé à examiner l'état du contenu des intestins.

4° D'autres concrétions intestinales sont formées principalement de substances grasses, mêlées avec une petite quantité de fibrine et de sels potassiques. Il ne faut pas les confondre avec les calculs biliaires de cholestérine. Leur production est plus obscure que celle des précédentes. Nous ignorons encore si leurs parties grasses proviennent des aliments ou des sécrétions de l'intestin et des glandes annexes. Probablement les deux sources concourent à les produire, mais je crois la première plus fréquente que l'autre.

Lassaigne et Robiquet ont trouvé dans des concrétions de cette nature :

	Lassaigne.	Robiquet.
Matières grasses	74	60
Substance animale.	21	8
Phosphate calcaire.	1	30
Chlorure sodique	1	»

Les concrétions analysées par Lassaigne avaient été trouvées dans les selles d'une fille phthisique. Elles étaient en grand nombre, de la grosseur d'un pois à celle d'une balle de fusil, et peu aplaties, lisses, d'un jaune de cire en dehors, blanches et grenues en dedans, et faciles à écraser. La graisse paraissait consister surtout en acides gras; la matière animale ressemblait à de la fibrine, de sorte que c'était sans doute une combinaison de protéine. Dans le cas décrit par Robiquet, la graisse était analogue au blanc de baleine; la substance animale ne fut point déterminée. Caventou a aussi examiné des concrétions intestinales grasses, qui étaient entourées de cellules membraneuses.

On reconnaît ces concrétions à ce qu'elles se dissolvent, pour la plus grande partie, dans l'alcool bouillant, sans que la graisse qui se sépare par le refroidissement et l'évaporation de la liqueur offre les cristaux tabulaires qui caractérisent la cholestérine. Elles fondent quand on les chauffe, et brûlent avec une flamme claire, fuligineuse.

Quelques concrétions, qu'on a rangées parmi celles de l'intestin, ne doivent vraisemblablement pas y prendre place. Telles sont, entre autres, celles dont parle Bruguatelli, et qui, rendues, dit-on, en grand nombre par l'anus, chez une femme, se composaient d'urate d'ammoniaque, avec un peu de phosphate calcaire, et une matière animale non fétide, facile à sublimer. Il y a si peu de vraisemblance à ce que des concrétions intestinales soient formées d'urate d'ammoniaque, qu'on peut bien soupçonner ici quelque erreur. Je crois que les concrétions dont parle l'auteur italien sont sorties, non par l'anus, mais par le vagin; peut-être aussi existait-il chez la femme, entre les organes urinaires et l'intestin, une communication à la faveur de laquelle l'urine, s'introduisant dans ce dernier organe, a pu y donner lieu à une concrétion d'urate ammonique.

H. *Concrétions des glandes cutanées.*

De même que presque toutes les glandes du corps humain peuvent donner lieu à la formation de concrétions, lorsque leur sécrétion vient à changer, de même ce phénomène peut arriver, quoique rarement, dans les petites glandes de la peau. Jusqu'ici on ne connaît qu'incomplétement les rapports anatomiques des concrétions qui se rencontrent dans ces glandes; cependant il est probable qu'elles se développent non pas seulement dans les glandes sébacées, tant libres qu'annexées aux poils, mais encore dans les glandes sudorifères, qui ont un conduit excréteur contourné en spirale.

On peut distinguer deux espèces de ces concrétions, mais qui passent de l'une à l'autre par des nuances graduelles.

1° La sécrétion normale ou peu altérée d'une glande cutanée s'accumule dans celle-ci après l'obstruction du conduit excréteur, ou par toute autre cause, s'épaissit, et forme une concrétion. Dans ce cas, celle-ci consiste principalement en substances qui constituent la sécrétion normale de la glande, graisses, acides gras, épithélium, et matières extractives; mais d'ordinaire elle contient aussi plus ou moins de sels. Quand ces derniers prédominent, la concrétion passe à la seconde espèce. Ces concrétions se développent de préférence dans les glandes sébacées. Quant à leur essence, elles rentrent dans les fausses tumeurs enkystées que j'ai décrites précédemment, n'en différant que par la consistance plus grande du contenu.

2° La sécrétion de la glande s'écarte du mode normal; elle se surcharge de sels terreux (phosphates et carbonates de chaux et de magnésie), qui forment des précipités, lesquels, en se desséchant, deviennent peu à peu une concrétion pierreuse.

Une concrétion de la première espèce, analysée par Esenbeck, formait une masse molle, qui à l'air se convertit en une poudre d'un blanc jaunâtre. Triturée avec de l'eau, elle donnait une émulsion qui, même au bout de plusieurs jours, ne montrait aucune trace de putréfaction, et qui ne se coagulait pas non plus par l'ébullition, mais qui était précipitée par les acides, le sublimé et la noix de galle; elle contenait : graisse 24,2; extrait alcoolique, avec une trace d'huile, 12,6; extrait aqueux, 11,6; albumine, 24,2; carbonate calcaire, 2,1; phosphate calcaire, 20; carbonate de magnésie, 1,6; traces d'acétate de soude et de chlorure sodique, avec perte, 3,7.

J'ai figuré ailleurs (1) des concrétions trouvées dans la peau du scrotum, et qui se composaient en grande partie de sels calcaires.

Aux concrétions que je viens d'examiner s'en rattachent d'autres encore produites non pas des organes normaux, mais par des organes de formation nouvelle.

Telles sont les ossifications des tumeurs cystiques, quand les cellules épidermiques ou épithéliales qui tapissent les parois du kyste ou en remplissent l'intérieur, s'incrustent de sels calcaires et se collent ensemble, de manière à ne plus former qu'une seule masse. Tels sont encore les amas de cholestérine qu'on rencontre

____

(1) *Icones*, pl XI, fig. 2.

dans certains kystes (dans le cholestéatome), enfin les prétendues
ossifications de certains entozoaires, des hydatides, du *Trichina
spiralis*, etc., sur lesquelles je reviendrai plus tard.

DEUXIÈME CLASSE.

Concrétions qui se développent dans le parenchyme des organes.

On trouve des concrétions, non seulement dans les organes
sécrétoires, les glandes et leurs conduits excréteurs, mais encore
assez souvent dans le parenchyme des autres organes du corps.
Celles-ci naissent, en général, d'après les mêmes principes et de
la même manière que celles dont nous venons de nous occuper ;
mais elles n'offrent pas une si grande diversité qu'elles, parce que
les eaux-mères au sein desquelles elles se forment ont presque
toujours une constitution chimique semblable ou du moins analogue. Leurs propriétés physiques varient beaucoup ; elles forment
ou des précipités à peine perceptibles à l'œil nu, ou des incrustations soit de corps étrangers, soit de tissus organisés, ou des masses
plus ou moins isolées, plus ou moins solides ; parfois elles sont
confondues avec les organes eux-mêmes, et alors donnent lieu à ce
qu'on appelle les ossifications de ces derniers. Mais toutes ces
distinctions sont encore vagues : la plupart reposent sur des caractères accidentels et non essentiels. Pour bien comprendre les concrétions dont nous parlons ici, il faut avoir égard à leur origine.
Celle-ci, à la vérité, n'est pas toujours claire, et d'ailleurs elle
paraît ne pas être la même dans tous les cas : c'est pourquoi on
aurait de la peine à lui assigner des règles générales. Cependant les
corollaires suivants paraissent ne pas trop s'éloigner de la vérité
dans le plus grand nombre des circonstances.

Tous les tissus du corps qui reçoivent des vaisseaux sont imbibés
d'un liquide provenant de ces derniers, par conséquent du sang.
Ce liquide se renouvelle sans cesse, parce que les lymphatiques en
enlèvent continuellement une partie, et que d'ailleurs les principes constituants sont à chaque instant en conflit, par endosmose,
avec le contenu des vaisseaux. On peut lui donner le nom de liquide
nourricier général, quoiqu'il ne soit pas toujours le même, car
non seulement il varie suivant les parties du corps, mais encore
nous avons lieu de croire qu'il diffère selon les époques dans une
même région. En général, il ressemble au plasma du sang, et les

différences portent principalement sur la quantité, c'est-à-dire que les principes constituants du sang y sont plus ou moins abondants ; plus rarement les variations portent sur les qualités, c'est-à-dire tiennent à l'absence de matériaux normaux, ou à l'accession de substances nouvelles. Parmi ces principes constituants, il s'en trouve qui peuvent, en certaines circonstances, devenir insolubles et se séparer sous la forme de précipités. Tels sont principalement les sels terreux contenus dans les liquides animaux, le phosphate et le carbonate calcaires, le phosphate ammoniaco-magnésien, le carbonate de magnésie, et aussi la silice ; tels sont plus rarement des sels solubles dans l'eau, le chlorure, le phosphate et le sulfate sodiques, le sulfate calcique ; telles sont enfin les graisses, en particulier la cholestérine, et d'autres sels peu solubles, comme l'urate de soude. Les conditions qui déterminent ces substances à se séparer du liquide nourricier général sont les mêmes que celles dont j'ai déjà fait précédemment l'énumération, lorsqu'il a été question de chaque précipité en particulier. Cependant il est d'ordinaire fort difficile d'assigner les causes qui ont exercé leur influence. Fréquemment il s'y joint encore cette circonstance que la quantité des matériaux augmente par extraordinaire dans le sang. C'est ce qui arrive surtout pour les concrétions qu'on rencontre non pas sur quelques points seulement du corps, mais dans beaucoup de parties à la fois, comme, par exemple, les ossifications qui envahissent fréquemment un grand nombre d'artères chez les personnes avancées en âge. Dans de pareils cas, on est très fondé à dire qu'il existe une disposition générale à la formation de concrétions.

Les séparations de cette espèce donnent lieu à des précipités ou à des incrustations ; si les précipités sont plus abondants, il en résulte ce qu'on appelle des ossifications, c'est-à-dire qu'ils enveloppent les tissus organisés les plus divers, les emprisonnent, les pétrifient en quelque sorte. Bien plus rarement ils produisent des pierres isolées. On peut les rencontrer dans toutes les parties du corps qui contiennent du sang, et aussi dans des liquides pathologiques, le pus, par exemple. Je me bornerai ici à citer quelques exemples, pour donner une idée des variations notables que la composition chimique présente dans les divers cas.

Le pus d'un empyème, chez un homme de soixante ans, fournit douze concrétions, qui, sur 100 parties, contenaient : phosphate calcaire 49,1, carbonate calcaire 24,1, mucus insoluble (protéine modifiée) 27,8, graisse 1,8, sels solubles dans l'eau 0,2. Ces concrétions étaient libres dans le liquide, et seulement collées ensemble par une masse qui ressemblait à du mucus.

Les cas d'incrustations sont fort communs. Tels sont les dépôts qu'on trouve assez souvent dans les plexus choroïdes du cerveau, et qui consistent en des cellules microscopiques rondes, couvertes de phosphate et de carbonate calcaires (1). Sur une plus grande échelle, ces incrustations constituent l'ossification du tissu cellulaire, des muscles, des conduits biliaires, et avant tout des vaisseaux, notamment du cœur et des artères. Dans trois cas (2), la constitution chimique était celle-ci :

	1.	2.	3.
Tissu cellulaire donnant de la colle par l'ébullition	08	26	»
Carbonate calcaire	8	23	traces.
Phosphate de chaux	24	51	80
Phosphate ammoniaco-magnésien	»	»	20

Jusqu'ici les sels terreux prédominaient. Comme je l'ai déjà dit, il faut laisser de côté la question de savoir s'il y a des concrétions dans lesquelles la prédominance appartienne, ainsi que l'a dit Boudet, aux sels solubles, ceux de soude surtout.

Mais il existe encore d'autres concrétions du parenchyme des organes qui ont une composition un peu différente.

1° Les dépôts dans les parois artérielles de graisses et particulièrement de cholestérine, qu'on rencontre assez fréquemment, surtout chez les personnes âgées (3). Rien n'est plus facile que de les reconnaître et de les distinguer d'autres concrétions, d'abord par leur siége, ensuite par l'inspection microscopique et les réactions chimiques. Leur formation tient probablement à la grande abondance de la cholestérine et de la séroline dans le sang : cependant une grande obscurité enveloppe les causes qui font que les graisses se déposent uniquement sur certains points du corps et des parois vasculaires, au lieu de s'étendre partout d'une manière uniforme.

(1) *Icones*, pl. XIV, fig. 8.

(2) La première concrétion, trouvée dans les muscles de la cuisse d'un homme, a été analysée par Lassaigne ; la seconde (Walchner) constituait une ossification annulaire de la valvule tricuspide du cœur. Le n° 2 concerne des concrétions pulmonaires analysées par Henry.

(3) *Icones*, pl. II, fig. 1 ; pl. XXII, fig. 7.

Des dépôts de graisses se rencontrent bien aussi hors du système vasculaire, par exemple dans des tubercules flétris; mais ils sont là beaucoup plus rares.

2° Les concrétions composées principalement d'urate de soude (parfois avec un peu d'urate de chaux), qui se forment, chez certains malades, au voisinage des articulations, dans le tissu cellulaire, les gaînes tendineuses ou les cavités articulaires. Ce sont des masses terreuses, de forme et de volume variables, très légères, poreuses, presque comme l'écume de mer, et d'un blanc jaunâtre; elles paraissent douces et comme grasses au toucher; on les racle aisément avec un couteau. Les analyses suivantes donneront une idée de leur composition chimique en centièmes (1) :

	1.	2.	3.
Eau	8,3	10,7	(2)
Matière animale (tissu cellulaire donnant de la colle par la coction)	16,7	19,5	10,34
Acide urique	16,7	20,0	59,45
Soude	16,7	20,0	15,09
Chaux	8,3	10,0	8,25
Chlorure sodique	16,7	18,9	5,60
Chlorure calcique	»	2,2	»
Perte	16,6	»	1,29

On reconnaît très aisément ces concrétions à la réaction caractéristique de l'acide urique. Leur production tient à ce que, chez les malades, il s'est formé beaucoup d'urates dans le sang; mais nous ignorons pourquoi l'urate de soude se sépare de préférence en certaines régions du corps.

Au mode de formation qui vient d'être décrit pour les concrétions dans le parenchyme des organes, s'en rattache un autre encore, que l'on peut séparer au point de vue théorique, mais qui, dans la réalité, s'associe souvent avec lui. Voici en quoi il consiste.

J'ai déjà dit précédemment que certaines formations pathologiques procèdent d'un plasma mixte, c'est-à-dire d'un liquide pouvant fournir à la fois les matériaux de dépôts organisés et ceux de dépôts non organisés. La source ordinaire, peut-être même constante, de ce liquide plastique, est une hydropisie fibrineuse, dont la fibrine

(1) Le n° 1 est de Laugier, le n° 2 de Wurzer, et le n° 3 de H.-C. Van den boon Mesch. — Comparez J. Moore, dans *Med. chir. Trans.*, t. I, p. 112.— Lobstein, *Compte-rendu des travaux anatomiques*, 1821.

se coagule. Deux actes de plasticité s'accomplissent simultanément dans l'exsudation ; l'organisation de la fibrine, qui peut suivre toutes les directions dont j'ai cherché à donner un aperçu, et la formation de concrétions qui, généralement, consistent en sels calcaires. Le produit de cette formation, considéré du point de vue chimique, se compose de deux choses : d'abord la fibrine et ses modifications (ses conversions en tissu cellulaire, corpuscules de pus, cellules granulées, masse typheuse ou scrofuleuse, masse tuberculeuse, etc.) ; ensuite les matériaux des concrétions, les sels calcaires et magnésiens, les urates, la graisse, etc. Dans ces deux séries, chaque substance peut remplacer l'autre et se substituer à elle. Mais la même chose peut arriver aussi pour les séries elles-mêmes, de sorte qu'une d'entre elles s'efface en proportion de la prédominance acquise par l'autre. Cela explique l'infinie diversité de composition qu'on observe dans ces concrétions, et dont les analyses suivantes (1) fournissent des exemples :

	1.	2.	3.	4.
Combinaisons de protéine et eau.	25	10	21,3	53,16
Sels solubles dans l'eau	»	4	4,0	»
Phosphate calcique.	61	30	65,3	43,67
Carbonate calcique.	traces.	»	6,5	»
Carbonate magnésique	traces.	»	»	traces.

La morphologie de ces concrétions est bien plus variée encore que leur nature chimique. Non seulement elle diffère pour chacune d'entre elles, mais encore elle peut, comme on le conçoit, varier beaucoup dans chacun, suivant ses degrés de développement. Quelquefois la formation nouvelle est molle et les principes organiques prédominent ; ce n'est souvent alors qu'à l'analyse chimique qu'on reconnaît la présence d'une quantité considérable de sels calcaires.

(1) N° 1, concrétion de la thyroïde (Prout) ; n° 2, concrétion de la même glande chez un crétin (IPHOFEN, *Ueber den Cretinismus*, 1817) ; n° 3, concrétion du péricarde, analysée par Robinet et Petroz. Elle formait diverses couches épaisses, couvertes de concrétions terreuses, friables, verruqueuses. Les matériaux organiques étaient les uns organisés (tissu cellulaire donnant de la colle par la coction), les autres inorganisés (solubles dans la lessive de potasse). Les sels solubles étaient du sulfate de soude, avec des traces de sulfate de chaux. N° 4, concrétion de la portion utérine du placenta, analysée par Wiggers. Les parties organiques étaient de la fibrine, avec un peu de graisse, de tissu cellulaire et d'albumine ; l'eau s'élevait à 7/100°.

Dans certains cas, la masse constitue une incrustation, une ossification, et dans d'autres une pierre.

Presque toutes les exsudations peuvent, dans certaines circonstances, se convertir en de pareilles concrétions. Telles sont celles qui se font dans les glandes lymphatiques, la rate, les reins, les poumons et le tissu cellulaire, les foyers apoplectiques du cerveau, les dépôts scrofuleux, les tubercules, etc. Cependant les conditions de cette métamorphose ne sont point encore bien claires. On peut assigner provisoirement les suivantes :

1° L'abondance des sels calcaires dans l'exsudation primitive, par conséquent une disposition originelle, telle qu'il paraît en exister une chez les goutteux ;

2° La séparation des sels calcaires à une époque où l'exsudation, déjà existante, est en voie d'organisation ou de résorption.

Dans les deux cas, les sels insolubles restent, tandis que les combinaisons de protéine, en totalité ou en partie, se développent ou sont dissoutes et résorbées.

La relation qui existe entre ces concrétions et la formation de la vraie substance osseuse mérite d'être indiquée. En général, comme je l'ai dit, elles n'ont pas la moindre ressemblance avec de véritables os, et le terme d'ossification est fort inconvenant ; aussi a-t-il donné lieu à beaucoup de méprises, ce qui arrive encore tous les jours. Cependant, il paraît y avoir des cas où ces concrétions atteignent un plus haut degré d'organisation, et font ainsi le passage aux formations accidentelles du tissu osseux (1). Mais ces formes intermédiaires sont encore fort peu connues, et réclament de nouvelles recherches.

CHAPITRE V.

DES CHANGEMENTS PATHOLOGIQUES SURVENUS DANS LES QUALITÉS PHYSIQUES DES TISSUS ET DES PARTIES DU CORPS.

Jusqu'ici, si nous faisons abstraction des changements du sang, nous avons eu à nous occuper de substances qui n'existent pas dans le corps à l'état normal, ou qui du moins s'y trouvent alors toutes différentes de ce qu'elles sont dans les états pathologiques où elles nous apparaissent. En face de ces formations nouvelles se placent certains changements pathologiques qui surviennent dans les qua-

(1) VALENTIN, *Repertorium*, 1836, p. 317.

lités physiques des parties du corps elles-mêmes, changements qui sont très variés, et qui portent sur toutes les propriétés appréciables aux sens, mais principalement sur la couleur, le volume et la consistance. On les rencontre rarement isolés : la plupart du temps ils accompagnent d'autres changements pathologiques, et sont même causés par eux, de sorte qu'il y a impossibilité de les en séparer d'une manière rigoureuse. Leur étude a de l'importance pour la pathologie, sous ce point de vue qu'en les décrivant et indiquant la manière de les distinguer les uns des autres, on cherche aussi à se rendre compte de leurs causes et de leurs conséquences. Cependant un pareil travail présente encore aujourd'hui de grandes difficultés, car les causes des changements en question sont fort peu connues, et de plus très variées, fort compliquées.

I. *Changements de couleur.*

Dans l'état normal, chaque partie du corps humain a une couleur déterminée, qui dépend de causes très diverses, de pigments solides ou liquides, et qui peut varier dans l'étendue de certaines limites, sans pour cela devenir anormale. Dès que le changement dépasse ces limites, il est pathologique. Mais fort souvent il y a impossibilité théorique et pratique de bien séparer les nuances normales et les modifications maladives de la couleur. Ces dernières n'ont fréquemment pas beaucoup d'importance en elles-mêmes; cependant il y a des cas nombreux où elles aident puissamment à reconnaître et à juger d'autres états pathologiques.

Pour apprécier les changements de couleur, il est nécessaire, on le conçoit, de bien connaître la teinte normale des diverses parties du corps, connaissance qui, du moins en ce qui concerne les nuances délicates, ne saurait être acquise par des descriptions, et exige qu'on interroge fréquemment la nature.

La plupart des colorations dépendent du sang qui circule dans toutes les parties contenant des vaisseaux, et ce sont précisément les changements de couleur dépendants de ce liquide qui ont le plus d'importance pour la pathologie. Ils se rattachent presque tous aux changements précédemment décrits dans la quantité et la distribution du sang, et se manifestent tantôt par une diminution ou une augmentation de la couleur due à ce fluide (pâleur, rougeur plus intense), tantôt par la conversion de cette couleur en une autre.

A. *Pâleur anormale.* Elle permet généralement de conclure qu'il y a diminution de la matière colorante dans la partie où on l'observe. Mais cette diminution peut dépendre de causes très diverses :

1° D'un resserrement des capillaires, qui fait qu'ils admettent moins de corpuscules du sang. Des exemples fréquents de ce cas sont fournis par le pâlissement de la face sous l'influence des émotions, et par celui des doigts, dans l'onglée. Le diagnostic devient possible par l'examen microscopique du cadavre, car les mesures micrométriques prouvent que les vaisseaux capillaires ont un diamètre inférieur à celui qui leur appartient dans l'état normal. Toutefois, cette manière d'opérer présente des difficultés, ce qui fait qu'elle conduit rarement au but. En effet, pendant qu'on prépare la partie pour la soumettre au microscope, il arrive souvent que le sang s'écoule des capillaires, qui, en vertu de leur élasticité, se resserrent sur eux-mêmes. Le diagnostic est plus sûr chez le vivant, car de ce qu'on voit une partie pâle, les autres conservant leur teinte naturelle, on est toujours autorisé à conclure que l'état en question a réellement lieu.

2° La pâleur peut dépendre d'une diminution des corpuscules du sang proportionnellement aux autres principes constituants, de sorte qu'une même quantité de ce liquide en contienne moins qu'il n'y en a dans l'état normal. Or, comme ce sont eux qui portent la matière colorante, il doit nécessairement résulter de là une rougeur moins intense.

3° La pâleur peut tenir à une diminution de l'hématine, ou à un changement chimique qui diminue l'intensité de sa couleur; le nombre des globules reste bien le même, mais tous, ou au moins beaucoup d'entre eux, contiennent moins de matière colorante que dans l'état normal.

Les deux dernières causes paraissent agir dans ce qu'on appelle l'anémie générale, dans la chlorose et dans les états analogues (1). Cependant nos connaissances ici sont encore pleines de lacunes, et il serait à désirer que des analyses chimiques permissent de les compléter d'une manière plus sûre qu'on n'a pu le faire jusqu'à présent.

Il va sans dire que le second et le troisième changement peuvent se combiner avec le premier, d'où résultent une pâleur générale et en même temps une pâleur locale plus prononcée.

Mais une pâleur limitée ou étendue à des parties entières du

(1) Voy. BOUILLAUD, *Traité de nosographie médicale*, Paris, 1846, t. IV, p. 509.

corps peut naître aussi de causes qui n'agissent qu'aux derniers moments de la vie, ou même après la mort. La pâleur cadavérique tient à ce que les vaisseaux capillaires se resserrent, en vertu de leur élasticité naturelle, quand le mouvement du cœur cesse, ou à ce que le sang, obéissant aux lois de la pesanteur, les abandonne. On n'est pas en droit de conclure de là qu'il existait des états pathologiques pendant la vie.

La pâleur déterminée par ces diverses causes n'est pas toujours un blanc pur ; elle a fréquemment une teinte de verdâtre, de bleuâtre, de brunâtre. Ce phénomène tient à ce que les tissus euxmêmes ne sont point parfaitement blancs, et à ce que d'autres faibles colorations, dues à des pigments grenus ou liquides, comme la matière colorante de la bile, l'hémaphéine, etc., qui, dans l'état normal, étaient couvertes par la couleur plus intense du sang, ressortent alors davantage. La couleur bleue produite par les veines, et dont je parlerai plus tard, joue également un rôle ici.

Il y a d'autres causes encore qui peuvent faire pâlir des parties colorées dans l'état normal. Tels sont les dépôts de graisse, dans la dégénérescence graisseuse des muscles, du foie et d'autres organes ; la fibrine coagulée, la masse tuberculeuse, et en général les formations nouvelles dépourvues de vaisseaux, des dépôts non organisés d'espèce très diverse. Toutes ces causes agissent de deux manières, d'abord en comprimant ou refoulant les vaisseaux de la partie qui devait sa rougeur naturelle au sang, ensuite en interposant dans le tissu primitif une masse nouvelle de couleur pâle.

La pâleur locale est aussi déterminée par le défaut de pigment dans des parties qui normalement en renferment, la peau, les poils, les yeux des albinos (1).

B. *Rougeur anormale.* Elle est beaucoup plus commune que la pâleur. On peut également en admettre, d'après les causes, diverses espèces, qui toutefois sont plus faciles à distinguer en théorie qu'à démontrer sûrement dans la pratique. Ces espèces sont :

1° Rougeur par hypérémie des vaisseaux capillaires. J'ai fait connaître précédemment les particularités qui la caractérisent. La couleur est en général d'un rouge vif, et la petitesse des capillaires fait qu'à l'œil nu il semble que le parenchyme de la partie ait été

____

(1) Comp. Meckel, *Patholog. Anat.*, t. II, pl. II, p. 2

teint en rouge. Au microscope seulement, la couleur se résout en capillaires rouges et en interstices incolores (1).

2° Rougeur par hypérémie des veines. La coloration est, la plupart du temps, violacée, parfois brune, même noirâtre, dans le cadavre ; mais l'action prolongée de l'air l'éclaircit. Les veines hypérémiées peuvent être reconnues à l'œil nu et à la loupe. Ici se range la cyanose, dans laquelle plusieurs parties du corps, notamment les lèvres, les joues et les bouts des doigts, paraissent d'une teinte violacée plus ou moins intense (2).

Dans ces deux cas, l'accroissement d'intensité de la couleur peut ne pas dépendre uniquement d'une hypérémie des vaisseaux normaux, et tenir quelquefois aussi à des vaisseaux de nouvelle formation ; ce qui arrive, par exemple, dans les bourgeons charnus, les télangiectasies, les fongus hématodes.

3° Rougeur par extravasation du sang. D'ordinaire elle est accompagnée d'une hypérémie des vaisseaux capillaires (3).

4° Rougeur par infiltration de sang dissous (4).

Les moyens de reconnaître et de distinguer ces différents états ont déjà été indiqués d'une manière assez détaillée pour qu'il me soit permis de ne plus revenir là-dessus. Je dois seulement faire remarquer que, par l'effet des changements cadavériques, tantôt une hypérémie des capillaires, qui existait pendant la vie, disparaît, tantôt, au contraire, il survient une hypérémie, notamment des veines, et une infiltration de matière colorante du sang, dont on ne voyait aucune trace pendant la vie. Il faut donc mettre beaucoup de circonspection quand on veut apprécier ces états sur le cadavre.

Dans toutes les circonstances où l'accroissement de la rougeur est dû à la matière colorante du sang, ce liquide peut offrir des nuances très variées. On le trouve d'un rouge ou plus clair, ou plus foncé, d'une couleur purpurine, d'un rouge brun, d'une couleur de goudron, etc., sans que jusqu'à présent nous puissions dire avec certitude quelles sont, dans chaque cas particulier, les causes des phénomènes. Quelquefois, surtout lorsqu'il s'agit d'extravasations de sang, les changements de couleur vont au point que la coloration en rouge disparaît tout-à-fait pour faire place à une autre ; ainsi le

<hr>

(1) *Icones*, pl. II, fig. 1, A, B ; pl. XIV, fig. 5.
(2) *Chirurgische Kupertafeln*, Weimar, 1820, p. 53 à 55.
(3) *Icones*, pl. XIV, fig. 1, 2 et 4.
(4) *Icones*, pl. II, fig. 2.

sang extravasé devient parfois bleu, orangé, bistre, même noir. J'ai déjà dit le peu que nous savons touchant ces changements de couleur et leurs causes. Ils peuvent survenir tout aussi bien après la mort que pendant la vie, et c'est pour cela que quand on doit en porter jugement sur le cadavre, la même prudence est nécessaire que dans le cas précédent.

On observe encore d'autres changements de couleur dans le corps. Les plus importants sont :

Coloration en brun ou en noir par du pigment grenu (mélanose). Il en a déjà été parlé fort au long.

Coloration en jaune. Autant qu'on a pu le constater jusqu'à présent, elle dépend de deux causes différentes. Celle qu'on rencontre le plus souvent est due à la matière colorante de la bile (cholépyrrhine de Berzelius), et on l'observe dans la jaunisse intense, lorsque la matière colorante de la bile, accumulée dans le sang, passe de ce liquide dans les sécrétions et dans presque toutes les parties du corps. Elle se voit au cerveau, aux cartilages, aux os, aux nerfs, aux poumons, au foie, aux reins, aux ovaires, etc. Elle peut offrir, suivant l'intensité du dépôt, des nuances fort différentes, depuis le jaune pâle jusqu'au vert olivâtre et au vert-brun foncé, en passant par le vert-jaune (1). Au microscope, tantôt on voit seulement les tissus imbibés d'un liquide jaunâtre, tantôt on découvre des dépôts grenus ou granuleux, d'un jaune-rouge vif, entre les éléments histologiques primaires de ces mêmes tissus (2). Il arrive assez souvent aussi que, sans ictère, les cellules élémentaires du foie sont teintes en jaune par la matière colorante de la bile, et remplies ou parsemées de petits grains d'un jaune foncé (3).

Le diagnostic de la coloration qui dépend de la bile est facile, et repose sur les réactions particulières que celle-ci fournit avec l'acide azotique.

Une autre teinte jaune des organes, qu'on rencontre quelquefois, mais qui demeure toujours locale, et jamais ne devient générale, dépend d'un changement de la matière colorante du sang dans les extravasations. On la trouve sous la peau après les ecchymoses, dans l'apoplexie pulmonaire, dans l'apoplexie cérébrale et dans d'autres circonstances analogues.

(1) *Icones*, pl. XX, fig. 1.
(2) *Icones*, pl. XX, fig. 2 à 4 ; pl. XXIII, fig. 1.
(3) *Icones*, pl. I, fig. 8 ; pl. XIX, fig. 6 et 7.

Coloration en vert. La coloration en vert des tissus est rare. On l'observe quelquefois au poumon, au canal intestinal, aux muscles. Ainsi, le lobe supérieur du poumon gauche d'un soldat, qui était emphysémateux et exsangue, paraissait d'un gris verdâtre à l'œil nu ; au microscope, le tissu pulmonaire lui-même avait une teinte verdâtre (1) ; la coloration, si l'on excepte quelques taches vertes plus foncées, était répandue avec assez d'uniformité ; elle ne provenait pas d'un pigment grenu, et l'eau ne l'enlevait point : on ne put découvrir à quoi elle tenait. La même chose arrive parfois au canal intestinal (2). La plupart de ces colorations en vert appartiennent probablement aux altérations cadavériques, et l'on ne peut jusqu'ici que hasarder des conjectures touchant les causes qui les produisent. Quelques unes dépendent peut-être du sulfure de fer, qui, à l'état de division extrême, montre parfois une teinte de vert noirâtre ; d'autres sont dues à des effets encore inconnus de la putréfaction. Il y en a vraisemblablement aussi qui tiennent à la matière colorante de la bile, laquelle traverse les parois de la cholécyste après la mort, et s'imbibe dans les parties environnantes, même jusqu'à une assez grande distance, comme le prouve le cas suivant. Trois jours après la mort d'un épervier, on trouva les muscles du ventre colorés en vert, tandis que ceux de la poitrine, des membres et d'autres parties conservaient encore leur teinte normale. Au microscope, les premiers, ainsi que le tissu cellulaire environnant, paraissaient imbibés d'un liquide vert-jaunâtre, sans qu'il y eût de pigment grenu anormal. L'acide azotique fit passer la couleur verdâtre d'abord au bleu, puis au violet, au pourpre et au rouge pâle. Le liquide colorant se comportait donc à tous égards comme la matière colorante de la bile. Il faudra d'ultérieures recherches pour savoir si ce mode de coloration cadavérique peut s'étendre aussi chez l'homme à de grandes distances, au lieu de borner son action aux parties qui entourent immédiatement la vésicule biliaire.

Coloration en bleu. Elle est rare, si l'on fait exception des cas où elle dépend d'une hypérémie veineuse. On a vu, dans quelques cas peu communs, la peau teinte par une sueur bleue (3). Jusqu'à présent nous ignorons quels sont les principes chimiques qui don-

---

(1) *Icones*, pl. XVIII, fig. 2.

(2) *Icones*, pl. IX, fig. 10.

(3) Buchner a décrit un cas intéressant de sécrétion d'une matière colorante bleue à la peau (Schmidt, *Jahrbücher*, t. XXXVI, n° 2). — P. RAYER, *Traité des maladies de la peau*, Paris, 1835, t. III, p. 551.

nent lieu à cette matière colorante bleue, et nous ne pouvons non plus hasarder que des conjectures sur les causes de sa production. Il m'est arrivé plusieurs fois, en examinant des préparations microscopiques de diverses parties du corps, spécialement de peau humaine garnies de racines de poils, qu'on conservait, avec de l'eau sucrée, entre deux plaques de verre soudées ensemble par un vernis, d'observer qu'au bout de quelque temps se produisait un précipité à grains très fins et d'un beau bleu, dont la quantité d'ailleurs était trop peu considérable pour qu'on pût en faire l'analyse chimique.

Quelques colorations anormales dépendent de substances parvenues du dehors dans le corps. Telle est la couleur rouge des os chez les animaux qui ont mangé de la garance ; telles sont encore la coloration en jaune de certaines parties du corps par le principe colorant de la garance (1), et celle en gris cendré ou en vert olive que la peau prend après l'usage de l'azotate d'argent à l'intérieur. Ici se rangent encore les tatouages accidentels ou pratiqués avec intention par des grains de poudre introduits dans le tissu de la peau (2).

II. *Changements de volume et de forme.*

Tout ce qui a été dit des changements de couleur s'applique en général à ceux-ci. Chaque partie du corps a, dans l'état normal, un certain volume et une certaine forme ; mais ces deux qualités ne sont pas tellement fixes, qu'elles ne varient un peu suivant les individus. Les anomalies peuvent s'accroître encore par l'effet de la maladie, et rentrer ainsi dans le domaine de l'anatomie pathologique, sans que cependant il y ait moyen d'établir une démarcation rigoureuse entre elles et l'état normal. Pour peu que les changements soient considérables, ils frappent la vue de l'observateur le moins attentif, à l'ouverture des corps : aussi est-ce leur énumération qui constituait la science presque entière pendant son enfance. À mesure que celle-ci se développa, et qu'elle négligea l'accidentel pour s'attacher à l'essentiel, à mesure qu'elle sentit le besoin de rechercher les causes et la signification de chaque changement, elle accorda moins d'importance aux anomalies purement extérieures. Des considérations générales sur ces anomalies n'ont surtout aucune valeur

(1) FLOURENS, *Annales de la chirurgie*, Paris, 1841, t. III, p. 257.

(2) Otto (*Lehrbuch der patholog. Anat.*, p. 34) rapporte quelques autres cas de coloration par des médicaments. — On trouve dans Hodgkin (*Lectures on the morbid anatomy*, t. I, p. 297 à 327) un long exposé des diverses colorations pathologiques qui se rencontrent chez l'homme.

actuelle, les causes et les conséquences variant pour ainsi dire dans chaque cas spécial. Aussi me bornerai-je ici à un très petit nombre d'indications.

J'ai déjà dit qu'il n'entre dans le domaine de l'anatomie pathologique que les hauts degrés de ces changements, ceux qu'on peut sûrement distinguer des oscillations physiologiques ; mais comme on ne saurait établir de limite rigoureuse entre la santé et la maladie, il n'y a non plus aucune utilité à savoir si, dans tel ou tel cas, certains changements de cette nature appartiennent ou non à l'anatomie pathologique.

Les causes varient beaucoup, et plusieurs d'entre elles nous sont encore inconnues. D'après ce que nous savons jusqu'à présent, on peut les réduire aux groupes suivants :

Certaines anomalies de forme et de volume sont congéniales ; elles passent des parents à leurs enfants, et paraissent en conséquence tenir à quelques particularités de la substance procréatrice, du germe, dans l'acception la plus large du mot. Comme certaines races d'animaux, beaucoup de familles humaines se font remarquer par des spécialités dans la forme et le volume de certaines parties du corps, tant externes qu'internes. Les exemples en sont si communs, qu'il serait superflu d'en citer ici. Souvent même l'anomalie est portée au point qu'on ne saurait décider si elle a le caractère pathologique ou si elle ne sort pas des limites des oscillations physiologiques (1).

D'autres anomalies de ce genre tiennent à des écarts du développement. Certaines parties sont proportionnellement plus volumineuses ou plus petites chez les fœtus et l'enfant que chez l'adulte ; elles ont aussi une forme différente. Si leur développement ultérieur vient à être arrêté par des causes morbides, ce qui avait commencé par être normal devient anormal en persistant. Mais les causes de cet arrêt de développement peuvent varier beaucoup, et sont, pour la plupart, couvertes encore d'une grande obscurité. Pour exemple, je citerai le volume insolite du thymus à un âge où d'ordinaire il se trouve réduit aux plus faibles dimensions. Chez le fœtus, le lobe gauche du foie est plus gros proportionnellement, et les parois du cœur ont plus d'épaisseur ; cet état de choses peut persister après l'époque où il a coutume de disparaître.

Quelques changements de forme et de volume des parties du corps sont le résultat d'influences mécaniques du dehors. C'est en

____

(1) GEOFFROY ST-HILAIRE, *Hist. des anomalies de l'organisation*, Paris, 1832.

ces circonstances qu'on parvient le plus aisément à suivre le mode de production et à l'expliquer. Tel est le changement que diverses peuplades apportent à la forme du crâne, en comprimant et liant la tête de leurs enfants de diverses manières : celui que les Chinois font subir aux pieds de leurs femmes, qu'ils déforment et rapetissent en les empêchant, par des moyens mécaniques, de se développer ; celui enfin que la poitrine éprouve par l'abus des corsets. Les liens qu'emploient surtout les femmes des basses classes influent quelquefois sur le foie de manière à faire naître un enfoncement durable, une sorte de gouttière, sur sa face supérieure. Toutes ces causes ont pour effet de comprimer les vaisseaux, de diminuer l'affluence du sang, et de mettre ainsi obstacle à la nutrition, à l'accroissement, tandis que les phénomènes régressifs continuent à s'accomplir avec la même activité. Il peut même résulter de là que des parties fort dures, des os, par exemple, changent peu à peu ; quant aux parties molles, les modifications qu'elles éprouvent alors dans leur forme sont promptes et directes.

Ce que font ici des influences extérieures artificielles, des changements pathologiques l'accomplissent souvent d'une manière naturelle. Ainsi la pression exercée par des tumeurs, des anévrismes, des concrétions, etc., altère la forme et le volume des parties molles du corps, et finit même par détruire peu à peu des organes très consistants, comme les os. Le tissu fibreux accidentel, en vertu de son élasticité, ou peut-être aussi par sa contraction spasmodique, comprime des organes mous, le poumon, le foie, les reins, etc., en diminue par là le volume, et en altère la forme. Dans ces cas aussi l'action de la cause se compose de plusieurs facteurs, de la pression directe exercée sur les tissus, et de celle que subissent les vaisseaux sanguins et les nerfs.

Certains changements, qui portent principalement sur le volume et plus rarement sur la forme, se lient à l'intensité de la fonction physiologique des organes, à l'activité plus ou moins grande de cette fonction. Lorsque celle-ci s'accomplit d'une manière vive, la plupart des organes prennent plus d'accroissement, tandis que le contraire a lieu dans le cas inverse, c'est-à-dire qu'alors ils demeurent petits, ou que même leur masse diminue. Ainsi, par exemple, les muscles deviennent d'autant plus volumineux qu'on les exerce davantage. Mais, en pareille circonstance, l'énergie accrue de la nutrition n'est pas la conséquence immédiate du surcroît d'activité ; les deux phénomènes ne sont que les derniers termes d'une série d'actes, unis entre eux par les liens de la causalité, mais dont jusqu'à présent nous n'avons encore qu'une idée fort imparfaite. L'accroissement de l'activité détermine, d'une manière que nous ne parvenons pas à bien expliquer, un afflux plus considérable du sang, une hypérémie capillaire ; celle-ci est accompagnée d'une excrétion plus abondante de blastème, d'où une nutrition plus énergique de la partie et l'augmentation de la masse.

Un redoublement d'action n'est donc pas une condition indispensable au grossissement d'une partie, et toute cause qui détermine une hypérémie capillaire peut amener le même résultat dans l'organe dont celle-ci devient le siége. Mais l'augmentation de volume elle-même peut varier suivant les modifications de l'hypérémie. Ainsi, l'hypérémie veineuse de parties molles peut provoquer un grossissement passager de ces dernières par infiltration de liquides séreux. L'hypérémie elle-même peut, en accroissant la masse du sang contenu dans un organe, amener une augmentation momentanée du volume de cet organe, ce dont nous avons des exemples dans les parties auxquelles on donne l'épithète d'érectiles, telles que les corps caverneux de la verge. L'hypérémie capillaire contribue aussi de manières très diverses à rendre le volume plus considérable. Elle peut produire cet effet, indépendamment de l'influence due à l'augmentation de la quantité du sang, par la sécrétion copieuse d'un liquide chargé de fibrine. Lorsque cette dernière se coagule, il résulte de là un autre mode d'accroissement du volume. Il s'en manifeste aussi un autre quand la fibrine exsudée prend le rôle de cytoblastème et se métamorphose en tissus permanents, ce qui donne lieu, en dernière analyse, soit à une véritable hypertrophie, soit à des tumeurs de nature diverse. Mais tous ces phénomènes n'aboutissent pas nécessairement à une augmentation de la masse, car une légère modification dans leur marche suffit pour qu'au lieu d'augmenter, cette masse, diminue au contraire : c'est ce qui arrive quand la fibrine exsudée se transforme en tissu fibreux, qui, une fois développé, serre et rapetisse la partie, comme font la plupart des cicatrices. Voilà pourquoi, dans certains phénomènes pathologiques, la maladie de Bright (1) entre autres, on voit l'organe, qui avait d'abord acquis plus de volume, s'affaisser ensuite sur lui-même et se réduire à des dimensions plus faibles.

(1) Voy. P. Rayer, *Traité des maladies des reins*, Paris, 1840, t. II, p. 97.

Il y a des cas d'accroissement ou de diminution du volume des parties du corps dans lesquels les causes sont probablement plus compliquées, ou du moins plus énigmatiques, que dans ceux dont je viens de parler. Tel est celui de la polysarcie, quand une quantité souvent considérable de graisse s'amasse, sous forme de tissu adipeux, dans diverses parties du corps, notamment dans le panicule adipeux. Pour expliquer ce phénomène, il faudrait avoir, en ce qui concerne la nature de la nutrition, des connaissances dont nous sommes actuellement dépourvus. Il en est de même de l'amaigrissement maladif, pour lequel les expressions générales, comme gêne de la nutrition, accroissement du travail de décomposition, diminution de la plasticité, etc., sont tellement éloignées de donner une idée satisfaisante, que ces prétendues explications ont besoin elles-mêmes d'être expliquées.

Ce qu'il y a de plus sujet à varier, c'est la forme et le volume des organes creux. Ces organes grossissent par l'abondance de leur contenu, l'estomac par celle des aliments, le canal intestinal par un développement de gaz dans son intérieur; ils diminuent quand les matières qu'ils renfermaient les abandonnent. Mais leur augmentation ou diminution de volume peut aussi devenir permanente, lorsque la cause qui la détermine continue d'agir pendant longtemps. Ainsi l'estomac acquiert des dimensions considérables chez les personnes qui mangent beaucoup; chez celles qui souffrent longtemps de la faim, le tube alimentaire entier peut se montrer rétréci d'une manière durable, ce qui, dans le cas d'anus artificiel ancien, arrive au moins à la portion comprise entre celui-ci et l'anus naturel. Certains organes creux peuvent même disparaître en totalité ou en grande partie, comme la cholécyste après des fistules biliaires accompagnées d'oblitération du canal cystique.

Comme les causes de ces changements de forme et de volume, les effets qui en résultent varient beaucoup. Mais ils dépendent tant de circonstances spéciales, de la situation de la partie atteinte, de l'importance du rôle qu'elle joue, de la nature du changement, qu'il n'y a pas moyen d'établir aucune loi générale à cet égard. On voit même des changements survenus dans un même tissu, sous l'influence de causes tout-à-fait semblables, différer absolument les uns des autres eu égard aux conséquences qu'ils entraînent : ainsi, tandis que l'accroissement du volume des muscles du bras, chez un forgeron, où il dépend de la vive action à laquelle ces organes sont obligés, n'entraîne aucune suite fâcheuse, et, loin de là même, est un signe de force et de santé, celui des muscles du cœur qui provient de la même cause est un phénomène très fâcheux, puisqu'en général il conduit à la mort.

Les changements qui viennent d'être passés en revue sont ordinairement désignés sous les noms d'*atrophie* et d'*hypertrophie*. Il ne faut considérer ces mots que comme des rubriques auxquelles on rapporte une multitude de phénomènes qui, les détails précédents le prouvent, n'ont souvent rien de commun ensemble qu'une modification accidentelle du volume de l'organe. Ce qui importe réellement dans toutes ces circonstances, c'est de rechercher avec soin les causes, de les réduire à leurs divers facteurs, et d'apprécier chacun de ceux-ci sous le double point de vue de la qualité et de la quantité. Jusqu'ici la chose n'a été praticable que dans un très petit nombre d'occasions.

III. *Changements dans le degré de consistance.*

Les changements que peut subir la consistance des organes sont dans le même cas que ceux qui font le sujet du paragraphe précédent ; on y a fréquemment attaché une importance qu'ils n'ont qu'en partie. C'est un travail fort ingrat de sa nature que de vouloir considérer sous un point de vue général certains états des parties du corps qu'on embrasse sous les noms collectifs d'*induration* et de *ramollissement*, et qui n'ont rien ou très peu de chose seulement de commun eu égard à leur cause, à leurs suites, à leur importance. Ce travail, tel que je vais essayer de le faire, doit se borner à signaler quelques changements qui ont lieu plus souvent, sans considérer les nombreux cas où les choses ne se passent point de la même manière comme des exceptions à une règle qui n'existe point.

On appelle *induration* toute augmentation anormale de la consistance d'un organe. Elle peut affecter des degrés fort différents, depuis l'accroissement à peine perceptible de la consistance jusqu'à la conversion d'un tissu mou en masse dure comme de la pierre. Rarement trouve-t-on un organe qui soit induré partout d'une manière uniforme ; la plupart du temps il l'est davantage en certains points qu'en d'autres.

Les causes de l'induration varient beaucoup dans les divers cas.

Ainsi, la consistance d'une partie du corps peut s'accroître par l'effet de l'abondance moindre du sang (anémie des vaisseaux capillaires), les éléments solides de son tissu pouvant alors faire valoir davantage le degré de consistance qui leur est propre, que quand ils reçoivent une plus grande quantité de liquide sanguin, lequel, à l'instar de tout autre liquide, diminue la consistance des parties animales. Ce cas arrive souvent à la rate, et paraît avoir lieu aussi quelquefois dans la substance du cerveau. Cependant, l'accroissement de consistance par le fait de l'anémie (relative) se réduit toujours à peu de chose : je ne connais pas un seul cas dans lequel il ait acquis un degré considérable.

Une cause fréquente d'induration est l'hydropisie fibrineuse, dont la fibrine se coagule, et forme une substance nouvelle qui se glisse entre les tissus élémentaires primitifs de la partie, dont la consistance doit nécessairement augmenter par là. Cet endurcissement est d'autant plus frappant que la consistance normale de l'organe atteint se trouve plus inférieure à celle de la fibrine coagulée : de là vient qu'il se fait surtout remarquer dans les organes poreux et spongieux, comme le poumon et le tissu cellulaire. Dans certains endroits, on lui assigne des noms particuliers ; ainsi on l'appelle *hépatisation* au poumon, parce qu'il fait acquérir au tissu pulmonaire quelque ressemblance avec la substance du foie.

Beaucoup d'indurations tiennent à la production de formations pathologiques qui s'insinuent dans le tissu d'une partie, et le rendent plus ferme, plus consistant. Les tissus accidentels les plus divers, comme la substance tuberculeuse, le squirrhe, les formations fibreuses, les concrétions (ossifications) peuvent amener ce résultat. Un grand nombre d'entre eux doivent naissance à la fibrine coagulée, de sorte, par conséquent, qu'une espèce d'induration peut changer peu à peu de nature et passer à une autre espèce.

Il suit de là que l'induration n'est souvent qu'une conséquence accidentelle d'autres changements pathologiques dont je me suis déjà occupé.

De même que les causes de cette induration, ses suites varient beaucoup suivant qu'elle est de telle ou telle espèce, qu'elle a plus ou moins d'étendue, que l'organe joue un rôle plus ou moins important dans l'économie, etc. (1).

Le contraire de l'induration constitue le *ramollissement*, nom

(1) Voy., sur l'induration en général et ses diverses espèces, l'*Anatomie pathologique* de Meckel et celle d'Andral. Voy. aussi BAYLE, *Journ. de méd.*, t. IX, p. 295.

sous lequel on a voulu désigner toutes les diminutions anormales de la consistance. Ce mot n'exprime non plus qu'une idée très vague, puisqu'il embrasse des états qui n'ont souvent de commun ensemble qu'un affaiblissement notable de la cohésion, les autres caractères ayant peu de rapport ensemble, souvent même n'en ayant aucun.

Théoriquement parlant, on peut admettre des degrés divers de ramollissement, états qui, à la vérité, passent les uns aux autres sans limite précise.

Les ramollissements peu considérables ne sont fréquemment que passagers. En général, ils tiennent à ce qu'une partie est remplie de liquide, à ce qu'elle est imbibée de sérosité, à ce qu'il s'y est amassé plus de sang qu'à l'ordinaire, etc. Ces diverses circonstances font que certains organes perdent leur degré normal de consistance, qu'ils deviennent plus mous, qu'ils cèdent plus aisément aux efforts dirigés sur eux. Les causes sont l'hypérémie et l'hydropisie séreuse. Il va sans dire que certaines parties du corps sont plus sujettes que d'autres à cette sorte de ramollissement. Ainsi, la rate se ramollit avec une grande facilité, parce qu'il lui arrive très fréquemment de recevoir une quantité surabondante de sang. La même chose arrive aux poumons. Le cerveau, dont le tissu n'a déjà guère de consistance par lui-même, est également apte à devenir plus mou sous l'influence d'une augmentation de liquide. D'autres organes, comme les os, le tissu élastique, sont mis par leur nature à l'abri de ce mode de ramollissement.

Beaucoup de ramollissements de ce genre sont passagers : ils disparaissent quand l'hypérémie cesse, ou lorsque le liquide hydropique est résorbé.

Un degré plus prononcé de ramollissement conduit toujours à une destruction partielle, à la mortification des tissus affectés, ou plutôt il provient de cette destruction. Nous avons déjà étudié quelques uns des phénomènes appartenant à cette catégorie lorsque nous avons fait l'histoire du ramollissement des tubercules et autres tissus hétérologues. Mais à peine est-il possible aujourd'hui de les envisager sous un point de vue général, tant leurs causes varient, ainsi que leurs formes, et tant nous connaissons peu encore les conditions qui les amènent. Le seul moyen que nous ayons actuellement d'en comprendre la formation, est de rechercher les circonstances dans lesquelles chacun d'eux se manifeste, à peu près comme nous avons vu qu'Engel l'a essayé pour les tubercules. Ce travail n'a pour ainsi dire point été ébauché jusqu'ici, et nous avons peu d'espoir que le but soit prochainement atteint, les conditions qu'il s'agit de scruter paraissant être très variées et fort complexes. On a tenté de mettre quelques ramollissements sous la dépendance de certains actes pathologiques plus généraux. Ainsi, on a admis des ramollissements inflammatoires, d'autres par gangrène, d'autres encore par oblitération des artères afférentes. C'est là un pas fait sans doute, mais bien petit, tant qu'on ne connaîtra pas mieux les phénomènes mécaniques et chimiques qui s'accomplissent dans toutes ces circonstances. Voici jusqu'à présent ce qu'il est permis d'établir sous ce rapport.

La plupart des ramollissements tiennent à ce que le sang laisse déposer dans l'organisme des masses qui participent peu ou point à la nutrition générale, soit parce que leur volume ne permet pas aux liquides du corps de les pénétrer, soit parce que la stase du sang dans les vaisseaux a fait cesser la circulation aux alentours. Ces dépôts n'étant pas soumis à la loi générale du renouvellement des matériaux qui, dans l'état normal, s'accomplit par la circulation et les sécrétions, ils se décomposent, et la décomposition qui s'empare d'eux se propage, pour ainsi dire par infection, aux tissus avoisinants. Cependant le mot dont je me sers ici pour désigner la cause efficiente du ramollissement n'est qu'une image, ou plutôt une rubrique provisoire, et n'implique point une explication, car jusqu'ici la chimie ne nous a procuré que des renseignements fort peu satisfaisants sur les conditions de la putréfaction des matières organiques azotées, et sur ce qui arrive pendant qu'elle s'accomplit. Il en est de même de la transmission de la décomposition aux tissus voisins; nous manquons également de notions spéciales à ce sujet. D'ailleurs, à peine ai-je besoin d'ajouter que tous les dépôts et tous les tissus ne deviennent pas avec une égale facilité la proie de cette décomposition, circonstance qui rend raison du grand nombre de variétés que nous observons en ce qui la concerne. Nous ne connaîtrons bien tous les cas que quand on aura étudié mieux qu'on ne l'a fait jusqu'à présent les décompositions que les diverses substances organiques subissent lorsqu'on les abandonne à elles-mêmes, ou qu'on les place en certaines conditions.

A ce groupe appartiennent d'abord tous les ramollissements que nous avons réunis précédemment sous le nom d'ulcération : les dé-

pôts d'exsudation fibrineuse qui se convertissent en mauvais pus,
les dépôts analogues de masse tuberculeuse, scrofuleuse, typheuse,
et en partie aussi le ramollissement du cancer, quoique ici, indépendamment de la putréfaction proprement dite (formation de
l'ichor), il y ait encore un développement particulier des cellules,
duquel dépend leur fonte, et dont on ne sait pas bien s'il est la conséquence ou la cause de la décomposition. Ces ramollissements ont
cela de commun, que la plupart d'entre eux sont précédés d'induration. On doit y rapporter certaines espèces du ramollissement dit
inflammatoire. La cause principale de la décomposition paraît être
une suppression locale de la circulation et de la nutrition, en tant
que celle-ci dépend du cours du sang, c'est-à-dire la rétention des
matériaux décomposés, qui agissent par infection sur les parties
environnantes.

Dans d'autres cas, le ramollissement est déterminé par du sang
extravasé. Ce liquide, lorsqu'il sort des vaisseaux en quantité considérable, paraît être plus susceptible qu'aucun autre principe
constituant du corps d'une décomposition qui se propage aux parties environnantes, lorsque les produits auxquels elle donne lieu ne
peuvent être éliminés, à cause soit de l'abondance de l'exsudation,
soit d'un trouble local de la circulation. La plupart des cas de gangrène dite inflammatoire se rapportent ici. Le sang subit alors un
changement particulier : il se convertit en grumeaux bruns ou noirâtres, dans lesquels se séparent parfois des grains de sulfure de
fer (1). Cependant les modifications chimiques que ce liquide subit
sont presque totalement inconnues. Quant aux changements que les
divers tissus éprouvent dans le ramollissement gangreneux, ils varient beaucoup. Les plus mous s'altèrent les premiers, on le conçoit
sans peine, et parfois ils sont détruits en totalité. Le tissu cellulaire
se résout en une masse à grains fins, qui, dans les premiers moments, conserve encore la forme des paquets de fibres (2) ; ou bien
il se ramollit peu à peu de manière qu'on en voit des masses montrer
encore les contours primitifs, tandis que les fibres qui les constituent
sont déjà effacées (3). Les cellules du tissu adipeux disparaissent, et
leur contenu se mêle, sous forme de gouttes de graisse, avec le liquide environnant. En même temps il se sépare d'ordinaire des

(1) *Icones*, pl. X, fig. 4 et 5.
(2) *Icones*, pl. X, fig. 3.
(3) *Icones*, pl. XXI, fig. 10, *a, a.*

masses cristallines de margarine ou d'acide margarique (1). Les faisceaux primaires des muscles perdent peu à peu leurs stries transversales (2), et finissent par se convertir en une masse pâle, gélatineuse, qui conserve longtemps leurs contours extérieurs (3). Les tissus les plus résistants, comme les vaisseaux, le tissu élastique, les os, l'épiderme, résistent bien davantage, ou même ne se décomposent pas.

Des liquides autres que le sang peuvent, lorsqu'ils sont susceptibles de se putréfier, donner lieu à la putréfaction et au ramollissement des tissus; tels sont, l'urine, les matières fécales, etc., dès que, par une cause quelconque, elles viennent à s'infiltrer dans ces tissus.

Aux ramollissements de cette classe s'en rattachent immédiatement d'autres qui dépendent de causes plutôt générales que locales. En effet, il y a des cas où la masse entière du sang subit un certain changement qu'on peut bien désigner sous le nom général de putréfaction, quoique jusqu'à présent nous ne connaissions pas les phénomènes chimiques qui l'accompagnent. Naturellement alors les liquides qui proviennent du sang, et en particulier le fluide nourricier général, éprouvent aussi un changement plus ou moins considérable, dont les conséquences peuvent être la décomposition et le ramollissement des tissus. Ainsi, dans le typhus, dans l'ictère intense, et autres cas analogues, on voit quelquefois se manifester des ramollissements fort étendus, qui ont reçu aussi le nom de gangrène (4). Cet état, comme on le comprend, est susceptible d'un nombre infini de variations, et il n'arrive guère à produire un ramollissement général du corps entier, car presque toujours le sujet succombe bien auparavant. En pareil cas, le changement qui avait commencé pendant la vie continue ordinairement de faire des progrès rapides après la mort, de sorte que la plupart du temps, à l'ouverture du cadavre, il n'y a pas possibilité de déterminer quelle était l'étendue du ramollissement avant la cessation de la vie.

Il paraît que, dans des circonstances rares, les parties très molles peuvent subir un ramollissement local porté à un haut degré, par la seule présence d'un liquide séreux. C'est ce qui arrive surtout au cerveau, car, dans l'hydropisie séreuse intense des ventricules,

(1) *Icones*, pl. XXIV, fig. 10, b, c; fig. 11.
(2) *Icones*, pl. X, fig. 2.
(3) *Icones*, pl. X, fig. 1.
(4) *Icones*, pl. XX, fig. 1 à 4; pl. XXIII, fig. 1.

on trouve parfois la substance cérébrale de ces derniers ramollie à une profondeur d'une demi-ligne ou d'une ligne, et convertie en bouillie. Il n'est pas invraisemblable qu'une substance aussi molle que celle de l'encéphale se ramollisse et se décompose peu à peu quand elle demeure longtemps en contact avec de la sérosité, quoique l'expérience paraisse établir que le phénomène n'a point lieu dans tous les cas d'hydrocéphale. Peut-être le ramollissement ne s'effectue-t-il que quand la présence d'une grande quantité de liquide ou quelque autre cause empêche la nutrition de suivre son cours ordinaire, de sorte qu'alors ces cas rentreraient dans la classe précédemment examinée.

Dans certaines circonstances, le ramollissement, ou en général la mortification et la décomposition, peuvent être rapportés à l'oblitération des artères qui apportent le sang à la partie, comme l'ont fait avec raison divers écrivains, Carswell entre autres. Mais, à coup sûr, ce n'est pas l'oblitération des artères qu'on doit regarder comme la cause immédiate du ramollissement; elle n'est que la cause d'une série d'actes ayant celui-ci pour résultat définitif. L'explication la plus satisfaisante consiste à admettre que, le renouvellement du liquide nourricier ne pouvant avoir lieu, puisque le sang n'arrive plus à la partie, celle-ci tombe dans un état de décomposition qui se communique ensuite aux alentours. Ainsi envisagé, le cas rentrerait dans la catégorie de ceux que j'ai précédemment examinés.

Il me paraît fort douteux que des ramollissements puissent avoir lieu par l'influence immédiate du système nerveux, c'est-à-dire par une action de ce système qui ne porterait pas d'abord sur l'appareil vasculaire. Dans tous les cas, il ne peut qu'être avantageux à la science d'accueillir de telles hypothèses avec méfiance, et de n'y avoir recours qu'autant qu'on a bien constaté l'insuffisance des causes mécaniques et chimiques pour rendre raison des phénomènes.

Dans tous ces ramollissements portés à un haut degré, le ramollissement lui-même n'est qu'une chose accessoire, une conséquence de la décomposition, de la mort des tissus. C'est pourquoi on doit en rapprocher les modifications dans lesquelles il ne s'effectue pas de ramollissement, comme la gangrène sèche, la dessiccation graduelle ou momification des parties frappées de mort, la nécrose des os, circonstances dans lesquelles l'absence du ramollissement tient à la nature des tissus, et à des influences extérieures, notamment au défaut d'humidité.

CHAPITRE VI.

DES COMBINAISONS DES CHANGEMENTS PATHOLOGIQUES ÉLÉMENTAIRES LES UNS AVEC LES AUTRES.

Les changements qui ont été décrits jusqu'ici ne sont pas toujours isolés; souvent on en trouve plusieurs, beaucoup même, réunis ensemble, soit dans une même partie du corps, soit dans des régions différentes. La recherche des liens qui les unissent alors entre eux est donc un problème non moins important que celle des lésions elles-mêmes.

Deux voies sont ouvertes pour atteindre le but. L'une consiste dans l'emploi de la méthode numérique. En la suivant, on constate tout d'abord l'état des choses; on apprend quels sont les changements qui coïncident souvent ensemble, et ceux qu'on ne trouve jamais réunis, ou qui le sont rarement. Mais elle laisse dans une profonde obscurité la cause de cette coïncidence et la relation intime des lésions les unes avec les autres. L'autre méthode tend à découvrir cette relation, et ainsi à expliquer les faits découverts par la première, à en démontrer la nécessité. J'ai déjà parlé dans l'Introduction de l'importance diverse du rôle que ces deux méthodes jouent en anatomie pathologique et de l'usage qu'on peut faire de chacune. Ici je m'attacherai surtout à la seconde, parce qu'elle mérite la préférence toutes les fois qu'on peut y recourir avec sûreté.

Avant de rechercher quels sont les changements pathologiques qui peuvent coïncider ensemble, ou qui s'excluent réciproquement, je dois présenter une remarque, qui d'ailleurs s'offre, à proprement parler, d'elle-même, mais dont on méconnaît trop souvent la justesse. Lorsqu'on veut distinguer quelles sont les altérations pathologiques qui surviennent simultanément dans une partie, et celles qui se rencontrent ensemble dans des parties diverses, on doit bien se rappeler qu'il est question des parties les plus petites, de celles qui ne sont visibles qu'à l'aide des secours de l'optique, par conséquent des parties élémentaires des tissus, et non de grandes masses, d'organes entiers, ou de parties encore accessibles à la vue simple. Tandis qu'en se contentant de l'œil nu, comme on le faisait exclusivement jadis, et comme on le fait encore trop fréquemment aujourd'hui, on croit avoir rempli sa tâche en rapportant les changements d'organes entiers sous la rubrique d'un nom commun, l'histologie nous apprend que la plupart de ces changements, autrefois réputés simples, sont de nature complexe; de sorte que, contrairement à l'opinion de nos devanciers, les associations de changements pathologiques sont très multipliées, surtout en ce qui concerne ceux qui, proportion gardée, ont le plus d'importance pour la pathologie. De là il suit en outre que des changements qui, d'après leur nature, s'excluent mutuellement, peuvent exister à côté l'un de l'autre dans un même organe, par exemple, l'induration et le ramollissement, la pâleur et la rougeur.

La connexion entre des changements pathologiques simultanés peut être plus ou moins intime. Quelques uns sont unis ensemble par des liens de causalité; pour d'autres, la liaison est plus éloignée, ou même on ne parvient point à la constater: la coïncidence pourrait alors être dite fortuite, s'il était permis d'invoquer le hasard à l'occasion des phénomènes qui ont lieu dans l'organisme humain.

Les altérations pathologiques qui ont entre elles des rapports de causalité peuvent être ramenées à certains groupes, dont les plus importants sont les deux suivants.

Premier Groupe.

Hypérémie veineuse et hydropisie séreuse.

Toute hypérémie veineuse peut probablement occasionner une hydropisie séreuse. Aussi ces deux changements se rencontrent-ils fort souvent ensemble dans une même partie du corps. Il est rare qu'on trouve l'hypérémie veineuse sans épanchement hydropique; le cas arrive quand l'hypérémie est récente, ou si peu prononcée que le liquide épanché échappe à l'observation, à cause de sa petite quantité, ou quand l'action des vaisseaux lymphatiques l'a déjà fait disparaître. On rencontre plus fréquemment l'hydropisie séreuse sans hypérémie veineuse. Ce phénomène peut tenir ou à ce que l'hypérémie a déjà cessé, quoique sa conséquence, l'hydropisie, persiste encore, ou à ce que celle-ci dépend de causes différentes. Cependant ces causes sont encore fort obscures, et l'hypérémie veineuse paraît être celle qui le plus souvent entraîne l'hydropisie séreuse. Le groupe n'embrasse pas d'autres changements que les deux dont il s'agit ici: tout au plus le liquide hydropique peut-il donner lieu à un ramollissement léger, qui parfois devient assez notable dans certains organes, spécialement le cerveau.

Second Groupe.

Hypérémie des capillaires et hydropisie fibrineuse.

Les conséquences de ces deux altérations forment un domaine très étendu, qui embrasse la plupart des changements élémentaires dont nous avons fait l'étude. La connexion entre les deux membres principaux de ce domaine consiste en ce que, comme je l'ai démontré, l'hydropisie fibrineuse succède à l'hypérémie des capillaires. Mais il s'y joint tant de membres secondaires, que je crois convenable de diviser le groupe en deux séries.

1° L'*hypérémie capillaire* est caractérisée par la distension des vaisseaux capillaires et l'accumulation du sang dans leur intérieur, ce qui entraine plus tard la stase des corpuscules dans les capillaires et l'extravasation du sang. Le sang extravasé peut lui-même subir tous les changements que j'ai décrits, être résorbé, avec ou sans changement de couleur, ou devenir le cytoblastème de formations nouvelles organisées, le plasma de formations nouvelles non organisées : il peut aussi se décomposer, et amener ainsi la destruction des tissus, la gangrène. Cette dernière est généralement précédée ou accompagnée d'une dissolution de la matière colorante du sang, qui imbibe les tissus. Tous ces changements, bien que, d'après la nature des choses, ils marchent à la suite les uns des autres, coexistent néanmoins fort souvent dans un même organe.

2° L'*hydropisie fibrineuse*, déterminée par l'hypérémie capillaire, est l'origine d'une autre série fort étendue de changements pathologiques. D'abord le liquide épanché peut subir toutes les modifications que j'ai passées en revue. La fibrine peut se coaguler, d'où résultent de fausses hydatides, une apparence d'hydropisie séreuse, l'induration de la partie malade, etc. Ensuite viennent tous les changements qui dépendent du développement ultérieur de la fibrine : suppuration, dans l'acception la plus large du mot, avec toutes les formes que j'ai indiquées, formation de cellules granuleuses, ulcération, etc. ; productions nouvelles infiniment variées, tumeurs, hypertrophies, concrétions, changements de couleur, ramollissement, induration, etc., en un mot, presque tous les changements élémentaires que j'ai décrits les uns après les autres.

Ici se présentent deux questions dont la solution a beaucoup d'importance sous le point de vue de la théorie et sous celui de la pratique. Toutes les hypérémies capillaires entraînent-elles nécessairement l'hydropisie fibrineuse à leur suite? Toute hydropisie fibrineuse suppose-t-elle nécessairement une hypérémie capillaire qui l'ait déterminée, ou bien peut-elle naître aussi d'une autre manière? J'ai déjà effleuré ces questions, mais elles ne pouvaient être complétement discutées qu'après l'exposition détaillée de tous les faits qu'elles embrassent.

Pour ce qui concerne la première, l'expérience y fait une réponse négative. On trouve souvent les vaisseaux capillaires distendus et gorgés de sang, sans que leurs alentours montrent aucune trace d'augmentation de la quantité du liquide chargé de fibrine. Cette circonstance justifie la division du groupe en deux séries, que je viens d'établir. Cependant il ne faut pas attacher à l'expérience plus de valeur qu'elle n'en a réellement; elle nous prouve seulement une chose, c'est que toutes les hypérémies capillaires n'entraînent pas une excrétion *considérable* de liquide fibrineux. L'exsudation peut être fort légère; or, les moyens nous manquent pour distinguer une petite quantité de liquide fibrinifère fourni par une hydropisie du liquide nourricier ordinaire qui imbibe les tissus dans l'état normal. D'ailleurs, comme je l'ai dit pour l'hydropisie séreuse, la totalité ou la plus grande partie du liquide exsudé peut avoir été résorbée par les veines et les lymphatiques. Enfin, il paraît que, dans certains cas d'exsudation de cette espèce, l'élément caractéristique, la fibrine, subit un changement chimique qui ne nous permet pas de constater sa présence à l'aide des moyens dont nous nous servons habituellement pour cela. La fibrine paraît surtout se convertir fréquemment en mucus; la menstruation nous en fournit un exemple, qui ne se prête à aucune autre explication. Le sang qui s'échappe par la vulve vient évidemment des vaisseaux déchirés de l'ovaire, peut-être aussi des trompes et de la matrice; quoiqu'il doive nécessairement contenir de la fibrine au moment où il abandonne les vaisseaux, il n'en offre plus, en général, aucune trace après son élimination, il ne se coagule point; bien que, dans certains cas, il renferme peut-être un peu de fibrine coagulable, comme le font présumer quelques analyses, ce sont là des circonstances purement exceptionnelles. Mais on y trouve du mucus, qui ne provient pas uniquement du vagin, comme le prouve un cas, observé par moi, dans lequel le sang menstruel avait été recueilli immédiatement de la matrice faisant prolapsus.

Sans doute, pendant l'évacuation de ce sang, la fibrine se transforme en mucus, d'une manière dont nous ne connaissons pas
encore bien le côté chimique (vraisemblablement par l'action d'alcalis). Ce fait en explique un analogue fourni par les membranes
muqueuses; celles-ci ont beau être le siége d'une hypérémie, elles
ne donnent généralement qu'un liquide muqueux, qui ne contient
pas de fibrine; il n'y a d'exception que pour l'inflammation dite
croupale. Tout porte donc à croire qu'au moment où elle arrive à
la surface des membranes muqueuses, la fibrine du sang se change
en mucus. En conséquence, je présume que tous les cas dans
lesquels on n'a point remarqué d'hydropisie fibrineuse après l'hypérémie capillaire sont des exceptions plutôt apparentes que réelles.

Il est encore plus difficile de répondre à la seconde question en
consultant l'expérience. Sans doute on voit fréquemment l'hydropisie fibreuse et ses suites, sans qu'on reconnaisse simultanément
une hyperémie capillaire au même endroit; mais il est possible
qu'alors celle-ci se soit déjà dissipée, son produit, l'hydropisie fibrineuse, persistant. Pour le présent, nous sommes donc obligés de
nous contenter de spéculations théoriques, qui, par leur nature
même, établissent seulement une probabilité, mais point de certitude. Si nous admettons entre les deux phénomènes la relation
que j'ai établie, c'est-à-dire si nous supposons que l'amincissement
des parois des capillaires (suite de leur distension) facilite la transsudation du plasma du sang, il demeurera probable que l'hydropisie
fibrineuse suppose toujours une hypérémie capillaire, et cette probabilité subsistera tant qu'on n'aura pas découvert d'autres causes
auxquelles l'hydropisie fibrineuse puisse être attribuée.

Les états compris dans le second groupe sont désignés, tantôt
seuls, tantôt réunis ensemble, sous des noms différents par les pathologistes. Les plus usités sont ceux de *congestion*, de *stase*, d'*inflammation*. Aucun d'eux n'a la moindre valeur pour l'anatomie
pathologique. Aux yeux de celle-ci, le nom d'hypérémie capillaire
est toujours plus convenable que celui de congestion, lequel implique indubitablement une hypothèse fausse. Quant à l'existence
d'une stase, l'anatomie pathologique ne peut la démontrer que
dans les cas fort rares où il lui est permis d'observer la circulation
au microscope sur des parties vivantes. Il me paraît déplacé aussi
d'aller à la recherche des causes de la stase du sang, d'autant plus
qu'on n'a point encore donné une explication satisfaisante de ces

phénomènes, et que l'opinion qui semble avoir aujourd'hui le plus de vraisemblance, ne tardera probablement pas à être remplacée par une autre, qui, elle-même, fera bientôt place à une troisième (1).

L'idée d'inflammation n'appartient pas plus à l'anatomie pathologique que celle de stase et de congestion ; nous n'avons à nous occuper que des phénomènes particuliers qui l'accompagnent, ou plutôt des changements qu'elle produit dans le corps. Cependant, comme il est reçu d'en parler dans l'anatomie pathologique, il me paraît nécessaire de dire quelques mots de cette idée et de ses limites. L'inflammation n'est point un acte simple, c'est l'expression commune de toute une série d'opérations qui ont entre elles un certain lien de causalité. Ce sont précisément celles que j'ai réunies dans le groupe de l'hypérémie capillaire et de l'hydropisie fibrineuse. Mais elles se comportent d'une manière un peu différente dans chaque cas particulier. La série entière des phénomènes que j'ai décrits n'est pas toujours parcourue ; le travail se trouve parfois arrêté de bonne heure dans son développement, et les actes divers qu'on range sous la rubrique d'inflammation se modifient à l'infini, suivant les circonstances. De là vient que l'inflammation est une chose très variable, qu'il y a impossibilité d'en donner une définition exacte, et d'en assigner positivement les limites. Mais il en est de même pour d'autres phénomènes complexes qui se passent hors de l'organisme humain et animal. Les météorologistes perdraient leur temps en voulant discuter si l'apparition d'éclairs par un temps serein doit ou non être appelée un orage ; de même, ce serait une discussion oiseuse que de rechercher si telle ou telle opération dans le corps humain doit être regardée comme une inflammation. La médecine pratique tend à maintenir l'idée de l'inflammation et à lui assigner des limites précises, parce qu'elle est commode pour la thérapeutique. Nous ne disputerons point à ce sujet. Mais la pathologie générale et l'anatomie pathologique, qui n'ont pas les mêmes intérêts du moment, ne doivent pas s'attacher à cette idée. Les questions que la médecine pratique pose à

(1) Un aperçu critique des opinions émises à cet égard jusqu'aux temps les plus rapprochés de nous se trouve dans HENLE et PFEUFFER, *Zeitschrift fuer rationelle Medicin*, t. II. — Consultez aussi WHARTON JONES, dans *British and foreign medical Review*, n° 35. (*Sur les changements du sang dans l'inflammation.*) — SPIESS, *Physiologie des Nervensystems*, Brunswick, 1844, p. 269.

ce sujet ne peuvent donc être résolues par elle d'une manière satisfaisante qu'autant que les idées générales qui s'y rattachent sont traduites dans un autre langage, c'est-à-dire réduites en phénomènes élémentaires.

C'est d'après ces principes que doit être donnée la solution de quelques problèmes dont j'ai précédemment parlé en passant. Telle est, par exemple, l'assertion d'Engel et autres, que les tubercules, et en général les formations accidentelles, sont toujours un produit de l'inflammation. Pour bien apprécier cette assertion, il faut la diviser en deux parties, appartenant, l'une à l'anatomie pathologique, l'autre à la pathologie. L'anatomie pathologique traduit le mot inflammation par hypérémie capillaire, avec hydropisie fibrineuse et ses conséquences. Maintenant on se demande si ces phénomènes ont toujours lieu dans la tuberculisation. Il n'y a pas moyen de faire une réponse directe, puisque, dans la plupart des cas, les premiers commencements des tubercules échappent à l'observation. L'analogie seule nous permet de présumer qu'ici, comme dans la plupart des autres formations pathologiques nouvelles, ils précèdent la production des tubercules et en fournissent les matériaux plastiques. Mais cela n'exclut pas la possibilité que, dans certains cas, un liquide nourricier altéré sous le rapport de ses qualités, sans que sa quantité soit augmentée, c'est-à-dire sans hypérémie capillaire ni hydropisie fibrineuse, se convertisse immédiatement en tubercules. Quant à la pathologie, son problème est d'examiner si les phénomènes qu'on a coutume de ranger parmi ceux de l'inflammation et qui ne font point partie du domaine de l'anatomie pathologique, par conséquent les troubles du système nerveux, se rencontrent ou non pendant la formation des tubercules. Quand bien même la science parviendrait, avec le temps, à donner une solution satisfaisante des deux questions que j'ai posées, il n'en devrait pas moins être laissé au jugement de chaque médecin de répondre par l'affirmative ou par la négative, suivant l'idée qu'il attacherait au mot inflammation. Cet exemple doit suffire pour montrer quels sont les principes d'après lesquels il faut se guider dans l'examen de problèmes analogues (1).

(1) Pour suppléer à cet aperçu sur l'inflammation, que les idées reçues pourraient faire trouver trop succinct dans un Traité d'anatomie pathologique, nous donnons en appendice, à la fin de l'ouvrage, la traduction de l'article *Inflammation* que l'auteur a inséré dans le *Dictionnaire de physiologie* de Wagner.

CHAPITRE VII.

DES ORGANISMES INDÉPENDANTS QU'ON RENCONTRE DANS LE CORPS HUMAIN, OU DES PARASITES.

Toutes les formations pathologiques dont il a été question jusqu'ici sont les produits de l'activité propre de l'organisme, et font partie du corps, quoiqu'elles s'éloignent souvent beaucoup des conditions normales. En opposition avec elles, on en rencontre, chez l'homme, d'autres qui doivent être considérées, non comme des parties intégrantes du corps, mais comme des individus indépendants, quoique leur présence soit plus ou moins liée à la constitution de l'organisme dans lequel on les observe. Ces organismes indépendants portent le nom de *parasites*. Ils ont de l'importance aux yeux de l'anatomie pathologique en ce que d'ordinaire ils sont liés d'une manière tantôt plus et tantôt moins intime avec des états pathologiques.

Les organismes indépendants qui se trouvent sur la terre appartiennent, les uns au règne végétal et les autres au règne animal. Il en est de même de ceux dont je m'occupe ici. On distingue donc des *parasites végétaux*, sans mouvement animal, avec une organisation simple, se développant et croissant à la manière des plantes ; et des *parasites animaux*, qui, en raison de leur motilité, de leur organisation et de leur mode de propagation, font partie du règne animal. Mais les limites entre les deux règnes de la nature ne sont pas tellement nettes que, du moins avec les secours dont nous disposons aujourd'hui, on ne demeure pas parfois embarrassé de déterminer si un individu organisé doit être rangé parmi les animaux ou les végétaux ; tel est le cas, par exemple, des bacillaires, des clostères et d'autres genres voisins, que quelques naturalistes regardent, avec Ehrenberg, comme des animalcules infusoires, tandis que d'autres les rapportent, avec tout autant de droit, au règne végétal. La même incertitude règne aussi à l'égard de quelques parasites assez rares, par exemple des navicules qu'on rencontre dans les excréments humains, de la *Sarcina ventriculi*.

Il est encore une autre circonstance qui rend parfois difficile de déterminer, non pas seulement à quel règne un parasite doit être rapporté, mais même s'il constitue réellement un être indépendant, ou si l'on doit ne voir en lui qu'une partie du corps dégénérée. C'est ce qui arrive surtout pour les remarquables formations pathologiques que J. Muller a observées chez des poissons, et auxquelles il donne le nom de *psorodermies* (1). Il faudra de nouvelles recherches, faites avec le plus grand soin, notamment sur la manière dont ces productions naissent, pour décider si ce sont des cellules dégénérées sous l'empire d'influences pathologiques, ou de véritables parasites. On ne les a point encore rencontrées chez l'homme, de sorte qu'elles n'ont pour nous qu'un intérêt secondaire. Mais l'homme aussi présente des formations pathologiques à l'égard desquelles le doute est permis : telles sont surtout les cellules cancéreuses et autres analogues que certains auteurs rangent parmi les parasites (2).

En nous bornant, dans ce qui va suivre, aux formations dont la nature parasite ne saurait être douteuse, nous trouvons d'abord deux problèmes qui ont un grand intérêt général, et qui sont relatifs d'un côté à l'origine des parasites, de l'autre à l'influence qu'ils exercent sur l'organisme humain.

Deux opinions opposées ont partagé les savants, relativement à l'origine des parasites, depuis le moment où ils ont commencé à fixer l'attention jusqu'à l'époque actuelle. Les uns veulent qu'à l'instar de la plupart des autres animaux et végétaux, ils proviennent de parents de même espèce qu'eux ; les autres, au contraire, les font naître par voie de génération spontanée. Les partisans de cette seconde hypothèse conviennent d'ailleurs aujourd'hui qu'il y

(1) MULLER, *Archiv*, 1841, p. 477 ; 1842, p. 193. — P. RAYER, *Archives de médecine comparée*, Paris, 1843, t. I, p. 219 et 245.

(2) La question de savoir ce que sont les parasites me paraît ne point être encore assez mûre pour qu'on puisse la résoudre ; mais, s'il est permis d'exprimer ici ses prévisions de l'avenir, je crois que la science, quand elle aura fait plus de progrès, n'admettra comme parasites que les formations organiques dont les germes sont parvenus du dehors dans l'organisme, quoique leur développement exige une disposition non pas seulement générale, mais souvent aussi spéciale, et même assez fréquemment pathologique. Cette opinion suppose que les parasites ne proviennent jamais d'une génération spontanée, et sont toujours le résultat d'une propagation, ce qu'on ne saurait démontrer aujourd'hui. Cependant, pour ce qui concerne les cellules cancéreuses, il est plus que probable que leurs germes ne doivent pas nécessairement venir du dehors, et en conséquence je ne suis pas disposé à les regarder comme des formations parasitiques. A ceux qui les considèrent comme telles uniquement parce que rien de semblable ne se trouve dans le corps à l'état normal, je rappellerai que, pour être conséquents, ils devraient en agir de même à l'égard des corpuscules du pus, qui sont dans le même cas.

en a qui tirent leur origine d'êtres semblables à eux, par des bourgeons, des semences ou des œufs. La discussion se réduit donc à savoir si certains parasites peuvent, dans certains cas, provenir aussi d'une génération spontanée, ou si tous doivent toujours leur existence à des êtres de la même espèce. Une réponse décisive, fondée sur des observations et des expériences convaincantes, n'est pas plus possible aujourd'hui qu'au temps où Pallas écrivait son intéressante dissertation (1). Cependant, il me paraît que des raisons d'une haute valeur s'opposent pour le moment à ce qu'on admette une génération spontanée.

Il ne saurait entrer dans mes vues de soumettre la doctrine de la génération spontanée à une critique approfondie. Je me contenterai donc d'en donner ici un aperçu rapide, renvoyant ceux qui désireraient plus de détails à l'ouvrage que Hein a publié (2).

L'idée de génération spontanée est une nécessité philosophique. Tous les organismes que nous savons provenir aujourd'hui de parents de même espèce qu'eux, ont dû un jour naître sans parents, et d'une autre manière. Sous quelque nom qu'on désigne cette première formation, qu'on l'appelle création ou autrement, ce fut toute autre chose que la génération actuelle. L'expérience nous fournit la preuve directe qu'elle a été une nécessité pour les organismes actuellement existants; car la géologie démontre que beaucoup de ceux-ci ne vivaient pas autrefois, puisque nous n'en trouvons aucun débris. On ne peut donc nier que la génération spontanée ne soit un mode de production de tous les organismes qui subsistent dans l'histoire du monde. Ainsi, la question se réduit à savoir si des organismes appelés primitivement à l'existence par cette voie, et qui, depuis lors, se sont propagés autrement, peuvent encore actuellement émaner d'une génération spontanée, en d'autres termes, si la génération spontanée d'êtres d'une même espèce peut se répéter plusieurs fois.

Interrogeons l'expérience pour trouver les matériaux nécessaires à la solution du problème. Elle nous fait voir que, dans tous les cas

(1) *De infestis viventibus intra viventia*, Leyde, 1760. *Traditis hinc omnium seventiis de viventium intra viventia origine, expositisque argumentis propugnantibus singulis et contrariis, cujuslibet erit verosimillima mente comprobare, donec experimenta quæ in hac parte maximopere deficiant certus nos reddant.*

(2) *Die Lehre von der Urzeugung*, Halle, 1844. — C.-F. Burdach, *Traité de physiologie*, Paris, 1837, t. I, p. 8 et suiv.

où l'on a pu observer immédiatement le cours entier de la production d'un organisme, celle-ci a eu lieu par voie de propagation, tandis que les temps historiques ne nous fournissent aucun fait incontestable de production par voie de génération spontanée. L'analogie parle donc hautement en faveur de l'hypothèse qui représente la procréation comme étant la seule voie par laquelle il naisse actuellement des organismes. La valeur de cette preuve est encore accrue par l'histoire de la science. Jadis on faisait provenir jusqu'à des animaux vertébrés d'une génération spontanée répétée : par exemple les oies et les canards, des anatifes; les batraciens et les serpents, du limon; plus tard même encore, on soutenait que certains insectes naissent des matières fécales, et les puces de l'urine en putréfaction. Aujourd'hui personne ne doute que tous ces animaux se produisent uniquement par voie de propagation, à laquelle seule, tout récemment, les travaux d'Ehrenberg ont encore rapporté l'origine des infusoires. L'analogie nous dit donc que les parasites ne peuvent être non plus qu'un résultat de la propagation. Les arguments qu'on a fait valoir contre cette opinion se réduisent à ce que, dans beaucoup de cas, on ne saurait expliquer ainsi l'origine des parasites, de sorte qu'on la déclare impossible, et qu'on a recours à l'hypothèse d'une génération spontanée; mais on a perdu de vue que ce n'est là qu'une apparente explication, qui nous laisse dans une profonde obscurité touchant les véritables causes et conditions de la production. L'hypothèse d'une génération spontanée mettait obstacle à la recherche de ces causes, que les observateurs modernes sont parvenus à découvrir, du moins pour divers parasites.

Examinons maintenant les rapports des parasites avec les organismes qu'ils habitent et avec la maladie. Dès qu'on admet que les parasites naissent toujours de parents semblables à eux et ne proviennent jamais d'une génération spontanée, il s'ensuit que jamais ils ne peuvent être de véritables produits immédiats d'une maladie, des résultats de l'usure des parties du corps et de l'altération des humeurs. Cependant on ne saurait nier que des changements maladifs exercent souvent une certaine influence sur leur production, qu'ils peuvent la favoriser, même la rendre possible, en amenant les conditions qui y sont nécessaires; mais ils peuvent également y nuire, en détruisant ces mêmes conditions. Ainsi des parasites végétaux (champignons) ne se développent, en général, sur les membranes muqueuses que quand un travail morbide a déposé à la surface de celle-ci une couche de fibrine coagulée, et que cette exsudation se trouve dans un état de décomposition putride. Une sécrétion abondante de mucosités dans le canal intestinal favorise le développement des vers qui y sont parvenus du dehors. Certains états de l'organisme portent préjudice, au contraire, aux parasites qui l'habitent. Ainsi, la plupart des parasites du tube alimentaire en sont chassés par l'accroissement des mouvements péristaltiques; certains liquides du corps (bile, urine, suc gastrique) et divers médicaments leur nuisent, en tuent même quelques uns; l'inflammation et surtout la suppuration peuvent leur être nuisibles et même les faire périr.

De même que l'organisme influe sur les parasites qui l'habitent, de même ceux-ci réagissent sur lui. Très souvent ils lui nuisent, soit en l'irritant d'une manière mécanique, par l'effet seul de leur présence, surtout quand ils abondent, soit en obstruant des canaux, ou par la succion qu'ils exercent, etc., soit en déterminant des effets particuliers, peut-être par des humeurs qu'ils sécrètent, ou par d'autres moyens que nous ne connaissons pas encore. Cette influence nuisible varie suivant l'espèce des parasites. Tandis que quelques uns ne produisent presque aucun symptôme appréciable, à tel point que leur existence n'est souvent pas même perçue pendant tout le cours de la vie (par exemple pour l'*Acarus folliculorum*), d'autres occasionnent de véritables maladies, comme l'*Acarus scabiei*, la *Pulex penetrans*, la *Filaria medinensis*. On ne peut donc rien établir de général à cet égard; mais, quant à la maladie qui accompagne la présence d'un parasite, tantôt elle est la suite de son existence même, de l'action qu'il exerce sur l'organisme, et de la réaction de ce dernier; tantôt, au contraire, c'est elle seulement qui rend son développement possible, et jamais le parasite ne doit être identifié avec cette maladie elle-même.

Passons maintenant à l'étude des parasites en particulier. Je m'attacherai surtout à ceux qui ont été observés jusqu'à présent chez l'homme, sans toutefois négliger quelques uns de ceux qu'on rencontre chez les animaux, en tant qu'ils peuvent servir à éclairer l'histoire de ceux de notre espèce.

I. Végétaux parasites; épiphytes.

Les végétaux parasites qu'on a observés jusqu'à ce jour chez l'homme vivant appartiennent tous aux formes végétales les plus inférieures, aux algues et aux champignons. Tous sont fort petits, de manière qu'ils échappent pour la plupart à l'œil nu, ou qu'ils n'y deviennent accessibles que quand ils se trouvent réunis en grandes masses. Le microscope est toujours nécessaire pour en connaître la structure et en assurer le diagnostic; il faut même, en général, recourir à de forts grossissements. On les découvre soit sur les surfaces libres, notamment à la peau et aux membranes muqueuses, soit dans les liquides du corps; je ne connais pas un seul cas certain de parasite qui ait été rencontré, durant la vie, dans le parenchyme des organes de l'homme.

Les uns, comme Kutzing (1), croient à la possibilité que ces parasites proviennent d'une génération spontanée; les autres n'admettent pour eux que la voie ordinaire de propagation. S'il n'est pas possible aujourd'hui de prendre positivement parti entre ces deux hypothèses, la seconde me paraît réunir un plus grand nombre d'arguments en sa faveur. Ces arguments sont tirés des recherches de Schwann sur la fermentation, de celles d'Helmoltz (2), et d'autres que Merklein a entreprises sur une grande échelle; toutes font voir que, dans les conditions favorables à la formation de champignons et d'algues, ces végétaux n'apparaissent point quand il n'y a pas possibilité que des germes intacts arrivent. Ajoutons encore que tous les végétaux parasites observés jusqu'à présent se multiplient en proportion énorme par gemmes ou spores; les gemmes et les spores sont si nombreuses et si petites, elles résistent avec tant d'énergie à la plupart des influences extérieures, que l'eau et les courants d'air doivent certainement les répandre partout, et qu'en conséquence aussi elles peuvent se développer partout où elles rencontrent des conditions favorables. En vain objecterait-on que, dans la plupart des cas, on n'a pu jusqu'ici démontrer cette origine des champignons par transport de germes; car ceux-ci échappent aux observateurs les plus exercés, puisqu'elles ont parfois moins de 1/1000 de ligne de diamètre. Quelquefois le transport des champignons parasites ou de leurs spores d'un homme à l'autre est favorisé par des circonstances particulières, comme le contact immédiat : c'est ce qui a lieu pour la teigne, certaines formes d'*impetigo*, la mentagre, etc. Ces cas sont ceux qu'on désigne de pré-

(1) *Phycologia generalis*, Leipzick, 1843, p. 129. — ERDMANN, *Journal für praktische Chemie*, 1837, t. II, p. 391.

(2) MULLER, *Archiv*, 1843, p. 453.

férence sous le nom de contagieux. Mais, en général, il paraît que certaines conditions sont nécessaires au développement et à la multiplication des champignons ainsi transportés, conditions qui ne sont ordinairement réalisées que par un travail pathologique. Il semble effectivement que le sol sur lequel ils ont à se développer doit, sinon toujours, du moins d'ordinaire, être en proie à un certain degré de décomposition chimique (putréfaction, fermentation), de même que, hors de l'organisme humain et animal, la plupart des champignons ne se développent que sur des substances en putréfaction. L'expérience nous apprend qu'on en voit souvent sur les ulcères sordides; mais, quant à la peau ou aux membranes muqueuses intactes, ils ne s'y produisent vraisemblablement que quand elles sont couvertes d'une couche d'exsudation en train de se décomposer. Sous ce point de vue, la présence de végétaux parasites a de l'importance par rapport au diagnostic; elle annonce un travail de décomposition, quelque borné et local qu'il puisse encore être. D'un autre côté, il suit de là que leur développement n'a pas lieu dans tous les endroits où parviennent leurs germes; il suppose une certaine disposition, généralement pathologique.

Contre cette manière de voir semblent s'élever certains faits d'après lesquels des champignons parasites se seraient propagés par inoculation sur des organismes sains en apparence, et y auraient déterminé des phénomènes morbides; par exemple celui de Hasall, dans lequel des champignons parasites de salades malades ayant été portés sur d'autres pieds sains, y auraient suscité la même maladie (ramollissement de la tige). Cependant ces cas ne me paraissent pas prouver beaucoup : ils montrent seulement qu'en certaines circonstances la disposition n'a pas besoin d'être bien prononcée; d'ailleurs on peut objecter que les plantes sur lesquelles il a été opéré, vivant sans doute au même endroit, dans les mêmes conditions, portaient déjà en elles la disposition maladive.

L'influence pathologique des végétaux parasites, leur action comme puissance causant des maladies, semble varier beaucoup suivant les cas. Ils peuvent quelquefois nuire mécaniquement par leur masse, en obstruant des canaux, etc., ce dont on n'a cependant encore vu aucun exemple chez l'homme. Ils peuvent accélérer la décomposition déjà commencée des humeurs, et, sous ce rapport, exercer une influence chimique pernicieuse. Enfin ils peuvent détruire ou changer les éléments histologiques du corps, par exemple les poils. Ici on ne doit pas perdre de vue qu'en raison de l'opiniâtreté avec laquelle ils tiennent à la vie, et qui, fort souvent, les fait résister à la plupart des moyens chimiques, notamment dans certaines maladies de peau (*impetigo*, *favus*), ils procurent une très longue durée à la maladie concomitante. Quelquefois ils deviennent plus nuisibles aux animaux qu'à l'homme, car, surtout chez les petites espèces, ils peuvent même causer la mort, soit en obstruant des canaux, soit par d'autres influences mécaniques (1). En tous cas, le rôle qu'ils jouent dans les maladies qu'ils accompagnent est un sujet qui réclame encore de nouvelles recherches.

La classification des champignons parasites devrait être faite d'après les principes de la botanique ; mais elle présente de grandes difficultés, la plupart d'entre eux ne portant pas de fructification évidente, et les mycélies de la plupart de ces végétaux ayant une ressemblance extraordinaire les unes avec les autres, pendant les premières phases de leur développement. Leur forme fondamentale est celle de cellules simples, qui, en poussant de nouvelles cellules ou en s'allongeant, deviennent des productions filiformes. Leur fructification consiste en spores qui, tantôt sont libres et réunies en masses pulvérulentes, tantôt sont renfermées dans des réceptacles particuliers (*sporanges*) (2).

(1) Les exemples de plantes parasites qui ont nui à des animaux ou même les ont fait périr par leur masse ou autrement, sont déjà très nombreux, et se multiplient pour ainsi dire chaque jour. On trouvera les plus importants dans les ouvrages qui suivent : BASSI, *Del mal del segno, calcinaccio o moscardino*, Milan, 1837. — AUDOUIN, *Recherches sur la maladie contagieuse qui attaque les vers à soie*, dans *Annales des sciences nat.*, t. VIII, p. 229 et 257. — HANNOVER, dans MÜLLER, *Archiv*, 1839, p. 538 ; 1842, p. 73. — STILLING, *ibid.*, 1841, p. 279. — DESLONGCHAMPS, dans *Annales des sc. nat.*, 1841, t. XIV, p. 371. — KLENCKE, *Neue physiologische Abhandlungen*, Leipzick, 1843, p. 149. — MÜLLER, dans ses *Archives*, 1842, p. 198. — MAYER, dans ses *Neue Untersuchungen*, Bonn, 1842, p. 34. — LANGENBECK, dans FRORIEP, *Neue Notizen*, 1841, t. XX, p. 58. Ce dernier parle de conferves dans l'écoulement nasal d'un cheval morveux ; mais ce phénomène n'accompagne pas toujours la morve ; je ne l'ai jamais vu, non plus que Henle (*Pathologische Untersuchungen*, 1840, p. 68.

(2) Me fondant sur de nombreuses observations qui me sont propres, je me range à l'opinion de Kützing (ERDMANN, *Journal*, t. II, p. 469), quand il dit, à l'occasion des formes végétales inférieures qu'on rencontre dans les liquides en fermentation : « C'est un problème fort ardu de décider si on peut les distinguer en genres et en espèces. J'ai tenté d'établir cette distinction à

Voici quelles sont les formes qu'on a observées jusqu'à présent chez l'homme.

A. *Champignons dans des liquides humains.*

1° *Champignons de fermentation. Torula cerevisiæ* (Turpin) *Saccharomyces, Mycoderma cereviscæ* (Desmazières), *Cryptococcus fermentum* (Kützing).

On les trouve assez souvent dans les liquides vomis et dans les déjections alvines, par conséquent, en général, dans le contenu du tube intestinal, où la plupart du temps ils ont été introduits avec des liqueurs fermentantes, la bière surtout. Il est possible qu'ils se développent ultérieurement à l'occasion de fermentations pathologiques qui ont lieu dans l'estomac et les intestins, notamment celle du lait. On les rencontre aussi dans l'urine du diabète sucré, mais toujours, à ce que j'ai vu, et cela un assez grand nombre de fois, dans celle seulement qui était sortie de la vessie.

Ce sont des corpuscules (cellules) ronds ou ovales, de 1/800 à 1/400 de ligne de diamètre, et dont quelques uns ont des corps plus petits dans leur intérieur. Telle est leur forme la plus simple. Ils croissent par pousse de bourgeons, qui, au bout de quelque temps, atteignent les dimensions du corpuscule primitif, et se développent tantôt sur un seul point de ce dernier, tantôt sur plusieurs à la fois. Comme ces bourgeons en poussent d'autres à leur tour, les champignons de fermentation deviennent peu à peu des chapelets de cellules, presque toujours un peu allongées. Trois à cinq de ces cellules, et souvent plus, forment ordinairement un

aujourd'hui la diversité énorme de celles-ci me fait reculer devant un pareil travail. » Cette déclaration d'un homme si expérimenté doit, je pense, s'étendre aussi aux formes végétales parasites qu'on rencontre chez l'homme et les animaux. Sans doute il y a ici, comme dans les autres produits organisés de la nature, des espèces distinctes, qui ne se confondent pas les unes avec les autres, ainsi que le croit Kützing; mais elles sont si variées, et les premiers degrés de leur développement se ressemblent tellement, que de longtemps encore on ne pourra songer à les séparer rigoureusement les unes des autres. Il est donc permis de douter que l'avenir laisse subsister la classification que je vais présenter. Quant à la question de savoir si certaines espèces de champignons accompagnent toujours des formes déterminées de maladies, ou si, au contraire, une même espèce peut se rencontrer dans diverses maladies, ou une même maladie offrir diverses espèces, je pense qu'il faut en laisser la solution aux temps futurs; elle ne pourra être obtenue que par le concours des médecins et des botanistes.

champignon (1). Cette annexion moniliforme de cellules est caractéristique, et assure le diagnostic dans les cas douteux. L'acide acétique ne les attaque point.

En se séparant de la mère plante, les cellules deviennent de nouveaux individus, qui parcourent ensuite les mêmes phases. Les champignons peuvent se multiplier ainsi d'une manière très copieuse. Dans les cas rares, une cellule mère grossit et il se produit en elle de petites granulations (sporidies), qui sortent au moment où les cellules éclatent, et deviennent les germes de nouvelles plantes.

Ces champignons ne me paraissent pas avoir de signification pathologique proprement dite; tout au plus peuvent-ils servir de signe indiquant que des substances fermentescibles ont été introduites dans l'organisme, ou que les liquides du corps contiennent des matériaux susceptibles de fermenter. Sous ce rapport, on peut conclure qu'une urine dans laquelle on en trouve, renferme du sucre. Cependant leur présence dans ce liquide n'est pas toujours un signe certain de celle du sucre, et ne doit pas empêcher de recourir aux épreuves chimiques ou à celle de la lumière polarisée, car j'ai souvent rencontré des champignons dans de l'urine non sucrée; ils ressemblaient plus ou moins à ceux de la fermentation. Ce phénomène avait lieu dans l'urine d'une femme malpropre et mal nourrie, ainsi que dans une autre contenant des caillots de fibrine qui correspondaient aux conduits urinifères (2). Dans ce dernier cas, les champignons consistaient, outre les cellules simples, en longs filaments, parfois rameux, de sorte que leur forme se rapprochait des formes développées du champignon du *fœtus*. Dans toutes ces circonstances, ils ne s'étaient manifestés qu'après l'évacuation de l'urine, peut-être parce qu'une certaine constitution de celle-ci était favorable à leur développement.

Il est probable que ces champignons ne sont pas rares dans d'autres liquides du corps humain, spécialement du canal intestinal; mais ils échappent aisément à l'observation lorsqu'ils sont isolés et forment de petites cellules. Des faits de ce genre ont été décrits par Boehm (3), Henle (4), moi (5), Gruby (6) et autres. Il faut égale-

(1) *Icones*, pl. II, fig. 8.
(2) *Icones*, pl. XXIII, fig. 4.
(3) *Die kranke Darmschleimhaut in der asiatischen Chol.*, Berlin, 1828, p. 57.
(4) *Pathologische Untersuchungen*, p. 42.
(5) *Icones*, pl. II, fig. 8.
(6) *Comptes-rendus*, 1844, t. XVIII, p. 586.

ment distinguer ici deux classes tout-à-fait différentes de faits :
1° ceux dans lesquels les champignons de fermentation se sont introduits avec les boissons et ont traversé le corps sans y subir aucun
changement (faits de Boehm et de Henle); 2° ceux dans lesquels
ils se sont développés de spores échappées à l'observation, et multipliés ensuite par suite d'une disposition morbide particulière (faits
de Gruby et de moi). Ces derniers seuls ont une signification pathologique.

2° *Sarcina ventriculi* (Goodsir).

On ne l'a trouvée jusqu'à présent qu'un petit nombre de fois
dans des liquides vomis. Tout son extérieur la rapproche des infusoires du genre *Gonium* d'Ehrenberg, et cependant c'est probablement une plante. Elle forme des plaques carrées ou oblongues, de
1/100 à 1/120 de ligne de diamètre, et dont l'épaisseur est d'environ un huitième de ce diamètre. À un faible grossissement, les
côtés paraissent droits et les angles aigus; mais, à un plus fort, les
côtés sont sinueux et les angles arrondis. Chaque plaque se montre
divisée en quatre champs par deux stries qui se croisent à angle
droit dans son milieu, et chacun de ces champs l'est également en
quatre autres. Les seize champs ternaires, vus à un fort grossissement, paraissent chacun composés de quatre cellules qui se touchent
immédiatement. Les cellules sont colorées en brun, et leurs interstices transparents. L'iode teint la sarcine en jaune foncé ou en
brun : l'alcool la fait se resserrer un peu sur elle-même; l'acide
azotique bouillant ne la détruit point. Elle se multiplie par division.
Jusqu'à présent on ne sait rien de certain sur sa première origine
et sa signification pathologique (1).

B. *Champignons sur la peau de l'homme et ses annexes.*

Les champignons de cette catégorie ont été souvent vus chez

(1) La sarcine a été découverte par Goodsir dans le liquide qu'un homme
vomissait périodiquement, liquide qui se trouvait dans un état de fermentation, et où Wilson a constaté l'existence d'une grande quantité d'acide
acétique, avec un peu d'acides chlorhydrique et lactique (*Edinb. med. and
surg. Journal*, 1842, t. LVII, p. 430). Plus tard, Busk a eu trois fois occasion
de l'observer (*Microscop. Journal*, janvier 1843). Qu'on le regarde comme un
animal (*Gonium*) ou comme un végétal, tout porte à croire qu'il existe les
plus intimes relations entre elle et certaines décompositions chimiques (fermentations) effectuées dans l'estomac. Quoiqu'on ne l'ait encore trouvée que
dans ce dernier viscère, il se peut que ses germes y soient venus du dehors.

l'homme, surtout dans les temps modernes, et le nombre des observations s'accroît encore de jour en jour. Ils paraissent ne pouvoir pas, sinon dans des cas rares, se développer immédiatement sur l'épiderme ou sur l'épithélium des glandes cutanées, et ne pousser des racines, se multiplier, que quand des circonstances particulières leur ont préparé un sol favorable, notamment après l'hydropisie fibrineuse de la peau, dont la fibrine se coagule, tandis que l'albumine et les autres principes constituants se dessèchent en masses visqueuses (croûtes). Quand ces croûtes subissent une décomposition chimique particulière, mais non encore bien connue, les spores ou gemmes de champignons qui viennent du dehors paraissent s'y attacher et pouvoir ensuite s'y développer. La malpropreté semble favoriser beaucoup ce développement. Il ne faut pas être surpris de ce que ce sont, la plupart du temps, les mêmes formes de champignons qui se développent, quoique, sans le moindre doute, la peau reçoive les germes d'espèces fort différentes : car on sait que le développement des champignons, en général, est lié à des conditions bien déterminées de sol, et que la plupart des formes de ces végétaux se ressemblent beaucoup pendant leurs premières phases, lorsqu'elles ne représentent encore qu'un mycélium. Quand les circonstances le permettent, l'apparition de ces parasites peut dépendre du transport des germes d'un individu chez un autre; sous ce rapport, quelques uns d'entre eux peuvent être considérés comme contagieux, quoique leur contagiosité paraisse être très faible, et exiger une disposition toute spéciale.

La forme fondamentale est, la plupart du temps, celle de cellules simples, qui en poussent d'autres, comme il arrive aux champignons de fermentation, mais qui d'ordinaire s'étendent en filaments articulés, plus ou moins longs. Ces champignons paraissent ne se développer d'une manière complète et arriver à fructification que dans des circonstances rares, ce qui en rend la détermination botanique très difficile.

Quant à leur rôle pathologique, on peut leur appliquer ce qui a été dit précédemment. Dans la plupart des cas, il semble se réduire à peu de chose ; quelquefois seulement ils acquièrent une certaine importance par l'opiniâtreté avec laquelle ils résistent à tous les moyens qu'on emploie pour les combattre. Cependant il y a des cas où ils paraissent pouvoir, par leur développement, détruire des parties organisées du corps, spécialement les poils. Leur importance est plus grande pour le diagnostic, car lorsqu'ils constituent de grandes masses, ils ont coutume d'imprimer un caractère particulier au changement pathologique.

Les plus remarquables des formes observées jusqu'à ce jour sont les suivantes :

1° *Champignons de la teigne scrofuleuse* (*tinea favosa*, *porrigo lupinosa*, *favus et alphus* de Fuchs). Dans cette maladie, les croûtes se composent en grande partie de champignons, unis par une masse amorphe (hydropisie fibrineuse desséchée), ou plutôt ayant leurs racines dans cette masse. Ces champignons ressemblent beaucoup à ceux de la fermentation. Sous leur forme la plus simple, ils représentent des cellules arrondies ou ovales, qui grossissent par gemmation. Les bourgeons s'allongent souvent en filaments, qui sont ou simples ou rameux (1). L'acide acétique ne change point les champignons ; il les rend au contraire plus visibles, en faisant acquérir de la transparence à la masse amorphe qui les renferme.

Je suis fermement persuadé que, dans la teigne, l'exsudation (scrofuleuse) qui a lieu par les vaisseaux de la peau, constitue ici le phénomène primitif, la condition première, et prépare le lit dans lequel doivent se développer les germes venus du dehors. Ce n'est qu'après cette exsudation qu'il se développe des champignons. Les expériences ayant pour but de transporter, à l'aide de ceux-ci, la maladie sur d'autres points du corps ou chez d'autres individus, échouent d'ordinaire, comme le prouvent celles de Gruby et de Bennett, auxquelles je joindrai les miennes propres. Il n'est pas vraisemblable que le développement des champignons ait lieu d'abord dans l'épiderme ou au-dessous de lui ; cependant, à la faveur d'éraillures que l'exsudation a causées, les germes peuvent pénétrer dans les couches inférieures (les plus jeunes) de cette membrane, et produire ainsi la même apparence que s'ils s'étaient développés au-dessous d'elle (2).

2° *Champignons dans la gaîne de la racine des poils chez les personnes atteintes de mentagre.*

(1) *Ycans*, pl. II, fig. 6 et 7.

(2) Gruby est celui qui a donné la description la plus exacte de ces champignons (*Comptes-rendus*, 1841), puis H. Lebert (*Physiologie pathologique*, Paris, 1845, t. II, p. 477 et pl. XXII). Cependant cette affection était déjà connue avant eux (SCHOELEIN, dans MULLER, *Archiv*, 1839, p. 82. — FUCHS, *De krankhaften Veränderungen der Haut*, Gœttingue, 1840. — BENNETT, *Trans. of the Soc. of Edinb.*, vol. 15, part. II).

Gruby les a observés. Ils forment une couche autour de la racine des poils, entre elle et la gaîne, et enveloppent le poil d'aussi près qu'un gant entoure les doigts. Ils ressemblent, en général, à ceux de la teigne faveuse. Cependant leurs spores ne sont pas ovales, comme dans ces dernières, mais plus arrondies, et les filaments qui en partent présentent souvent de petites granulations dans leur intérieur. On peut sans nul doute leur appliquer ce que j'ai dit des précédents, quant à leur origine et à leur signification pathologique (1).

3. *Champignons dans l'intérieur des racines des poils.*

Ils ont été observés dans l'*herpes tonsurans* par Gruby et Hebra, dans la plique polonaise par Gunsburg. Ils se développent de petites spores arrondies, dans l'intérieur des racines des poils, ramollissent celles-ci, rendent par là le poil cassant, et font qu'il finit par se rompre ou tomber (2).

Auprès de ces champignons se placent ceux qui ont parfois été observés sur la peau malade, dans la gangrène sénile et les plaies de vésicatoire, quelques jours avant la mort (3). J'y rapporte aussi ceux, vus par Mayer, qui s'étaient développés dans le conduit auditif d'une fille (4), fait intéressant en ce que les champignons acquirent là un développement bien plus considérable que dans les cas précédemment décrits (5).

3° *Champignons parasites sur les membranes muqueuses de l'homme.*

Ils ne sont pas rares, et beaucoup de personnes en ont vu dans ces derniers temps. Pour les points essentiels, ils ressemblent à ceux de la peau, et je pense qu'ils ne prennent jamais racine dans la membrane muqueuse intacte, qu'ils naissent toujours dans une exsudation dont cette membrane est couverte, et qui

(1) Comp. GRUBY, *Comptes-rendus*, 1842, t. XV, p. 512. Il indique, pour distinguer ces champignons d'autres formes également parasites, des caractères que je ne crois point être essentiels.

(2) GRUBY, *Comptes-rendus*, 1844, t. XVIII, p. 583. — GUNSBOURG, dans MULLER, *Archiv*, 1845, p. 34.

(3) HEUSINGER, *Bericht vom Anstalt in Wurzburg*, 1826, p. 29.

(4) MULLER, *Archiv*, 1844, p. 404.

(5) Des champignons ont été observés plus souvent encore sur la peau des animaux que sur celle de l'homme. Outre les cas déjà cités, Bennett en a trouvé chez une souris, qui ressemblaient parfaitement à ceux de la teigne faveuse de l'homme. Il en a vu également sur la peau d'un *Cyprinus auratus,*

commence à se décomposer. On les trouve sur les aphthes des enfants, et, chez les adultes, sur les fausses membranes qui tapissent la bouche et l'arrière-bouche dans la diphthérite. On en a parfois rencontré sur les ulcères intestinaux dans le typhus et autres maladies.

Leur forme ressemble parfois à celle des champignons de la teigne faveuse; mais quelquefois aussi ils s'en distinguent par l'allongement plus considérable de leurs filaments, qui offrent en certains points, ordinairement à l'extrémité, des renflements (1) dans lesquels se développent des granulations (spores) (2).

II. Animaux parasites.

Les animaux parasites qu'on rencontre chez l'homme varient beaucoup plus que les épiphytes. On a essayé de les classer en se plaçant sous divers points de vue :

1° D'après les parties du corps et les organes qu'ils ont coutume d'habiter. Sous ce rapport, on distingue des *épizoaires* (ectoparasites) et des *entozoaires* (entoparasites), qui vivent, les uns à la surface du corps, les autres dans son intérieur. Mais cette distinction est assez arbitraire; car si la cavité, par exemple, du canal intestinal, qu'habitent le plus grand nombre des entozoaires, est intérieure relativement à la surface du corps, elle est extérieure en égard au parenchyme des organes. En outre, il n'y a que certains animaux parasites qui affectent une région déterminée du corps : d'autres ont un cercle d'habitation bien plus étendu, et probablement ils peuvent, à leurs divers degrés de développement, exister dans les parties les plus différentes.

2° D'après la place qu'ils occupent dans le système zoologique. Cette classification est d'autant plus importante, même pour le médecin praticien, que, seule, elle peut bien faire apprécier les formes et les caractères distinctifs des diverses espèces.

3° On peut diviser les animaux parasites en parasites proprement dits, ceux auxquels la nature assigne le corps humain ou

(1) *Icones*, pl. XXI, fig. 1-3.

(2) Comp. HANNOVER, dans MULLER, *Archiv*, 1842, p. 281. — GRUBY, *Comptes-rendus*, 1842, t. XIV, p. 634. — Bennett a trouvé des champignons une fois dans les crachats d'un homme atteint de pneumothorax, puis plusieurs fois dans la masse noire qui couvre les dents et les gencives durant la dernière période du typhus.

animal pour habitation, et en parasites accidentels, ceux qui, destinés à vivre ailleurs, peuvent s'introduire par hasard dans le corps d'un animal ou d'un homme, mais n'y sauraient vivre long-temps. Cette dernière catégorie a fourni des animaux de presque toutes les classes, même des vertébrés, et surtout des reptiles, crapauds, grenouilles, salamandres, orvets ; des insectes et leurs larves, des mollusques, etc. Cependant, bien des faits consignés dans les annales de la science sont au moins douteux, et il n'en manque pas qui reposent sur de fausses indications, même sur des supercheries bien manifestes.

Je n'insisterai pas davantage ici sur les parasites accidentels ; en traitant de chaque organe, je ferai connaître ceux qu'on y a rencontrés, et les changements pathologiques qu'ils ont provoqués. Je ne m'occuperai donc que des parasites proprement dits, considérés principalement comme puissance déterminante de maladies. Tout observateur impartial demeurera convaincu que leur pouvoir varie beaucoup suivant les espèces, et pendant longtemps encore la science aura bien des recherches à faire pour en assigner la portée à l'égard de chacune. Suivant les systèmes qui dominaient, la pathologie a fait jouer à ces parasites un rôle tantôt très subalterne, tantôt fort étendu. Il y a même des auteurs qui les ont regardés comme causes de presque toutes les maladies (1).

A. *Infusoires parasites.*

Il est très commun chez les animaux de trouver des infusoires constituant de véritables parasites, soit à la surface, soit dans les cavités intérieures de leur corps. Ainsi Ehrenberg n'a pas découvert moins de cinq espèces différentes de *Bursaria* dans le canal intestinal de la grenouille. Ceux qu'on rencontre chez l'homme semblent être, les uns de véritables parasites, et les autres des parasites accidentels. En effet, comme des infusoires apparaissent partout où s'offrent les conditions favorables à leur développement,

<hr>

(1) NYANDER, *Exanthemata viva*, dans LINNÉ, *Amœnitates academicæ*, t. V, Stockholm, 1760, p. 92-105. — RASPAIL, *Hist. nat. de la santé et de la maladie*, Paris, 1843, t. I, p. 285-496 ; t. II, p. 1-286. Mélange bizarre de vérités et de choses imaginaires, dans lequel, toutefois, celui qui lit avec critique, trouvera des faits intéressants. — OLFERS, *De vegetativis et animatis corporibus in corporibus animatis reperiundis*, P. I, Berlin, 1816. — L'excellent article *parasites* de Siebold, dans le *Dictionnaire de physiologie de* Wagner, t. II, p. 641.

la chose a lieu aussi chez l'homme vivant. La plus importante de ces conditions semble être un degré, quelque faible qu'il soit, de décomposition putride, tel qu'il s'observe à l'état normal dans les excréments, ou comme phénomène pathologique dans quelques liquides du corps. Aussi les infusoires sont-ils très communs dans les matières fécales; mais on en rencontre aussi parfois dans les ulcères sordides qui ne sont pas tenus assez proprement.

Les espèces qu'on voit le plus fréquemment dans ces circonstances sont des vibrions, notamment un qui se trouve dans tous les liquides contenant de la protéine qui sont en voie de décomposition (*Vibrio prolifer?* Ehrenberg). Ces vibrions, examinés à un fort grossissement, forment des globules tantôt simples, tantôt réunis en chapelet, au nombre de deux à six (1), et ils jouissent d'un mouvement animal très vif. Je suis plusieurs fois parvenu à rendre leur estomac ponctiforme visible par la coloration avec du carmin. J'en ai rencontré souvent dans les excréments, surtout dans les déjections liquides; mais il n'y en avait pas toujours. Ils sont communs aussi dans le pus des ulcères sordides. Donné les a trouvés, ou une autre espèce (*Vibrio lineola?*), dans le pus des chancres (2).

J'ai vu aussi parfois, dans les excréments, des tests de navicules, et plus rarement des individus mobiles de cet infusoire. Des vorticelles et le *Colpoda cucullulus* ont été quelquefois observés sur des ulcères sordides et dans leur pus.

Donné dit avoir trouvé, dans le mucus vaginal de femmes vérolées, un infusoire particulier, qu'il nomme *Trichomonas vaginalis* (3), qui, d'après R. Froriep et Ehrenberg, serait un acaride. Il me paraît probable, ainsi qu'à Gluge, Valentin et Siebold, que ce n'est pas un animal, mais seulement l'épithélium vibratile de la matrice, qui s'est détaché.

La présence dans le corps vivant de ces divers infusoires, et d'autres espèces encore qu'on aura sans doute occasion de découvrir, ne doit pas surprendre lorsqu'on réfléchit que les infusoires en général, et surtout ceux qui viennent d'être indiqués, sont les plus communs de tous les animaux inférieurs, qu'ils

(1) *Icones*, pl. II, fig. 10.

(2) *Recherches microscopiques sur les mucus sécrétés par les organes génito-urinaires*, Paris, 1837. — *Cours de microscopie*, Paris, 1844, p. 201.

(3) *Cours de microscopie*, atlas, pl. IX, fig. 33.

existent par millions dans tous les endroits où sont réunies les conditions favorables à leur développement. Nul doute qu'ils aient peu et même peut-être point d'importance pathologique ; tout au plus peuvent-ils prouver que là où on les voit il y a un commencement de décomposition putride , qu'on ne saurait apprécier à l'aide de moyens exacts. Donné regarde les vibrions des chancres et le trichomonas comme le principe syphilitique contagieux proprement dit , hypothèse contre laquelle s'élève le fait qu'ils n'existent pas dans le pus des bubons , lequel , d'après les expériences de Ricord , produit également de véritables chancres , quand on l'inocule (1).

(1) Beauperthys et Adet de Roseville disent avoir toujours trouvé de petits animalcules dans le cancer, tant avant qu'après le ramollissement , et ils croient devoir leur attribuer l'origine , les progrès et la funeste issue de cette maladie , opinion bien certainement fausse , quoique le cancer ouvert présente quelquefois des infusoires , comme parasites accidentels. — Klencke assure avoir vu des animaux analogues aux infusoires dans le sang humain, e pense qu'il y a des connexions entre leur présence et la manifestation d'accès périodiques de vertige (*Neue physiologische Abhandlungen*, Léipzick, 1843, p. 163). — Le sang des animaux offre souvent des infusoires. Valentin en a vu dans celui du *Salmo fario* (MULLER, *Archiv*, 1841, p. 435). Gluge a trouvé des *Amœba* dans celui des grenouilles (*Comptes-rendus*, 1842, p. 1050). On ne peut actuellement émettre que des conjectures à l'égard de la manière dont ces animalcules pénètrent dans le système vasculaire , quoique je ne doute pas qu'ils y viennent du dehors , et qu'ils ne s'y produisent pas par voie de génération spontanée. Tous les infusoires introduits artificiellement dans le système circulatoire d'un animal ne s'y développent qu'autant qu'ils rencontrent des circonstances favorables , ce qui est rare ; autrement, ils périssent bientôt. Sous ce rapport , une expérience que j'ai faite me paraît mériter d'être rapportée ici. Je tirai à un chat adulte une once environ de sang , que je remplaçai par deux onces d'un liquide contenant beaucoup d'infusoires ; ce liquide était de l'eau dans laquelle on avait laissé un singe macérer pendant une couple de mois ; il y avait des millions d'infusoires , tous de même espèce , ovales , longs de 1/200 de ligne , et larges de 1/300 (espèce de *Monas*, ou jeune âge du *Cyclidium glaucoma ?*). Au bout de vingt-trois heures , je tirai à l'animal une once de sang , qui ne m'offrit pas la moindre trace de ces animalcules. Deux jours après , le chat fut mis à mort , et son sang examiné avec soin : il ne contenait pas d'infusoires ; ceux-ci avaient disparu, sans laisser aucun vestige , quoiqu'il en eût été injecté des millions. Un fait intéressant , c'est que la proportion de la fibrine avait considérablement augmenté ; avant l'injection , le sang n'en contenait que 1,4 millième ; au bout de deux jours , j'en constatai 6,68.

B. *Insectes parasites.*

Des insectes ont été fort souvent observés dans le corps humain comme parasites accidentels ; tels sont la *Forficula auricularia* et surtout les larves de différentes mouches (*Sarcophaga carnaria*, *Musca cadaverina*, *Musca cæsar*, *Musca vomitoria*, etc.), qu'il n'est pas rare de rencontrer, même sur le vivant, dans les ulcères sordides (1).

Les seuls véritables parasites de l'homme que cette classe fournisse sont les puces, les poux et les punaises.

a. Pulicina.

1° La *puce commune* (*Pulex irritans*). Elle vit sur la peau de l'homme ; cependant elle l'abandonne par occasion, surtout en été, et se trouve alors dans les jardins, les bois, le sable, l'ordure, etc. La femelle dépose ses œufs dans des substances putrides, la crasse, la sciure de bois, les vieux linges, etc., parfois aussi sous les ongles, ceux surtout des orteils, chez les personnes malpropres. De ces œufs, qui ont le volume d'une petite tête d'épingle, naissent des larves apodes, qui se transforment en nymphes au bout de dix à douze jours ; des nymphes proviennent les insectes parfaits, qui vivent en parasites sur l'homme et les animaux.

Chacun connaît les effets pathologiques de la puce ; en faisant pénétrer son suçoir dans l'épiderme et exerçant la succion, elle détermine une petite extravasation de sang, affectant la forme d'un point rouge qu'entoure une auréole plus pâle (2).

2° La *chique* (*Pulex penetrans*), petit insecte noir, presque invisible à l'œil nu, qui vit dans l'Amérique du Sud. La femelle perce jusqu'au tissu cellulaire sous-cutané de l'homme et des animaux domestiques (principalement aux orteils), et y dépose ses œufs,

(1) A ces espèces s'en joignent beaucoup d'autres encore, dont l'énumération m'entraînerait trop loin. Je reviendrai sur les plus intéressantes dans la partie spéciale. On pourra consulter à ce sujet l'ouvrage précité de Raspail (*Hist. nat. de la santé et de la maladie*), dont il ne faut toutefois user qu'avec beaucoup de circonspection. *Voy.* aussi Siebold, *loc. cit.*, p. 654.

(2) Dugès, *Ann. des sc. nat.*, 1re série, 27, 147, pl. IV, fig. 1. — Raspail, t. II, p. 18. — Joerdens, *Entomologie und Helminthologie des menschlichen Kœrpers*, t. I p. 41, pl. IV. — Les puces des animaux domestiques (*Pulex canis, felis, gallinæ, etc.*) diffèrent de celles de l'homme, chez lequel on peut cependant les rencontrer accidentellement. — Comp. Bouché, *Nov. Act. Nat. Cur.*, t. XVII, P. I, p. 503, et Dugès, *loc. cit.*

qui, lorsqu'on ne se hâte pas de les enlever, causent des ulcères très graves et peuvent même entraîner la mort (1).

b. Pediculina.

1° Le *morpion* (*Pediculus pubis* Linné, *Phthirius inguinalis* Leach). Il vit aux alentours pileux des organes génitaux et dans les sourcils des personnes malpropres. D'un jaune sale pâle, avec le milieu rouge-brun, il est court et large, presque carré, et long d'une demi-ligne à une ligne; ses deux pattes de devant sont ambulatoires, et leurs tarses n'ont qu'un seul article, avec une griffe non rétractile; les quatre postérieures servent à attacher l'animal; elles ont deux articles et des griffes rétractiles. La poitrine, large, n'est pas distinctement séparée de l'abdomen (2).

2° Le *pou de tête* (*Pediculus capitis*), qui habite le cuir chevelu, et qui est surtout commun chez les enfants. Les diverses espèces du genre *Pediculus* diffèrent de celles du genre *Phthirius* en ce que toutes leurs pattes leur servent à s'attacher. Le pou de tête est blanchâtre; il a le thorax en carré long; l'abdomen, plus long que le thorax, se termine par une pointe ovale, dentelée sur les bords; tous ses segments sont bordés de noir. Sa longueur est de deux tiers de ligne à une ligne et plus (3).

3° Le *pou de corps* (*Pediculus vestimenti*) vit sur les parties pileuses du corps des personnes malpropres et dans leurs vêtements. Quelques observateurs paraissent l'avoir confondu avec le précédent, dont il diffère cependant. Tout son corps est pâle : il a une forme plus effilée, un cou mieux marqué, un thorax plus étroit et plus court; l'abdomen se termine par une pointe arrondie, non dentelée. Sa longueur est d'une ligne à une ligne et demie (4).

4° Le *pou du marasme* (*Pediculus tabescentium*). On le trouve chez les malades, ceux surtout qui sont atteints de marasme, et il

(1) DUGÈS, *Ann. des sc. nat.*, 2ᵉ série, VI, p. 159. — PERTY, dans SPIX et MARTIUS, *Delect. insect. Brasil.*, p. 34. — POHL et KOLLAR, *Brasil vorzügl. breit. Insekten*, Vienne, 1832. — GUÉRIN, *Iconographie du règne animal*, insectes, p. 12, pl. II, fig. 9.

(2) BURMEISTER, *Genera insecta, Phthirius*, fig. 1. — DENNY, *Monographia anoplurorum Britanniæ*, p. 9, pl. XXVI, fig. 3. — ALT, *Diss. de phthiriasi*, Bonn, 1824, fig. 5.

(3) BURMEISTER, *Genera Ped. cap.*, fig. 1, mâle; fig. 2, femelle. — DENNY, *loc. cit.*, p. 13, pl. XXVI, fig. 2. — ALT, *loc. cit.*, fig. 2.

(4) BURMEISTER, *Genera Ped. vestim.*, fig. 3. — DENNY, *loc. cit.*, p. 16, pl. XXVI, fig. 1. — ALT, *loc. cit.*, fig. 3.

paraît ne point pouvoir vivre chez les personnes en santé. Il se multiplie avec une grande rapidité; mais on n'en doit pas moins ranger parmi les fables ce qu'Amatus Lusitanus rapporte en disant que deux esclaves étaient sans cesse occupés à porter à la mer dans des paniers ceux qui sortaient du corps de leur maître. La promptitude avec laquelle il se développe a souvent fait penser, même de nos jours, qu'il se produisait par génération spontanée; mais Leeuwenhoek a calculé que deux femelles du pou de tête, qui ne se multiplient pas à beaucoup près aussi vite, pouvaient donner en deux mois une progéniture de dix-huit mille individus. Ce pou est d'un jaunâtre pâle : il a une tête plus ronde, un thorax plus grand et plus long que les espèces précédentes; l'abdomen, de la largeur du thorax, est plus court, un peu rétréci en arrière, non dentelé, mais sinueux sur les bords. Sa longueur est d'une ligne et un quart (1).

Outre ces quatre espèces de poux, il s'en rencontre sans doute accidentellement chez l'homme d'autres encore qui vivent en véritables parasites chez nos animaux domestiques (2).

c. Cimices.

La *punaise commune* (*Cimex lectularius*), connue de tout le monde, suce le sang de l'homme en plongeant son suçoir dans l'épiderme (3).

En comparant les parasites de l'homme qui appartiennent à la classe des insectes, nous trouvons qu'ils se produisent tous par propagation, et non par génération spontanée; personne sans doute ne conserve plus aujourd'hui de doute à cet égard. La plupart des poux paraissent exiger pour leur production et leur multiplication certaines conditions, telles que le manque de propreté, et parfois

---

(1) ALT, *loc. cit.*, fig. 4. — BURMEISTER. — DENNY, *loc. cit.*, p. 19. — Comme toutes les autres, cette espèce de pou n'a été trouvée jusqu'à présent que sur la peau de l'homme, tout au plus dans des croûtes, et jamais au-dessous. Il me paraît donc improbable qu'on doive y rapporter les cas où l'on a rencontré de petits insectes dans des abcès sous-cutanés : c'étaient là probablement des acares. Voy. P. RAYER, *Archives de médecine comparée*, Paris, 1843, t. I, p. 45.

(2) Ces poux appartiennent à un genre très nombreux en espèce (*Haematopinus*), qui a pour caractères : toutes les pattes servant d'attache; thorax nettement distingué de l'abdomen, et la plupart du temps bien plus étroit; abdomen large, composé de huit ou neuf anneaux.

(3) RASPAIL, t. II, p. 41, pl. V, fig. 5 et 7.

même une certaine disposition du corps, une peau délicate, un âge peu avancé. Ceci s'applique surtout au pou du marasme, qui, d'après le témoignage de divers observateurs, ne passe jamais chez les sujets bien portants, et suppose toujours une constitution morbide des humeurs. Cependant il reste encore bien des choses à éclaircir sous ce rapport. Quant aux puces, elles semblent avoir bien moins besoin d'une disposition spéciale. Un fait intéressant pour la pathologie, c'est que les diverses espèces de ces parasites n'ont pas à beaucoup près la même influence comme agents pathologiques. La puce, le morpion, le pou de tête et celui du corps sont des hôtes plus gênants que dangereux; la chique, au contraire, entraîne toujours des conséquences graves et qui parfois compromettent la vie. Il en est de même du pou du marasme, quand il se multiplie beaucoup, quoiqu'on ne sache pas si son apparition est la cause et non point seulement l'effet d'une maladie générale.

C. *Arachnides parasites.*

La classe des arachnides renferme un grand nombre d'animaux qui peuvent devenir dangereux pour l'homme, comme beaucoup d'espèces d'araignées et de scorpions; ceux-là ne nous intéressent point ici. Mais une famille de cette classe, celle des acarides, compte plusieurs espèces dont nous devons nous occuper parce qu'elles vivent en parasites sur l'homme, à qui elles nuisent plus ou moins.

Ce sont de très petits animaux, presque microscopiques, à sexes séparés, qui vivent sur la peau, parfois au-dessous d'elle, dans des abcès, etc., se multiplient rapidement, et jouissent pour la plupart d'une vitalité robuste. Hering rapporte quelques exemples remarquables de cette dernière circonstance. Un lambeau de peau d'un cheval galeux qu'on venait de tuer fut mis dans une dissolution d'alun et de sel commun, où il resta huit à dix jours, complétement couvert de liquide; après quoi on le porta dans une chambre chaude, pour le faire sécher. On y aperçut alors un grand nombre d'acares encore vivants. Un morceau de la peau d'un autre cheval galeux, après avoir été plusieurs jours dans un lieu froid, fut tenu pendant quatre jours dans une dissolution aqueuse d'alun et de sel, et ensuite séché : il contenait encore des acares vivants, quoique près d'un mois se fût écoulé depuis la mort de l'animal.

1° Le *sarcopte de la gale*, *Acarus scabiei*, *Sarcoptes hominis*, *Sarcoptes exulcerans*, vit sur les sujets atteints de la gale. Il est blanc, très petit (1/10 à 1/4 de ligne), ponctiforme ; grossi au microscope, il montre un corps arrondi, oblong, dont la surface dorsale est marquée de rides transversales, entre lesquelles, au milieu du dos, on voit saillir des renflements verruciformes (1). Il n'a point de tête proprement dite ; mais l'extrémité antérieure de son corps offre une espèce de trompe arrondie et un peu aplatie, qui est munie de quatre soies (2). L'insertion de cette trompe au thorax se prolonge en un bourrelet arrondi, qui s'étend presque jusqu'au milieu du thorax, à son côté inférieur. De pareils bourrelets partent des insertions des huit pattes. Les quatre pattes antérieures s'insèrent au thorax, sur les côtés de la trompe : elles sont articulées et garnies de soies ; le dernier article de chacune se termine par un disque. Les postérieures, sans disque, se terminent en de très longues soies. Le corps, arrondi en arrière, porte deux paires de soies, dont l'interne est un peu plus longue. Les bases des pattes, les bourrelets qui en partent et les parties de la bouche sont d'un rouge brun.

Cet acaride creuse dans l'épiderme des conduits couverts, souvent longs de plusieurs lignes, qu'on aperçoit à l'œil nu, mais mieux à la loupe, dans les endroits où ils n'ont pas été détruits par le frottement des habits ou par d'autres causes ; sur quelques points, soit que l'animal pénètre plus profondément dans l'épiderme et atteigne le derme, soit qu'il y ait déposé ses œufs, et cela surtout, à ce qu'il paraît, dans les glandes des poils et de la peau, une réaction inflammatoire de l'organisme fait naître des pustules. Mais l'acare ne vit pas dans ces pustules ; il les abandonne presque toujours bientôt pour continuer son chemin. Cette circonstance doit être prise en considération quand on va à sa recherche ; en effet, on le trouve rarement dans les pustules, qui plus souvent contiennent ses œufs ; d'ordinaire il est logé à l'extrémité du conduit, qui ressemble, la plupart du temps, à une ligne ponctuée. Il affecte la forme d'une petite tache blanchâtre, avec un point brunâtre, dû à la couleur des pattes de devant et des parties de la bouche. On l'enlève sans peine avec la pointe d'une épingle.

On a beaucoup discuté sur les rapports qui existent entre cet

(1) *Icones*, pl. XII, fig. 8, A, et fig. 10.
(2) *Icones*, pl. XII, fig. 8, A et B, *a*.

acare et la gale, et les opinions sont même encore partagées eu égard à certains points. Celles qu'on a émises peuvent être rapportées aux suivantes : 1° l'acare est la cause de la gale, et il la provoque par sa présence ; 2° il en est la conséquence, il se produit par génération spontanée, en raison des circonstances amenées par la maladie, ou bien c'est un parasite dont la gale rend l'existence et la propagation possibles ; 3° il n'a rien de commun avec l'affection psorique, et sa présence chez les galeux est purement accidentelle. Quoiqu'il y ait impossibilité aujourd'hui de démontrer péremptoirement aucune de ces trois hypothèses, en donnant une réfutation complète des autres, la première me paraît être la seule exacte. Les expériences faites sur l'homme et sur les animaux prouvent que le transport des acares suffit pour occasionner la gale chez des individus sains. Si l'on ne porte que des mâles, il survient bien un prurit passager, mais point d'éruption psorique, parce que les individus transportés ne peuvent se propager, et que leur action individuelle, lorsqu'ils ne sont pas très nombreux, est trop faible pour faire naître un exanthème appréciable. Porte-t-on, au contraire, des femelles, il y a véritable infection. L'inoculation du contenu des pustules provoque tout au plus une irritation locale, mais non la gale (Hering). Ces faits démontrent sans réplique que la gale peut être causée par la seule présence des acares. Mais il est plus difficile de prouver qu'elle ne reconnaît pas d'autres causes aussi. Cependant la plupart des objections qu'on a élevées contre la première hypothèse sont faciles à renverser. Si l'on n'a pas trouvé d'acares chez tous les galeux, c'est en partie parce que la plupart des médecins qui les cherchaient n'avaient point assez d'habileté, ce qui leur faisait nier l'existence d'un animal qui n'en subsistait pas moins. D'un autre côté, les acares peuvent avoir été tués par les remèdes employés, et, cependant, de nouvelles pustules peuvent se développer, parce que l'irritation de la peau, due à la présence prolongée de ces animaux, ne disparaît pas nécessairement par le fait de leur mort, et que probablement même elle est encore accrue d'une manière passagère par les topiques auxquels on a recours. De plus, il ne saurait être mis en doute que des causes autres que l'acare peuvent donner lieu à une maladie de peau qui ressemble à la gale. La pathologie a donc ici plus d'un problème encore à résoudre. La génération spontanée que Hering attribue au sarcopte ne me paraît pas probable ; je crois que, toutes les fois qu'on le découvre chez l'homme, il y a été apporté du dehors. L'apparition des pustules, des ulcères, me paraît tenir tant à la seule présence des acares et à leur action mécanique, qu'à la violence avec laquelle les malades se grattent ; il n'est pas probable que ces animaux sécrètent des sucs âcres et capables d'irriter chimiquement la peau. Si le prurit est plus fort la nuit et sous l'influence de la chaleur, c'est une conséquence du genre de vie des acares, qui sont des animaux nocturnes, et qui aiment la chaleur, laquelle leur donne plus de vivacité : aussi est-ce en couchant avec des galeux qu'on contracte le plus aisément la maladie. Les différentes formes de la gale dépendent sans doute de la sensibilité et de la disposition de l'organe cutané, ou d'autres circonstances externes et internes. Si la gale guérit momentanément par la mise à mort de la plus grande partie des acares, que les onctions font périr, elle peut reparaître au bout de quelques semaines, sans infection nouvelle, lorsque quelques animaux ou leurs œufs ont échappé à la destruction. L'acare semble, comme la chique, s'établir chez tous les sujets, même les plus sains, et ne point supposer de disposition particulière ; ce qui n'empêche pas que certaines conditions, la malpropreté, etc., favorisent son transport et sa multiplication, tandis que d'autres, comme la grande propreté, y mettent obstacle (1).

(1) Pour bien apprécier la forme de l'acare de la gale humaine, il faut connaître ceux qui se rencontrent chez les animaux, d'autant plus qu'ici les expériences d'inoculation et autres présentent bien davantage de facilité. Cons. sur le sarcopte humain, STANNIUS, dans *Medic. Vereinszeitung*, 1835, n° 29. — MULLER, *Archiv*, 1836, p. 278. — RASPAIL, *loc. cit.*, t. I, p. 441. — DUGÈS, *Ann. des sc. nat.*, 2ᵉ série, III, p. 245. — P. GERVAIS, *ibid.*, XV, p. 9. — HEYLAND, *De acaro scabiei humano*, Berlin, 1836. — ROBBE, *De scabie et acaro humano*, Berlin, 1836. — SCHWARTZ, *De sarcopte humano*, Leipzick, 1837. — SONNENKALB, *De scabie humana*, Leipzick, 1841. — DEUTSCHBEIN, *De acaro scabiei humano*, Halle, 1842. — Sur les acares des animaux, HERING, *Ann. des sc. nat., car.*, t. XVIII, P. II. — HERTWIG, dans *Magazin fuer Thierheilkunde*, 1835, cah. 2. — GURLT, *ibid.*, 1843, cah. 1, p. 18. — Les acares de la gale des animaux se transmettent parfois à l'homme, et peuvent même provoquer chez lui une maladie de peau psoriforme. Tel est le *Sarcoptes equi*, comme l'a vu plusieurs fois Hering ; tels sont encore ceux du chien, du wombat, du chat, du lapin, du chameau. Mais ce sont là des exceptions, et les faits eux-mêmes ont besoin, pour la plupart, d'être confirmés par de nouvelles observations. — On a plusieurs fois aussi observé chez l'homme des acares qui vivent originairement sur les oiseaux (*Dermanyssus avium*, Dugès ; *Acarus gallinae*, Degeer ; *Acarus hirundinis*, Hermann,

2° L'*acare des follicules des poils*, *Acarus comedonum*, *Acarus folliculorum* (G. Simon), *Demodex folliculorum* (Owen), *Simonea folliculorum* (P. Gervais).

Cet animal (1) a 1/12 à 1/8 de ligne de long, sur 1/30 à 1/50 de large. Sa bouche se compose d'une trompe placée entre deux palpes. Elle se continue immédiatement avec le thorax, qui a environ le quart de la longueur du corps. Les pattes sont courtes et épaisses, au nombre de quatre paires; chacune comprend trois articles, et se termine par trois crochets, dont un est un peu plus long que les autres. La partie antérieure du corps présente quatre lignes transversales saillantes, qui se réunissent en un bourrelet longitudinal parcourant la ligne médiane. L'abdomen est plus long, ar-

Gamasus maculatus. Voy. ALT, *De phthiriasi diss.*, fig. 1. — GURLT, *loc. cit.*, cah. 1, pl. I, fig. 16-17. — Voy. aussi mes *Icones*, pl. XII, fig. 7, figure qui n'est pas fort exacte). Mais cet animal paraît n'habiter jamais que passagérement chez l'homme, et n'y produire que fort rarement des phénomènes pathologiques proprement dits (érythème et pustules). Raspail (*loc. cit.*, t. I, p. 376 et 379) a décrit un cas intéressant de ce genre; mais il s'est trompé en rapportant l'animal (pl. III, fig. 1-3), dont il donne une figure exacte, non à l'*Acarus hirudinis* d'Hermann, mais au *Rhyncoprion columbæ*. — Aux acarides appartiennent sans doute aussi les animalcules dont j'ai déjà parlé, que certains observateurs ont trouvés sous la peau, dans l'intérieur du corps, dans des abcès. Quoiqu'on ne les ait pas encore bien étudiés, que par conséquent on ne puisse pas en assigner positivement l'espèce, les circonstances dans lesquelles on les a vus ressemblent à celles dans lesquelles Nitzsch a observé le *Sarcoptes nidulans* chez les oiseaux. Cet excellent observateur a trouvé à l'aile et sous la peau du thorax du *Fringilla chloris* plusieurs tubercules jaunes, de trois à huit lignes de diamètre, formant des abcès ouverts, et qui consistaient en d'énormes nids d'acares couverts d'une croûte membraneuse jaune; ils étaient pleins d'œufs ovales et de jeunes acares, avec quelques uns plus âgés. — Ici se rapportent encore quelques autres cas, en partie problématiques, dans lesquels des acares particuliers ont été vus chez l'homme. Bory Saint-Vincent décrit des *Dermanyssus* qui vivaient en grand nombre sur le corps d'une femme sans passer à son mari (*Ann. des sc. nat.*, 2ᵐᵉ série, XVIII, p. 125, pl. I, fig. 6). Busk a trouvé de même des acares dans une pustule au pied d'un matelot (*Microscopic Journal*, t. II, p. 65, pl. III, fig. 7). — On doit indubitablement ranger ici l'*Argas persicus*, animalcule qui, à Miana, ville de Perse, est un vrai fléau, surtout pour les étrangers (FISCHER, *Ac. de Moscou*, 1823). Il en est de même de l'*Ixodes americanus*, ou *nigua* (P. GERVAIS, *Hist. nat. des insectes aptères*, t. III, p. 247). L'acare qu'on a prétendu exister dans la dysenterie (NYANDER, *loc. cit.*, p. 97), est douteux, et dans tous les cas on ne peut lui attribuer cette maladie.

(1) *Icones*, pl. XII, fig. 16.

rondi en arrière, et renferme un contenu grenu, de couleur foncée.
On y remarque de petites stries transversales dans toute sa longueur.
L'animal offre un grand nombre de variétés, qui tiennent sans doute
à ses diverses phases de développement. Dans celle qui est peut-
être la première, il n'a que trois paires de pattes et un abdomen
étroit, fort long. La forme la plus commune est celle que je viens
de décrire : plus tard, l'abdomen paraît se raccourcir de plus en
plus.

Cet animal est très commun dans les glandes pileuses de l'homme,
au nez, à la lèvre supérieure, à la barbe ; on le trouve tantôt isolé,
tantôt au nombre de dix et plus dans une glande. Il ne paraît pas
avoir une grande importance pathologique, car les glandes qu'il
habite n'offrent souvent pas le moindre changement morbide ; cependant il peut exercer sur elles une action irritante, accroître leur
sécrétion, et favoriser ainsi la production des tannes (1).

D. *Vers parasites (entozoa, enthelmintha, splanchnelmintha).*

Les vers intestinaux de l'homme se réduisent à un petit nombre
d'espèces de cette grande classe du règne animal. On en rencontre
chez presque tous les êtres vivants, et l'on ne peut bien connaître
l'histoire de ceux de l'espèce humaine qu'en étudiant simultanément ceux des autres animaux. Je crois, comme à l'égard des
classes précédentes, que leur origine se rattache à une véritable
propagation et à une transmission du dehors, de sorte qu'à mes
yeux la science doit se proposer pour but de mettre cette voie de
production hors de doute pour les entozoaires humains, dans
chaque cas particulier. Du reste, l'importance pathologique de ces
divers parasites varie à tel point qu'on n'en peut rien dire de
général, et qu'il faut la renvoyer à l'article de chaque espèce (2).

(1) L'*Acarus folliculorum* a été observé et décrit par G. Simon le premier
(P. RAYER, *Archives de médecine comparée*, Paris, 1843, t. I, p. 45). Je l'ai
trouvé quelquefois dans les glandes normales de la barbe, sur le cadavre.
Comp. WILSON, dans *Philos. Magazin*, juin 1844.

(2) Les plus importants ouvrages sur les entozoaires sont : RUDOLPHI,
Entozoorum historia, Amsterdam, 1808 et 1809, et *Entozoarum synopsis*, Berlin, 1819 — BREMSER, *Icones helminthum*, Vienne, 1824. — DUJARDIN,
Hist. nat. des helminthes, Paris, 1845. — Cons., sur l'anatomie de ces animaux, Owen, dans l'*Encyclopédie anat. et physiol.* de Todd.

PREMIER ORDRE.

Nématoïdes.

1° Le *ver de Guinée*, *Filaria medinensis s. Dracunculus*, représente un long filament blanchâtre, quelquefois brunâtre, et de même diamètre jusqu'à son extrémité postérieure, qui, au microscope, se termine en une queue recourbée. L'extrémité antérieure est obtuse et munie de plusieurs suçoirs. La longueur totale est de six pouces à un pied. On n'a observé jusqu'à présent que des femelles, qui sont vivipares, et renferment une quantité innombrable de petits, de sorte que quelques personnes ont pris le ver, non pour un animal, mais pour une gaîne membraneuse pleine de petits vers. Ces jeunes filaires ont un cinquième de pouce de longueur, suivant Duncan.

Le ver de Guinée se trouve dans les contrées tropicales de l'ancien monde, en Arabie, sur les bords du Gange et de la mer Caspienne, dans la Haute-Égypte, en Abyssinie ; mais il abonde surtout en Guinée, dans les possessions hollandaises et anglaises : on le rencontre aussi dans quelques parties des Indes orientales, à Curaçao, en Amérique, où il a peut-être été apporté par les nègres. Il vit sous la peau, dans le tissu cellulaire de l'homme, principalement aux membres inférieurs : cependant il s'établit aussi au scrotum et dans d'autres parties du corps. Un même individu en porte tantôt un seulement, tantôt plusieurs, quatre, cinq, six à quinze. Les accidents qu'il détermine varient beaucoup, ici presque nuls, là si intenses qu'ils constituent une maladie dangereuse et peuvent même causer la mort. Ils diminuent ou disparaissent entièrement lorsqu'on extrait le ver avec précaution ; mais quand le corps de celui-ci se brise, les masses de petits qu'il renferme s'épanchent dans la plaie, et provoquent une mauvaise suppuration.

Quoique des auteurs recommandables croient le ver de Guinée résultat d'une génération spontanée, je regarde comme plus probable qu'il s'introduit du dehors dans le corps, soit que ses petits, presque microscopiques, passent dans le tube alimentaire avec l'eau des boissons, soit, ce qui est plus vraisemblable, qu'ils percent la peau, sous laquelle ils continuent de se développer. Le ver paraît pouvoir exister longtemps dans le corps sans se faire remarquer, et ne donner lieu à des accidents proprement dits que quand, ayant acquis son entier développement, il se trouve rempli

de petits vivants, qui abandonnent la mère, et qui, par leur grand
nombre, la vivacité de leurs mouvements, etc., irritent les parties
environnantes ; ou même quand il cherche à quitter le corps pour
déposer ses petits au dehors. La lenteur de son développement
explique comment la maladie a pu ne se déclarer que huit mois ou
un an après que la personne avait quitté les lieux où il est endémique. (1).

2° La *filaire de l'œil humain*, *Filaria oculi humani*. Nordmann
a parfois trouvé des filaires dans l'œil de l'homme. Dans l'un des
cas observés par lui, le liquide de Morgagni d'un cristallin cataracté, qu'il examina une demi-heure après l'extraction, contenait
deux petites filaires roulées en anneau. Au microscope, l'un de
ces vers offrait au milieu de son corps une rupture par laquelle
sortait le canal intestinal ; l'autre était intact, et avait trois quarts
de ligne de long. On y remarquait une bouche simple, sans papille,
avec un intestin droit, visible à travers la peau transparente ;
entouré des circonvolutions de l'ovaire, et terminé par un anus
recourbé. Un autre cristallin cataracté, extrait d'une vieille
femme, offrait une filaire longue de cinq lignes et demie, et en
pleine mue ; l'autre cristallin ne présentait rien de semblable.

(1) La figure de la filaire est incomplète dans Bremser. Bickmeyer (*De
filaria medinensi*, *Halle*, 1838) en a donné une meilleure. — Cons., pour
l'histoire, Bremser et Dujardin, ainsi que Bruce et Paton (*Edinb. med.
Journ.*, 1806, p. 145), Duncan (*Trans. of Calcutta*, t. 7, p. 273) et Forbes
(*Trans. of Bombay*, t. 1, p. 216). Duncan et Forbes citent quelques faits qui
donnent à penser que le ver vient du dehors ; il paraît passer des malades
aux infirmiers, aux chiens et aux chevaux. Forbes a tenu les petits vivants
dans de la terre humide pendant quinze à vingt jours. L'un et l'autre ont vu
souvent, dans le limon des pays où il est endémique, des animaux qui ressemblaient à ces petits. Ce qu'il y a de remarquable, c'est que jusqu'ici on
n'a encore trouvé que des femelles dans le corps de l'homme. Ces dernières
seules s'y introduisent-elles après leur fécondation, parce qu'elles y rencontrent les conditions favorables à leur développement ultérieur, ou bien le
mâle échappe-t-il à l'observation, parce qu'étant plus petit et ne donnant
pas de progéniture, il n'occasionne point d'accidents? D'après les observations que Pallas a recueillies (*De infestis viventibus intra viventia*, p. 11), il
paraîtrait que des vers filiformes peuvent aussi quelquefois exister chez
l'homme dans nos contrées ; serait-ce le *Gordius aquaticus*, si commun dans
la terre humide? Je citerai encore la fabuleuse *Furia infernalis*, qui, suivant
Solander (*Nova acta Upsal*, t. 1, p. 44), se laisse tomber des arbres sur
l'homme et les animaux dans le nord de la Suède et en Laponie, et détermine une maladie dangereuse.

Gescheidt a également trouvé dans un cristallin cataracté trois filaires, dont la plus grande avait environ deux lignes de long. Ces animaux étaient fort grêles, proportionnellement à leur longueur; leur corps avait à peu près la même épaisseur partout : cependant la tête était un peu effilée, et la queue un peu renflée, avec une pointe courte, mince et recourbée. La bouche était petite, presque circulaire, sans papilles; le canal intestinal, de couleur jaunâtre, s'étendait, sans courbures ni dilatations, jusqu'à la queue, où il se terminait, sans renflement, par une ouverture ronde, à laquelle aboutissaient aussi les conduits excréteurs des ovaires. Ceux-ci représentaient de grêles cylindres, contournés en spirale, qui marchaient le long du canal intestinal (1).

3° La *filaire des bronches*, *Filaria bronchialis* (Rudolphi), *Hamularia lymphatica* (Treutler). Cet animal n'a été vu jusqu'ici que par Treutler, dans les glandes bronchiales dégénérées d'un jeune homme malade. Long d'un pouce environ, il était arrondi, et d'un brun noirâtre, avec quelques taches blanches; à l'une de ses extrémités on remarquait deux crochets saillants (2).

4° La *Trichina spiralis* (Owen) est un petit ver microscopique, qu'on n'a encore rencontré, et toujours en très grand nombre, que dans les muscles susceptibles de mouvements volontaires et pourvus de fibres primitives striées en travers. Les muscles paraissent alors parsemés de petites taches blanches (3), qui, au microscope, représentent des vésicules elliptiques, ordinairement un peu allongées aux extrémités (4), dont le diamètre longitudinal est toujours parallèle à celui des faisceaux primitifs de fibres. Ces vésicules, longues de un cinquantième de ligne, sur un centième de large, sont l'habitation du ver. Elles sont la plupart du temps si

(1) NORDMANN, *Mikrographische Beitræge*, 1832, cah. 1, p. 7, cah. 2 : préf., p. 9.—GESCHEIDT, dans AMMON, *Zeitschrift*, t. III, p. 430. On ignore encore si ces filaires ne se rencontrent que dans l'œil humain et forment une espèce à part, ou, ce qui me paraît plus probable, si elles peuvent aussi vivre ailleurs. Faute d'observations positives, on ne peut rien établir de certain touchant leur origine; mais une circonstance qui me semble avoir quelque importance sous ce rapport, c'est qu'on a trouvé des filaires dans le sang d'animaux vivants.

(2) Ces vers se rapprochent vraisemblablement de ceux qu'on trouve assez souvent dans les bronches et les poumons d'animaux du genre *Mustela*.

(3) *Icones*, pl. XII, fig. 1.

(4) *Ibid.*, fig. 2 et 5.

transparentes qu'on peut, sans les ouvrir, y reconnaître celui-ci contourné sur lui-même (1). Le ver occupe environ le tiers de la vésicule : il est roulé en spirale, et décrit deux tours ou deux tours et demi ; arrondi, filiforme, obtus aux deux bouts, un peu rétréci vers l'une de ses extrémités (2), il a une demi-ligne à un tiers de ligne de long, sur un soixantième à un quatre-vingtième de diamètre. On n'y distingue point d'organes internes. D'ordinaire chaque vésicule ne renferme qu'un seul ver ; il est rare qu'elle en contienne deux (3), et plus encore qu'elle en loge trois. Souvent elle renferme aussi des dépôts de sels calcaires si petits qu'ils ressemblent à des granulations criant sous le couteau. Ces dépôts cachent souvent le ver, qui devient visible lorsqu'on les enlève par l'acide acétique.

Les trichines se rencontrent dans tous les muscles à faisceaux primitifs striés en travers, si l'on excepte le cœur. On les a trouvées chez des personnes mortes de maladies diverses, et aussi chez d'autres, parfaitement saines, qui avaient succombé subitement à des lésions mécaniques. Leur rôle pathologique paraît donc se réduire à fort peu de chose. On les a alléguées comme argument en faveur de la génération spontanée : mais je crois qu'on parviendra à démontrer qu'elles viennent du dehors (4).

5° Le *trichocéphale*, *Trichocephalus dispar*, *Trichuris* (Rœderer et Wagler), est un ver grêle et filiforme, long d'un pouce et demi

(1) *Ibid.*, fig. 4, 5.
(2) *Ibid.*, fig. 3.
(3) *Ibid.*, fig. 5.
(4) La *Trichine* a été découverte en Angleterre et décrite par Owen (*Trans. of zoolog. society*, 1835, t. I, p. 315). Depuis, elle a été observée par Farre, Henle, Kobelt, Bischoff, Bowman, etc. Farre (*Med. gaz*, décembre 1835) dit y avoir vu un canal intestinal à parois bien distinctes. La capsule de forme régulière qui entoure le ver me paraît ne point être un kyste secondaire produit par la réaction de l'organisme, comme dans les vers cystiques ; je pense qu'elle appartient à l'animal lui-même, et qu'elle est le résultat d'une sorte d'état de nymphe. La plupart des trichines sont tuées par les dépôts calcaires avant de quitter leur capsule. On ignore ce qu'elles deviennent quand elles ont abandonné celle-ci. Ce qui donne à penser que ces vers sont transmis à l'homme, c'est qu'on en a trouvé, sans doute de même espèce, chez des animaux : Diesing dans le cheval, Siebold chez plusieurs mammifères et oiseaux. J'ai vu des animaux tout-à-fait semblables dans le péritoine d'un hibou, et dans presque tous les muscles d'un chat. Plusieurs observateurs modernes ont découvert des vers filiformes dans le sang de divers animaux. Rayer, *Archives de méd. comp.*, 1843, t. I, p. 40. — Vogt, dans Muller, *Archiv*, 1842, p. 189. — Gruby et Delafond.

à deux pouces. Il se compose d'une partie antérieure très mince et filiforme, qui occupe environ les deux tiers de sa longueur, et qui aboutit à un abdomen fort gros. Blanc la plupart du temps, il est parfois légèrement coloré. Le mâle et la femelle diffèrent beaucoup l'un de l'autre, d'où lui vient son nom spécifique. Le mâle (1) est un peu plus petit; sa partie antérieure, filiforme, se termine en pointe; sa postérieure est contournée en spirale, et se termine par un long pénis (*spiculum*), entouré d'une gaîne particulière (2). La femelle (3) a la partie filiforme plus longue, et l'abdomen est droit, seulement un peu recourbé (4). Les œufs sont allongés, de 1/50 de ligne à l'état de maturité, et pourvus d'une coque résistante.

Ce ver vit dans les gros intestins, le cœcum surtout, de l'homme : il est assez commun pour que souvent on en trouve dans une moitié des cadavres qu'on ouvre. Tantôt isolé, tantôt en grand nombre, il tient à la membrane muqueuse par sa tête filiforme.

Son influence pathologique paraît n'être pas bien prononcée, puisqu'on en découvre souvent un très grand nombre dans les cadavres, sans qu'aucun symptôme ait décelé leur présence pendant la vie (5).

6° Le *Trichocephus affinis* (Rudolphi), qui n'habite que chez les ruminants des genres *Cervus, Antilope, Ovis* et *Bos*, a été, dit-on, vu une fois chez un soldat mort d'angine tonsillaire gangréneuse ; il occupait l'amygdale gauche, considérablement tuméfiée et frappée de gangrène (6).

7° Le *Spiroptera hominis* (Rudolphi) est un petit ver grêle, contourné en spirale, de couleur blanche. Les deux sexes diffèrent de forme et de taille. Le mâle a huit lignes de long, et la femelle dix. La tête, obtuse, porte une ou deux papilles et une bouche circulaire. Le corps est rond et rétréci aux deux bouts, surtout en devant. La femelle a une queue épaisse, courte et obtuse ; celle du mâle est plus mince, et garnie d'un petit trou, qui sert probable-

(1) *Icones*, pl. XII, fig. 13 A, b.
(2) *Ibid.*, fig. 13, B, b.
(3) *Ibid.*, fig. 13, A, a.
(4) *Ibid.*, fig. 13, B, a.
(5) BREMSER, p. 70, pl. 1, fig. 1-5. — Voy. sur l'anatomie de ce ver MEYER, *Beitræge zur Anatomie der Entozoen*, p. 1-14. — Un trichocéphale, qui paraît être de la même espèce, se trouve chez le cochon.
(6) *Monthly journal of med. science*, 1842, mai.

ment de gaine au pénis. Cet animal est caractérisé par un appendice aliforme près de l'extrémité caudale.

Il n'a encore été vu qu'une seule fois par Barnett, qui l'a trouvé dans l'urine rendue par une femme. En tout cas, il n'a pas une grande importance (1).

8° Le *strongle géant*, *Strongylus gigas* (Rudolphi), long de cinq pouces à trois pieds, sur deux à six lignes de diamètre, est arrondi et d'un rouge de sang à l'état frais. Les deux sexes diffèrent de forme. Le mâle est plus petit, et un peu rétréci aux deux bouts. La tête est obtuse ; son extrémité circulaire porte six petites papilles. A la queue du mâle on remarque une vésicule infundibuliforme, d'où sort un pénis très grêle. La femelle est plus mince ; elle a une queue arrondie et droite, offrant un anus oblong. La vulve est éloignée d'un à quelques pouces de l'extrémité caudale, suivant la taille de l'individu. Les œufs sont presque sphériques.

Ce ver habite dans les reins et le tissu cellulaire qui les entoure. Il est très dangereux, et peut même causer la mort. On le rencontre aussi chez plusieurs animaux, le cheval, le chien, le loup, la martre, etc. (2).

9° L'*ascaride lombricoïde*, *Ascaris lumbricoides* (Linné), atteint jusqu'à six, dix et même quinze pouces, quoiqu'il n'en ait parfois qu'un ou deux. Ordinairement blanchâtre ou brunâtre, quelquefois d'un rouge de sang, il a le corps cylindrique et terminé en pointe aux deux bouts, mais plus en avant qu'en arrière. Le long de chaque côté du corps, règne un léger sillon. Lorsqu'on l'examine au microscope, on voit que la tête est séparée du corps par une sorte d'étranglement circulaire, et présente trois nodosités, ou plutôt trois valvules, susceptibles de s'ouvrir et de se fermer, entre lesquelles se trouve la bouche proprement dite. On aperçoit dans l'intérieur du corps le canal alimentaire, coloré en brunâtre, qui aboutit à l'anus un peu en avant de l'extrémité caudale. Les sexes sont séparés. Le mâle est un peu plus petit, et a une queue plus recourbée, d'où l'on voit parfois saillir un double pénis. Les ovaires de la femelle sont des organes blancs, filiformes ou rubanés, qui, lorsque le ver crève, sortent du corps, et ont été souvent pris

(1) Bremser (pl. IV, fig. 6-10) l'a pris pour un jeune strongle.

(2) Bremser, pl. IV, fig. 3-5. — Gurlt, *Lehrbuch*, pl. VIII, fig. 25-28. — Rayer, *Traité des maladies des reins*, Paris, 1841, t. III, p. 726. — Ablard, *Bulletin de l'Académie royale de médecine*, t. XI, p. 426.

par les médecins pour des vers individuels. Les œufs, longs de 1/25 de ligne, ont une coque mince et lisse.

L'ascaride lombricoïde se trouve très fréquemment dans les intestins grêles de l'homme, surtout chez les enfants. Sa présence n'est pas aussi nuisible qu'on le pense ordinairement, car il est souvent fort nombreux sans que la santé éprouve le moindre trouble. Cependant il peut devenir désagréable, et même nuisible, soit par sa multiplicité, en irritant le canal intestinal, l'obstruant (1), ou y déterminant la gangrène, soit parce qu'il s'introduit dans l'estomac. Il paraît même pouvoir, dans certains cas, perforer l'intestin, son extrémité céphalique écartant les fibres des tuniques, de sorte qu'il arrive ainsi dans la cavité abdominale, où il provoque de l'inflammation, de la suppuration et des abcès. Quelquefois même il se fraie une voie au dehors, à travers les parois du ventre (2); cependant ces cas sont fort rares.

Il est à peine permis de douter que ce ver n'est pas le produit d'une génération spontanée, et qu'il s'introduit du dehors dans le corps, quoiqu'on ne puisse pas encore dire comment le fait s'accomplit (3).

10° L'*Ascaris alata* n'a été trouvé qu'une seule fois chez l'homme par Bellingham (4), en Irlande. Il est pourvu, à l'extrémité céphalique, d'ailes membraneuses diaphanes, comme l'acaride du chat (*Ascaris mystax*), dont il diffère parce que l'appendice est plus large en avant dans ce dernier, tandis que c'est en arrière qu'il l'est dans l'*Ascaris alata*.

11° L'*ascaride vermiculaire*, *Ascaris vermicularis* (Rudolphi), *Oxyurus vermicularis* (Bremser), est grêle, de couleur blanche, et plus petit encore que le trichocéphale. Le mâle et la femelle diffèrent totalement l'un de l'autre. Le mâle, infiniment plus rare (5), est bien plus petit, long seulement d'une ligne à une ligne

(1) Haller a vu, chez une petite fille de dix ans, des ascarides dans l'arrière-bouche, la bouche, la trachée et les branches; ils causèrent la mort par suffocation (*Opusc. patholog.*, p. 26). — J'ai vu un sexagénaire, qui ne s'était jamais plaint d'ascarides, en rendre un long de huit pouces par le nez, à la suite de longs éternuments.   (*Note du traducteur.*)

(2) *OEsterreich. med. Wochenschrift*, 1843, p. 661.

(3) BREMSER, pl. I, fig. 13-17. — J. CLOQUET, *Anat. des vers intestin.*, Paris, 1824.

(4) DUJARDIN, *loc. cit.*, p. 156.

(5) *Icones*, pl. XII, fig. 12, A, b, B, b.

et demie, contourné en spirale à son extrémité caudale, et souvent tout-à-fait roulé en anneau. La tête est beaucoup plus mince que la queue, et l'on y aperçoit, au microscope, un renflement transparent, formant des membranes latérales, qui ont l'apparence d'ailes. La femelle (1), bien plus commune et plus grosse que le mâle, n'est point roulée en anneau, mais étendue en droite ligne, ou tout au plus faiblement onduleuse. Son extrémité céphalique ressemble à celle du mâle, et porte aussi un renflement vésiculiforme. Depuis la tête jusqu'au premier tiers environ de sa longueur, le ver augmente un peu de grosseur, puis il se rétrécit, et se termine par une queue en alène, dont l'extrémité est tellement fine, qu'elle échappe à l'œil nu. Les œufs ne sont pas symétriques; plus convexes d'un côté que de l'autre, ils ont 1/36 de ligne de long, sur 1/62 de large.

L'ascaride vermiculaire vit dans le gros intestin de l'homme, notamment dans le rectum, où il est souvent fort abondant, surtout chez les enfants : il lui arrive quelquefois de passer de là dans le vagin. A proprement parler, il n'est pas nuisible ; mais il occasionne fréquemment à l'anus un prurit qui le rend insupportable; il cause une plus grande irritation encore dans le vagin (2).

DEUXIÈME ORDRE.

Trématodes.

1° La *douve*, *Distoma hepaticum* (Abilguard) et *Distoma lanceolatum* (Mehlis). Ces deux espèces ont beaucoup de ressemblance l'une avec l'autre. Ce sont des vers plats, ovales, un peu obtus aux deux bouts, et d'un blanc jaunâtre. Le microscope y fait découvrir deux suçoirs arrondis, dont l'un, à l'extrémité céphalique, forme une véritable bouche. Entre celle-ci et le corps, on remarque un col court, à peine prononcé, qui se continue peu à peu avec le corps. Le second suçoir est placé au ventre : arrondi et ovale, il est un peu plus grand que l'autre, mais non perforé, car il forme un cul-de-sac. Entre ces deux suçoirs, on découvre une troisième ouverture, qui est le conduit excréteur des organes génitaux. Les distomes sont hermaphrodites.

C'est dans les temps modernes seulement, et surtout par les

(1) *Icones*, pl. XII, fig. 12, A, a. B, a.
(2) Bremser, pl. I, fig. 6-17.

recherches de Mehlis, qu'on a appris à distinguer les deux espèces. Le *Distoma hepaticum* est plus gros; les jeunes ont quatre lignes de long, sur une et demie de large; les adultes, huit à quatorze de long, sur deux à six de large; le canal intestinal est rameux; les œufs, de couleur brunâtre, ont 1/17 de ligne de long, et moitié moins de largeur. Le *Distoma lanceolatum* est plus petit, long de deux à quatre lignes, sur une à peine de largeur; son canal intestinal est bifurqué. Les œufs n'ont que 1/77 à 1/48 de ligne de long.

Ces deux espèces sont rares chez l'homme. On les a trouvées dans la cholécyste, les conduits biliaires, et le *Distoma hepaticum* une fois dans la veine porte et ses ramifications hépatiques (Duval) (1). Elles sont très communes chez les animaux, les brebis surtout. Quoiqu'on ignore encore comment se fait leur transmission, il n'est guère permis de douter que ce soit là la voie par laquelle ils arrivent chez l'homme (2).

2° Le *distome de l'œil humain*, *Distoma oculi humani* (Gescheidt), n'a été vu qu'une seule fois, chez un enfant de cinq ans, atteint d'une cataracte lenticulaire, et qui périt du carreau. Entre le cristallin et sa capsule, à la face antérieure, existaient quatre distomes, longs de 1/4 à 1/2 ligne, en forme de lancette et à canal intestinal bifurqué (3).

3° Le *monostome du cristallin*, *Monostoma lentis*, Noerdmann en a trouvé huit individus dans le cristallin cataracté d'une femme (4).

4° Le *polystome de la graisse*, *Polystoma pinguicola* (Rudolphi et Bremser), *Hexathyridium pinguicola* (Treutler), n'a été trouvé qu'une seule fois par Treutler dans l'ovaire d'une femme. Il était libre dans une cavité formée par de la graisse, long d'environ un pouce, et épais de 2 à 3 lignes. De forme ovale allongée, il était légèrement convexe en dessus, un peu concave en dessous, terminé en pointe par derrière, obtus à l'extrémité antérieure, un peu

---

(1) *Gazette médicale de Paris*, 1842, n° 49.

(2) BREMSER, pl. IV, fig. 11, 12. — MEHLIS, *Obs. anat. de distomate*, Gœttingue, 1825. — GURLT, *Lehrbuch*, pl. VIII, fig. 29-35. — Sur les métamorphoses que subissent les distomes, et qui sont fort intéressantes au point de vue zoologique, consultez STEENSTRUP, *Ueber den Generationswechsel*, Copenhague, 1842.

(3) AMMON, *Zeitschrift*, t. III, p. 431. — P. RAYER, *Archives de médecine comparée*, t. I, p. 67.

(4) *Mikrographische Beiträge*, Hah. 2, p. ix.

rétréci derrière la tête, et pourvu là de six ouvertures à sa face inférieure; une plus large ouverture existait au ventre, près de la
queue (1).

Treutler a encore observé une autre espèce (*Hexathyridium ve-
narum*) qui se trouva dans la veine tibiale déchirée d'un jeune
homme, et qu'il croit avoir vécu dans le sang, opinion indubitablement erronée; le ver était peut-être une planaire; il vint sans
doute du dehors, pendant le bain qu'avait pris le jeune homme, et
s'introduisit dans la veine (2).

TROISIÈME ORDRE.
Cestoïdes.

1° Le *cucurbitain*, *Tœnia solium*, *T. vulgaris*, *T. cucurbitana*,
ver en forme de ruban, d'une couleur blanche ou jaunâtre. Sa
longueur peut dépasser 20 pieds; sa largeur est peu considérable à
l'extrémité céphalique, et à peine de 1/4 ou 1/3 de ligne; mais
elle augmente peu à peu en arrière, jusqu'à 3, 4 et même 6 lignes.
L'épaisseur varie de 1/4 de ligne à 1 ligne. Le ver est articulé;
chaque article est plat, vaguement carré, souvent en forme de
graine de courge, avec une pointe arrondie, et ordinairement plus
long que large. Ce qui les distingue, c'est que tous, ou du moins
la plupart, montrent sur le bord une saillie verruciforme, percée
d'une ouverture dans le milieu (3). Ces saillies sont les orifices des
organes génitaux, et occupent, sans ordre fixe, tantôt le bord gauche, tantôt le bord droit de l'article; cependant elles alternent
parfois d'une manière régulière. La tête est très petite, ordinairement demi-sphérique, plus large que longue, et souvent comme
tronquée en avant. On ne la voit bien qu'au microscope. Elle
offre (4) des suçoirs latéraux en forme de verrues, et porte, dans
le milieu, une saillie, sur laquelle se remarque toujours un cercle
dont le centre est occupé par une ouverture à peine perceptible.
Ce cercle quelquefois est entouré d'une double rangée de petits crochets; cependant la couronne de crochets peut manquer, et il paraît même que le ver la perd toujours avec l'âge. La tête dégénère en
un cou aplati et non articulé, qui est plus ou moins long, et auquel
succède un corps articulé. Les premiers articles de celui-ci sont fort
courts, les suivants presque carrés, les autres plus longs que larges,

(1) Treutler, pl. IV, fig. 16-17.
(2) Comp. Treutler, p. 265.
(3) *Icones*, pl. XII, fig. 14, a.
(4) *Icones*, pl. XII, fig. 15, b.

rétrécis en avant, plus épais et plus larges en arrière, de sorte que l'extrémité postérieure de chacun dépasse le commencement de celui qui vient après ; les derniers anneaux sont souvent deux ou trois fois aussi longs que larges. L'accroissement du ver tient à ce qu'il se développe continuellement du cou de nouveaux anneaux, qui repoussent les postérieurs, et qui se développent eux-mêmes à mesure qu'ils sont rejetés en arrière par d'autres. Les articles postérieurs sont donc les plus anciens et en même temps les plus développés. Cependant le phénomène paraît avoir lieu, non pas seulement au cou, mais encore entre des articles déjà développés, et même à l'extrémité postérieure de l'animal. L'accroissement n'est point illimité ; lorsque les derniers anneaux ont atteint leur complet développement et sont pleins d'œufs mûrs, ils se détachent et sortent avec les selles, entiers ou déjà décomposés ; mais comme ces anneaux détachés sont continuellement remplacés par d'autres au cou, il est absolument nécessaire, pour que les accidents causés par le ver cessent, que l'animal soit expulsé en entier, avec son extrémité céphalique.

Le cucurbitain vit dans l'intestin grêle de l'homme, mais seulement en certaines contrées, presque exclusivement en Allemagne, en Angleterre, en Hollande, en Égypte et en Orient. Ordinairement il est seul ; mais parfois on en trouve plusieurs ensemble. C'est un fait à peu près constaté que les innombrables œufs qu'un individu de cette espèce est capable de produire en peu de temps ne sauraient se développer dans le canal intestinal d'un même homme, et qu'ils sont obligés d'en sortir, pour subir au dehors des changements qui nous sont inconnus. On ne saurait encore dire comment cet animal pénètre dans le tube alimentaire ; mais beaucoup d'arguments autorisent à penser qu'il vient du dehors, et qu'il n'est point le produit d'une génération spontanée.

On ne saurait disconvenir que, par le fait de sa présence, il peut nuire à l'organisme dans lequel il habite, mais on exagère ordinairement son influence pathologique. Souvent il habite le corps pendant longtemps sans que le moindre symptôme décèle son existence ; il devient quelquefois désagréable par ses mouvements, surtout quand il a acquis de grandes dimensions (1).

(1) BREMSER, pl. III. — WAWRUCH, *Monographie der Bandwurmkrankheit*, Vienne, 1844, ouvrage qui, pour la description et la physiologie du ver, n'est cependant pas tout-à-fait au niveau de la science. — SIEBOLD, dans *OEsterreich. med. Wochenschrift*, 1843, p. 660.

2° Le *tænia large*, *Tænia lata*, *Bothriocephalus latus*, ressemble tellement au précédent, sous beaucoup de rapports, que je pourrai en abréger la description, et me borner à en faire connaître les caractères distinctifs. Plat et presque toujours visiblement articulé, il peut atteindre une longueur de 1 à 20 et même 40 pieds et plus ; à peine large de 1/4 à 1/2 ligne en avant, il l'est de 4, 6 et 12 lignes en arrière. Sa couleur est blanchâtre ou d'un gris clair, son épaisseur de 1/6 à 1/2 ligne. Les anneaux sont carrés, et, en général, plus larges que longs ; cependant leur longueur augmente à mesure qu'ils s'éloignent de la tête. Parvenus au dernier terme de leur développement, ils n'ont pas de saillie verruciforme sur le bord, mais chacun offre dans son milieu un enfoncement entouré d'un rebord saillant (1), qui est l'orifice des organes génitaux. Les plus grands portent en outre quelquefois, derrière cette ouverture, une seconde plus petite. La tête est fort petite, sans suçoirs, mais garnie de deux fossettes longitudinales (2). Le cou est très court, souvent nul. On distingue aisément ce ver du précédent à ses anneaux, qui se détachent, non pas isolément, mais en chapelet, et qui portent un enfoncement dans le milieu et non sur le bord.

Le bothriocéphale vit également dans l'intestin grêle de l'homme, mais en certains pays seulement, en Suisse, dans le midi de la France, en Russie, en Pologne, dans la Prusse orientale, où la Vistule forme la limite entre son domaine et celui du précédent. Quand on le rencontre dans des contrées appartenant à ce dernier, on peut être certain que le malade est originaire de ces pays, ou du moins qu'il l'en a apporté.

Tout ce que j'ai dit de l'origine et de l'influence pathologique du cucurbitain s'applique également au bothriocéphale (3).

QUATRIÈME ORDRE.

Vers cystiques.

1° Le *cysticerque*, *Cysticercus cellulosæ*, *Hydatis Finna* (Blumenbach), se compose d'une vésicule presque toujours ovalaire, longue de 3 à 8 lignes, portant sur un cou extensible une tête qui peut sortir et rentrer avec ce cou, de sorte que, dans le second

(1) *Icones*, pl. XII, fig. 14, a.
(2) *Icones*, pl. XIV, B.
(3) Bremser, pl. II. — Eschricht, dans les *Nov. act. nat. cur.*, t. XIX, suppl. 2.

cas, elle échappe à un observateur superficiel. La tête est carrée, et porte un suçoir à chacun de ses quatre angles ; sa partie antérieure offre, au bas d'une trompe conique, une double couronne composée d'environ trente-deux crochets. Étendu, l'animal peut avoir 1/2 pouce à 1 pouce ; sa largeur est d'environ 1 ligne à l'extrémité céphalique et de 6 à la partie vésiculeuse.

Ce ver vit, comme la trichine, dans les muscles de l'homme, spécialement le psoas, les fessiers, l'iliaque interne et les extenseurs des cuisses, dans le cœur, mais aussi dans le tissu cellulaire, le cerveau et la pie-mère, même dans l'œil, bien qu'il y soit rare, proportion gardée ; tantôt il est seul, et tantôt réuni en nombreuses sociétés. Presque toujours, du moins quand il occupe des parties parenchymateuses, il est entouré d'une capsule close, qui ne lui appartient pas, et qui est un produit des parties qu'il habite. Elle provient de l'hydropisie fibrineuse, dont la fibrine se coagule et s'organise ainsi que je l'ai dit précédemment. Il paraît que cette capsule peut quelquefois, comme celle des trichines, s'emplir de sels calcaires, et, après la mort du ver, dégénérer en une concrétion. Les effets pathologiques qu'il produit dépendent de son siége ; tandis qu'en certains lieux, par exemple au cerveau, il peut déterminer des accidents formidables, même la mort, ailleurs, dans les muscles ou dans le tissu cellulaire, il ne provoque parfois aucun symptôme quand il y est peu abondant (1).

(1) BREMSER, pl. IV, fig. 18-26. — TSCHUDI, *Die Blasenwürmer*, Fribourg, 1837.—Gulliver en a donné une très bonne figure microscopique (*Med. chir. Trans.*, 1841, p. 1). Fournier (*Journal des conn. méd.*, juin 1841) a trouvé sept à huit cysticerques dans un furoncle chez un enfant de six ans. Ce ver a été observé dans l'œil par Sœmmerring, Mackenzie, AMMON, *Zeitschrift*, t. III, p. 416), Héring (*Dublin journ. for med. science*, janvier 1841, p. 501) et Logan (TODD, *Cyclop. anatomy*, art. *Entozoa*, p. 119). — Voy. pour d'autres cas, *Mediz. Vereinszeitung*, 1838. — FROBEN, *Neue Notizen*, 1838, n° 170.— *Annales d'oculistique*, mars 1842. — RAYER, *Archives de médecine comp.*, t. I, p. 125. — Très probablement les cysticerques sont des tænias abortifs et hydropiques (DUJARDIN, *loc. cit.*, p. 633) qui, venus du dehors, se sont introduits dans une partie incapable de servir à leur développement, et qui périssent peu à peu sans laisser de progéniture. On n'y trouve jamais d'œufs; les corpuscules arrondis que le microscope fait apercevoir dans leur tissu ne sont point des œufs, mais des dépôts calcaires, qui se dissolvent avec effervescence dans les acides. — Le cysticerque peut déterminer de graves accidents dans le cerveau. J'ai examiné un chien, qui depuis quelque temps était aveugle et apathique au plus haut degré ; toute la substance de son cerveau était parsemée de cysticerques.— Le *Cysticercus visceralis*, que quel-

2° L'*échinocoque*, *Echinococcus hominis*, consiste d'abord en une vésicule extérieure, qui, semblable à celle du ver précédent, est formée par les parties du corps dans lesquelles réside l'animal, et y adhère d'une manière intime. Cette vésicule doit son origine à de la fibrine coagulée, mais qui s'est organisée peu à peu, et a même acquis des vaisseaux. En général elle se compose d'un tissu dont la face interne est tapissée d'un épithélium plus ou moins complet. Quelquefois la membrane est épaisse et de consistance cartilagineuse, ainsi qu'il arrive assez souvent au tissu fibreux amorphe. En dedans de cette membrane, qui n'appartient point au ver, on en trouve une seconde, sans nulle connexion organique avec elle, close de toutes parts et pleine de liquide. Cette seconde vésicule a la transparence d'une gelée et parfois une teinte laiteuse; entièrement dépourvue de structure, quand on l'examine au microscope, elle se divise ordinairement en un grand nombre de lamelles qui, sur la tranche, figurent assez bien les feuillets d'un livre (1). Elle se comporte avec les réactifs chimiques à la manière de la fibrine coagulée. Le liquide qu'elle renferme contient des vésicules plus petites et de volumes divers, ou bien dépose par le repos une masse blanchâtre et finement grenue, qui ressemble presque à du pus, ou mieux encore à du sable blanc très fin. Au microscope, cette masse se résout en une multitude de petits animalcules, comparables, jusqu'à un certain point, à la tête réduite d'un cysticerque. Comme celle-ci, ils portent pour la plupart une couronne de crochets à l'une de leurs extrémités, et plus loin, en arrière, plusieurs suçoirs, d'ordinaire au nombre de quatre; leur corps se rétrécit ensuite la plupart du temps en un cône tronqué, qu'une sorte d'étranglement sépare quelquefois de la partie antérieure. Telle est la forme ordinaire du ver; mais on en rencontre aussi d'autres. On voit, en effet, des échinocoques qui ressemblent à deux cœurs accolés par leurs pointes tronquées, et d'autres qui sont circulaires, avec la couronne de crochets dans le milieu. Il semble que l'animal puisse rentrer son extrémité céphalique avec la couronne de crochets, car celle-ci paraît quelquefois renfermée dans l'intérieur du corps. Il y a des cas où l'extrémité postérieure est allongée en forme de pédicule, et montre une ouverture distincte. Certains vers man-

ques personnes ont décrit comme entozoaire de l'homme, est fort douteux. (BREMSER, p. 244.)

(1) *Icones*, pl. XII, fig. 11, A.

quent de la couronne de crochets : alors on aperçoit des crochets qui nagent dans le liquide (1). A un fort grossissement, on découvre, dans l'intérieur de l'animal, des globules diaphanes, hyalins, de grosseur diverse, qui ressemblent à ceux dont j'ai parlé en décrivant le cysticerque, et qui consistent en sels calcaires. Les animalcules ont 1/8 à 1/20 de ligne de long, sur 1/10 à 1/30 de large. Tantôt libres dans l'intérieur de la vésicule, où ils forment avec le liquide une sorte d'émulsion, tantôt implantés sur sa paroi interne, ils donnent alors à cette dernière la même apparence que si elle était couverte d'un sable blanc très fin. Quelquefois ils sont renfermés plusieurs ensemble dans des vésicules, de la grosseur d'un pois à celle d'une noix, qui sont libres dans la grande poche, ou qui tiennent à ses parois. Souvent les animalcules ont péri et disparu sans laisser de traces, et le liquide, mais surtout le dépôt, offre au microscope une multitude de crochets épars au milieu d'un détritus vague et de cristaux de cholestérine (2). Dans le cas où les crochets manquent, on n'est pas en droit d'admettre qu'il s'agit de débris d'échinocoques. Quelquefois, après la mort des animalcules, la vésicule se convertit en une concrétion; elle s'emplit de combinaisons de protéine ou de sels calcaires, et acquiert la plus grande analogie avec un tubercule devenu crétacé.

Les échinocoques sont plus communs que partout ailleurs dans le parenchyme du foie : cependant on en trouve aussi dans celui des autres organes, de la rate, des reins, du cerveau, des poumons, etc. Leur influence pathologique s'exerce surtout d'une manière mécanique; à l'instar d'autres tumeurs, ils compriment les parties voisines, ou y provoquent de la suppuration, des abcès, des fistules, etc. La manière dont ils pénètrent dans le corps est tout-à-fait énigmatique, quoique je ne doute pas qu'ils ne viennent du dehors (3).

(1) *Icones*, pl. XII, fig. 11, B, *b*, *b*, c.

(2) *Icones*, pl. XII. fig. 11, B.

(3) Il nous manque encore une bonne figure des échinocoques. Je doute que celle de Bremser (pl. IV, fig. 27-32) soit exacte. Celle qu'il a donnée (*Icones helminthum*, pl. XVIII, fig. 3-13) de l'*Echinococcus veterinorum* du dromadaire, pourra faire prendre une idée assez exacte de celui de l'homme; seulement, dans la fig. 6, les couronnes de crochets ne sont point marquées, et les crochets isolés ne ressemblent pas à la nature; il faut les rectifier d'après mes *Icones*. Tschudy a copié les figures de Bremser, et il en a ajouté une fort imparfaite, qui lui appartient. La figure de Curling (*Med. chir.*

3° Les *acéphalocystes*. Tandis que les véritables échinocoques sont indubitablement des animaux, on rencontre d'autres formations analogues dont la nature animale est au moins fort douteuse ; ce sont les acéphalocystes de Laënnec. Ces productions consistent, comme les échinocoques, en un kyste extérieur adhérent au parenchyme, montrant d'ordinaire des traces d'organisation, et qui est, sans nul doute, un résultat de l'action de l'organisme. Dans ce kyste, on trouve une seconde vésicule, tout-à-fait semblable à celle des échinocoques, qui renferme un liquide clair, et parfois aussi d'autres vésicules plus petites, lesquelles adhèrent quelquefois à sa paroi interne. Dans certains cas, le kyste, au lieu d'une vésicule simple, en contient plusieurs, même en assez grand nombre, et de dimensions variables. Les acéphalocystes diffèrent essentiellement des échinocoques en ce qu'ils ne renferment ni échinocoques ni crochets détachés. Ils peuvent aussi se convertir en concrétions ou en dépôts tuberculiformes. On les observe dans les mêmes lieux et dans les mêmes circonstances que les échinocoques, et leur influence pathologique est la même sous tous les rapports.

Pour ce qui concerne leur origine, deux opinions ont été émises.

Trans., 1840, p. 385, pl. II, fig. 3) n'est pas très bonne non plus. J'ai eu occasion d'observer un très beau cas d'échinocoque du foie, et je dois à Kohlrausch la description et la figure d'un autre du même organe, que je regrette de n'avoir pas pu insérer dans mes *Icones*. Lebert a publié un autre cas provenant également du foie (*Physiologie patholog.*, t. II, p. 498). J. Muller a vu un cas où des échinocoques, venant sans doute des reins, furent rendus avec l'urine (*Archiv*, 1836, p. CVII). Gescheidt en a trouvé dans l'œil, entre la choroïde et la rétine (AMMON, *Zeitschrift*, t. III, p. 437). — Cons. aussi GLUGE, *Abhandlungen*, Iéna, 1841, p. 196. — ROOZEBOOM, *Diss. de hydatidibus*, 1838, où l'on trouve une littérature assez étendue. Je citerai seulement ici LUDESSEN, *De hydatidibus*, Gœttingue, 1808. — LAVOIS, *Rech. sur les échinocoques chez l'homme et chez les animaux*, Paris, 1843, in-4. Les derniers écrits roulent en partie sur les échinocoques et en partie aussi sur les acéphalocystes. D'après les recherches de Siebold, on doit penser que de la face interne de la vésicule primitive poussent de petits points, qui deviennent peu à peu des échinocoques, lesquels se détachent plus tard de la poche. Mais, au lieu d'échinocoques isolés, il peut aussi se développer de celle-ci des vésicules secondaires, qui produisent des animalcules, et peut-être encore des vésicules tertiaires, etc. Les vésicules devraient sans doute alors être considérées comme des animaux-mères, à peu près de même que Steenstrup l'a fait voir pour celles des distomes. Cependant nos connaissances à cet égard laissent encore des vides qui réclament d'ultérieures recherches. Je crois possible que la vésicule contenue dans le kyste du parenchyme soit, en certains cas, un produit, non de l'animal, mais de l'organisme, comme dans le cas décrit *Icones*, pl. V, fig. 5.

Suivant les uns, Laënnec, Owen, Lallemand, etc., ce sont des animaux, ou différents des échinocoques, ou identiques avec eux, des espèces de mères qui n'arrivent jamais à développer des animalcules d'échinocoques. D'autres veulent que ce soient non des animaux, mais des produits pathologiques de l'organisme, qui tiennent de près aux hydatides dont j'ai donné la description dans un autre chapitre, et qui se forment de la même manière qu'elles. Beaucoup de formations qu'on rapporte aux acéphalocystes, comme les hydatides vésiculeuses du péritoine ou des autres membranes séreuses, les môles vésiculeuses de la matrice, et la plupart des hydropisies enkystées, appartiennent incontestablement à cette dernière catégorie ; et si la nature animale des acéphalocystes venait jamais à être démontrée, ce qui ne me paraît pas probable, on trouverait sans doute qu'il n'y a dans ce cas qu'une très faible partie des productions auxquelles ce nom a été assigné (1).

III. Faux parasites.

Les animaux décrits dans les paragraphes précédents sont les seuls parasites dont jusqu'à présent on puisse dire avec certitude qu'ils vivent chez l'homme, quoiqu'on doive bien s'attendre à ce que le temps en fera découvrir d'autres encore, surtout dans les pays étrangers. On a observé en outre certains parasites accidentels,

(1) La littérature des acéphalocystes est fort étendue. Voyez l'article *Acéphalocyste* dans le *Dict. des sc. méd.* — CRUVEILHIER, article *Acéphalocystes* du *Dictionnaire de médecine et de chirurgie pratiques*, t. I. — KUHN, *Recherches sur les acéphalocystes*, Strasbourg, 1832, et *Ann. des sc. nat.*, t. XXIX, 1820, p. 275. — JUGER, dans MECKEL, *Archiv*, 1820, t. VI, p. 495 — MICHEA, *Archives générales*, mars 1841, p. 341. — ARAN, *ibid.*, septembre 1841, p. 76. — Sous le point de vue chimique, le contenu de la plupart des acéphalocystes ressemble au liquide de l'hydropisie séreuse, tandis que la membrane enveloppante a tous les caractères de la fibrine coagulée. La conversion des hydatides en dépôts tuberculiformes et en concrétions a depuis longtemps fixé l'attention, de manière que certains auteurs ont fait provenir tous les tubercules et toutes les concrétions d'hydatides (RUYSCH, *Dilucid. valvul. vas. lymph.*, obs. 25, p. 25 Lallemand prétend avoir observé des mouvements volontaires dans les acéphalocystes de l'homme (*Ann. des sc. nat.*, t. XV, p. 392). Cette assertion me paraît avoir peu de poids, à cause de la grande facilité des illusions : Kleneke, qui s'est beaucoup occupé des hydatides, dit les avoir souvent inoculées à des animaux (*Ueber die Contagiositaet der Eingeweidewuermer*, Iéna, 1844) ; mais la plupart de ses assertions portent à un si haut degré le caractère de l'invraisemblance et de l'exagération, que je ne puis me résoudre à en profiter ici, quelque intérêt qu'elles pussent avoir si elles étaient vraies.

dont j'ai déjà fait quelque mention, et sur lesquels je reviendrai dans la partie spéciale pour faire connaître les conséquences qu'ils entraînent et les changements pathologiques qu'ils déterminent.

Mais si l'on consulte les annales de la science, on trouve cités un grand nombre de cas encore où des parasites autres que ceux dont je viens de parler auraient été observés, et encore aujourd'hui les médecins disent avoir vu chez l'homme des parasites qui n'en sont point réellement. Ces cas peuvent être rapportés à deux classes :

1° Ceux dans lesquels on prétend que des animaux divers ont été rendus par des hommes avec l'urine, les déjections alvines, les vomissements, etc. Ici point de doute sur la nature animale des objets; mais les auteurs se trompent en disant qu'il s'agissait d'animaux parasites. Ces êtres ne vivaient pas dans le corps, et on ne les a rencontrés qu'accidentellement dans les déjections. Ainsi on trouve parfois dans l'urine des larves, des vers, des mites, même des coléoptères, qui ne sont pas sortis avec le liquide, mais qui étaient déjà auparavant dans le vase. La même chose arrive pour les selles, les vomissements, les crachats. Quelquefois il y a eu fraude de la part du sujet, soit pour exciter l'intérêt, soit dans tout autre motif.

2° Les objets regardés comme des parasites ont bien été expulsés du corps, mais ce ne sont point des animaux; ce sont des corps étrangers très divers, des graines et autres parties de végétaux, des produits pathologiques (caillots de fibrine, etc.). Pour éviter l'erreur, qui se reproduit assez souvent, même de nos jours, le médecin devrait toujours, dans les cas où la nature d'un corps rendu par un malade lui paraît douteuse, réclamer les lumières d'un naturaliste exercé.

<h3 style="text-align:center">CHAPITRE VIII.</h3>

DES CHANGEMENTS PATHOLOGIQUES CONGÉNIAUX DU CORPS HUMAIN,
OU DES MONSTRUOSITÉS.

Une étude spéciale doit être consacrée aux changements pathologiques qui, au lieu de se manifester seulement après la naissance, comme le font la plupart du temps ceux dont je me suis occupé jusqu'ici, subsistent dès avant cette époque, et se développent pendant le cours de la vie intra-utérine, de sorte que le nouveau-né les apporte avec lui en venant au monde.

Ces changements congéniaux peuvent être rapportés à deux catégories, entre lesquelles il n'existe point, à la vérité, de limite rigoureuse.

Les uns ne diffèrent point de ceux qui ont été décrits jusqu'ici, et, en faisant l'histoire de ces derniers, j'ai eu soin déjà de dire que p'usieurs d'entre eux, les tumeurs spécialement, pouvaient, dans certaines occasions, se développer chez le fœtus ; ainsi j'ai parlé de télangiectasies, de lipomes, de kystes, etc., qui étaient dans ce cas. Ces changements pathologiques congéniaux offrent en conséquence peu ou point de particularités.

Mais il y en a d'autres qu'on ne rencontre que chez le fœtus, et qu'on n'a jamais vus se produire après la naissance. Ce sont ceux qu'on appelle *monstruosités* ou *vices de première conformation*.

Les considérations suivantes feront ressortir ce qu'il y a de particulier dans les vices de conformation première et ce qui les distingue des changements pathologiques ordinaires. Aussitôt après la naissance de l'homme, presque tous les organes sont dans un état qu'ils doivent, à quelques légères modifications près de leur forme, conserver pendant la durée entière de la vie. Tous continuent bien de croître encore jusqu'à ce que le développement soit arrivé à son terme, mais cet accroissement n'est la plupart du temps qu'une simple augmentation de masse. Très peu d'organes, par exemple, ceux de l'appareil génital et le thymus, subissent après la naissance des modifications proportionnellement plus considérables, et telles qu'ils se développent d'une manière plus prononcée, ou qu'ils disparaissent même. Chez l'adulte, les changements que le corps subit, dans l'état normal, se réduisent presque au renouvellement des matériaux, et la forme des parties déjà existantes demeure la même, à cela près de très légères modifications. Les choses se passent autrement chez l'embryon et le fœtus. Là, les diverses parties et les divers organes du corps se développent de la base simple de l'œuf, d'après les lois que l'embryogénie apprend à connaître. Il y a donc alors non pas seulement une nutrition, comme chez l'adulte, mais encore un développement ; et tandis qu'après la naissance les influences pathologiques ne peuvent s'exercer que sur des parties déjà existantes, ou tout au plus insinuer entre elles de nouvelles masses étrangères, leur action, avant cette époque, s'étend jusque sur le développement ; de sorte qu'elles peuvent alors déterminer des formations pathologiques qui diffèrent beaucoup de celles qu'on observe après la cessation de la vie intra-utérine.

Ce court aperçu me paraît suffire pour donner une idée de l'essence des moustruosités et de ce qui les fait différer des autres changements pathologiques, tels qu'on les observe, non pas seulement chez l'adulte, mais encore occasionnellement chez le fœtus. Il apprend en même temps à connaître les rapports qui existent entre les vices de première conformation et l'anatomie pathologique. En accordant à cette dernière le sens que je lui ai attribué, c'est-à-dire en y ramenant tous les changements pathologiques, observés chez l'homme, qui frappent la vue, les monstruosités rentrent tout naturellement dans son domaine. Mais, tandis que l'étude des changements pathologiques ordinaires ne suppose, avec la connaissance de la pathologie et de la physiologie, que celle de l'anatomie normale, celle des monstruosités demande des notions approfondies de l'histoire du développement, à laquelle elle se rattache même d'une manière immédiate. Aussi ne discuterai-je point avec ceux qui, comme Geoffroy-Saint-Hilaire, en veulent faire une science à part, sous le nom de *tératologie*. Les vices de la première conformation ont un intérêt pratique bien moindre que celui des autres changements pathologiques, ce qui tient à ce que la plupart d'entre eux ne peuvent être ni prévenus, ni, quand ils se sont une fois produits, corrigés par les secours de l'art. Ce motif, joint à leur nombre considérable, fait que je n'en puis présenter ici une histoire complète, qui doit faire le sujet d'un manuel spécial (1).

Les causes de la plupart des monstruosités sont indubitablement des influences analogues à celles qui, après la naissance, provoquent des changements pathologiques dans le corps. Il est probable aussi que, comme ces dernières, elles sont très variées, et on me paraît avoir grand tort de n'en admettre qu'une seule, ou tout au plus un petit nombre, ainsi qu'on le pratique trop souvent en pathologie pour les diverses maladies. L'expérience et l'analogie se réunissent pour prouver non seulement que ces causes varient,

(1) HALLER, *De monstris*, dans *Opp. min.*, t. III, Lausanne, 1768. — J.-F. MECKEL, *Handbuch der pathologischen Anatomie*, t. I, 1812; t. II, 1816. — IS. GEOFFROY SAINT-HILAIRE, *Histoire des anomalies de l'organisation*, t. I, 1832; t. II et III, 1836. — VROLIK, *Handboek der ziektekundige ontleedkunde*, t. I et II, 1840. — OTTO, *Monstrorum sexcentorum descriptio anat.*, 1841. — AMMON, *Die angebornen chirurgischen Krankheiten des Menschen*, Berlin, 1840 et 1841. — GURLT, *Pathologische Anatomie der Haussaugethiers*, t. II. — Berger de Xivray (*Traditions tératologiques*, Paris, 1836) a rassemblé les monstruosités fabuleuses de l'antiquité.

mais encore qu'elles peuvent différer beaucoup eu égard à une même espèce de monstruosité. Malheureusement nous ne savons que très peu de choses sur leur compte, et ce peu se réduit aux considérations suivantes, qu'il est permis d'établir en se plaçant sous un point de vue général. L'embryon humain résulte du concours de la matière procréatrice fournie par chacun des deux sexes, le sperme et l'œuf. Un coït fécond communique à l'œuf l'impulsion à se développer. Le développement normal suppose donc avant tout que les matériaux fournis par l'homme et la femme se trouvaient eux-mêmes à l'état normal. Mais, pour qu'un fœtus normal provienne de là, il est nécessaire encore que l'organisme féminin fournisse toutes les conditions nécessaires au développement de l'embryon, et que ce développement ne soit troublé ni par des influences du dehors, ni par des maladies de l'embryon. On peut donc considérer comme causes des monstruosités :

1° Les anomalies des matières procréatrices d'un des parents ou de tous deux. Beaucoup de faits fournis par l'homme et les animaux témoignent que la constitution des êtres procréateurs influe sur celle de l'être procréé, ce qui, du moins dans beaucoup de cas, ne peut avoir lieu que par l'intermédiaire des substances procréatrices. Ils prouvent aussi que cette influence peut s'étendre jusqu'à la production de monstruosités ; aussi l'expérience a-t-elle mille fois constaté que les enfants héritent fort souvent des particularités qui distinguent leurs parents ; les vices de conformation de ceux-ci leur sont transmis, et quoiqu'ici la seconde cause dont je parlerai tout-à-l'heure puisse agir chez la mère, elle ne saurait avoir d'influence chez le père. Ici se rangent encore les cas dans lesquels plusieurs enfants nés de parents bien conformés sont atteints des mêmes monstruosités (1).

La plupart de ces cas ne peuvent être expliqués que par une anomalie originelle des matières procréatrices. Nous ignorons en quoi cette anomalie consiste, et comment elle agit, bien que, dans certaines circonstances, on ait observé quelque chose d'insolite dans le sperme (dans les animalcules spermatiques) ou dans l'œuf. La science présente encore, sous ce rapport, un grand vide, qu'il est

(1) Ces cas ne sont pas rares, et se présentent tous les jours. On en trouve un grand nombre dans Meckel (t. I, p. 15 et 59), Gurlt (t. II, p. 5 et 172) et Henle (*Zeitschrift fuer rationelle Medizin*, t. II, p. 7

à peine permis d'espérer qu'elle comble jamais avec les moyens qui sont aujourd'hui à sa disposition.

2° Les anomalies de l'organisme maternel constituent une seconde série de causes qui, après la fécondation, peuvent jouer un rôle dans la production des monstruosités. Telles sont les altérations pathologiques des trompes de Fallope et de la matrice, les maladies physiques et les affections morales de la mère. Il est permis de conjecturer que toutes ces causes exercent une influence perturbatrice sur le développement; mais nous sommes encore bien loin de savoir en quoi cette influence consiste, et quelle part elle prend à la production des vices de conformation. Ceci s'applique surtout à l'opinion suivant laquelle certains vices de conformation dépendraient d'*envies* de la mère, c'est-à-dire d'affections morales de cette dernière, par suite desquelles son fruit porterait quelques uns des caractères propres aux objets de ses désirs pendant sa grossesse. L'influence d'une pareille cause est fort improbable, quoique nous ne puissions point la rejeter d'une manière positive (1).

3° D'autres causes se rattachent à des anomalies du placenta, des enveloppes de l'œuf et du cordon ombilical. Celles-là déterminent aussi des vices de conformation, en troublant le développement. Pour ce qui les concerne, il est permis de rapporter avec vraisemblance certaines monstruosités à quelques unes d'entre elles. Ainsi la brièveté du cordon et le défaut de réunion des vaisseaux qui le constituent favorisent la scission du ventre et la hernie ombilicale congéniale. Un cordon trop long et qui entoure les membres peut, en les étranglant, les rendre difformes, même en déterminer la chute. L'adhérence du fœtus avec l'amnios peut aussi donner lieu à des vices de conformation, par la pression et la contraction qui en résultent (2).

4° On doit sans contredit considérer comme les plus communes de toutes les causes, certaines influences pathologiques qui portent immédiatement sur l'embryon, les lésions mécaniques et les maladies de ce dernier. D'après les observations de Geoffroy-Saint-Hilaire et de Valentin (3), certaines actions mécaniques auxquelles

(1) G. Busch, *Ueber das sogenannte Versehen der Schwangern*, Erlangue, 1839.

(2) Henle a réuni plusieurs cas de ce genre dans *Zeitschrift*, t. II, p. 11.

(3) *Repertorium*, t. II, p. 168.

les œufs de poule sont soumis pendant l'incubation, empêchent le développement de l'embryon, ou le changent au point que de la résultent des monstruosités. Divers faits attestent que des coups, des chocs, des chutes, pendant les premiers mois de la grossesse, peuvent entraîner certains vices de conformation, comme l'hémicéphalie. On sait que les monstruosités dépendantes d'une gêne considérable du travail de développement, comme l'acéphalie, se voient surtout dans les grossesses doubles et triples, et c'est là une circonstance qui prouve encore que la compression et l'insuffisance de l'espace peuvent donner lieu à des vices de conformation; car, si l'on voit des jumeaux, des trijumeaux, naître bien conformés, ce fait prouve seulement qu'un développement normal peut avoir lieu malgré la limitation de l'espace, et il n'établit point que, dans certaines circonstances défavorables, la présence d'un second embryon ne puisse agir d'une manière perturbatrice sur le développement de l'autre. Parmi les maladies du fœtus qui sont susceptibles d'entraîner des monstruosités, on connaît jusqu'à présent : l'hydropisie des cavités du corps, qui est sans nul doute une des causes les plus fréquentes de l'hémicéphalie, du spina bifida, de la scission du ventre et de la hernie ombilicale congéniale; l'inflammation de certains organes, qui, en occasionnant une exsudation fibrineuse, peut donner lieu à des adhérences, causer même la destruction et la difformité de certaines parties du corps; les maladies nerveuses, qui, en imprimant des contractions spasmodiques à certains muscles ou groupes de muscles, provoquent des difformités du tronc ou des membres.

Ces diverses influences sont sans contredit celles qu'on a considérées comme les causes les plus communes et les plus importantes des monstruosités. Mais il est fort rare jusqu'à présent qu'on parvienne à suivre dans les détails la manière dont elles agissent. Cependant c'est là, à proprement parler, le problème de la science. Il n'y a rien à espérer de vaines locutions, telles qu'accroissement ou diminution de l'énergie plastique, ou autres semblables, que nos prédécesseurs employaient si souvent, et qui ne sont que l'expression abstraite de ce qu'enseigne la vue même superficielle d'une monstruosité; elles ne sauraient expliquer les causes complexes de ces changements, ni faire concevoir la manière dont ils s'accomplissent.

Une connaissance approfondie de l'histoire du développement est nécessaire pour apprécier comment une certaine cause qui agit d'une manière perturbatrice sur le travail de plasticité, peut déterminer telle ou telle monstruosité. Ceci s'applique surtout aux vices de conformation qui représentent un arrêt du développement à quelqu'une des formes par lesquelles passent successivement les diverses parties du fœtus (1).

Comme, dans les monstruosités, les parties les plus diverses du corps peuvent être changées, soit seules, soit concurremment avec d'autres, et que par conséquent le nombre en est très considérable, il y a nécessité absolue, pour en rendre l'étude plus facile, de les partager en groupes.

Mais leur classification présente de grandes difficultés. On peut lui appliquer tout ce que j'ai dit, dans l'introduction, des classifications en pathologie et en anatomie pathologique. De même que la maladie d'un homme vivant n'est point comparable à un organisme, de même aussi les diverses anomalies que peut offrir un individu mal conformé, ne constituent pas autant d'espèces à part. Toute classification, à moins d'embrasser une multitude de subdivisions, qui en annuleraient les avantages, rencontre nécessairement des cas où les difformités observées sur un même sujet, si elles sont un peu nombreuses, doivent appartenir à plusieurs catégories. A celle qui prend pour point de départ l'anatomie pathologique, on ne doit rien demander de plus, suivant moi, que d'offrir une sorte de table raisonnée indiquant les formes non seulement possibles, mais encore réelles et permettant de rapporter tout cas particulier à quelque forme analogue déjà connue. Celle que je vais adopter me semble avoir cet avantage. Je n'attache pas beaucoup d'importance au reproche qu'on pourrait lui adresser de ne point être parfaitement logique, parce qu'elle fait une classe à part des difformités de l'appareil génital; car l'intérêt pratique la justifie sous ce rapport. D'autres classifications pourraient sembler préférables pour d'autres buts, celles, par exemple, qui seraient basées sur les causes des monstruosités, ou sur l'influence qu'elles exercent à l'égard de la vie, de la santé, de l'aptitude civile du sujet qui en est atteint, point de vue qui doit sans doute dominer les autres aux yeux de la médecine légale, mais qui n'a pas ici la même importance pour nous.

(1) Voy. Bischoff, *Traité du développement de l'homme et des mammifères*, Paris, 1843, in-8, fig.

PREMIÈRE CLASSE.

Monstruosités dans lesquelles un plus ou moins grand nombre de parties manquent, ou sont trop petites ; monstruosités par défaut.

PREMIER ORDRE.

Monstruosités par défaut, dans le sens absolu.

Cet ordre comprend les monstruosités dans lesquelles un plus ou moins grand nombre de parties du corps manquent totalement. Il embrasse une multitude de formes, dont plusieurs constituent des groupes bien caractérisés.

1° *Monstruosités complétement amorphes*, *amorphus* (Gurlt), *anideus* (Geoffroy-Saint-Hilaire). Le monstre représente une masse plus ou moins informe, sans nul indice d'organes spéciaux. Il ne consiste qu'en peau, tissu cellulaire, liquide *séreux*, graisse, rudiments d'os, et branches de vaisseaux, avec un cordon ombilical. On n'a encore observé que rarement ces masses amorphes, presque toujours avec un enfant bien conformé, ce qui porte à penser que la présence d'un des fœtus a tellement nui au germe de l'autre, qu'il n'a pu produire qu'une formation irrégulière, à laquelle manquent tous les organes externes et internes. Ces monstres, on le conçoit, sont incapables de vivre (1).

2° *Monstruosités qui consistent en un tronc plus ou moins rudimentaire*, sans nul vestige de tête, ni de membres. Comme ceux du groupe précédent, ces monstres représentent des masses informes, mais dans l'intérieur desquelles, outre de la graisse, du tissu cellulaire, des rudiments d'os (vertèbres) et des vaisseaux, on trouve des traces plus ou moins sensibles de viscères. Ils ne sont point non plus aptes à vivre (2).

3° *Monstruosités qui n'ont qu'une portion plus ou moins considérable de la moitié supérieure du corps, notamment la tête*, *acormus* (Gurlt). Ces monstres sont composés presque uniquement

(1) Gurlt, *loc. cit.*, pl. I, fig. 1 ; pl. XVI, fig. 1-4. — Is. Geoffroy Saint-Hilaire, *Histoire des anomalies de l'organisation*, pl. XIII, fig. 1 et 2; t. II, p. 528. — Bland a décrit un cas observé chez l'homme (*Philos. Transact.*, 1781, t. LXXI, p. 363.

(2) Cette forme comprend une partie du genre *otocéphale* de Geoffroy Saint-Hilaire (t. II, p. 488). Le seul cas qui paraisse devoir y être rapporté chez l'homme a été observé par Valisneri. Otto (*loc. cit.*, p. 3, pl. XXX) en a décrit et figuré un fourni par un veau. Le monstre accompagnait un jumeau bien conformé, et adhérait aux membranes de l'œuf de celui-ci.

d'une tête plus ou moins rudimentaire, portant, au lieu de cou et de tronc, un appendice en forme de sac, avec des pièces osseuses d'une forme indéterminée et des viscères rudimentaires. Ils sont fort rares. On les a toujours trouvés avec un ou deux enfants développés, ce qui porte à croire que, comme dans les groupes précédents, le germe n'a pu ici prendre son développement. Ils ne sauraient vivre (1).

4° Monstres qui n'ont qu'une plus ou moins grande partie de la moitié inférieure du corps, la moitié supérieure leur manquant, ainsi que la tête ; *acéphalus*. L'acéphalie a été observée un grand nombre de fois chez l'homme. Elle offre une série complète de variétés en perfection décroissante. Chez les acéphales les plus parfaits, il ne manque que la tête, dont même il existe des rudiments, mais cachés sous la peau, et visibles seulement par la dissection. Le tronc est plus ou moins imparfait ; les viscères sont plus ou moins développés. Le cœur manque souvent, mais non toujours ; il en est de même des poumons. Dans certains cas, il n'y a point de membres supérieurs ; dans d'autres, plus imparfaits encore, la plus grande partie du tronc manque, et l'on ne trouve que les deux membres inférieurs, avec un rudiment de bassin. On a même vu des acéphales qui ne consistaient qu'en un seul membre pelvien : Hayn a décrit un cas de ce genre chez une chèvre. Les acéphales sont presque toujours accompagnés d'un ou deux jumeaux bien conformés, ce qui rend probable qu'il y a eu également ici obstacle au développement d'un des germes par celui des autres. Quelquefois l'acéphalie dépend d'une hydrocéphale survenue pendant les premiers temps de la vie intra-utérine. Les acéphales ne peuvent vivre (2).

(1) MECKEL, t. I, p. 57. — LYCOSTHENES, *Chronicon prodigiorum*, Bâle, 1557, p. 542. — DELAMARRE, dans *Journ. de méd.*, t. XXXIII, 1770, p. 174. — RUDOLPHI, dans *Abhandlungen der Akad. zu Berlin*, 1816, p. 99. — NUCKARA, dans *Zeitung der Preuss. Vereins fuer Heilkunde*, 1837, n° 3. — NICOLSON, *De monstro humano sine trunco nato*, Berlin, 1837.

(2) Les cas d'acéphalie observés chez l'homme dépassent le nombre de cent ; ils sont plus rares chez les animaux. Voy. MECKEL, t. I, p. 140. — TIEDEMANN, *Anatomie der kopflosen Missgeburten*, Landshut, 1813. — E. ECKER, *De acephalis s. monstris corde carentibus*, Berlin, 1821, avec l'indication de la plupart des cas connus. — GEOFFROY SAINT-HILAIRE, t. II, p. 464. De nouveaux cas ont été décrits par PROCHNHAUER, *De monstro acephalo humano*, Berlin, 1835. — HILDRETH et HOUSTON, dans VALENTIN, *Repertorium*, 1837, p. 170. — P.-J. GERRES, *Anatomische Beschreibung eines merkwuerdigen*

5° *Monstres auxquels il ne manque qu'une ou plusieurs parties de la tête ; perocephalus.* Ils sont très communs chez l'homme. On peut les ramener à certaines catégories, dont quelques unes forment des groupes bien caractérisés.

a. Il n'existe qu'un faible rudiment de la tête : *paracephalus, pseudocephalus.* Ce groupe se lie immédiatement au précédent, et on peut lui appliquer presque tout ce qui a été dit de celui-ci (1). C'est, du reste, une forme assez rare.

b. Le cerveau manque, et avec lui la plus grande partie du crâne : *anencephalus, hemicephalus microcephalus.* L'hémicéphalie est très commune, proportion gardée, et présente plusieurs degrés ; au plus prononcé de ceux-ci, outre le cerveau, la moelle épinière manque, et il y a scission de la cavité qui la renferme (*spina bifida*) ; à un moindre degré, cet organe existe ; à un plus faible encore, la monstruosité se rattache à la scission du crâne, dont je parlerai plus loin. Parmi les os du crâne, il manque ordinairement le frontal, les pariétaux, les temporaux et la plus grande partie de l'occipital. Quelquefois il y a en même temps des vices de conformation au tronc et aux membres. La cause ordinaire est une hydropisie du crâne. Dans beaucoup de cas, la mère a éprouvé des frayeurs, des maladies, de mauvais traitements, circonstances auxquelles Geoffroy Saint-Hilaire attribue la monstruosité. Les hémicéphales viennent presque tous au monde vivants, malgré

Acephalus, Giessen, 1830. — J.-H. KALCK, *Monstr. aceph. hum. expos. anat.,* Berlin, 1825. — HERHOLDT, *Beschreibung secht menschlichen Missgeburten,* Copenhague, 1830, p. 21 et 38. — OTTO, *loc. cit.,* p. 4. — J. CRUVEILHIER, *Anat. pathologique,* 11e et 12e livraisons. — Sur la circulation des acéphales, qui presque tous manquent de cœur, consultez HOLLAND, dans *Edin. med. and surg. Journal,* 1844, n° 62, p. 156. Geoffroy Saint-Hilaire divise les acéphales en trois genres ; *acéphales proprement dits,* à poitrine complète ou presque complète, avec deux membres supérieurs ou au moins un ; *peracéphales,* dépourvus de membres supérieurs ; *mylacéphales,* à corps fort irrégulier, très incomplet, rudimentaire et dépourvu de tous membres.

(1) GURLT, *loc. cit.,* pl. I, fig. 4. — GEOFFROY SAINT-HILAIRE, pl. II, t. II, p. 437. Ce dernier divise le groupe en trois genres : *paracéphales,* à tête difforme, mais encore volumineuse, avec une face distincte, une bouche, des rudiments d'organes de sens et des membres supérieurs ; *omacéphales,* conformés comme les précédents quant à la tête, mais privés de membres supérieurs ; *hémacéphales,* à tête fort imparfaite, représentant un renflement sans forme déterminée, avec quelques appendices cutanés ; les membres supérieurs existent.

l'absence du cerveau ; quelques uns survivent plusieurs heures et même plusieurs jours à la naissance (1).

c. Il manque des parties de la face ; *aprosopus*, *microsopus*, le nez, les yeux, les os de la face et une plus ou moins grande partie de ceux du crâne. Cette monstruosité offre une infinité de nuances, qui sont plus rares chez l'homme que chez les animaux (2).

6° *Monstres qui ont le corps entier plus ou moins incomplet, certaines parties manquant et d'autres étant trop petites ou difformes ; perosomus* (Gurlt). Ce groupe n'est pas très bien caractérisé. Rare chez l'homme, il est plus commun chez les animaux. Les pérosomes ne peuvent vivre (3).

7° *Monstres dont le tronc est défectueux ou trop court, par l'absence d'une ou plusieurs vertèbres, la tête et les membres étant réguliers ; perocormus, oligospondylus* (Gurlt). C'est le résultat de l'absence de quelques vertèbres ou de la fusion de plusieurs en

(1) Ces monstruosités forment plus du tiers de celles qu'on observe chez l'homme. MECKEL, t. I, p. 195. — GEOFFROY SAINT-HILAIRE, t. II, p. 317, pl. VIII et IX. Otto en a décrit plus de cinquante cas et figure plusieurs. — SOEMMERRING, *Abbildung und Beschreibung einiger Missgeburten*, 1791. — SANDIFORT, *Anatomia infantis cerebro destituti*, Leyde, 1784. — CHAUFFE, *Historia monstri descript. anat.*, Léipzick, 1827. — MATTERSDOF, *De anence-phalia*, Berlin, 1836. — KRIEG, dans CASPER, *Wochenschrift*, 1843, p. 543. Parmi les cas dans lesquels l'enfant a survécu quelque temps et servi à des expériences, je citerai SPASSA, *Gazette méd.* janv. 1833. — PANIZZA, *Giornale del istituto lombardo*, 1844. — Geoffroy Saint-Hilaire divise ce groupe en deux familles et en plusieurs genres : A. *pseudencéphales*, qui ont, au lieu de cerveau, un renflement mou, rougeâtre et vasculaire ; ce sont : 1° les *notencéphales*, dont le crâne n'est ouvert qu'à la région frontale et pariétale, et qui ont le trou occipital bien distinct ; 2° les *thlipsencéphales*, dont le crâne est ouvert en outre à la région occipitale, en sorte que le trou occipital n'est pas distinct ; 3° les *pseudencéphales* proprement dits, dont le crâne et le canal rachidien sont largement ouverts, et dont la moelle épinière a disparu. B. *Anencéphales*, qui sont privés du cerveau, sans masse remplaçante : 1° les *dérencéphales*, auxquels manque aussi la moelle épinière à la région cervicale, le crâne et le sommet du canal rachidien étant largement ouverts ; 2° les *anencéphales* proprement dits, qui n'ont aucune trace de cerveau ni de moelle épinière, le crâne et le canal rachidien étant largement ouverts.

(2) Ici se range l'absence de la mâchoire inférieure, du nez, des yeux, de la bouche, etc. Comparez MECKEL, t. I, p. 394. — SOEMMERRING, *loc. cit.*, pl. IX. — OTTO, *loc. cit.*, n° 88. — GURLT, t. II, p. 68.

(3) GURLT, pl. III, fig. 5 et 6 ; pl. IV, fig. 1 et 2.

une seule. Les pérocormes peuvent vivre : on ne les a observés, et encore assez rarement, que chez les animaux (1).

8° *Monstres à membres défectueux*, qui manquent de tous les membres, ou de deux seulement, ou d'un seul, ou même seulement de quelque partie de ces appendices, la tête et le tronc étant réguliers ou irréguliers ; *peromelus* (Gurlt). On peut diviser ce groupe en plusieurs sections. Les formes qui s'y rapportent dépendent tantôt d'un vice primitif de conformation, les germes des membres ne se développant pas ou s'arrêtant à quelqu'un des degrés supérieurs de leur développement, tantôt d'une cause mécanique, qui a amené la difformité des membres au moment où ils se formaient. Ces sortes de monstruosités sont assez souvent héréditaires. Elles permettent de vivre (2).

DEUXIÈME ORDRE.

Petitesse anormale des parties, nanisme.

Tous les organes existent ; mais quelques uns ou beaucoup d'entre eux sont trop petits. C'est le résultat d'une disposition originaire du germe, ou d'un obstacle au développement, ou d'une atteinte aux parties déjà formées. Les individus peuvent vivre, en général.

1° *Nanosomie*, *nanosomus* (Gurlt). Tout le corps est plus petit qu'à l'ordinaire, et l'individu constitue un *nain* dont les parties sont plus ou moins proportionnées. Ce cas n'est pas rare, et les nains sont toujours aptes à vivre. La nanosomie est souvent héré-

(1) GURLT, pl. II, fig. 4. — OTTO, n° 213. — Ici se range aussi, chez les animaux, le manque de queue.

(2) MECKEL, t. I, p. 743. — OTTO, p. 134. — HENHOLDT, *loc. cit.*, p. 59. — CRUVEILHIER, *Anat. patholog.*, livr. 38, pl. I. — Geoffroy Saint-Hilaire donne aux monstres les plus parfaits de cette catégorie le nom d'*ectromèles* (t. II, p. 307), et les divise en deux genres : 1° les *phocomèles*, chez lesquels il semble n'exister que les mains et les pieds insérés immédiatement au tronc, de sorte que les bras et les jambes manquent plus ou moins ; 2° les *hémimèles*, dont les membres supérieurs ou inférieurs sont fort incomplets et réduits à des moignons, les doigts et les orteils manquant ou étant très imparfaits ; 3° les *ectromèles* proprement dits, chez lesquels les membres manquent tout-à-fait ou à peu près. Il donne le nom d'*ectrodactylie* à la difformité quand elle ne consiste que dans l'absence d'un ou de plusieurs doigts ou orteils. Cette monstruosité est parfois héréditaire.

ditaire, ou du moins étendue à plusieurs enfants des mêmes parents (1).

2° *Nanocéphalie*, *nanocephalus* (Gurlt). La tête est trop petite dans son ensemble ou dans quelques unes de ses parties ; le tronc et les membres sont réguliers. Portée au plus haut degré, cette anomalie se rapproche de la pérocéphalie, et surtout de la microsopie. Les nanocéphales, rares chez l'homme, sont presque tous aptes à vivre (2).

3° *Nanocormie*, *nanocormus* (Gurlt). Le tronc, avec ou sans les membres, est trop petit, tandis que la tête a sa grosseur régulière.

4° *Nanomélie*, *nanomelus* (Gurlt). L'une ou l'autre partie d'un membre est trop petite, de sorte que le membre entier est plus court, sans pourtant que d'ordinaire il y manque rien. La tête et le tronc sont réguliers la plupart du temps. Cette anomalie se rapproche des légers degrés de péromélie (3).

DEUXIÈME CLASSE.

Monstruosités dues à une coalition d'organes ; *coalitio partium*, *symphysis*.

Des parties qui, dans l'état normal, sont séparées l'une auprès de l'autre, la plupart du temps sur la ligne médiane du corps, se rapprochent davantage, et souvent à tel point que, se confondant ensemble, elles produisent une formation nouvelle, toute spéciale. Dans beaucoup de cas, cette fusion ne devient possible que par la réduction ou la disparition totale d'autres parties intermédiaires. Aussi beaucoup des cas compris dans cette classe tiennent-ils de près à ceux de la classe précédente. On rencontre ici plusieurs groupes bien caractérisés.

1° *Coalitions de parties à la tête*. Elles forment deux catégories, suivant que la difformité occupe la partie supérieure de la face, avec les yeux, ou sa partie inférieure, la bouche.

a. Fusion des yeux, *cyclopia*, *monophthalmus*. Les yeux sont ou très rapprochés l'un de l'autre, ou confondus ensemble sur la ligne médiane de la face. Les cavités nasales et quelques uns des os

(1) OTTO, *Patholog. Anatomie*, t. I, p. 19. — GEOFFROY SAINT-HILAIRE, t. I, p. 140. — CASPER, *Wochenschrift*, 1842, p. 705.

(2) Ici se rapporte surtout l'exiguïté de la mâchoire inférieure. GEOFFROY SAINT-HILAIRE, *Hist. des anomalies de l'organisation*, Paris, 1836, t. I, p. 259.

(3) GEOFFROY SAINT-HILAIRE, t. I, p. 254.

de la moitié supérieure de la face manquent plus ou moins. Il existe assez souvent une trompe au-dessus des yeux. La bouche est grande, ou irrégulière, ou absente. Cette monstruosité présente de très nombreuses variétés.

La cyclopie peut être considérée comme le résultat d'un trouble apporté au développement ; mais la manière d'en concevoir la production varie suivant l'hypothèse qu'on adopte touchant la formation normale des yeux. Si l'on admet, avec Huschke, que les deux yeux naissent d'un rudiment unique, qui se sépare en deux par l'enclavement du nez et de la face, c'est le défaut de développement de ces dernières parties qui entraîne la non-séparation des yeux. Si l'on pense, au contraire, avec Bischoff, que les deux yeux sont séparés dès le principe, et qu'ils proviennent, ainsi distincts, de la plus antérieure des cellules cérébrales, la cyclopie semble exiger que leurs germes, étant trop rapprochés l'un de l'autre, se confondent ensemble. Quelle que soit celle de ces opinions qu'on adopte, la monstruosité dont je parle ici se montre toujours, au point de vue anatomique, sous l'aspect d'une fusion d'organes qui sont séparés l'un de l'autre dans l'état normal ; et, sous ce rapport, elle appartient à la seconde classe, quoiqu'elle se rattache également d'une manière intime aux monstruosités par défaut.

La cyclopie n'est pas rare chez l'homme ; mais elle est très commune chez certains animaux, le cochon surtout. Les cyclopes viennent au monde vivants, pour la plupart, mais ils ne sont pas susceptibles de continuer à vivre (1).

(1) CRUVEILHIER, *Anat. patholog.*, livr. 33, pl. VI. — OTTO, *loc. cit.*, p. 83. — KNAPE, *Monstri humani m. xime notab. descr. anat.*, Berlin, 1823. — MECKEL, dans ses *Archives*, t. I, 1826, p. 238. — SEILER, *Ueber Cyclopie*, Dresde, 1833. — VROLIK, *Over den aard en oorsprong der Cyclopie*, Amsterdam, 1831. — GEOFFROY SAINT-HILAIRE, pl. VII, t. II, p. 375. Ce dernier donne le nom de *cyclocéphaliens* au groupe entier, et établit les divisions suivantes, indiquant les principales formes que l'on rencontre. A. Il existe deux orbites, mais fort rapprochés l'un de l'autre : 1° *ethmocéphale*, avec deux yeux très rapprochés, mais bien distincts ; organes olfactifs atrophiés, réduits à l'état rudimentaire, et figurant à l'extérieur une trompe au-dessus des orbites ; 2° *cébocéphale*, yeux comme dans le genre précédent ; organe olfactif atrophié ; point de trompe. B. Il n'y a qu'un seul orbite : 1° *rhinocéphale*, deux yeux adossés l'un à l'autre, ou un seul œil double sur la ligne médiane ; organe olfactif atrophié, formant une trompe ; 2° *cyclocéphale*, deux yeux contigus, ou un œil double sur la ligne médiane ; atrophie de l'organe olfactif ; point de trompe ; 3° *stomocéphale*, deux yeux contigus, ou

b. La fusion s'étend principalement à la moitié inférieure de la face, *monotia, agnathus, otocephalus.* La mâchoire inférieure et une plus ou moins grande partie de la supérieure manquent, avec les os qui sont en connexion immédiate avec cette dernière. De là résulte que la bouche est très petite ou absente, et que les oreilles se rapprochent l'une de l'autre sous la face, ou même se confondent en une seule. Ce groupe tient de près à la cyclopie, et les deux monstruosités sont assez souvent associées. La cause est sans contredit un défaut de développement des parties de la face, notamment de celles qui procèdent du premier arc viscéral (1).

2° *Fusions à la moitié inférieure du corps, notamment aux membres pelviens : monopodia, sympodia.* Le bassin et les organes qu'il renferme sont incomplétement développés, et les extrémités inférieures, confondues ensemble, sont plus ou moins mutilées. On distingue plusieurs degrés de cet état. Le moindre consiste en ce que les deux membres ne forment qu'une seule jambe, portant deux pieds; à un plus haut degré, il n'y a qu'une seule jambe et

un seul double sur la ligne médiane; organe olfactif atrophié et formant une trompe; mâchoires rudimentaires; bouche fort incomplète ou absente. — En égard à la fusion plus ou moins complète des yeux, on peut distinguer les formes suivantes : 1° les yeux sont au nombre de deux bien distincts, pourvus chacun de ses paupières, mais ils sont très rapprochés l'un de l'autre; 2° les deux yeux, complétement développés, se touchent et sont entourés d'une paupière supérieure et d'une paupière inférieure communes; 3° les deux yeux sont plus ou moins confondus en un seul, mais ils contiennent à l'intérieur plusieurs parties qui sont doubles; 4° il n'y a qu'un seul œil, lequel se voit à l'extérieur; 5° l'œil n'est point visible au-dehors, et quelquefois même manque entièrement.

(1) Ici se rapportent une partie des citations indiquées à la note précédente, puis Otto, *loc. cit.,* p. 112. — Geoffroy Saint-Hilaire, t. II, p. 420. Ce dernier donne au groupe le nom d'*otocéphaliens,* et le divise de la manière suivante. A. Avec deux yeux bien distincts : 1° *sphénocéphale,* les deux oreilles rapprochées et réunies sous la face; mâchoires et bouche existantes. B. L'œil unique ou deux yeux logés dans un même orbite : 1° *otocéphale,* les deux oreilles rapprochées ou réunies sous la face; des mâchoires et une bouche; point de trompe; 2° *otocéphale,* les deux oreilles rapprochées ou réunies sous la face; mâchoires atrophiées; point de bouche; une trompe au-dessus de l'œil; 3° *opocéphale,* les deux oreilles rapprochées ou réunies sous la face; atrophie des mâchoires; point de bouche ni de trompe. C. Les yeux manquent : 1° *triocéphale,* les deux oreilles rapprochées ou réunies sous la face; atrophie des mâchoires; ni bouche ni trompe. Cette dernière monstruosité, quand elle est portée à un haut degré, fait le passage aux acéphales.

un seul pied ; plus loin encore, le tout ne représente qu'une masse informe, une sorte de queue. Cette monstruosité dépend d'un défaut de développement de la moitié inférieure du tronc, qui fait que les germes des membres pelviens, trop rapprochés l'un de l'autre, se confondent ensemble. Elle n'est point compatible avec la vie (1).

c. Ici se rangent encore quelques fusions plus ou moins considérables de diverses parties du corps, dont l'existence ne porte point atteinte à la vie de l'individu chez lequel on les observe. La plus importante et la plus commune est celle des doigts et des orteils, *syndactylus* (Gurlt). Elle présente deux degrés ; la fusion porte tantôt sur les parties molles, muscles, tissu cellulaire et peau, ou même sur cette dernière seule, les os étant doubles, ou bien les phalanges sont également confondues. On les rencontre parfois aux deux mains et aux deux pieds à la fois, mais plus souvent elle est bornée à quelques doigts ou orteils (2). On ne peut la considérer comme une fusion qu'en égard à l'anatomie, et non par rapport à la physiologie, car le germe de la main et du pied est simple dans le principe, et ce n'est que plus tard qu'il se divise en doigts et en orteils.

TROISIÈME CLASSE.

Monstruosités dues à la séparation des parties qui sont unies ensemble dans l'état normal.

Le vice de conformation porte ici surtout sur la tête et le tronc, qui, dans un point quelconque de leur étendue, offrent une

(1) CRUVEILHIER, *Anat. patholog.*, livr. 33, pl. V et VI; livr. 40, pl. VI.— OTTO, *loc. cit.*, p. 153, et *Monstr. human. sex anat. et pathol. ding.*, 1841. — A.-K. BOERHAAVE, *Hist. anat. infantis cujus pars inferior corporis monstrosa*, 1754. — ROSSI, *Diss. Ien.*, 1800. — KOHLER, *Diss. Ien.*, 1821. — MAIER, *Diss. Tubing.* 1837. — LÉVY, *De sympodia*, Copenhague, 1833. — HOESSEN, *De vitiis syngenesiis*, Gripswald, 1841. Geoffroy Saint-Hilaire (t. II, p. 237, pl. V) nomme ces monstres *syméliens*, et les partage en trois genres : 1° *symèle*, jambes confondues, mais d'ailleurs presque complètes, se terminant par un double pied, dont la plante est tournée en avant; 2° *uromèle*, jambes confondues, très incomplètes, se terminant par un pied simple, lui-même presque toujours imparfait, et dont la plante regarde en avant; 3° *sirénomèle*, les deux jambes totalement confondues, incomplètes au plus haut degré, se terminant par un moignon, ou en pointe, sans pied marqué.

(2) OTTO, *loc. cit.*, p. 312.

scission le long de la ligne médiane. L'embryologie nous apprend comment ces monstruosités se produisent, si elle ne nous en dévoile pas les causes premières. Les cavités destinées à loger, d'une part le cerveau et la moelle épinière, d'autre part les viscères de la poitrine et du ventre, doivent naissance à ce que les parties de l'embryon, d'abord étalées à plat, se renversent, s'adossent par leurs bords, et se réunissent sur la ligne médiane. Si cette soudure n'a point lieu, ou si, après qu'elle s'est opérée, une cause quelconque, communément un amas de sérosité, vient à la détruire, il résulte de là une scission. Celle-ci est d'ordinaire accompagnée de la procidence des viscères qui devraient se trouver logés dans la cavité, ou d'une hernie quand la difformité ne s'étend qu'à une partie des parois (muscles, os), la peau et la membrane séreuse interne n'y participant point. De même, certaines ouvertures qui devraient se clore pendant la vie intra-utérine ou immédiatement après la naissance, comme le trou ovale, le conduit de Botal, l'ouraque, persistent quelquefois.

Les monstruosités de cette classe, portées à un haut degré, se lient étroitement à quelques uns des groupes de la première (1).

1° *Scissions à la tête*, *schistocephalus* (Gurlt). Elles se divisent en plusieurs groupes, qu'on trouve tantôt réunis, tantôt séparés.

a. Scission du crâne. Cette anomalie se rapproche de l'hémicrânie quand, la peau, les os et les méninges étant ouverts, le cerveau, plus ou moins mutilé, se trouve à nu. A un degré moins considérable, la scission n'atteint que les os, la peau existe, et elle forme au cerveau une espèce de sac herniaire, qui ordinairement contient en outre beaucoup de sérosité : *hydrencéphalocèle* (Otto). Fort souvent alors il y a adhérence du placenta avec la tête.

La cause est certainement, dans la plupart des cas, une hydropisie du crâne. Les sujets ne peuvent vivre, alors même que le vice de conformation est peu marqué; ils meurent bientôt après la naissance (2).

<hr>

(1) J.-C. MAYER, *De scissuris humilis mammelinomque congenitis*, Berlin, 1835.—HISLY, *Darstellung des Dualismus am normales und anormen menschlichen Kœrper.* Hanovre, 1829.

(2) MECKEL, t. I, p. 3.—OTTO, p. 58.—G. FRIEDRICI, *Monstr. human. rario..* Leipzick, 1737.—SOEMMERRING, pl. II.—GEOFFROY-SAINT-HILAIRE (t. II,

b. Scissions à la face. Elles peuvent intéresser la face entière, le nez, la lèvre supérieure, le palais. Dans les deux derniers cas, qui sont fréquents, elles intéressent la chirurgie ; car, non seulement elles sont compatibles avec la vie, mais encore l'art peut y porter remède.

Au degré le plus léger (*bec-de-lièvre*), la lèvre supérieure est fendue, tantôt seulement sur la ligne médiane, tantôt de chaque côté, et alors offre un lambeau médian, la plupart du temps en forme de languette (*bec-de-lièvre double*). A un plus haut degré, la portion alvéolaire de la mâchoire supérieure est fendue aussi. Dans la scission du palais (*rictus lupinus*), le palais ou son voile, ou tous deux ensemble, offrent une fente, soit simple, sur la ligne médiane, ou à côté, soit double. La scission des lèvres est fréquemment accompagnée de celle du palais.

On peut rapporter cette difformité à un arrêt de développement. A une certaine époque de la vie fœtale, les deux os palatins et maxillaires supérieurs sont séparés par l'os inter-maxillaire. Si le développement s'arrête là, et que la soudure normale n'ait pas lieu, il se produit un double bec-de-lièvre ; si la réunion n'a lieu que d'un seul côté, le bec-de-lièvre est simple. L'existence de ce dernier sur la ligne médiane n'est donc jamais qu'apparente (1).

c. Scissions d'organes et de parties de la tête. Large ouverture de la bouche, scission des joues, de la trompe d'Eustache, de la caisse du tympan, de la langue, de l'iris et de la choroïde. Il en sera parlé dans la partie spéciale.

p. 293, pl. X) donne au groupe entier le nom d'*exencéphaliens*, et le divise de la manière suivante : 1° *notencéphale*, région occipitale fendue, cerveau situé en grande partie hors du crâne, derrière la tête, sur le dos ; 2° *proencéphale*, scission au front, le cerveau, en grande partie au dehors, est placé sur le devant du crâne ; 3° *podencéphale*, crâne incomplet à sa paroi supérieure, et le cerveau, en grande partie hors de sa cavité, est situé au-dessus de lui ; 4° *hypérencéphale*, absence totale de la voûte du crâne, cerveau à nu dans une grande étendue ; ce genre est immédiatement lié à l'hémicéphalie. Geoffroy rapporte encore ici deux genres qui sont caractérisés par la présence simultanée d'une scission au tube rachidien : 1° *iniencéphale*, cerveau en grande partie dans le crâne, mais en partie aussi en dehors, par derrière est un peu au-dessous du crâne, qui est fendu à la région occipitale ; 2° *exencéphale*, cerveau en grande partie hors du crâne, et en arrière, la paroi supérieure du crâne manque presque entièrement.

(1) MECKEL, t. I, p. 521. — GEOFFROY, t. I, p. 581. — OTTO, p. 288. — CASPAR, *De labio leporino*, Gœttingue, 1837. — LEUCKART, *Untersuchungen ueber das Zwischenkieferbein*, Stuttgardt, 1840.

2° *Scissions au tronc et au cou*, *schistocormus* (Gurlt). Elles affectent des formes très diverses, suivant qu'elles intéressent le cou, la poitrine, le ventre, le bassin ou l'arc des vertèbres ; comme dans celles du crâne, il y a souvent ici hernie ou procidence des viscères, qui sont tantôt à nu, tantôt couverts encore d'une portion des parties molles.

a. Scissions au cou, *fistula colli congenita*. C'est un arrêt de développement, dû à ce que les fentes branchiales ou viscérales qui naissent au cou, lors de la formation de l'embryon, ne s'oblitèrent pas, comme elles ont coutume de le faire, de bonne heure, mais demeurent béantes sur quelque point de leur étendue (1).

b. Scission du rachis, *spina bifida*. Elle présente des degrés fort différents, depuis la scission du canal rachidien entier, qu'accompagne ordinairement l'hémicéphalie, jusqu'à celle d'un ou de quelques arcs viscéraux, dans laquelle la fente est fréquemment couverte par les téguments communs. C'est un arrêt de développement ou la conséquence d'une hydropisie du canal rachidien (2).

c. Scissions de la poitrine et du ventre, qu'on rencontre seules ou réunies.

Les scissions de la poitrine (*fissura sterni*), tantôt intéressent à la fois le sternum et la peau, de sorte que les viscères thoraciques, le cœur, les poumons, sont à nu, et font prolapsus ; tantôt respectent la peau, qui couvre les viscères herniés.

La même chose a lieu pour celles du ventre. Au degré le moins avancé, il n'y a qu'ouverture de l'anneau ombilical et hernie d'une plus ou moins grande partie des viscères abdominaux (*exomphalus*). Au plus haut degré, la paroi du ventre est complétement ouverte, avec prolapsus des viscères.

Dans certains cas la scissure n'occupe que le bas du ventre, la vessie surtout (*prolapsus* ou *inversio vesicæ urinariæ*) ; d'ordinaire, alors, l'urètre est aussi fendu en dessus (*epispadias*).

(1) ASCHERSON, *De fistulis colli congenitis*, Berlin, 1832. — KERSTEN, *De fist. colli congen.*, Magdebourg, 1836. — ZEIS dans AMMON, *Zeitschrift*, t. II, cah. 14. — HEISE, *De fist. colli cong.*, Hambourg, 1840.

(2) MECKEL, t. I, p. 347. — GEOFFROY, t. I, p. 615. — SANDIFORT, *Museum*, t. IV, pl. 65 et 66. — OTTO, p. 282. — CRUVEILHIER, liv. 6, pl. III ; liv. 15, pl. IV. — KUSTER, *De spina bifida*, Gripswald, 1842. — ANDERSECK, *Exercit. anal. circa monstra spina bifid. aff.*, Breslau, 1842.

Ces monstruosités portées au plus haut degré ne permettent pas de vivre ; celles qui sont légères en laissent la possibilité (1).

d. Scission de l'urètre à son côté inférieur, hypospadias, presque toujours accompagnée de celle du scrotum ; formation d'un cloaque, cavité commune aux orifices des organes génito-urinaires et au rectum.

Les scissions précédemment décrites se rencontrent quelquefois toutes ou presque toutes réunies chez un même sujet (2).

3° A ces difformités s'en joignent d'autres encore de même nature, peu ou point appréciables au premier abord, et exigeant des dissections, comme les scissions des poumons, de la rate, du foie, des reins, du pancréas.

QUATRIÈME CLASSE

Monstruosités dans lesquelles des ouvertures normales sont bouchées.

La plupart de ces monstruosités seront exposées dans la partie spéciale, et je ne signalerai ici que les formes principales. On peut les rapporter presque toutes à des arrêts de développement. Elles n'empêchent de vivre que quand elles sont très considérables.

(1) MECKEL, t. I, p. 95. — GEOFFROY, t. II, p. 264, pl. VI. Ce dernier donne au groupe le nom de *célosomiens*, et le divise comme il suit : A. Scission bornée au ventre : 1° *aspalosome*, l'éventration occupe principalement la partie inférieure de l'abdomen ; les voies urinaires des organes génitaux et le rectum s'ouvrent séparément au dehors ; 2° *agénosome*, éventration à la partie inférieure du ventre, appareil génito-urinaire absent ou rudimentaire ; 3° *cyllosome*, éventration latérale, principalement au bas de l'abdomen ; le membre inférieur de ce côté manque ou est très peu développé ; 4° *schistosome*, éventration occupant toute la longueur de l'abdomen, absence ou faible développement des membres inférieurs ; de sorte que le corps semble comme tronqué par le bas. B. Scission s'étendant au thorax : 1° *pleurosome*, scission latérale de l'abdomen et de la poitrine, avec atrophie plus ou moins complète du bras correspondant ; 2° *célosome*, scission complète d'un côté ou sur la ligne médiane, avec atrophie ou absence totale du sternum et procidence du cœur. — Voy. pour la hernie ombilicale congéniale CRUVEILHIER, liv. 31, pl. V. — OTTO, p. 294 ; pour l'ectopie du cœur. — CERUTTI, *Rar. monstr. descript.*, 1827. — WEYSS, *De cordis ectopia*, Berlin, 1818. — HAAS, *De ectopia cordis*, Bonn, 1825 ; pour le prolapsus de la vessie. — SANDIFORT, *Museum*, t. IV, pl. LXVII, fig. 2. — SCHNEIDER, *Der angeborne Vorfall der Urinblase*, 1822. — GARYENS, *Inversio vesic. urin.*, Halle, 1841.

(2) TIEDEMAN, *Anatomie der kopflosen Missgeburten*, pl. IV.

1° *Atrésies à la tête*, *atretocephalus* (Gurlt). Ici se rangent l'occlusion congéniale de la bouche, des narines, du conduit auditif externe, des paupières, de la pupille (1).

2° *Atrésies au tronc*, *atretocormus* (Gurlt). Ce sont principalement celles de l'anus, de l'urètre et du vagin. A un haut degré, elles sont toujours accompagnées de vices de conformation d'organes internes, du canal intestinal, de l'appareil génital (2).

CINQUIÈME CLASSE.

Monstruosités par excès, soit en nombre, soit en volume.

Cette classe se partage en deux ordres, suivant que l'excès porte sur le nombre ou sur le volume.

PREMIER ORDRE.

Excès de volume d'une ou de plusieurs parties.

Dans certains cas le corps entier est trop gros, mais les parties sont plus ou moins proportionnées. Cette particularité revêt des formes très diverses. Quelquefois l'individu est déjà plus gros qu'à l'ordinaire au moment de sa naissance. D'autres se développent avec une précocité extrême. Certains atteignent des dimensions énormes et deviennent des géants, ou acquièrent un embonpoint insolite (*polysarcie*) (3).

Le même phénomène peut avoir lieu dans quelques unes des parties du corps; mais alors il dépend rarement d'un vice congénial de conformation, et tient le plus souvent à une hypertrophie survenue après la naissance (4).

(1) MECKEL, t. I, p. 396, 401, 407. — GEOFFROY, t. I, p. 525. — OTTO, p. 315.

(2) MECKEL, t. I, p. 591, 655, 662. — GEOFFROY, t. I, p. 521, 533. — OTTO, p. 316. — CHONSKI, *De vitio quod primæ form. infer. potiss. tubi intest. partem et vesic. urin. spectat.*, Berlin, 1837.

(3) La plupart de ces anomalies ne sont point congéniales. — Les plus grands individus humains sur la taille desquels on ait des renseignements précis, avaient huit pieds et demi, ou un peu moins. Parmi les cas de développement précoce, on cite des enfants de sept ans, et même plus jeunes, qui étaient presque entièrement développés, avaient de la barbe, etc. La polysarcie se voit principalement en Angleterre, où l'on connaît des individus qui pesaient 650 livres. — Voy. MECKEL, t. II, pl. II, p. 2. — GEOFFROY, *Histoire des anomalies de l'organisation*, t. I, p. 108.

(4) La plus fréquente de ces anomalies est l'hydrocéphale congéniale. — Voyez, pour d'autres cas, GEOFFROY, t. I, p. 253.

DEUXIÈME ORDRE.

Accroissement du nombre d'une ou de plusieurs parties.

Les variétés sont très nombreuses ici, depuis le cas le plus simple (un seul doigt surnuméraire) jusqu'aux plus compliqués, dans lesquels deux et même trois corps plus ou moins complets sont soudés ensemble par une même partie quelconque.

On a beaucoup discuté touchant les causes et le mode de production de ces monstruosités. Deux hypothèses principales se sont en tous temps partagé les opinions : elles consistent à admettre soit la fusion de deux germes distincts, soit la scission d'un germe unique. Quoiqu'il ne soit pas possible de démontrer rigoureusement ni l'une ni l'autre, la seconde me paraît être la plus vraisemblable, dans la majorité des cas (1).

Les monstruosités comprises dans cet ordre forment deux catégories.

1° *Monstres ayant des parties surnuméraires, avec une tête et un tronc simples.* Comme la plupart de ces anomalies reviendront

(1) Les principaux arguments en faveur de la seconde hypothèse, sont : 1° on ne trouve jamais confondues ensemble que des parties similaires, têtes, poitrines, etc., fait qui ne s'expliquerait que d'une manière forcée par la fusion de deux germes ; 2° il y a une série complète de gradations depuis le cas de deux individus presque complets ne tenant l'un à l'autre que par une partie limitée du corps, jusqu'à ceux de sujets qui n'offrent que quelques parties surnuméraires ou d'autres difformités, comme, par exemple, la scission du crâne, en un mot jusqu'aux cas où personne n'est tenté d'admettre une fusion de deux germes ; 3° on ne peut concevoir comment deux germes séparés, deux œufs, dont chacun doit avoir sa propre enveloppe, pourraient admettre l'adhérence de deux embryons, ni comment, dans le cas d'une semblable adhésion, la moitié des deux corps pourrait être si intimement confondue qu'elle l'est réellement. Ce sont là les principales raisons qui me déterminent à adopter la seconde hypothèse. Quant à savoir comment et par quelles causes il se fait que d'un œuf unique procède un individu avec des parties surnuméraires, on ne peut résoudre ce problème qu'avec le secours de l'expérience, et à l'avenir est réservé de nous fournir les matériaux nécessaires pour en donner la solution. Tout ce qu'il est permis de dire à ce sujet, c'est que, dans certains cas, le germe ou l'œuf offre originairement un vice de conformation (jaune mal conformé, œuf inclus dans un œuf). Dans d'autres, l'anomalie ne survient qu'après la fécondation, par des causes inconnues ; quelquefois, enfin, l'excès du nombre des parties n'est qu'apparent, et tient à un arrêt de développement. — Voy. pour plus de détails MECKEL, t. II, pl. I, p. 11.

dans la partie spéciale, je me bornerai ici à en donner l'énumération.

a. Parties surnuméraires à la tête. Multiplication des os du crâne (double frontal, os wormiens), double mâchoire inférieure, duplicité de la langue, dents surnuméraires : cornes surnuméraires chez les animaux.

b. Parties surnuméraires au tronc. Vertèbres surnuméraires, existence d'une queue chez l'homme (1), côtes, muscles, mamelles surnuméraires.

c. Parties surnuméraires aux membres. Des doigts et des orteils surnuméraires sont assez communs chez l'homme, et cette difformité semble être parfois héréditaire (2). Un membre entier de plus est fort rare dans l'espèce humaine, mais assez fréquent chez les animaux (3).

2° *Monstres ayant des parties surnuméraires avec une tête ou un tronc multiples.* Ces monstres (*monstra duplicia s. bigemina* et *trigemina*) peuvent, au point de vue anatomique (mais non physiologique), être considérés comme deux individus dont les corps sont soudés et qui se trouvent plus ou moins confondus ensemble, d'une manière, la plupart du temps, fort régulière, par la coalition des parties correspondantes (4).

Ici on peut établir deux groupes distincts.

a. Monstres doubles par fusion (*autositaires*, Geoffroy Saint-Hilaire). Ils présentent un grand nombre de formes, dont je ne puis donner qu'un rapide aperçu sans entrer dans les détails anatomiques. On trouve ici toute une série, depuis l'individu qui n'a que peu de parties de son corps doubles, jusqu'à celui qui, résulte de deux corps presque complets unis seulement par un point très limité.

aa. Duplicité incomplète. La duplicité est si peu marquée, qu'on l'aperçoit à peine ou qu'on ne la voit point à l'extérieur, tandis que des parties internes, des viscères, et surtout le haut du rachis,

(1) MECKEL, t. I, p. 385. — GEOFFROY, t. I, p. 738.
(2) Six doigts à une main ne sont pas rares. — Voy. pour sept doigts à une main, huit orteils à un pied, GEOFFROY, pl. III. — Otto cite plusieurs cas (p. 267).
(3) GEOFFROY, t. III, p. 262. — OTTO, p. 257.
(4) MECKEL, t. II, p. 38. — MECKEL, *De duplicite monstros*, 1815. — BURDACH, *Sechster Bericht.*, 1823. — BARKOW, *Monstr. duplicia*, Leipzich, t. I, 1826, V. 2, 1838. — BERGHOLZ, *De monstr. duplici*, Berlin, 1840.

avec une partie correspondante du cerveau et du crâne, sont doubles. Toutes ces formes sont fort rares : on ne les a encore vues que chez les animaux.

aaa. Duplicité incomplète du crâne, dicoryphus (Barkow), *dicranus* (Gurlt). Le crâne est double, la face ne l'est pas, ou ne l'est qu'incomplétement. L'extrémité supérieure de la colonne vertébrale est double aussi; mais il n'y a que deux séries de côtes. Quelquefois les membres supérieurs sont doubles. Le cerveau l'est plus ou moins, ainsi que la partie supérieure de la moelle épinière (1).

bbb. Duplicité incomplète de la face, monocranus (Gurlt). La face est double en partie (les yeux, le nez, la langue, le cerveau); le crâne est simple.

bb. La duplicité se rapporte à la moitié supérieure du corps. Celle-ci est plus ou moins double, l'inférieure étant simple. On trouve ici une série de transitions, depuis la simple scission du crâne jusqu'à la séparation presque complète de deux corps. Les principales formes sont :

aaa. Duplicité de la face, diprosopus (Barkow, Gurlt). La face est plus ou moins double. La séparation des deux faces commence en avant, et n'atteint pas le crâne, ou ne s'y étend que d'une manière incomplète (2).

bbb. Duplicité de toute la tête, dicephalus (Barkow et Gurlt). La tête entière est double, la partie supérieure du rachis l'est aussi plus ou moins ; mais la poitrine et le ventre sont simples, du moins à l'extérieur (3).

(1) HEUSNER, *Descript. monst. avium.*, Berlin, 1824. — GURLT, *loc. cit.*, p. 356.

(2) BARKOW, t. II, p. 36. — OTTO, p. 223, 225. — GEOFFROY-SAINT-HILAIRE (t. III, p. 195) partage ce groupe en deux genres : 1° *Iniodyme* (*diprosopus sejunctus*, Gurlt), où les deux têtes sont réunies à l'occiput, tous les os étant doubles (à l'exception de l'occipital), ainsi que les organes des sens et le cerveau ; 2° *opodyme* (*diprosopus distans*, Gurlt), où la face n'est double que jusqu'aux os zygomatiques, le crâne étant simple, quoique le cerveau soit ordinairement double.

(3) BARKOW, t. II, p. 37. — OTTO, p. 221, pl. XXIV, fig. 2 et 3. Geoffroy Saint-Hilaire distingue les deux formes suivantes : 1° *atlodyme* (t. III, p. 191), où les deux têtes reposent sur un seul cou, la duplicité ne s'étendant par le bas que jusqu'à l'atlas ; 2° *déradyme* (t. III, p. 175), où la duplicité comprend aussi le cou, la poitrine, simple à l'extérieur, offrant un seul sternum avec un rachis double.

ccc. Duplicité de la tête, du cou et des membres supérieurs, la poitrine et le ventre étant simples, ou du moins ceux des deux corps étant confondus ensemble (*organus symphyothoracogastricus*, Barkow, *thoracogastrodidymus*, Gurlt) (1).

ddd. La duplicité s'étend aussi à la poitrine, les abdomens étant confondus (*didymus symphyogastrius*, Barkow, *gastrodidymus*, Gurlt); les membres inférieurs sont simples et doubles (2).

eee. La duplicité s'étend jusqu'au milieu du ventre, tandis que le bas des deux corps, à partir du nombril, est confondu (*didymus symphyohypogastricus*, Barkow, *hypogastrodidymus*, Gurlt); quelquefois les membres inférieurs sont également doubles (3).

fff. La duplicité est presque complète, et les deux corps ne sont unis que par un petit point au périnée, au sacrum, au coccyx (*didymus symphyoperinaeus*, Barkow, *pygodidymus*, Gurlt) (4).

cc. La duplicité se rapporte à la moitié inférieure du corps, dont la supérieure est plus ou moins simple.

aaa. Elle se borne aux parties génitales et à la vessie, par conséquent à la partie antérieure de la région pelvienne : *diadœus* (Barkow). Rare. Ce cas n'a été observé jusqu'à présent que chez des animaux (5).

bbb. La duplicité s'étend à la partie postérieure de l'extrémité inférieure du tronc; *dipygus* (Barkow). Il est douteux que cette forme, théoriquement admise par Barkow, se rencontre réellement; on n'en connaît point encore d'exemple.

(1) Barkow, t. II, p. 39; t. I, pl. III, fig. 1. Geoffroy Saint-Hilaire (t. III, p. 161, pl. XV, fig. 1) donne à cette forme le nom de *xyphodyme* — Tel était le cas de Rita-Christina, née le 12 mars 1829, à Possari, en Sardaigne, et morte la même année, à Paris, en novembre (Serres, *Recherches d'anatomie transcendante et pathologique*, Paris, 1832). On trouve d'autres cas dans Otto, p. 247. — Gurlt, *Anatomie eines monstrum bicorporeum*, Prague, 1844.

(2) Barkow, t. II, p. 39. Geoffroy (t. III, p. 157) appelle cette forme *psodyme*. Il faut probablement y rapporter un monstre né en 1838 à Stammsried, en Bavière (Froriep, *Neue Notizen*, t. V, p. 152).

(3) Barkow, t. II, p. 40. Geoffroy (t. III, p. 69, pl. XX, fig. 1) nomme cette forme *ischiopage*, et Dubrueil *ischiadelphe*. On trouve des cas nouveaux dans J.-A. Perkins, *Edinb. med. and surg. Journ.*, 1844, t. VI, p. 58. — Montgomery, *Todd's Cyclopedia*, p. 317.

(4) Barkow, t. II, p. 40. Geoffroy (t. III, p. 50, pl. XIV, fig. 2) nomme cette forme *pygopage*. Un exemple célèbre a été fourni par le monstre Hélène et Judith, qui, né en 1701, à Szony, en Hongrie, mourut à l'âge de vingt-deux ans.

(5) Barkow, t. II, p. 40.

ccc. Le bassin est complètement double, ainsi qu'une plus ou moins grande partie du ventre; *dihypogastrius* (Barkow). Ce groupe présente diverses variétés, suivant que la duplicité s'étend plus ou moins au haut du corps (1).

ddd. La duplicité est presque complète, et les deux corps ne se sont unis que par un point limité de la tête, *didymus symphyocephalus* (Barkow) (2).

dd. La duplicité s'étend simultanément à l'extrémité supérieure du corps et à l'inférieure, et les deux corps sont confondus ensemble dans le milieu.

aaa. La duplicité s'étend en haut à la face, en bas au devant de la région pelvienne; *diprosopus diædæus* (Barkow), *tetrascelus* (Gurlt). On n'a point observé ce cas chez l'homme; il n'a été vu que chez les animaux (3).

bbb. La duplicité s'étend en haut à la face, en bas à l'hypogastre; *diprosopus dihypogastrius* (Barkow), *tetrascelus* (Gurlt). Il y a toujours quatre membres pelviens. On rencontre fréquemment ce cas chez l'homme (4).

ccc. La duplicité et la séparation s'étendent en haut au vertex,

(1) Barkow, t. II, p. 41. — Otto, p. 179, pl. XXIV, fig. 1. Les espèces de ce groupe sont : 1° tête toujours simple, la duplicité ne comprenant que le bas du corps jusqu'à l'ombilic (*Monocephalus s. dipygus*, Gurlt; *Thoradelphe*, Geoffroy), cas qui n'a encore été vu que chez les animaux (Gurlt, t. II, p. 257, *Magazin der Thierheilkunde*, t. II, cah. 2, p. 180. — Geoffroy, t. III, p. 146); 2° le haut du corps est double aussi, mais réuni, et les deux corps inférieurs seuls sont séparés à partir de l'ombilic (*octopus*, Gurlt). Ce cas présente aussi plusieurs variétés. *a.* Il y a deux faces plus ou moins complètes (*Octopus janus*, Gurlt), groupe que Geoffroy a divisé en deux genres, *janiceps* et *iniops*, qu'on rencontre tous deux chez l'homme. *b.* Il n'y a qu'une seule face, présentant à sa base deux oreilles soudées; rudiment d'une seconde (*Octopus quadriauritus*, Gurlt; *Syncote*, Geoffroy); cas également peu rare chez l'homme. *c.* Les parties postérieures de la tête, l'occiput et le sphénoïde, sont seules doubles (*Octopus biauritus*, Gurlt; *Deradelphe*, Geoffroy); cas rare chez l'homme, plus commun chez les animaux.

(2) Barkow, t. II, p. 43. — Otto, p. 179. On a établi ici plusieurs espèces : 1° les deux corps sont unis à l'occiput (*Didymus symphyopistocephalus*, Barkow); 2° ils le sont au vertex (*Didymus symphyocoryphus*, Barkow, espèce que Geoffroy (pl. XIX, fig. 1 et 2, t. III, p. 60) réunit avec la précédente sous le nom de *céphalopage*; 3° ils le sont par le front (*Didymus symphyometopas*, Barkow; *Métopage*, Geoffroy, t. III, p. 56). Tous ces cas sont rares chez l'homme.

(3) Barkow, t. II, p. 43.

(4) Barkow, t. II, p. 43.

en bas aux parties situées au-dessous de l'ombilic ; *dicoryphus di-hypogastrius* (Barkow), *octopus synopteocephalus* (Gurlt) (1).

ddd. En haut, la tête et le cou, en bas, la moitié inférieure du corps, à partir de l'ombilic, sont doubles et séparés. La fusion existe à la poitrine et au haut du ventre, soit sur le devant du corps, soit sur le côté ; *thoracodidymus* (Gurlt), *dicephalus dihy-pogastrius* et *didymus symphyothoracoepigastrius* (Barkow) (2).

eee. La duplicité et la séparation des deux corps est presque complète, la fusion n'existant qu'à l'épigastre ; *didymus symphyo-epigastricus* (Barkow) (3).

b. Monstres doubles par implantation, parasitaires (Geoffroy).

Les deux corps confondus ensemble ne sont point également développés ; l'un d'eux est plus ou moins rudimentaire, et tantôt visible à l'extérieur de l'autre, tantôt si bien caché sous la peau ou dans les cavités du corps, qu'on ne l'aperçoit point au dehors.

Ces monstruosités proviennent, comme les formations complétement doubles, de la scission d'un germe dont l'une des moitiés ne se développe point en proportion de l'autre ; ou bien il existe dès l'origine deux germes (un œuf avec deux vésicules germinatives, ou deux œufs), qui s'accolent ensemble, ou dont le plus développé renferme l'autre, moins parfait, dans son intérieur. On peut distinguer ici les formes suivantes.

aa. Un individu complet porte à sa tête, non pas comme le didyme symphyocéphale ou céphalopage, un second individu, complétement développé, mais seulement une tête, avec plus ou moins de traces du reste du corps. Ce cas est fort rare (4).

bb. Sur la tête d'un fœtus, plus ou moins développée, sont im-

---

(1) Barkow, t. II, p. 44 ; t. I, pl. II, fig. 1. Geoffroy (*Hist. des anomalies de l'organisation*, t. III, p. 104) donne le nom de *hémipage* à cette forme.

(2) Ces deux formes, la seconde surtout de Barkow, ne sont point rares chez l'homme. Barkow, t. II, p. 44. — Cruveilhier, *Anatomie pathologique*, liv. 25, pl. V. — Otto, p. 170. Geoffroy partage le groupe en deux genres : les *sternopages* (t. III, p. 93), à coalition antérieure, et les *ectopages* (t. III, p. 98), à coalition latérale.

(3) Les cas sont peu communs ; ils ont été réunis par Barkow (t. II, p. 45) et Geoffroy (t. III, p. 80), qui donne à ce groupe le nom de *xyphopage*. Ici se rangent les frères Siamois, puis un cas décrit par Fanzago (*Storia del mostro di due corpi*, Padoue, 1808). Voy. aussi Otto, p. 169.

(4) Geoffroy (t. III, p. 239, pl. XX, fig. 3) donne le nom d'*épicome* à cette forme.

plantés les rudiments fort incomplets d'une seconde tête, soit au palais, soit à la mâchoire inférieure (1).

cc. Un corps complet, plus ou moins régulier, en porte un second plus petit, plus ou moins imparfait, qui ne croît plus après la naissance, et qui, en général, est attaché à la poitrine ou à l'épigastre ; *heterodidymus* (Gurlt) (2).

dd. Un individu plus ou moins développé renferme, sous sa peau, dans une tumeur, ou dans une des cavités, l'abdomen ordinairement, des parties d'un second individu, qui sont non point confondues avec les parties similaires de son propre corps, mais plus ou moins isolées : *fœtus in fœtu*. Cet état provient vraisemblablement de l'incarcération d'un germe par un autre, et non, comme le croit Meckel, d'une opération analogue à la génération (3).

C. *Monstres triples*. Des parties plus ou moins essentielles du corps sont, non pas seulement doubles, comme dans les cas précédents, mais triples. Ces monstres sont fort rares à la vérité ; cependant les modernes en ont observé chez l'espèce humaine (4).

(1) Geoffroy (t. III, p. 250, pl. XX, fig. 3) rapporte les cas rares de cette nature à trois genres : 1° *epignathe*, une tête accessoire, fort incomplète et très difforme dans toutes ses parties, est fixée au palais de l'individu développé (ici se rapporte probablement le cas décrit par Haack, *Diss. ipsa descript. anat. fœtus parasitici*, Kiel, 1826) ; 2° *hypognathe*, une seconde tête fort incomplète tient à la mâchoire inférieure, 3° *agnathe*, une tête très rudimentaire et presque réduite à la seule mâchoire du bas, est implantée sur la mâchoire inférieure.

(2) Geoffroy (t. III, p. 214, pl. XVIII) divise les cas de cette nature en trois genres : 1° *hétéropage*, le second individu a une tête distincte et au moins des rudiments de membres inférieurs, de sorte qu'il est presque complet ; 2° *hétéradelphe*, le parasite ne consiste qu'en une moitié inférieure du corps, sans tête et parfois aussi sans thorax ; 3° *hétérodyme*, le parasite ne se compose que d'une moitié supérieure du corps (tête, cou, thorax), l'inférieure manquant. — Voy. d'autres cas décrits par Wintersohn, *Duorum monstr. dupl. human. descript.*, Berlin, 1825. — Falsenreck, dans Meller, *Archiv*, 1842, p. 61.

(3) Il ne faut pas confondre avec cet état les grossesses extra-utérines avec pétrification de l'enfant, non plus que les tumeurs cystiques contenant des poils, des dents et des os, que quelques personnes ont prises pour des débris de fœtus. Voy. Meckel, t. II, p. 69. Geoffroy (t. III, p. 291) donne à ces monstres le nom d'*endocymiens*. — Fatton, *De fœtu che... inclusus in fœtu*, Pavie, 1815. — Schaumann, *Diss. sist. cas. rar. fœtus in fœtu*, Berlin, 1839. — Schoenfeld, dans *Ann. de gynécologie*, septembre 1841.

(4) Geoffroy (t. III, p. 527) rapporte le cas intéressant d'un enfant à trois têtes observé à Catane, en 1832, par Reina et Galvagni.

SIXIÈME CLASSE.

Monstruosités dans lesquelles une ou plusieurs parties ont une situation anormale.

On peut les rapporter aux séries suivantes :

1° *Anomalies congéniales dans la situation des viscères.* Au plus haut degré, c'est l'inversion complète de tous les organes internes, le cœur et la rate étant à droite, le foie et le cœcum à gauche, sans que l'aptitude à vivre s'en ressente. Les causes sont encore enveloppées d'une profonde obscurité. Dans la partie spéciale, j'indiquerai d'autres anomalies moins considérables (1).

2° *Anomalies dans le cours des vaisseaux*, artères, veines lymphatiques. Elles sont aussi communes que variées. On ne peut les expliquer que par l'embryogénie.

3° *Anomalies dans la situation des os*, déviations de la colonne vertébrale, pied-bot, etc. Ce sont, pour la plupart, des résultats de contractions anormales des muscles pendant la vie intra-utérine (2).

SEPTIÈME CLASSE.

Vices de conformation des organes génitaux.

Ici se rangent les cas dans lesquels, par suite d'une anomalie du développement, les organes sexuels d'un sexe se rapprochent de ceux de l'autre sexe, ou dans lesquels un même individu porte les organes des deux sexes, ce qui peut rendre son véritable sexe plus ou moins douteux (3). On divise ordinairement cette classe en deux ordres.

1° *Hermaphrodisme faux ou apparent.* Les organes génitaux, surtout externes, se rapprochent plus ou moins de ceux de l'autre sexe.

a, chez les femmes. Une femme peut avoir de plusieurs manières l'apparence d'un homme.

(1) MECKEL, t. II, p. 185. — GEOFFROY, t. II, p. 6. — HERHOLDT, *Beschreibung sechs menschlichen Missgebürten*, Copenhague, 1830, p. 66. — VALENTIN, *Repertorium*, 1837, p. 173.

(2) CRUVEILHIER, *Anatomie pathologique*, 2ᵉ livraison, pl. II, III, IV. — *Bulletin de l'Acad. royale de médecine*, t. II, p. 800, 922 ; t. III, p. 177, 185.

(3) MECKEL, t. II, P. I, p. 196. — GEOFFROY, t. II, p. 30. — SIMPSON, dans la *Cyclop. of anatomy and physiolog.* de Todd, p. 684. — ACKERMANN, *Infantis androgyni historia*, Iéna, 1805. — STECKERBER, *De hermaphroditorum natura*, 1817. — J. BOUILLAUD, *Exposition raisonnée d'un cas de nouvelle et singulière variété d'hermaphrodisme*, Paris, 1833, in-8, fig.

aa. Le clitoris a des dimensions insolites , qui le font prendre pour une verge. L'erreur est d'autant plus facile chez le nouveau-né, que jusqu'au moment de la naissance à peu près le clitoris ne le cède guère en volume à la verge. Quelquefois aussi il croît beaucoup après la naissance , et acquiert souvent une longueur considérable (2, 5, 7 pouces), avec une grosseur proportionnée. Il lui arrive même parfois alors d'offrir à son extrémité antérieure un enfoncement , ou à la face inférieure une gouttière correspondante à l'urètre de l'homme, et aussi un prépuce très développé. Si , avec cela , il y a , comme on le voit souvent , rétrécissement du vagin , grand développement de l'hymen , gonflement des grandes lèvres , ressemblance de toute l'habitude extérieure du corps avec celle de l'homme , traces de barbe , mamelles peu prononcées (*virago*), la femme ainsi constituée peut être prise pour un homme.

bb. L'apparence du sexe masculin est due à un prolapsus de la matrice. Quelque invraisemblable que le fait paraisse , ce cas a rendu parfois le sexe assez douteux pour que des femmes ainsi conformées se soient mariées comme hommes (1).

b. Chez les hommes. Plusieurs vices de conformation peuvent également donner à un homme l'apparence d'une femme.

aa. La scission et l'inversion de la vessie , avec prolapsus de sa paroi postérieure , état dont j'ai déjà parlé. Cette vessie fendue , quoique située au-dessus du pubis , a été prise plusieurs fois pour le vagin , surtout quand elle s'ouvrait dans le canal intestinal , et qu'en outre les parties génitales mâles étaient fort atrophiées , ce qui a lieu d'ordinaire ; car presque toujours la verge est incomplétement développée et atteinte d'épispadias.

bb. Quelquefois , chez le nouveau-né , le pénis tient au scrotum par des adhérences , ce qui le tire en bas et le fait paraître atrophié; l'illusion est alors favorisée par cette circonstance que les testicules ne sont point descendus dans leurs sacs.

cc. Le plus souvent le faux hermaphrodisme , chez l'homme , tient à ce que l'urètre est fendu en dessous (hypospadias), en même temps que le scrotum , et souvent aussi le périnée , de manière à produire l'apparence d'une vulve , d'autant mieux que les parties sont tapissées d'une membrane muqueuse molle et rouge.

<hr>

(1) MECKEL, t. II, p. 200. — NEGX, *De congenitis genit. famia.deformit.*, Breslau, 1837. — BECKER, *De hermaphroditismo*, Iéna, 1842. *OEsterr. med. Wochenschrift*, 1843, p. 701.

Ordinairement alors les testicules ne sont point encore descendus (*cryptorchismus*), ce qui ajoute à l'illusion : aussi les hommes ainsi constitués ont-ils été souvent pris pour des filles jusqu'à l'âge de puberté, époque à laquelle généralement ils se convertissent tout-à-coup en véritables hommes (1).

2° *Hermaphrodisme vrai*, comprenant l'existence simultanée des organes génitaux des deux sexes chez un même individu. On ne connaît que fort peu d'exemples de cette monstruosité, et quelques uns même sont douteux. En effet, il est très difficile, parfois même presque impossible, de distinguer les uns des autres les organes correspondants des deux sexes, testicules et ovaires, vaisseaux déférents et trompes de Fallope, quand ils sont mal conformés ou atrophiés. Ajoutons que les sujets ne sont pas aptes à se reproduire, ce qui ne permet pas de déterminer pratiquement leur véritable sexe. Aussi quelques personnes ont-elles nié le véritable hermaphrodisme chez l'homme. Je vais indiquer les formes qui ont été vues jusqu'ici, sans me porter garant de la véracité des observateurs.

Les cas décrits peuvent être rapportés aux groupes suivants :

a. Les organes génitaux sont masculins d'un côté, féminins de l'autre ; *hermaphrodisme latéral.* Il y a d'un côté un ovaire, et de l'autre un testicule (2).

b. Les parties génitales externes diffèrent des internes ; les premières sont féminines, les autres masculines ; l'inverse a rarement

(1) MECKEL, t. II, p. 207. — BRAND, *Case of a boy who had been mistaken for a girl*, Londres, 1787. — WRISBERG, *Comment. de sing. genit. deform. in puere hermaphr.*, Gœttingue, 1796. — MARTENS, *Beschreibung einer sonderbaren Missgestaltung der maennlichen Geschlechtstheile*, Léipzick, 1802. — RAPP, dans CASPER, *Wochenschrift*, 1843, n° 32, p. 522. — OTTO, p. 305 — Sur la formation d'un cloaque, voyez WABEL, *Diss. de monstr. hum. rar.*, Iéna, 1830. — ULRICH, *Diss.*, Marbourg, 1833. — OTTO, p. 308. — La cause de ces difformités est en grande partie un arrêt de développement. Dans le principe, il y a, chez les deux sexes, une ouverture commune pour les organes urinaires, l'appareil génital et l'intestin. Si le développement s'arrête là, il se produit un cloaque. Plus tard, la fin du rectum se sépare de l'ouverture commune des organes génito-urinaires, qui, chez l'homme, se ferme, à l'exception de l'urètre, tandis que chez la femme elle persiste sous la forme d'une fente. Que le développement reste à ce point, les parties génitales d'un fœtus mâle ont une grande analogie avec celles d'une femme, le pénis demeure petit, imperforé, et par conséquent fort analogue au clitoris.

(2) MECKEL, t. II. P. I, p. 213. — RUDOLPHI, dans les Actes de l'Académie des sciences de Berlin, 1825. — MAYER, dans CASPER, *Wochenschrift*, 1835, n° 7. — BERTHOLD, *Ueber scittiche Zwitterbildung*, Gœttingue, 1844.

lieu. La plupart de ces cas résultent probablement d'une illusion, et appartiennent au faux hermaphrodisme.

c. Hermaphrodisme avec parties surnuméraires; quelques organes sexuels mâles avec un appareil génital femelle complet, et *vice versâ* (1).

A la catégorie des monstruosités se rapportent encore des changements pathologiques du fœtus qu'on n'a point coutume de ranger parmi les vices congéniaux de conformation, comme des tumeurs et autres produits morbides, chez le fœtus demeuré dans le ventre dans les grossesses extra-utérines, comme aussi divers changements pathologiques du placenta et des membranes de l'œuf. La plupart de ces changements ne sont encore connus que d'une manière fort incomplète (2).

CHAPITRE IX.

DES CHANGEMENTS QUI NE SURVIENNENT DANS LE CORPS HUMAIN QU'APRÈS LA MORT.

Il est rare qu'on ait occasion, chez l'homme, d'observer, dans toute leur fraîcheur, les parties du corps qui ont subi un changement pathologique; la chose n'est praticable qu'après des extirpations de tumeurs, des amputations, et autres circonstances analogues. En général, il s'écoule entre la mort et la recherche un laps de temps plus ou moins long, pendant lequel la putréfaction donne lieu souvent à des changements qu'on peut aisément confondre avec ceux qui ont été produits par la maladie pendant le cours de la vie. On doit donc étudier les phénomènes cadavériques, afin de ne pas s'exposer, en ouvrant les cadavres, à tirer de fausses conclusions des changements qu'on observe. Mais cette étude a encore un autre but, qui la rend importante pour la médecine légale; car elle permet de résoudre certaines questions fréquemment posées par la justice, telles que celles-ci : le sujet a-t-il péri de mort naturelle ou

(1) Meckel, t. II, p. 215. Tous les cas qu'il rapporte et quelques autres plus récents sont fort douteux, et reposent vraisemblablement sur une fausse appréciation des parties surnuméraires.

(2) Voy. sur les maladies du fœtus, Gaertzer. *Die Krankheiten des Fœtus*, Breslau, 1837. — Cruveilhier, livr. 15, pl. II. — Otto, p. 317. — Sur les fœtus pétrifiés, Cruveilhier, livr. 18, pl. VI. — Sur les changements pathologiques des membranes de l'œuf et du placenta, Rutsch, *Obs. cent.*, obs. 58. — Meckel, t. I, p. 82. — Cruveilhier, liv. I, pl. I et II; livr. 6, pl. VI; livr. 16, pl. I. — Valentin, *Repertorium*, t. I, 1836, p. 126. — Vrolik, *Hannoversche Annalen*, 1843, p. 743. — Pappenheim, dans le *Journal d'obstétrique* de Busch, 1841, p. 300.

de mort violente ? combien de temps s'est-il écoulé depuis la mort ?
dans quelles conditions se trouvait le cadavre ?

Ici les phénomènes cadavériques ne nous intéressent guère que
sous le premier point de vue.

On a coutume de les regarder comme essentiellement différents
de ceux qui ont lieu pendant la vie, disant que ceux-ci s'accom-
plissaient sous l'influence de la force vitale, tandis que les autres
obéissent à des lois différentes, à celles de la physique et de la chimie,
qui régnent dans la nature inorganique. C'est là une idée fausse ou
du moins inexacte, qui tient à ce qu'ordinairement on n'attache pas
un sens juste au mot force vitale. La force vitale n'est point une
force simple, *sui generis* : c'est le résultat commun des innombrables forces qui agissent dans le corps humain, et la plupart, toutes
même, à l'exception des morales, se déploient d'après les principes physico-chimiques. Beaucoup de ces forces cessent certainement d'agir au moment de la mort, un peu même avant elle, ou
bientôt après ; telles sont toutes celles qui dépendent de l'âme, tous
les mouvements volontaires ou involontaires provoqués par le système nerveux, la circulation, etc. D'autres, au contraire, continuent encore d'agir après la mort, et de celles-ci, qui, à la vérité,
sont diversement modifiées par l'extinction des autres, dépend la
manifestation des phénomènes cadavériques. Ces derniers ne sont
donc pas le produit de forces nouvelles, qui n'existeraient point
pendant la vie, et qui se manifesteraient seulement après la mort.
Ils constituent ce qu'on appelle la putréfaction. Or, déjà pendant la
vie, il se passe, dans chaque partie du corps et à chaque instant,
des phénomènes qui ont beaucoup d'analogie avec eux, mais dont
les produits sont continuellement entraînés par la circulation, ou
éliminés du corps par les sécrétions. Lorsque le mécanisme de la
circulation et des sécrétions cesse à la mort, ces produits de décomposition ne sont plus rejetés au dehors, ils s'accumulent, ils
subissent probablement aussi de nouveaux changements chimiques,
qui ne pouvaient point s'accomplir pendant la vie, et de là naissent
des résultats tout particuliers qu'un examen superficiel de leur
origine peut faire croire différents de ceux qui se produisaient pendant la vie, quoiqu'en réalité ils ne le soient point. Il y a plus,
durant la vie elle-même, par exemple, dans la gangrène, il s'opère
des changements analogues à ceux qu'on observe après la mort par
l'effet de la putréfaction.

De même que les changements opérés pendant la vie, les phénomènes cadavériques sont le produit d'un grand nombre de facteurs, ce qui rend difficile, impossible même de leur assigner des lois générales. On peut considérer comme les plus importants de ces facteurs les suivants.

1° L'état des parties du corps au moment de la mort. La constitution du sang surtout a une grande portée, non seulement parce qu'en général ce liquide est la première partie du cadavre qui subisse des altérations, mais encore parce que celles-ci donnent lieu à des changements dans beaucoup d'autres parties du corps. Il faut avoir égard ici à la quantité du sang, à ses qualités, à sa distribution, à l'état des autres parties du corps, à leur plus ou moins de richesse en graisse et surtout en sang et autres liquides.

2° La température, le degré de chaleur du corps au moment de la mort, la promptitude ou la lenteur avec laquelle cette chaleur se dissipe, le degré d'humidité de l'atmosphère, toutes circonstances qui retardent ou accélèrent la marche des phénomènes cadavériques. Dans certains cas, la situation du cadavre après la mort a de l'importance, comme aussi le fait de sa mort à l'air libre, ou dans la terre, ou dans l'eau.

3° Le temps qui s'est écoulé depuis la mort.

De ces influences dépendent la nature des changements, le plus ou moins de rapidité de leur manifestation, leur plus ou moins d'intensité. Malheureusement nous n'avons point encore les moyens de calculer la portée de chacune, et ainsi de remonter positivement de tel ou tel changement observé dans le cadavre à la cause qui l'a déterminé.

Placés, comme nous le sommes, au point de vue de l'anatomie pathologique, notre mission principale étant de rechercher, d'après les changements qu'on remarque dans les cadavres, l'état où se trouvait le corps à l'instant de la mort, il est à désirer que la recherche ait lieu le plus promptement possible ; les investigations qu'on fait longtemps après la mort, ont, généralement, peu ou point de valeur ici. Cependant les lois veulent qu'on ne puisse souvent faire l'ouverture qu'à une époque assez éloignée, et partant il y a nécessité de connaître les changements qui, dans les circonstances communes, peuvent arriver en vingt-quatre ou quarante-huit heures après la mort, afin d'être en état de conclure si tels ou tels phénomènes offerts par le cadavre ont ou non un caractère pathologique.

Les changements les plus importants sont ceux qui surviennent dans le sang et le système vasculaire. Ils tiennent d'une manière intime à ceux que subit le sang et dont j'ai donné ailleurs la description.

Le sang se coagule, d'abord dans les gros vaisseaux, notamment le cœur et les gros troncs veineux, surtout dans les artères, qui, après la mort, se resserrent sur elles-mêmes, et chassent la plus grande partie du liquide qu'elles contenaient. Lorsque plus tard elles se relâchent, le sang est déjà coagulé et ne peut plus y refluer. Mais sa coagulation n'a pas toujours lieu ; il reste plus ou moins liquide dans certains cas où la fibrine, ayant subi une modification, a perdu la coagulabilité qui lui est propre.

Des changements considérables surviennent ordinairement dans la répartition du sang.

Des hypérémies capillaires peuvent diminuer ou disparaître, le sang quittant les artères et les vaisseaux capillaires, par suite de la contraction qu'ils subissent après la mort, et peut-être aussi par obéissance aux lois de la pesanteur. Aussi les hypérémies capillaires qui avaient lieu pendant la vie ne se retrouvent-elles pas toujours dans les cadavres, et cela d'autant moins qu'on pratique plus tôt l'ouverture du corps. On les observe surtout dans les climats chauds, où les autopsies se font généralement peu d'heures après la mort.

Au contraire, les hypérémies veineuses peuvent augmenter après la mort, ou même se dessiner alors seulement, le sang refluant des artères et des capillaires dans les veines, dont les parois cèdent plus aisément à son effort.

Aux hypérémies qui se produisent après la mort appartiennent encore celles qui, après la cessation de la circulation, naissent par l'effet des lois de la pesanteur, le sang se portant vers les parties les plus déclives, dont il remplit les capillaires et les veines. Cette hypérémie cadavérique, quand elle dure longtemps, entraîne une hydropisie séreuse, de même que les hypérémies veineuses produites pendant la vie.

Les hypérémies cadavériques se manifestent surtout dans les organes dont les vaisseaux capillaires ont beaucoup d'ampleur, de manière qu'elles offrent au sang plus de facilité pour obéir aux lois de la pesanteur et se précipiter vers les parties déclives des réseaux. Elles supposent que les capillaires sont libres, non obstrués, et qu'ils communiquent ensemble sur un grand nombre de points. Aussi les rencontre-t-on plus souvent que partout ailleurs dans les poumons, où les capillaires, non seulement sont amples, mais encore s'unissent par de fréquentes anastomoses ; la plupart du temps la partie postérieure ou inférieure de ces organes, suivant la position du cadavre, offre une hypérémie cadavérique, compliquée d'hydropisie séreuse plus ou moins sensible (œdème). Le phénomène est moins prononcé à la peau, au canal intestinal, où les anastomoses ont moins d'ampleur et sont moins multipliées. Il ne se voit pas entre les parties qui communiquent ensemble non immédiatement par des capillaires, mais seulement d'une manière médiate, par de gros vaisseaux, comme entre le cœur et le poumon, entre celui-ci et la plèvre costale.

Les hypérémies cadavériques supposent en outre la liquidité du sang ; plus celui-ci est coulant, plus elles se manifestent aisément. Leur intensité dépend de la quantité du sang qu'un organe contient au moment de la mort. Il est possible qu'elles commencent dès avant la mort, pendant les derniers instants de la vie, lorsque la circulation est devenue, localement ou généralement, trop faible pour faire équilibre à l'action de la pesanteur sur le sang, notamment dans les poumons.

Outre ces changements dans sa distribution, le sang en subit d'autres dans sa nature. Ceux-là sont fort peu connus jusqu'à présent, surtout au point de vue chimique. On peut signaler comme les plus importants :

En premier lieu la dissolution des globules, notamment de leur matière colorante, dans la liqueur du sang, phénomène qui, dans des cas rares, se présente déjà pendant la vie. Elle a pour conséquence l'imbibition des tissus par un liquide rouge, qui produit souvent l'apparence d'une hypérémie capillaire. Les changements chimiques du sang qui la déterminent ne sont point connus, car ce n'est pas l'expliquer que de dire qu'elle tient à une décomposition ou à la putréfaction ; c'est seulement la ranger sous une rubrique générale. Une véritable explication consisterait à assigner la cause chimique de laquelle dépend la dissolution des globules ; elle nous manque encore, quoique, en certains cas, on soit en droit de rapporter le phénomène, avec beaucoup de vraisemblance, à une formation de carbonate d'ammoniaque dans le sang. J'ai déjà dit qu'on reconnaît cet état au moyen du microscope, qui démontre que les globules ont disparu et que leur matière colorante s'est dissoute dans le liquide.

Un second changement que le sang subit dans le cadavre, mais d'ordinaire à une époque plus éloignée, est la dissolution de la portion d'abord coagulée, qui tient également à une formation de carbonate d'ammoniaque.

D'autres changements, qu'on a coutume d'appeler phénomènes de putréfaction, ont aussi presque tous le sang pour point de départ ; mais, au lieu de rester bornés à ce liquide, ils s'étendent à d'autres parties du corps. Tels sont, entre autres, les dégagements de gaz, les ramollissements de certains organes, l'augmentation de volume de quelques uns par des développements de gaz ou des infiltrations de liquide, les changements de couleur autres que ceux qui résultent de l'imbibition par le sang, notamment la fausse mélanose dépendante de la décomposition de l'hématine et de la formation d'un sulfure de fer, la coloration en vert due à l'imbibition par la matière colorante de la bile, ou à d'autres causes encore inconnues.

Il faut également ranger ici la roideur cadavérique, resserrement de toutes les parties contractiles qui survient peu de temps après la mort, quand la chaleur a cessé.

Les plantes et animaux parasites ne peuvent se développer dans le corps qu'après la mort, et sous ce point de vue appartiennent également aux phénomènes cadavériques.

On voit, d'après cet aperçu, comment les changements cadavériques peuvent d'un côté effacer certains changements pathologiques, de l'autre en simuler, et combien il faut être sur ses gardes, dans les autopsies, pour ne pas se laisser induire en erreur par eux.

Les phénomènes que je viens d'indiquer sont les plus importants parmi ceux qui ont coutume de survenir pendant les premiers jours après la mort. Plus tard, les changements cadavériques deviennent si considérables, qu'en général ils ne permettent plus aucune recherche ayant pour but d'éclaircir quelque point d'anatomie pathologique ; ils rentrent alors dans le domaine de la médecine légale, et je n'ai point à m'en occuper ici.

APPENDICE.

DE L'INFLAMMATION ET DE SES DIFFÉRENTS MODES
DE TERMINAISON.

Depuis les temps les plus anciens, on désigne sous le nom d'*inflammation* (*phlegmone*, *inflammatio*) certains phénomènes morbides qui s'accomplissent dans le corps de l'homme ou dans celui des animaux. Cette dénomination a sans doute été tirée d'abord de l'élévation de température et de l'accroissement de couleur rouge qu'on observe dans les parties enflammées. Il serait intéressant pour l'histoire de la médecine de rechercher comment elle a pu arriver peu à peu jusqu'à devenir la représentation d'une idée qui, elle-même, a peu à peu changé de forme pendant le cours des siècles, tantôt prenant plus d'étendue et tantôt se resserrant davantage; il ne serait pas moins curieux de réunir les explications qu'on a imaginées pour se rendre raison des causes et de l'essence de l'inflammation. Mais ce point de vue est tout-à-fait étranger à l'objet actuel de nos études. Nous devons nous borner à signaler les phénomènes qui accompagnent l'inflammation, à en faire connaître la succession et l'enchaînement, et à en déterminer les causes et l'essence en tant qu'il est permis de les déduire de l'observation immédiate, de faits certains empruntés à la physiologie et à la pathologie générale (1).

Parmi les modernes, les uns (Magendie) ont voulu rayer l'inflammation du nombre des maladies spéciales; les autres ont conseillé de séparer les uns des autres les phénomènes réunis sous cette appellation commune, et de les désigner sous d'autres noms (Hypérémie d'Andral, Stase d'Eisenmann). La question de savoir jusqu'à quel point on a droit d'agir ainsi, est fort ardue : on ne peut la résoudre, jusqu'à un certain point, qu'après avoir considéré toutes les circonstances du travail inflammatoire; et d'une manière complète, qu'après avoir comparé ce qu'on nomme l'inflammation avec les autres maladies. Je la laisse donc de côté pour le moment, la réponse devant arriver, du moins en partie, dans le cours de l'article même. Quant au fait que l'inflammation se trouve repré-

(1) Voyez H. LEBERT, *Physiologie pathologique*, Paris, 1845, t. I.

sentée ici comme un groupe morbide particulier, les motifs suivants le justifieront. Les recherches des pathologistes modernes qui ont su faire de bonnes observations et en tirer des conclusions circonspectes, conduisent à penser que tous les phénomènes morbides dépendent d'un changement que des influences anormales apportent au cours régulier de la vie. Si l'on prend les cas particuliers de maladie, chacun s'aperçoit de suite que la plupart d'entre eux se composent d'une multitude de symptômes et de troubles dans les fonctions de plusieurs tissus, en attachant à ces derniers mots le sens voulu par l'histologie, de manière à y comprendre aussi le sang, la lymphe, etc.; on constate de même que, dans un nombre donné de ces cas, à peine s'en trouve-t-il deux qui se ressemblent parfaitement en tous points, ce qui peut dépendre de la diversité des causes provocatrices, ou de l'association de plusieurs causes morbifiques, ou de différences individuelles, soit dans le pouvoir de réaction, soit dans la structure des tissus. Mais si l'on se croit permis de réunir sous un même nom des cas de maladie qui se ressemblent à certains égards, bien qu'à certains autres ils diffèrent (par exemple, typhus, chlorose, goutte, etc.), il doit l'être aussi d'embrasser sous la dénomination commune d'inflammation un certain groupe de phénomènes vitaux insolites qui se reproduisent toujours dans le même ordre de succession, alors même qu'on sait que quelques uns d'entre eux peuvent, en d'autres circonstances, s'offrir ou seuls ou dans d'autres associations.

D'un autre côté, si nous sommes justifiés de considérer l'inflammation comme une maladie distincte, nous n'en trouvons pas moins de grandes difficultés, même une impossibilité complète, lorsqu'il s'agit d'en donner une bonne définition. L'inflammation se compose d'une série d'actes qui, presque tous, peuvent s'offrir ou isolés, ou autrement associés, sans qu'on soit alors en droit de les appeler inflammation, car ils ne méritent ce nom que quand ils suivent un certain ordre donné dans leur succession. Et cette circonstance même ne suffit pas encore pour épuiser l'idée de l'inflammation au point de vue pratique. Il se présente souvent des différences dans les divers actes qui la constituent : tantôt quelques uns de ces actes manquent, tantôt il s'y en joint d'autres, et de là résulte qu'à l'instar de toute maladie conçue d'une manière abstraite, l'inflammation entre en rapport intime avec d'autres maladies, auxquelles même elle passe par des gradations. L'exposition qui va suivre devra donc, comme toute description d'un groupe de maladies séparé de ses connexions avec les autres, offrir un grand nombre de vides ; nous ne pourrons qu'effleurer certaines transitions, et nous serons réduits à ne faire qu'indiquer divers points qui ont une grande importance pratique.

L'observation nous apprend que les phénomènes du travail de l'inflammation se succèdent dans l'ordre suivant. On remarque d'abord un resserrement des vaisseaux capillaires, que le sang parcourt avec plus de rapidité. Ensuite ces vaisseaux se dilatent, et le sang y marche d'une manière plus lente, mais uniforme. Plus tard, le mouvement de ce liquide devient irrégulier, il avance et recule par saccades, il oscille comme le balancier d'une horloge ; enfin il s'arrête tout-à-fait. Les vaisseaux se déchirent en divers points, et des extravasations de sang ont lieu dans le parenchyme. En même temps que le sang devient stagnant, son sérum s'épanche dans le tissu des parties environnantes ; plus tard, le plasma tout entier transsude à travers les parois des vaisseaux, et se répand aux alentours. Ces phénomènes successifs, réunis à quelques autres appréciables par les sens, *rougeur, chaleur, douleur, tuméfaction,* constituent l'inflammation. Une fois qu'ils se sont accomplis, celle-ci est épuisée ; mais la liqueur du sang épanchée ne tarde pas à subir des changemens, que nous examinerons plus loin sous le nom de terminaisons de l'inflammation. Ici, considérons chaque phénomène en particulier.

1° *Resserrement des vaisseaux capillaires, avec accélération de la marche du sang.*

En examinant la membrane natatoire des pattes d'une grenouille on voit presque toujours ce phénomène précéder l'ampliation des vaisseaux ; cependant il n'est pas rare qu'après l'influence d'irritations mécaniques ou chimiques, agissant avec force, la dilatation s'accomplisse tout-à-coup, sans qu'on puisse apercevoir de contraction qui la précède. En pareil cas, il n'y a point de resserrement, ou il fait place à la dilatation avec tant de promptitude qu'il échappe à l'observation. Chez l'homme, où l'on ne saurait examiner immédiatement au microscope ce qui se passe dans le système vasculaire, nous n'en sommes pas moins autorisés, par certains phénomènes, à admettre que là aussi, dans certains cas de congestion, un resserrement des vaisseaux précède leur ampliation. En effet, le rétrécissement des vaisseaux capillaires entraîne toujours à sa suite une diminution de la rougeur normale, par conséquent la pâleur de la partie du corps où il s'opère. La nécessité de ce résultat ressort d'elle-même lorsqu'on réfléchit que la couleur rouge de la peau et des autres parties du corps provient uniquement du sang qui circule dans leurs petits vaisseaux; or, plus le diamètre de ceux-ci diminue, plus la masse de la substance intermédiaire incolore augmente, plus la teinte de la partie pâlit. A la vérité la pâleur de la peau peut naître aussi d'autres causes, d'une diminution de la masse totale du sang, d'une diminution relative de la matière colorante de ce liquide, d'une infiltration de sérum du sang (œdème), de la cessation des mouvements du cœur (asphyxie, où il paraît que les capillaires chassent le sang de leur intérieur, avant qu'il le soit de celui des gros vaisseaux), etc.; mais aucune de ces circonstances ne rend raison de la pâleur qui survient subitement dans certaines affections morales (frayeur, crainte), sous l'empire du froid ou d'autres causes analogues, et qui frappe le corps entier ou quelqu'une seulement de ses parties. Il est à peu près certain que cette pâleur dépend d'un resserrement des vaisseaux capillaires; c'est là plus qu'une simple hypothèse. Or, comme on voit souvent y succéder un accroissement de rougeur, qui tient à une dilatation des capillaires (par exemple, après l'action du froid, dans certaines affections morales, telles que colère et violent dépit, dans les fièvres après la période de froid), on peut bien conclure que, chez l'homme aussi, l'ampliation des vaisseaux capillaires est précédée d'une diminution de leur calibre. Mais c'est une autre question que de savoir si les choses se passent toujours ainsi; du moins, dans la plupart des cas, ne voit-on pas la pâleur précéder la rougeur déterminée par une congestion. Le resserrement des capillaires doit donc être très rapide, en supposant qu'il ait lieu.

2° *Dilatation des capillaires.*

Cette dilatation s'accomplit toujours, sans exception, dans l'inflammation, pour laquelle elle constitue une circonstance essentielle. C'est ce que prouvent l'observation immédiate des pattes de grenouille et l'examen microscopique des parties enflammées du corps humain, quelles qu'elles puissent être; partout on voit les vaisseaux capillaires dilatés, ayant un diamètre plus grand que de coutume, et gorgés de sang. Le phénomène peut être démontré, même à l'égard de parties qui ne sont point accessibles au microscope. Les capillaires dilatés renferment toujours plus de sang que dans l'état normal ; la quantité des corpuscules rouges , proportionnellement aux parties incolores ou autrement colorées , est plus considérable qu'à l'ordinaire : la partie doit donc nécessairement paraître plus rouge, même à l'œil nu. La rougeur a d'autant plus d'intensité que les capillaires sont plus dilatés et qu'en conséquence ils peuvent admettre plus de globules. La seule cause qui puisse donner lieu à l'augmentation de rougeur d'une partie du corps, pendant la vie ou après la mort, est (à très peu d'exceptions près) la matière colorante du sang. Celle-ci , tantôt est infiltrée, à l'état de dissolution , dans le parenchyme des organes , tantôt tient aux globules , avec lesquels elle se dépose dans le parenchyme (extravasation) ; ou bien elle se trouve en excès dans les vaisseaux gorgés de globules. Ainsi , quand on ne peut point admettre que la rougeur dépend d'une extravasation ou d'une infiltration de l'hématine dissoute, on doit être à peu près certain qu'elle tient à l'ampliation des capillaires et à ce qu'ils contiennent trop de sang. Ce dernier cas a lieu dans toutes les inflammations sans exception.

Les phénomènes décrits jusqu'ici consistent en des changements survenus dans les vaisseaux capillaires eux-mêmes. D'autres se remarquent dans le sang que ceux-ci contiennent. Tant que les vaisseaux sont resserrés , le sang y coule avec plus de vélocité que dans l'état normal ; dès qu'ils se dilatent , la circulation se ralentit, ainsi qu'on peut s'en convaincre au microscope ,quand on suit la marche d'un globule. Plus tard encore , elle devient irrégulière , oscillante ; les colonnes de sang contenues dans les capillaires avancent et reculent en mesure , comme fait une scie mise en mouvement. Cependant les globules continuent d'avancer, parce que la progression a toujours un peu plus d'étendue que le recul. Enfin le sang s'arrête complétement, il cesse de se mouvoir. Le passage d'un de ces états à l'autre s'effectue d'une manière tantôt lente et graduelle, tantôt prompte ou soudaine ; après les actions chimiques , celle, par exemple , de l'acide acétique, une patte de grenouille offre souvent tout-à-coup une stase complète du sang , sans que celle-ci soit précédée d'accélération , ni même de ralentissement progressif et d'oscillation.

A ces changements dans la progression du sang en masse en correspondent dans la manière dont les globules se comportent envers les uns les autres et à l'égard de la lumière du vaisseau. Dans la circulation normale , ces corpuscules marchent à côté ou à la suite les uns des autres dans le milieu du vaisseau, il n'y a point d'adhésion entre eux, et si le tube est grand, ils glissent souvent l'un par-dessus l'autre, sans contracter la moindre adhérence. La portion extérieure de la lumière du vaisseau, celle qui touche aux parois, en contient peu ou point : on n'y aperçoit que de la liqueur du sang, avec quelques corpuscules de lymphe épars. Mais, dès que la circulation se ralentit, et qu'il survient des oscillations, les corpuscules du sang s'appliquent davantage les uns aux autres ; on parvient bien encore à les distinguer, mais ils se touchent, et souvent, dans les petits capillaires, ils se pressent mutuellement et s'empilent comme des pièces de monnaie (1) ; la portion avoisinante des parois demeure encore libre, et paraît n'être remplie que de plasma. Lorsque le sang est tout-à-fait arrêté, cet espace libre disparaît, et la lumière entière du vaisseau est occupée par des corpuscules foulés et empilés, formant une masse homogène, indistinctement grenue, dans laquelle on peut à peine discerner quelques globules. Mais cette fusion n'est qu'apparente. Dès que le sang ainsi arrêté sort du vaisseau, par piqûre, par pression, et qu'on le reçoit sur une plaque de verre, pour l'examiner au microscope, on voit qu'il reprend de suite son aspect normal, et que les globules redeviennent distincts : ils n'ont donc subi absolument aucun changement, ceux exceptés qui accompagnent la sortie du sang en d'autres circonstances, et qui, pour la grenouille, par exemple, consistent en ce qu'on aperçoit alors le noyau, qui auparavant n'était point visible.

La dilatation des capillaires et leur réplétion par le sang, avec ou sans resserrement préalable, s'observent aussi sans inflammation. On dit alors qu'il y a *congestion* ou *hypérémie* de ces vaisseaux. Mais la congestion est un des divers actes dont la succession constitue l'inflammation, et, sous le rapport du temps, c'est le premier de ces actes.

3° Quand le sang devient stagnant dans les capillaires, à la congestion s'ajoute une nouvelle circonstance, qu'on désigne sous le nom de *stase*. Le phénomène a pour caractères que le mouvement du sang est totalement arrêté dans les capillaires, que les corpuscules se sont empilés les uns sur les autres de manière à ne plus permettre de distinguer les contours d'aucun d'entre eux, et qu'ils

---

1. Donné, *Cours de microscopie*, Paris, 1845, atlas pl. II, fig. 5.

remplissent non plus seulement le milieu, mais la totalité de la lumière du tube dilaté.

A cette époque, et peut-être aussi dès avant, on observe fort souvent, même d'ordinaire, une extravasation de sang entier (avec ses corpuscules) dans le parenchyme ou dans les cavités avoisinantes. Ces extravasations ont lieu, pendant le cours des inflammations, dans presque tous les organes; au cerveau, dans l'apoplexie inflammatoire, au poumon, dans la pneumonie, au foie, au rein, à la rate, dans les phlegmasies de ces organes. Comme le sang ainsi épanché contient toujours un nombre infini de corpuscules non altérés, et que ceux-ci ne peuvent transsuder à travers les parois intactes des vaisseaux, il y a nécessité qu'une déchirure de ces derniers précède l'extravasation. Dans certains cas même, il doit y avoir d'autres parties que les vaisseaux qui se déchirent : ainsi, dans la pneumonie, les crachats contiennent toujours des globules de sang intacts ; pour que le phénomène puisse s'accomplir, il faut une solution de continuité non pas seulement aux parois des vaisseaux sanguins, mais encore à la membrane muqueuse qui tapisse les cellules pulmonaires ou les bronches. Le sang épanché ne tarde pas à former, tantôt de nombreux points rouges, à peine visibles à l'œil nu, dans le parenchyme, tantôt des masses cohérentes plus considérables, des épanchements. Dans le premier cas, il y a probablement déchirure des petits vaisseaux sur beaucoup de points, et dans l'autre rupture d'un ou plusieurs vaisseaux de plus gros calibre. Le sang extravasé est ordinairement liquide, rarement coagulé : ce dernier cas n'arrive que quand il forme de grandes masses, lorsqu'il y a des épanchements considérables au cerveau ou dans les bronches. L'extravasation coagulée se comporte absolument comme le sang caillé hors du corps après une saignée; les globules sont emprisonnés dans la fibrine coagulée. L'extravasation liquide contient toujours des globules, qui diffèrent peu ou point de ce qu'ils sont dans l'état normal; ces globules tiennent parfois les uns aux autres, et alors, par exemple dans les crachats rouillés de la pneumonie, ils ont généralement cela de particulier qu'ils ne s'empilent pas par leurs surfaces plates, comme dans le sang battu, mais par leurs bords, et qu'ainsi ils imitent non des piles d'écus, mais les feuilles du *Cactus opuntia*. Avec quelque soin qu'on amène au dehors ce sang liquide extravasé, il se coagule d'ordinaire peu de temps après sa sortie du corps.

Simultanément avec la stase du sang dans les capillaires, s'accomplit toujours un autre phénomène, la transsudation du sérum de ce liquide dans le parenchyme ou dans les cavités du voisinage. Ce phénomène est très facile à observer dans les inflammations de la peau qui succèdent à une brûlure, à un vésicatoire, à un frottement violent, à une forte compression, dans l'érysipèle pustuleux, etc. Ici, lorsque l'inflammation est portée à un certain degré, l'épiderme se soulève en une vésicule dont le contenu a, sous le rapport de la composition chimique, une ressemblance parfaite avec le sérum du sang. Souvent aussi, dans les inflammations des parties profondes, il arrive qu'après la mort on trouve le parenchyme de la partie malade infiltré de sérosité (anasarque dans la scarlatine, œdème inflammatoire des poumons). Le liquide épanché a toujours les mêmes qualités chimiques que le sérum du sang, auquel même parfois il ressemble en égard à sa constitution quantitative; cependant la chose n'a pas toujours lieu, car parfois, si l'on y trouve la même quantité de sels, l'albumine y est moins abondante. Cette exsudation de sérum accompagne la stase du sang, même dans d'autres cas où il n'existe point d'inflammation, par exemple, dans la plupart des espèces d'hydropisie; on est donc en droit de conclure qu'il y a corrélation entre les deux phénomènes, ou plutôt que la stase du sang entraîne toujours à sa suite une exsudation de sérosité.

Nous venons d'apprendre à connaître une seconde période du travail inflammatoire, qui succède à la congestion, et qui consiste en une stase du sang, avec émission de sérum. Mais la stase n'appartient point uniquement à l'inflammation; elle se rencontre dans des circonstances où il ne saurait nullement être question de cette dernière. On aurait donc tort d'employer, comme l'ont fait Eisenmann et autres, le nom de *stase* pour désigner tout l'ensemble du travail inflammatoire.

Dans certains cas d'inflammation, l'exsudation de sérum paraît être si peu de chose, et cette période s'écouler si rapidement, passer si vite à la suivante, qu'à peine la remarque-t-on.

4° La dernière phase de l'inflammation consiste en ce que la liqueur entière ou le plasma du sang (sérum et fibrine) sort des vaisseaux pour se répandre dans les parties environnantes. Cette émission a lieu par transsudation à travers les parois intactes des vaisseaux. Elle s'accomplit dans toute véritable inflammation, et l'on peut l'observer sans peine. Que, dans les phlegmasies cutanées, produites par une brûlure ou un vésicatoire, on ouvre l'ampoule aussitôt après sa formation, on la trouve pleine de sérum ; mais qu'on attende davantage, le liquide contient en outre de la fibrine, et se coagule après qu'on l'a évacué ; puis la partie mise à nu se couvre peu à peu d'une couche de fibrine coagulée. Après les inflammations de la plèvre et du péritoine, l'opération de la paracentèse donne quelquefois issue à un liquide qui renferme de la fibrine dissoute, et qui se coagule de lui-même après avoir été amené au dehors. J'ai trouvé dans le cerveau, à la suite d'une inflammation de cet organe, une caverne de la grosseur d'une noix, contenant un liquide clair et incolore, qui, au bout de quelque temps, se coagula spontanément.

Le liquide qui se sépare dans toutes ces circonstances ressemble constamment au plasma du sang, eu égard à sa constitution chimique. C'est une dissolution aqueuse de fibrine, d'albumine et de sels. La quantité de ces principes varie beaucoup ; tantôt elle est la même que celle du plasma, mais d'ordinaire on y trouve un peu moins d'albumine et de fibrine, substances qui y sont rarement plus abondantes.

Le plasma du sang exsudé imbibe et pénètre le parenchyme ambiant, ou se rassemble dans des cavités naturelles ou artificielles. Tantôt il demeure longtemps liquide, et alors peut être résorbé, ou être évacué par une opération, soit pendant la vie, soit même après la mort ; tantôt il se coagule, par la consolidation de la fibrine qui s'y trouve dissoute. Cette fibrine coagulée remplit alors, dans les organes parenchymateux, tous les interstices des parties élémentaires du tissu et toutes les cavités naturelles de celui-ci, qui en est pour ainsi dire empâté, cimenté. Ainsi, dans la pneumonie, l'exsudation coagulée comble non seulement les intervalles des fibres du poumon, des cellules aériennes et des vaisseaux sanguins, sur lesquels elle exerce une action comprimante, mais encore la cavité des cellules aériennes elles-mêmes. Sur la surface, par exemple, à la peau, aux membranes muqueuses, cette fibrine coagulée forme des dépôts composés de couches superposées ; dans les cavités séreuses, elle produit ou des sacs clos, ou des flocons qui nagent au milieu du liquide.

La troisième circonstance essentielle de l'inflammation est donc l'exsudation du plasma du sang ; cette exsudation a bien lieu aussi dans le travail normal de la nutrition, mais jamais à un degré aussi marqué que dans l'inflammation.

Ici se termine, à proprement parler, le travail inflammatoire. Une fois le parenchyme ambiant plein de plasma, et celui-ci coagulé, les vaisseaux sanguins subissent une compression, et un terme est mis à la durée de l'inflammation par son propre produit. L'inflammation peut se propager du lieu qu'elle occupe aux parties saines environnantes ; mais, quant à son essence, les actes qui la constituent sont épuisés après l'exsudation du plasma. Les phénomènes subséquents se rapportent au sort qu'éprouve la partie enflammée dans son ensemble, ou au développement ultérieur qu'acquiert l'exsudation, par conséquent à ce qui advient au produit de l'inflammation. C'est ce que nous examinerons sous le nom de terminaisons de cette dernière.

Mais auparavant nous allons quitter pour un moment le domaine de la science positive et fondée sur l'observation, afin de chercher à nous rendre compte autant que possible, par le raisonnement, des causes de l'inflammation, de son essence et de la liaison des différents actes qui la constituent.

Nous avons distingué trois de ces actes, congestion, stase et exsudation. Il s'y joint les phénomènes suivants, qui existent toujours : douleur, tuméfaction, chaleur et rougeur. Voyons quelles peuvent être la corrélation et les causes des uns et des autres.

1° *Congestion.* Le premier fait, mis hors de doute par l'observation microscopique, est que les vaisseaux capillaires deviennent plus étroits et que le sang y coule avec plus de vélocité. On peut attribuer à cela les causes suivantes :

a. Les parois des capillaires se resserrent spontanément, et de là résulte une diminution de leur calibre.

b. Le parenchyme entier de l'organe se contracte, et les capillaires ne diminuent de capacité que d'une manière secondaire, par le fait de la compression qu'exerce sur eux le parenchyme.

Il est difficile, en prenant l'observation pour guide, de se décider en faveur de l'une ou de l'autre de ces deux causes. Dans la plupart des parties où l'on peut étudier directement le phénomène de l'inflammation au microscope, par exemple dans les pattes de grenouille, les parois des vaisseaux capillaires sont unies intimement au parenchyme qui les entoure, et les deux explications ont un égal degré de vraisemblance ; la contraction des capillaires doit nécessairement entraîner le parenchyme, comme aussi, de toute nécessité, celle du parenchyme doit avoir pour conséquence le resserrement des vaisseaux. L'observation de parties plus lâches, où il y a des connexions moins intimes entre les capillaires et le parenchyme, par exemple du mésentère, semble parler en faveur d'une contraction spontanée des vaisseaux; du moins ne voit-on point là comment le parenchyme, qui ne consiste qu'en un tissu cellulaire lâche, pourrait, même en se contractant avec la plus grande force, déterminer un rétrécissement des capillaires aussi uniforme que celui qu'on observe dans la nature. Le fait de la constriction spontanée dont sont susceptibles les gros vaisseaux, spécialement les artères, ne saurait être allégué en preuve d'un resserrement spontané des capillaires, puisque les premiers de ces tubes contiennent de véritables fibres musculaires, qui manquent aux autres; mais on n'en peut pas non plus déduire une preuve négative, car la membrane des capillaires pourrait jouir de la contractilité sans qu'il fût nécessaire pour cela qu'elle possédât des fibres musculaires propres.

D'un autre côté, certains phénomènes sont favorables à l'hypothèse d'un resserrement des capillaires produit par la contraction du parenchyme. Telle est la contraction de la peau, dans ce qu'on appelle la chair de poule, sous l'influence du froid extérieur, pendant le froid de la fièvre, etc. Ici les capillaires sont manifestement diminués de volume : on en a la preuve dans la pâleur de la peau affectée. Mais il s'accomplit en même temps une contraction du tissu de cette dernière, des faisceaux de fibres croisées en tous sens qui en forment la base, ainsi qu'on doit le conclure de la saillie des follicules pilifères, de laquelle provient la chair de poule. Or on ne saurait admettre là que les vaisseaux sanguins, en se contractant, entraînent mécaniquement les fibres du parenchyme; pour peu qu'on ait examiné la peau au microscope, pour peu qu'on connaisse l'élasticité et la force de résistance de son tissu, on ne sera certes pas tenté de croire à une telle hypothèse.

Très probablement donc les deux cas ont lieu, et sans doute il s'en trouve encore un troisième, la contraction simultanée des capillaires et du parenchyme sous l'influence d'une même cause. Nous pouvons donc dire que le resserrement des capillaires a lieu ou par la contraction spontanée de leurs parois, ou secondairement par suite de celle du parenchyme des organes, ou enfin par les deux causes réunies.

Si nous cherchons à quoi cette contraction doit être attribuée en dernier ressort, nous trouvons sans doute la circonstance extérieure qui a déterminé la congestion ; mais comment amène-t-elle la contraction des parties ? On peut concevoir ici les hypothèses suivantes :

A. La cause de la congestion agit immédiatement sur les parois vasculaires ou sur le parenchyme, et elle le fait d'une manière ou purement mécanique, ou purement chimique, ou vitale.

B. Elle agit d'abord sur le système nerveux, et par son intermédiaire sur les parois des vaisseaux ou le tissu du parenchyme, et son action sur les nerfs périphériques a lieu soit directement, soit indirectement, par réflexion, c'est-à-dire au moyen des parties centrales du système nerveux.

Soumettons ces hypothèses à l'épreuve des faits que l'observation nous fournit.

Très souvent la pâleur de la peau et la chair de poule, phénomènes du premier moment de la congestion, dépendent, chez l'homme, de causes purement morales, colère, frayeur, dépit, etc. Ici l'on ne peut songer à une action locale de la cause sur les nerfs périphériques, non plus que sur les vaisseaux et le parenchyme de la partie affectée. Cette cause doit évidemment agir d'abord sur les parties centrales du système nerveux, et secondairement, par le moyen des nerfs périphériques, sur les parois vasculaires ou le parenchyme.

S'il est assez certain, dans ces cas, que la contraction dépend des parties centrales du système nerveux et qu'elle est vitale, on ne peut conclure de là la non-possibilité que, dans d'autres circonstances, où l'influence s'exerce localement, et où l'effet demeure borné au lieu sur lequel celle-ci a porté, la cause agisse immédiatement sur les nerfs périphériques, ou par leur concours sur les parois des vaisseaux et le parenchyme. Ces cas sont ceux où une impression locale de froid, une application locale de réactifs, par exemple d'acide acétique, une friction locale, etc., provoquent à la peau une pâleur passagère et bornée au point ainsi irrité. Vouloir déterminer, en pareille circonstance, de quelle manière, par quels intermédiaires la cause agit, non seulement présente de très grandes difficultés, mais encore ne constitue qu'une recherche stérile. Nous ne savons même point encore quels sont les nerfs qui déterminent la contraction des capillaires ou des éléments du parenchyme qui ne consistent pas en fibres musculaires. C'est pourquoi nous devons, pour le moment, admettre au moins la possibilité qu'en certains cas la cause agisse immédiatement sur les vaisseaux ou sur le parenchyme.

Nous avons vu précédemment que la manière d'agir de la cause est manifestement vitale en certaines circonstances ; il se pourrait qu'elle fût purement physique ou chimique en d'autres, comme, par exemple, dans l'action du froid, de l'acide acétique. Mais l'observation nous apprend que, même alors, à la contraction momentanée des vaisseaux succède plus tard une dilatation. Or il est fort difficile de concevoir comment une même impression physique ou chimique peut déterminer d'abord un resserrement, puis une ampliation des vaisseaux ; il est donc probable que le resserrement est également ici de nature vitale. Ainsi nous sommes arrivés à ce résultat, que le rétrécissement des vaisseaux capillaires est certainement vital dans ces cas, et probablement dans d'autres ; que, dans une multitude de circonstances, il dépend d'une réflexion émanant des parties centrales du système nerveux, mais que, dans d'autres, il peut aussi résulter d'une action immédiate de la cause, soit sur les nerfs périphériques, soit sur les parois des vaisseaux ou le parenchyme.

Mais la pâleur simultanée de la partie est une suite nécessaire de la constriction des vaisseaux, puisqu'il va sans dire que des vaisseaux moins larges doivent recevoir moins de sang, et que par conséquent la partie entière doit nécessairement paraître moins rouge.

Un autre phénomène qui accompagne le resserrement des capillaires consiste en ce que le sang parcourt ces vaisseaux avec plus de rapidité qu'il ne faisait auparavant. Ce fait, établi par l'observation, dépend vraisemblablement de causes purement physiques, et est la conséquence de la diminution du calibre des capillaires. Quand une certaine quantité de liquide marche dans un tube avec une certaine force, et qu'on rétrécit le tube, sans que la force propulsive change, le liquide doit nécessairement couler avec plus de vitesse. La même chose arrive lors du rétrécissement des capillaires ; mais ici se joignent des circonstances qui ne permettent pas de fournir la preuve mathématique rigoureuse que quelques personnes ont voulu donner par le calcul. Dans la plupart des cas, la constriction porte sur les capillaires seulement, et non sur les grosses artères ; celles-ci continuent d'amener à la partie affectée la même quantité de sang qu'auparavant, et cette quantité doit traverser les capillaires rétrécis comme elle faisait avant qu'ils eussent diminué de calibre ; le sang doit donc nécessairement marcher plus vite dans le système capillaire. Jusqu'ici la preuve est certaine et ne prête le flanc à aucune objection ; mais sa valeur est affaiblie par la prise en considération de la circulation collatérale. D'après les lois physiques, la résistance à la circulation du sang dans les capillaires resserrés est d'autant plus grande que la vitesse est plus considérable, et que les vaisseaux sont plus étroits, la résistance des autres capillaires non resserrés, et la force propulsive, tant du cœur que des grosses artères, demeurant les mêmes qu'auparavant. Donc, comme les capillaires non resserrés offrent moins de résistance que ceux qui sont contractés, ils doivent recevoir, proportion gardée, plus de sang qu'ils ne faisaient jusqu'alors, ce qui doit nécessairement diminuer la vitesse de la circulation dans les vaisseaux rétrécis. Comme nous ne pouvons évaluer en chiffres ces différents facteurs, il y a impossibilité de donner une démonstration rigoureuse du fait par la voie du calcul. Nous devons nous contenter de dire qu'il est très probable que l'accroissement de vitesse de la circulation dans les capillaires contractés est une pure conséquence du resserrement de ces vaisseaux, et repose sur des lois purement physiques.

Le second phénomène de la congestion consiste en une dilatation des capillaires, qui reçoivent alors plus de sang, lequel y marche plus lentement. L'observation nous apprend que ces trois effets surviennent simultanément. Recherchons aussi quelles en sont les causes, et quelle connexion il existe entre eux.

C'est une opinion fort répandue que, dans la congestion, c'est-à-dire pendant la seconde période de celle-ci, la partie atteinte reçoit plus de sang qu'à l'ordinaire. Cet afflux plus considérable du sang pourrait sans doute entraîner l'accroissement de la quantité du liquide dans les capillaires, et par suite une dilatation mécanique de ceux-ci, en conséquence être, sous ce point de vue, cause de la congestion. L'hypothèse mérite donc dans tous les cas qu'on l'examine.

On ne peut prouver par l'observation immédiate que le sang afflue en plus grande abondance. L'observation apprend seulement que la partie affectée reçoit plus de sang qu'à l'ordinaire. Mais elle ne dit pas que, dans un laps de temps donné, elle est traversée par une plus grande quantité de sang que durant l'état normal, ce qui devrait avoir lieu si le liquide y affluait davantage. Comme, en outre, l'observation nous apprend que le sang coule plus lentement dans les capillaires dilatés, elle parle plus contre l'hypothèse qu'en sa faveur.

Un accroissement local de l'afflux du sang ne pourrait avoir lieu que de quelqu'une des manières suivantes :

1° L'artère qui fournit à la partie se contracterait et se dilaterait plus souvent qu'à l'ordinaire, le pouls y affecterait un rhythme plus accéléré que dans les autres artères; par exemple, en cas de congestion à la main droite, le pouls des artères radiale et cubitale de ce côté serait plus vite qu'au bras gauche, qui se porte bien. Mais je ne sache pas que ce phénomène ait jamais été observé dans les congestions; on ne peut donc pas voir là une cause déterminante de celles-ci.

2° L'artère se dilaterait davantage et recevrait plus de sang qu'à l'ordinaire, puis se contracterait avec autant ou plus de force que dans l'état normal ; elle jouerait donc alors, pendant la congestion, un rôle semblable à celui du cœur, ce qu'on ne saurait admettre sans preuves directes, tant qu'il sera possible de trouver d'autres explications.

3° L'artère se dilaterait plus qu'à l'ordinaire et par conséquent recevrait davantage de sang, mais cette quantité plus grande de sang serait poussée par la force propulsive du cœur et des gros troncs artériels, et non par la contraction devenue plus énergique de l'artère elle-même. On ne saurait nier que les choses ne puissent se passer ainsi, et l'expérience parle même en faveur de l'hypothèse : on remarque souvent que le pouls des artères ainsi atteintes est plus plein et plus fort qu'à l'ordinaire, qu'elles doivent en conséquence recevoir plus de sang que dans l'état normal et que les autres artères, lesquelles ne battent pas avec autant de violence dans le même laps de temps. Mais l'expérience apprend aussi que ce battement accru de quelques artères ne précède point d'ordinaire la congestion, et qu'en général il ne survient qu'après qu'elle s'est déjà établie; que par conséquent il peut bien entretenir une congestion déjà existante, mais qu'on ne saurait, dans la règle, l'en considérer comme cause première. En outre, une augmentation de l'afflux du sang ne peut être toujours regardée comme influant sur la congestion, car le microscope nous apprend que la dilatation et la réplétion des capillaires sont accompagnées d'un ralentissement du mouvement du sang.

Nous ferons donc pour le moment abstraction de l'accroissement de l'afflux du sang comme cause hypothétique de la congestion, car nous serons bientôt obligé d'y revenir, et nous passerons à l'examen d'autres causes du phénomène.

En parlant du resserrement des capillaires, nous avons déjà appelé l'attention sur la connexion qui existe entre ceux-ci et le parenchyme. Cette connexion a moins d'intérêt lorsqu'il s'agit de l'ampliation des capillaires, surtout dans les organes à parenchyme lâche, comme le tissu adipeux, les poumons, le cerveau, où l'on ne voit pas trop comment un changement quelconque du parenchyme pourrait entraîner à sa suite une augmentation du calibre des capillaires. Le cas est tout autre pour les parties à tissu très dense et ferme, comme le foie, la peau, etc. ; ici il faut évidemment que le parenchyme se relâche pour que les vaisseaux puissent se dilater.

Si maintenant nous considérons les divers cas dans lesquels surviennent les phénomènes de la congestion, nous trouvons les causes suivantes comme étant celles auxquelles on peut rapporter cette dernière avec plus ou moins de certitude ou seulement de vraisemblance.

1° Certaines congestions passagères (honte, joie, colère, etc.), succèdent évidemment à des influences morales, et ont lieu en conséquence au moyen des parties centrales du système nerveux, par réflexion. A la vérité, on pourrait dire ici que la réflexion détermine d'abord une ampliation des artères (carotides, etc.), et que c'est médiatement seulement qu'apparaissent les phénomènes de la congestion, par accroissement de l'afflux du sang ; mais ce qui empêche d'admettre cette hypothèse, c'est la circonscription de la rougeur (car, dans certains cas, les joues, par exemple, rougissent seules), et l'analogie avec le resserrement qu'on peut démontrer que l'influence nerveuse provoque par son action immédiate sur le système capillaire.

2° Dans d'autres congestions limitées, qui résultent d'actions locales (chaleur, frottement, brossage, réactifs chimiques, etc.), on observe souvent d'abord de la pâleur, après laquelle la partie devient plus rouge qu'elle ne l'était. Ici il ne saurait être question d'attribuer la congestion à l'accroissement de l'afflux du sang par dilatation d'artères entières, puisque les phénomènes sont bornés au lieu sur lequel agit la cause excitante. On ne conçoit pas davantage comment les mêmes influences pourraient d'abord resserrer puis dilater les capillaires de la partie d'une manière purement mécanique ou chimique. La dilatation de ces vaisseaux ne peut donc être que vitale ; mais il n'y a pas moyen de dire comment elle s'accomplit, si c'est par l'action immédiate de la cause sur les parois vasculaires, ou par une action immédiate, au moyen des nerfs périphériques, ou par une action de ces nerfs phériphériques sur les parties centrales du système nerveux, d'où elle se propagerait ensuite par voie de réflexion.

Abstraction faite de l'accroissement de l'afflux du sang par suite de l'ampliation des artères, qui, dans certains cas, on ne saurait le nier, aide à la congestion ou l'entretient, mais qui, en général, n'a lieu que d'une manière secondaire, on peut donc dire que, dans la congestion, la dilatation des capillaires est spontanée, vitale, qu'elle tient à l'action de la cause sur le système nerveux (tantôt directement sur les nerfs périphériques, tantôt indirectement par réflexion des parties centrales), et qu'il est possible aussi qu'elle dépende d'une influence immédiate de cette cause sur les parois vasculaires.

En raison des lois de la physique, les capillaires dilatés doivent admettre plus de sang que dans l'état normal; la plus grande quantité de ce liquide que renferment les parties frappées d'état congestionnaire est donc une conséquence nécessaire de l'ampliation des capillaires.

Voyons maintenant comment expliquer le ralentissement de la circulation, que le microscope nous montre avoir lieu quand les vaisseaux se dilatent.

De même que, d'après les lois physiques, le sang marche plus vite dans des vaisseaux resserrés, de même il coule plus lentement dans des vaisseaux dilatés. Mais ce ralentissement physique a des bornes étroites, et les mêmes raisons que nous avons vues s'opposer au ralentissement dans les vaisseaux contractés, doivent, dans ceux qui sont dilatés, rendre plus rapide le mouvement qui a été ralenti. Plus le tube est large et la vitesse peu considérable, moins aussi la résistance du frottement est grande, moins par conséquent les obstacles à la progression sont prononcés, tandis que, d'un autre côté, la force propulsive du cœur et des grosses artères doit rester la même, ainsi que la résistance des autres capillaires non dilatés. Or, comme un accroissement de l'afflux du sang, bien qu'en général il ne joue point le rôle de cause eu égard à la cougestion, vient néanmoins d'ordinaire s'ajouter à la cause proprement dite, quand la congestion dure longtemps, ce que prouve le pouls plus fort et plus plein des artères afférentes, et comme aussi cet accroissement agit en sens précisément inverse du ralentissement de la circulation, il suit de là que le ralentissement du mouvement du sang, autant qu'on peut le considérer comme une conséquence purement physique de l'ampliation des capillaires, ne doit pas dépasser un certain degré.

Nous sommes donc en droit de dire que le ralentissement de la circulation dans les capillaires, qui a lieu pendant la congestion, peut être considéré comme un effet purement physique de l'ampliation de ces vaisseaux, mais en tant seulement qu'il n'en dépasse point certaines limites.

Aux phénomènes de la congestion qui viennent d'être passés en revue, s'en joignent encore quelques uns, dont nous devons essayer de donner l'explication.

1° *Accroissement de l'afflux du sang.* Ainsi que je l'ai déjà dit, il ne peut avoir lieu que quand le pouls des artères correspondantes est proportionnellement plus plein et plus fort que dans les autres artères. L'observation nous apprend que ce phénomène (quelques cas rares exceptés) ne précède point la congestion, que par conséquent on ne peut l'en regarder comme la cause, et qu'en général il s'y adjoint secondairement. Le résultat en est, on le conçoit, non un ralentissement, mais au contraire une accélération du sang dans les capillaires dilatés. Si l'afflux est fort augmenté, les vaisseaux capillaires dilatés eux-mêmes ne sont plus en état de supporter la masse du sang qui s'y précipite : ils se déchirent, et le sang s'épanche dans les parties environnantes. Cette déchirure a lieu d'autant plus facilement que les capillaires sont plus relâchés et que le parenchyme des parties entourantes cède plus aisément. Aussi l'observe-t-on surtout au cerveau (*apoplexia congestiva*) et dans les bronches (*hæmoptoe ex congestione*). Il a déjà été parlé de l'explication de ce phénomène ; la cause prochaine est toujours une ampliation de l'artère, qui, d'après les lois physiques, reçoit plus de sang en raison de son diamètre accru, de sorte qu'elle montre un pouls plus plein : si la dilatation n'est point active, mais passive, c'est-à-dire si elle provient de relâchement, l'artère est distendue aussi plus brusquement qu'à l'ordinaire par le sang qui y afflue ; le pouls devient non seulement plus plein, mais encore plus fort, et le vaisseau bat. Mais, dans les deux cas, nous n'avons sous les yeux que la propagation de l'état des capillaires aux artères, et les causes de la dilatation sont indubitablement les mêmes ici que là, c'est-à-dire l'action de la cause morbifique sur les nerfs périphériques, soit immédiatement, soit médiatement par réflexion des parties centrales. Mais l'ampliation des artères annonce seulement qu'elles reçoivent plus de sang qu'à l'ordinaire : il ne suit pas de là qu'elles puissent aussi pousser une plus grande quantité de liquide et le chasser avec davantage de force dans les capillaires, ce qui doit cependant arriver, puisqu'on voit souvent, dans les congestions, des ruptures de capillaires qui ne sauraient être expliquées autrement. Comme je l'ai déjà dit, on se rend raison des phénomènes en disant que les artères, non seulement se dilatent davantage, mais encore se contractent avec autant et même plus de force qu'à l'ordinaire, de sorte qu'elles usurpent temporairement la fonction du cœur. La possibilité que les choses se passent ainsi ne saurait être mise en doute, puisque les artères sont pourvues de véritables fibres musculaires ; elles le font vraisemblablement aussi dans le cas de ces pulsations passagèrement accrues de certaines artères qu'on observe fréquemment chez les hystériques et les hypochondriaques. Mais on ne saurait voir là la cause ordinaire de l'accroissement de l'afflux du sang dans les congestions : ici la dilatation des capillaires est durable, on n'y voit pas le resserrement et l'ampliation alterner ensemble. La même chose arrive sans doute aussi aux artères ; elles sont non pas seulement dilatées entièrement, mais encore relâchées, comme le prouve la force plus grande du pouls, qui provient de la facilité plus marquée avec laquelle cèdent leurs parois. Mais le relâchement des artères consiste en ce que, non contentes de céder davantage à l'ondée affluente du sang, et par conséquent de recevoir une plus grande quantité de ce liquide, elles se contractent avec moins d'énergie, et par conséquent en chassent aussi moins. Ici, sans nul doute, le défaut de contraction des artères est compensé jusqu'à un certain point par la pression des artères et par la colonne de sang que poussent les troncs artériels non dilatés. Cette pression suffit-elle pour produire aussi les déchirures des capillaires qu'on observe? c'est ce que le calcul ne saurait établir rigoureusement, parce qu'on ne peut assigner une valeur numérique aux deux facteurs qui entrent ici en jeu ; mais la chose est plus que vraisemblable.

2° *Accroissement de la rougeur*, symptôme qui ne manque jamais dans la congestion, et qu'explique suffisamment la dilatation des vaisseaux capillaires, c'est-à-dire l'admission d'une plus grande quantité de globules du sang dans leur intérieur. Mais on le rencontre aussi dans des cas où l'affluence du sang n'a point augmenté.

3° *Accroissement de la chaleur*. On l'observe dans la seconde période de la congestion. En quelque lieu qu'on cherche la source de la chaleur animale, ce qu'il y a de certain, c'est que, chez les animaux supérieurs, de la chaleur est constamment dégagée, dans les capillaires et leurs alentours, par le fait d'opérations chimiques (formation d'acide carbonique et probablement aussi d'eau, etc.). Ces opérations s'accomplissent dans les liquides du parenchyme, au voisinage des capillaires, le long de leurs parois, et la source en est l'oxygène contenu dans le sang. Plus la quantité de sang qui entre en contact avec le parenchyme est considérable, et plus le contact dure longtemps, plus aussi la formation d'acide carbonique est abondante, et plus, par conséquent, il doit se dégager de chaleur. Mais ces conditions existent pendant la seconde période de la congestion, puisqu'il y a dilatation des capillaires (accroissement de leur surface), augmentation de la quantité du sang contenu dans leur intérieur et mouvement plus lent de ce liquide. L'accroissement de chaleur est sensible pour les autres : il ne peut donc pas dépendre uniquement d'une modification de l'action nerveuse.

En général, il n'y a point enflure dans la congestion ; lorsqu'on la rencontre, elle peut provenir de l'ampliation et de la réplétion des vaisseaux (comme dans les organes qui reçoivent beaucoup de sang, dans les tissus érectiles), de la déchirure des capillaires et de l'extravasation du sang dans le parenchyme. L'œdème et l'exsudation qui, comme nous le verrons plus loin, occasionnent le gonflement inflammatoire, n'ont point lieu dans la congestion. Mais, en revanche, il suit des lois physiques de l'endosmose et de l'exosmose que, les capillaires contenant plus de sang, qui s'y meut avec plus de lenteur, la quantité du liquide qui pénètre dans le parenchyme est plus considérable, d'où, ainsi qu'on le verra, il peut résulter d'abord turgescence et accroissement du volume de la partie, puis activité plus grande de la nutrition de celle-ci.

Si nous considérons la congestion dans son ensemble, il nous reste encore à considérer la liaison des deux circonstances qui la constituent.

La première de ces circonstances est le resserrement des capillaires et l'accélération de la marche du sang dans leur intérieur, avec pâleur et diminution de la chaleur normale ; la seconde est l'ampliation de ces vaisseaux, avec accumulation et ralentissement du sang, augmentation de la rougeur, de la chaleur et quelquefois de l'afflux du liquide circulatoire. Voici ce que l'observation nous apprend touchant la succession de ces deux circonstances. Dans certains cas de congestion, la première est bien prononcée ; par exemple, à la suite de l'action locale du froid, du frottement, de la crainte, de la frayeur, de la colère, du dépit ; mais, à l'égard de ces dernières influences, qui sont morales, on remarque des différences individuelles, car certaines personnes rougissent par elles, tandis que d'autres pâlissent. Le premier phénomène de la congestion semble manquer dans d'autres cas, ou passer si rapidement au second, qu'on ne l'aperçoit pas, comme dans l'action locale de la chaleur, l'usage des boissons spiritueuses, etc. Donc cette différence est tantôt externe, dépendante de la cause morbifique, tantôt interne, individuelle. Mais là où les deux phénomènes se montrent à la suite l'un de l'autre, ils sont déterminés par la même cause, par une action que cette cause exerce sur les vaisseaux (probablement toujours au moyen du système nerveux).

En comparant les phénomènes fondamentaux de la congestion, resserrement et ampliation des capillaires, avec des phénomènes analogues dans d'autres parties, nous pouvons donner au premier le nom de *spasme*, au second celui de *paralysie*, ou mieux de relâchement. Mais nous voyons aussi dans d'autres cas, par exemple dans les muscles, le relâchement être une suite naturelle du spasme. Nous pouvons donc les déduire d'une cause unique, et dire : la congestion tient à ce qu'une cause morbifique occasionne d'abord un spasme passager des capillaires, puis leur relâchement ou leur paralysie ; mais, dans certains cas de congestion, le spasme se dissipe très promptement, ou même manque, et le relâchement survient de suite. Cette cause unique explique d'une manière satisfaisante tous les phénomènes de la congestion, car l'accroissement lui-même de l'afflux du sang provient uniquement de ce que le relâchement se propage aux artères.

Quant aux rapports de la congestion avec l'inflammation, l'observation apprend que les phénomènes de la congestion, du moins ceux de la seconde phase, ont lieu dans tous les cas d'inflammation.

Ce sera dans le cours seulement de cet article qu'on verra si la congestion non inflammatoire ressemble parfaitement à l'inflammation, en égard à son essence, ou s'il existe des différences entre elles deux.

La seconde phase de l'inflammation est la stase du sang dans les capillaires, et la sortie de son sérum à travers les parois de ces vaisseaux.

Voici comment le phénomène a lieu : le sang avance d'abord avec plus de lenteur dans les vaisseaux dilatés, puis il oscille, marche en avant et en arrière, comme une scie mise en mouvement, ou comme le balancier d'une horloge, et enfin il s'arrête tout-à-fait. Les espaces occupés par la lymphe seule, le long des parois des vaisseaux, et où il n'y a point de globules, deviennent de plus en plus resserrés, jusqu'à ce qu'enfin les globules remplissent entièrement le vaisseau. Mais on ne peut fixer la limite rigoureuse entre les phénomènes de la congestion et ceux de la stase ; la première passe immédiatement à la seconde.

Cherchons à nous rendre raison de cet acte, en profitant des résultats que nous a donnés la congestion.

Le ralentissement du mouvement du sang dans les capillaires a lieu déjà jusqu'à un certain degré dans la congestion, comme conséquence de la dilatation des vaisseaux. Mais il ne peut résulter de là qu'un ralentissement très faible, et l'explication fait défaut dès que l'ampliation s'est étendue jusqu'aux artères et a déterminé ainsi un afflux de sang plus considérable.

Il est fort difficile de concevoir la connexion de l'oscillation du sang avec l'inflammation. Voici ce que je pense à cet égard. On n'a observé l'oscillation que sur les petits animaux, à la patte des grenouilles, au mésentère des mammifères, qu'on maintenait sous le microscope à l'aide d'appareils douloureux. Encore même alors ne le voit-on pas toujours précéder la stase, qui s'établit fort souvent de suite, surtout après l'emploi d'agents chimiques, l'acide acétique par exemple. On l'observe le plus fréquemment lorsque les animaux sont fort affaiblis ou tombés en asphyxie. Dans un pareil état, évidemment, l'énergie du cœur et des gros troncs artériels est diminuée, de sorte que le sang est poussé avec moins de force que de coutume vers les vaisseaux capillaires ; il trouve, dans la tonicité de ceux-ci et leur élasticité, une résistance qui est vaincue tant que dure la contraction du cœur, mais qui, durant la diastole, acquiert la prédominance, de sorte que la colonne de liquide recule un moment. La progression et le recul de cette colonne sont parfaitement mesurés; chacun dure le même laps de temps, et cependant le sang avance réellement, comme on s'en assure en suivant de l'œil un seul globule; on le voit, à chaque secousse, avancer plus qu'il ne recule, de sorte qu'il finit par sortir du champ visuel. Je crois, d'après cela, que l'oscillation de la colonne sanguine n'appartient point essentiellement à l'inflammation, qu'elle n'est que le résultat de l'état de faiblesse des animaux, et qu'il n'y a pas beaucoup à s'en occuper quand on veut expliquer les phénomènes de l'inflammation.

Au contraire, il est d'une haute importance de rechercher les causes de la stase du sang.

Nous avons vu que le ralentissement de la circulation ne saurait être expliqué que jusqu'à un certain degré par le relâchement des capillaires; l'arrêt complet du sang peut encore moins l'être par là, car la colonne existante dans les vaisseaux est chassée par celle qui lui succède, dans les capillaires dilatés comme dans ceux qui ne le sont pas. La seule cause qui fait que le sang coule avec un peu plus de lenteur, c'est que la même quantité n'a pas besoin de marcher avec autant de vitesse pour traverser, dans un temps donné, des vaisseaux dilatés que pour en franchir d'autres qui sont resserrés. Les premiers opposent moins de résistance que les seconds, parce qu'il y a d'autant moins de frottement que le tube est plus ample et la vitesse moins considérable. Le relâchement des artères correspondantes ne peut lui-même, sans le concours d'autres causes, déterminer une stase du sang; car bien qu'alors les parois artérielles manquent de la ténacité qui concourt certainement à la progression, le cœur et les gros troncs artériels sont en état de suppléer en partie à ce défaut, qui est compensé par l'ampleur plus grande des tubes et la vitesse moindre de la circulation. En outre, les artères dilatées ou relâchées admettent davantage de sang, et en conduisent plus que de coutume aux capillaires qu'elles sont chargées de pourvoir. Or, cette circonstance doit s'opposer à tout ralentissement du cours du sang. On ne conçoit donc pas comment une ampliation des capillaires, surtout lorsqu'il s'y joint relâchement des artères correspondantes, peut occasionner la stase de ce liquide.

Peut-être élèvera-t-on l'objection suivante : l'ampliation des capillaires rend possible que là où auparavant les globules ne passaient qu'un à un, il en coule maintenant deux ou trois à la fois, que ces globules s'appliquent l'un contre l'autre en raison de leur forme plate, qu'ils opposent une digue à ceux qui viennent après eux, et que par là ils déterminent une stase locale, qui s'étend progressivement de plus en plus. Mais l'observation s'élève contre cette manière de voir ; car :

1° La stase, comme on devrait s'y attendre d'après l'hypothèse, ne part pas d'un point unique ; elle est uniforme, et s'établit simultanément dans des parties entières du système capillaire ;

2° Les espaces lymphatiques adossés aux parois des capillaires continuent d'être visibles pendant le ralentissement de la circulation, et ne s'effacent qu'après la stase, ce qui devrait avoir lieu auparavant si celle-ci dépendait de l'amoncellement des globules.

3° Si l'amoncellement des globules était la cause de la stase, comme le sang a un libre écoulement par les veines, il devrait se produire au-devant des points engorgés des espaces vides de liquide, ce qu'on n'observe point.

L'amoncellement des globules ne saurait donc être la cause de la stase du sang ; mais il peut fort bien avoir lieu après que celui-ci a été déterminé par d'autres circonstances, s'opposer ensuite à ce que les capillaires reviennent sur eux-mêmes, et ainsi entretenir une stase déjà subsistante ; nous donnerons à la stase qui se trouve dans ce cas le nom de passive, et nous reviendrons plus loin sur son compte.

Si la cause de la stase ne peut être cherchée ni dans le relâchement des capillaires, ni dans un changement des artères, n'existerait-elle pas dans le système veineux ? Ce ne pourrait être alors qu'un obstacle au retour du sang veineux ; mais l'expérience et l'analogie ne permettent pas d'admettre rien de semblable, car :

1° Quand on pique les veines qui viennent de parties enflammées, elles ne donnent pas moins de sang qu'à l'ordinaire, en tant que la chose peut être évaluée quantitativement.

2° On ne saurait comprendre ce qui gênerait le cours du sang veineux. Les extrémités veineuses des capillaires et les commencements des veines sont bien, comme les capillaires en général, gorgés de sang, mais ils sont plutôt dilatés que resserrés. Un pareil obstacle, par suite de l'inflammation, est encore moins admissible dans les grosses veines.

3° L'expérience nous apprend que quand il survient réellement des stases par suite d'obstacles au cours du sang dans les veines, les phénomènes sont tout autres que dans la stase inflammatoire. Lorsqu'une tumeur, la matrice pleine du produit de la gestation, etc., compriment les veines de telle sorte que le cours du sang ne puisse avoir lieu en totalité ou en grande partie par les vaisseaux collatéraux, ce liquide s'arrête bien dans les petites veines et les extrémités des capillaires, et de là résulte une exsudation de son sérum dans les parties environnantes; mais on n'observe aucun des autres phénomènes qui accompagnent la stase inflammatoire, rougeur, chaleur, battement plus fort des artères, exsudation de plasma, etc.

Ce n'est donc pas non plus dans les veines qu'il faut chercher la cause de la stase du sang.

Quelle est cette cause? A quelle partie, à quel tissu tient-elle? Car il doit y avoir un *substratum* matériel pour la force qui retient le sang ou ses globules, qui l'empêche de marcher malgré le *vis à tergo* : si on nie cette base matérielle, on nie aussi la possibilité de concevoir le phénomène.

Comme il a été prouvé jusqu'ici que la force qui retient le sang ne saurait consister en des obstacles matériels, il ne reste plus qu'à admettre que ce liquide est retenu vitalement, par un accroissement de l'attraction entre lui et les parties environnantes. Nous considérerons cette attraction vitale comme une hypothèse très probable seulement; car nos connaissances sont encore fort imparfaites en ce qui concerne les lois physiques de la marche des liquides en général, et surtout des liquides chargés de corpuscules, dans des tubes tels que les vaisseaux capillaires.

Son accroissement ne peut dépendre que d'un changement survenu dans les forces vitales ou du sang seul, ou des parties ambiantes seules, ou de ces deux éléments à la fois.

1° *Changement des forces vitales du sang.* On peut objecter contre cette hypothèse que si la cause de la stase résidait uniquement dans le sang, ce liquide s'arrêterait non pas seulement dans les parties enflammées, mais dans le corps entier, dans tous les capillaires, dans les artères et les veines, même dans le cœur. Cette objection n'est qu'à moitié juste : elle prouve bien qu'il ne faut point chercher la cause de la stase dans le sang seul, mais elle n'empêche pas d'admettre qu'un changement de sa vitalité ne constitue au moins une partie de la force qui le retient. Supposons cette force partagée, résidant une moitié dans le parenchyme de l'organe enflammé, l'autre moitié dans le sang : en agissant ensemble, si les deux moitiés parviennent à balancer le *vis à tergo* de la circulation, le sang s'arrêtera dans la partie enflammée, mais il ne le sera pas dans les parties saines, où la force du sang, qui là est seule, ne peut résister au *vis à tergo*.

Une autre objection plus importante est celle-ci : si la stase dépend toujours, quoiqu'en partie seulement, du sang, il faut nécessairement admettre que les forces vitales de ce liquide subissent un changement dans tous les cas d'inflammation. L'énergie de la portion de force qui appartient au parenchyme demeurant toujours la même, le sang doit aussi, pour que la stase ait lieu, subir le même degré de changement dans tous les cas d'inflammation, après une piqûre d'épingle comme dans la pneumonie. Les partisans même les plus enthousiastes de l'humorisme auraient de la peine à laisser passer une telle hypothèse. Il est donc plus vraisemblable que la force qui retient ne se trouve liée au sang qu'en partie, et parfois seulement en très petite partie.

2° *Changement des forces vitales du parenchyme.* Personne ne doutera qu'un accroissement local de l'attraction du parenchyme pour le sang, s'il est assez considérable pour faire équilibre aux forces réunies de la circulation, ne puisse à lui seul déterminer une stase. Dans quelles parties du parenchyme aurons-nous maintenant à chercher cette force qui retient et arrête le sang ? Sera-ce dans les parois des vaisseaux, dans les nerfs, dans les éléments de tissus, ou dans l'ensemble du parenchyme ? La chercher dans les parois seules des capillaires ne vaudrait rien, parce qu'une partie du sang, le plasma, s'épanche bien au-delà de ces parois dans l'inflammation, et s'étend au loin dans le parenchyme, de sorte que le travail inflammatoire ne demeure point borné aux vaisseaux. Regarder le système nerveux comme en étant le siége exclusif ne vaudrait pas mieux, puisque le sang s'arrête partout uniformément, et non pas seulement au voisinage des extrémités nerveuses. Il ne conviendrait pas non plus de le placer dans des éléments histologiques d'une autre espèce, par exemple dans le tissu cellulaire, attendu que l'inflammation envahit toutes les parties du corps, dont les éléments histologiques sont souvent fort différents. Nous l'établirons donc pour le moment dans le parenchyme entier, d'autant plus que ce point est d'un intérêt fort secondaire tant que nous ne connaîtrons pas mieux qu'aujourd'hui les forces physiologiques de chaque partie élémentaire.

Une question plus importante est celle de savoir comment la force en question se trouve communiquée au parenchyme par la cause de l'inflammation. La cause morbifique agit-elle sur le parenchyme directement ou par l'entremise des nerfs?

Les faits suivants témoignent que son action s'accomplit principalement par l'intermédiaire du système nerveux.

a. Certaines inflammations sont déterminées très probablement par réflexion partant des organes centraux du système nerveux : telles sont les inflammations rhumatismales qui succèdent à des refroidissements.

b. Une inflammation ne suit pas son cours ordinaire dans les parties dont les nerfs ont été coupés ; les expériences sur les animaux établissent ce fait, d'où il suit que le système nerveux exerce une certaine influence sur l'inflammation.

Au reste, la question, comme je l'ai déjà dit en parlant de la congestion, n'est point encore susceptible d'une solution certaine, et il pourrait y avoir des cas où la cause morbifique agirait immédiatement sur le parenchyme.

3° Changement des forces vitales du sang et du parenchyme.

Il y a évidemment des cas où la stase ne dépend pas d'un changement survenu dans le parenchyme seul, mais tient aussi à un changement simultané du sang. Je rappellerai les recherches d'Andral, de Gavarret et de Simon, qui prouvent que, dans les inflammations intenses, le rhumatisme aigu, la pleurésie, le sang contient davantage de fibrine. La quantité plus grande de fibrine ne suffit point seule, à la vérité, pour rendre raison de la tendance à des stases locales ; mais il n'en est pas moins vraisemblable qu'avec ce changement matériel subsiste un changement vital du sang, qui, en tendant à éloigner l'excès de fibrine, détermine ou du moins favorise une stase locale. Lorsqu'on pense avec quelle facilité, par exemple, dans le rhumatisme aigu, des inflammations de diverses articulations surviennent par des causes fort insignifiantes, souvent même sans cause appréciable, on trouvera au moins probable qu'ici une partie de la cause qui provoque la stase réside dans le sang. La même chose arrive dans tous les cas où, depuis fort longtemps, on attribue l'inflammation à une diathèse inflammatoire, rendue manifeste par la formation d'une couenne à la surface du sang tiré de la veine, et dont on ne peut attaquer l'existence, quoique ce ne soit encore pour le moment qu'une hypothèse probable qu'en pareille circonstance le changement matériel du sang se trouve accompagné aussi d'une modification vitale de ce liquide.

La stase du sang dépend donc vraisemblablement d'un accroissement de l'attraction entre le sang et le parenchyme. Dans la majorité des cas, cette attraction est exercée par le parenchyme de la partie malade, auquel elle est transmise par la cause morbifique, soit immédiatement, soit médiatement, à l'aide du système nerveux. Dans d'autres cas, elle dépend d'un changement survenu à la fois dans les forces vitales du parenchyme et de la masse du sang.

Nous arrivons maintenant à l'explication d'un autre phénomène de la stase que l'observation nous a appris à connaître, savoir que les globules du sang qui, dans la circulation ordinaire, n'occupent que les vaisseaux, le long des parois desquels ils laissent un espace plein seulement de plasma, se rapprochent de ces parois à mesure que la stase augmente, et finissent par remplir complétement tout le calibre des tubes. Ce phénomène trouve son explication naturelle dans le surcroît admis d'attraction entre le parenchyme et le sang, puisque les corpuscules de celui-ci doivent alors se rapprocher des parois vasculaires. L'exsudation du sérum et du plasma, qui a lieu en même temps, et dont je vais m'occuper, contribue également à cet effet; car la portion liquide du sang venant à diminuer, les globules ne peuvent manquer de se rapprocher les uns des autres et des parois vasculaires.

Après la stase nous devons placer la transsudation du sérum du sang des vaisseaux capillaires dans les interstices du parenchyme, dans les cavités voisines, naturelles et artificielles. On ne peut douter que ce phénomène n'ait lieu réellement dans l'inflammation; on peut l'observer d'une manière directe; dans beaucoup de phlegmasies externes, tant provoquées (vésicatoires, brûlures attrition), que spontanées (érysipèles pustuleux, en un mot, dans toutes celles qui s'accompagnent d'une formation de vésicules, etc., l'épiderme se soulève sous la forme d'une ampoule pleine de liquide. Mais celui-ci a la composition chimique du sérum du sang, du moins peu de temps après la formation de la vésicule, car plus tard il contient aussi du plasma, c'est-à-dire de la fibrine dissoute. Que la même chose arrive dans d'autres inflammations de parties internes, et qu'elle soit essentielle dans toute phlegmasie, c'est ce qu'on ne peut démontrer d'une manière rigoureuse, mais qui paraît très probable, d'après des faits nombreux : on voit souvent un épanchement de sérum du sang dans l'hydrocéphale aiguë, dans l'hydrothorax inflammatoire, dans la péricardite, dans le tissu cellulaire après la scarlatine. Cependant l'observation des parties externes nous apprend que parfois cet épanchement dure très peu, et fait rapidement place à une exsudation de plasma, ce qui fait qu'alors il échappe fréquemment à l'attention.

Une autre question est de savoir si l'exsudation de sérum a réellement lieu, comme nous l'avons admis, en même temps que le début de la stase, car l'observation immédiate nous apprend seulement qu'elle survient pendant le cours de l'inflammation, sans nous dire à quelle époque elle appartient. Cependant d'autres observations rendent probable ce que nous avons admis. En effet, dans tous les cas où des arrêts de la circulation succèdent à des obstacles mécaniques dans le système veineux, il survient un épanchement de sérum : lorsque les glandes inguinales tuméfiées compriment la veine crurale, l'œdème s'empare du membre inférieur correspondant ; quand le foie dégénéré comprime la veine porte et la veine cave inférieure, il y a ascite et œdème de la moitié inférieure du corps. Cette loi, que les stases du sang sont accompagnées d'une extravasation de sérum, est si bien sans exceptions, que nous pouvons considérer les deux phénomènes comme absolument liés l'un avec l'autre.

Il paraît plus difficile d'en donner une explication physiologique. Nous ne pourrions pas dire maintenant pourquoi, dans le cas de stase du sang, le sérum sort seul des vaisseaux et non le plasma. Le mieux est de renoncer à toute explication, et de se contenter du fait. Le liquide exsudé contient toujours les mêmes éléments chimiques, de l'eau, de l'albumine, des matières extractives et des sels, mais en des proportions qui varient. Quelquefois leurs quantités ressemblent tellement à celles que donne le sérum ordinaire du sang, qu'on est obligé de reconnaître l'identité des deux liquides ; mais, dans d'autres circonstances, l'eau et les sels restant à peu près les mêmes, l'albumine et les matières organiques offrent de grandes oscillations et souvent se réduisent beaucoup. Ces oscillations s'expliquent en partie par les nuances que la composition chimique de la partie séreuse du sang lui-même présente en santé et en maladie. Mais ce n'est point là assez pour rendre raison des différences considérables qui se remarquent dans la composition des liquides hydropiques. Peut-être obtiendrons-nous un jour des lumières satisfaisantes à cet égard lorsque nous connaîtrons mieux les lois encore énigmatiques de l'endosmose et de l'exosmose des liquides animaux.

De ce qui précède, il suit qu'entre la stase inflammatoire et la stase mécanique existent des différences considérables sous le rapport tant de la cause que des phénomènes concomitants, qu'il ne faut pas les confondre ensemble, et qu'on s'exprime d'une manière inexacte lorsqu'on veut appliquer le nom de stase au travail tout entier de l'inflammation.

Arrivons à la troisième phase de l'inflammation, celle qui suit immédiatement la stase. Elle consiste en une exsudation de plasma du sang à travers les parois des vaisseaux.

Les recherches précédentes ont établi, comme chose probable, que la cause de la stase inflammatoire est un accroissement de l'attraction entre le sang et le parenchyme. La même circonstance explique facilement aussi l'exsudation. Le sang en masse est attiré par le parenchyme; les globules, ne pouvant traverser les parois des vaisseaux, demeurent dans l'intérieur de ceux-ci, du moins tant qu'il n'y a point de rupture. Mais le plasma obéit à l'attraction qui le pousse vers le parenchyme, attendu que les parois vasculaires ne sont point impénétrables pour lui. Il s'épanche donc dans le parenchyme environnant, et en remplit les interstices. Il est plus difficile de juger, d'après cette hypothèse, pourquoi le plasma s'épanche de surfaces enflammées dans des cavités, comme la pleurésie et la péritonite en fournissent des exemples. On pourrait dire que, par suite de l'ampliation des capillaires et de l'augmentation de la quantité du sang dans leur intérieur, les parties environnantes doivent, d'après les lois de la physique, s'imprégner davantage qu'à l'ordinaire de plasma. Mais l'observation de la stase mécanique s'élève contre cette hypothèse, car on y rencontre les deux mêmes conditions; et cependant au lieu d'un accroissement de l'exsudation de plasma, nous n'y voyons qu'une excrétion plus abondante de sérum.

Ici se termine, à proprement parler, l'histoire du travail inflammatoire. Le lecteur aura remarqué qu'à l'aide d'une cause fondamentale supposée (attraction plus considérable du parenchyme et du sang), on explique d'une manière satisfaisante tous les phénomènes de l'inflammation, même ceux de la congestion. La première phase de celle-ci (resserrement des capillaires et pâleur de la partie) suppose seule une autre cause; mais cette phase s'observe fort rarement dans la phlegmasie. Tous les autres phénomènes s'expliquent d'une manière qui n'a rien de forcé : le sang attiré par le parenchyme distend mécaniquement les vaisseaux, d'où son accumulation (congestion); le sang accumulé est retenu et s'arrête (stase); alors s'accomplit l'exsudation, non encore expliquée, de son sérum; en même temps que le sang s'arrête, la portion de cette humeur qui peut obéir à l'attraction du parenchyme, c'est-à-dire le plasma, transsude à travers les parois des vaisseaux.

Il nous reste encore à expliquer une série de symptômes qui accompagnent presque toujours les phénomènes précités de l'inflammation : ce sont les quatre qui caractérisent cette dernière, douleur, rougeur, chaleur et tuméfaction, auxquelles s'en joint un cinquième, l'extravasation.

La *douleur*, dans les inflammations, peut avoir différentes causes.

1° C'est une douleur primaire, purement traumatique, qui n'a rien à démêler avec l'inflammation subséquente, et qui tient à l'action immédiate de la cause morbifique sur les nerfs périphériques de la partie atteinte, comme dans les cas de lésions mécaniques, de brûlures, etc.

2° Elle peut survenir secondairement, par réflexion partant des organes centraux du système nerveux, de sorte que son siége n'est qu'en apparence dans les parties extérieures, et se trouve en réalité au cerveau, à la moelle allongée, à la moelle épinière. Je crois que c'est le cas, par exemple, des douleurs rhumatismales qui précèdent les inflammations rhumatismales.

Dans les deux cas, la douleur dépend directement de la cause morbifique, et marche parallèlement aux autres phénomènes de l'inflammation; elle n'est point une simple suite de cette dernière.

3° Elle naît plus tard, en raison de la pression exercée par les vaisseaux dilatés et pleins de sang, et plus tard encore à cause de celle que les nerfs de la partie malade ressentent de la part de l'exsudation.

4° L'accroissement de chaleur de la partie fait naître un certain degré de douleur.

Il faut distinguer de la douleur proprement dite l'exaltation de la sensibilité de la partie. Celle-ci devient douloureuse sous l'influence de pressions et de mouvements qui ne produisent pas le même effet dans l'état normal. Le phénomène tient à une modification survenue dans les nerfs périphériques.

La *rougeur* s'explique d'elle-même par la présence de globules sanguins plus nombreux dans les capillaires dilatés. Cependant il y a ici quelques questions qui méritent qu'on s'y arrête.

La première est l'opinion que des vaisseaux nouveaux se forment dans l'inflammation. On n'a jamais observé une formation de nouveaux vaisseaux durant les diverses périodes du travail inflammatoire proprement dit, la congestion et l'exsudation ; mais elle se voit lorsque l'exsudation provoquée par la phlegmasie vient à se développer : on ne peut donc jamais la regarder comme cause de l'accroissement de la rougeur dans les inflammations aiguës et qui marchent avec rapidité ; elle ne constitue jamais, sous ce rapport, qu'une cause accessoire. Il en est autrement dans les phlegmasies chroniques, où d'ordinaire les phénomènes de l'inflammation proprement dite marchent simultanément avec ceux des terminaisons de cette dernière : ici un accroissement de la rougeur peut réellement tenir à des vaisseaux de formation nouvelle, qui eux-mêmes se trouvent dans un état de congestion ou d'inflammation.

Une autre opinion est celle que, dans l'inflammation, les vaisseaux dits séreux, c'est-à-dire ceux dont le calibre ne permet pas aux globules de s'y introduire, éprouvent une dilatation par suite de laquelle ils admettent des globules, et que telle est, sinon uniquement, du moins en partie, la cause de la rougeur inflammatoire. Ce n'est là qu'une pure hypothèse. Personne n'a jamais vu les vaisseaux dits séreux. Il arrive parfois que de petits capillaires, lorsqu'ils viennent momentanément à être obstrués par un globule placé en travers, ou qu'ils éprouvent une compression, ne laissent passer pour un instant que du plasma ; mais cet état de choses dure toujours très peu de temps, et fait bientôt place à l'état normal. Des vaisseaux accessibles seulement au plasma auraient des parois plus minces que celles des capillaires ordinaires, et on ne les apercevrait point au microscope. Il est vrai que de ce qu'on ne les voit pas on ne peut conclure leur non-existence ; mais la théorie rend celle-ci très probable. Les parties environnantes devraient, en vertu de leur élasticité, avoir une tendance continuelle à comprimer ces vaisseaux si délicats, dont les parois ne sauraient opposer une grande résistance, et finir par les aplatir tout-à-fait, d'autant plus qu'ils ne renfermeraient pas de globules, moyens mécaniques pour eux de se maintenir distendus et béants. En outre, l'admission de vaisseaux séreux est complétement inutile pour expliquer la rougeur inflammatoire. Les capillaires ordinaires sont déjà invisibles à l'œil nu, et les parties dans lesquelles ils abondent peu, comme le tissu adipeux, les membranes séreuses, paraissent incolores, malgré leur présence. Dans l'inflammation, les capillaires deviennent deux ou trois fois plus gros, et le nombre des globules augmente dans leur intérieur, au point d'être huit à dix fois plus considérable; l'intensité de la rougeur croît dans la même proportion, d'où l'on peut conclure que cette rougeur dépend uniquement de la quantité des globules.

La rougeur inflammatoire est encore accrue en certains cas par le sang qui, à la faveur de ruptures des vaisseaux, s'épanche dans le parenchyme des parties.

L'accroissement de la rougeur d'une partie peut dépendre d'autres causes que celles qui viennent d'être énumérées, par exemple d'une imbibition des parties par la matière colorante dissoute du sang; mais cette circonstance n'a jamais lieu dans les inflammations pures.

La *chaleur*, dans l'inflammation, s'explique par les causes que j'ai assignées en parlant de la congestion. Elle tient probablement à ce que l'oxygène des globules accumulés, qui séjournent longtemps dans les capillaires et entrent en contact plus intime avec leurs parois, se convertit plus complétement en acide carbonique (et peut-être aussi en eau). La chose est du moins très vraisemblable, quoiqu'elle demande à être constatée par la voie des expériences. En effet, il suit de cette hypothèse que le sang veineux qui revient d'une partie enflammée doit être plus riche en acide carbonique et plus pauvre en oxygène que le sang veineux ordinaire; mais je ne sache point qu'on ait encore fait d'expériences comparatives à ce sujet. Comme je l'ai dit, le sang n'est pas complétement arrêté dans les capillaires des organes enflammés; il y en a une partie qui coule dans les veines, sous l'effort de la pression exercée par la colonne du liquide placé derrière; comme le sang affluent amène continuellement de nouvel oxygène, on conçoit pourquoi l'élévation de température est permanente et non passagère.

La *tuméfaction* est un phénomène qui distingue la véritable inflammation de la simple congestion. Elle peut dépendre de différentes causes, mais qui toutes se rattachent au travail phlegmasique lui-même.

1° *Épanchement de sérum du sang dans le parenchyme de la partie malade (œdème inflammatoire)*. Rarement produit-il à lui seul l'intumescence.

2° *Exsudation du plasma du sang dans le parenchyme*. C'est la cause la plus fréquente.

3° *Extravasation de sang dans le parenchyme par rupture de vaisseaux*. Cette extravasation n'a pas lieu dans toutes les inflammations, mais elle s'accomplit très souvent. Elle ne manque presque jamais dans la pneumonie, comme le prouvent les globules que contiennent presque toujours les crachats; elle est fort commune dans la méningite et l'encéphalite (apoplexie inflammatoire); ici la laxité et le peu de résistance du parenchyme la favorisent beaucoup. Une déchirure de vaisseaux en est toujours la cause. Cette déchirure peut tenir à un afflux plus considérable du sang, en raison de la participation d'artères d'un certain volume; elle peut probablement aussi dépendre de l'attraction du parenchyme pour le sang quand elle devient assez forte pour déterminer la rupture des capillaires. Mais ceci n'est, comme toute notre hypothèse, qu'une conjecture vraisemblable. Sous le point de vue anatomique, l'épanchement peut offrir des différences, être réuni en masses, ou disséminé en petits points tellement exigus et rapprochés que le parenchyme entier paraisse d'une rougeur uniforme, comme on le voit quelquefois au cerveau. Une foule de degrés intermédiaires existent, on le conçoit, entre ces deux extrêmes.

Récapitulons en peu de mots tout ce qui précède.

Le travail inflammatoire se compose des actes suivants : ampliation des capillaires (avec ou sans resserrement préalable), réplétion de ces vaisseaux par le sang (globules), stase du sang, et en même temps exsudation, d'abord du sérum, puis du plasma, à travers les parois vasculaires.

Ces actes et leur succession s'expliquent d'une manière assez satisfaisante par une cause unique, par un changement que la cause de l'inflammation détermine dans les forces vitales de la partie malade. Ce changement consiste en un accroissement de l'attraction du parenchyme pour le sang. Il peut aussi, dans certains cas, provenir en plus ou moins grande partie d'un changement vital du sang, qui lui-même est généralement accompagné d'un changement matériel de ce liquide.

Quoique l'admission de cet accroissement d'attraction ne soit qu'une pure hypothèse, elle semble s'imposer à nous avec une certaine nécessité. On ne conçoit pas bien encore comment cette force est transmise aux parties malades par la cause de l'inflammation. Dans quelques cas, c'est évidemment au moyen des parties centrales du système nerveux, par réflexion ; dans d'autres, où la cause morbifique agit immédiatement sur la partie malade, elle l'est également ou par les parties centrales du système nerveux, ou par l'action immédiate de la cause morbifique sur les nerfs périphériques, ou peut-être aussi par celle de cette même cause sur le parenchyme.

D'après notre hypothèse, il existe une différence, sous le rapport de la cause, entre la congestion proprement dite, qui ne passe point à l'inflammation, et la congestion inflammatoire. La première part d'une dilatation spontanée ou d'un relâchement des capillaires, dont l'accumulation du sang paraît être la conséquence. Dans la seconde, l'accumulation du sang est la première phase, par suite d'un accroissement de l'attraction entre le sang et le parenchyme, et la distension des capillaires est la seconde phase. L'observation enseigne aussi que de violentes actions locales, par exemple, des contusions, des brûlures, peuvent déterminer de suite une inflammation locale, sans congestion préalable. Nous devons donc distinguer la congestion ordinaire de la congestion inflammatoire, et dire : dans certains cas, à la vérité, l'inflammation suppose une congestion spontanée, mais celle-ci manque dans d'autres, et alors la cause morbifique suppose sur-le-champ une congestion inflammatoire qui fait partie intégrante de l'inflammation, tandis que la congestion proprement dite est un acte à part et indépendant de l'inflammation.

De ce qui précède il suit aussi qu'une différence essentielle existe entre la stase inflammatoire et la stase mécanique, provenant d'obstacles à la circulation veineuse ; toutes deux n'ont pas la même origine, et il n'y a de commun entre elles que les phénomènes de la stase du sang et de l'exsudation du sérum ; sur tous les autres points elles diffèrent infiniment.

Jusqu'ici nous nous sommes occupés de l'inflammation dans le sens restreint, c'est-à-dire de la portion des phénomènes inflammatoires qui appartiennent essentiellement, sauf quelques légères différences, à tous les cas concrets de phlegmasie. Les faibles différences sont de plusieurs sortes. Tantôt l'inflammation est précédée d'une congestion spontanée, qui dure plus ou moins longtemps; tantôt, au contraire, la congestion inflammatoire s'établit de suite. Les périodes du travail inflammatoire diffèrent aussi, suivant les cas, par leur durée et leur intensité; souvent l'exsudation du sérum est très prononcée et dure longtemps; fréquemment elle disparaît avec rapidité et passe insensible, faisant sur-le-champ place à l'exsudation. Cette dernière est tantôt fort légère, tantôt abondante; elle peut durer des semaines entières, même des mois. Ces diversités ne sont point encore explicables dans certains cas, tandis que, dans d'autres, elles dépendent de causes évidentes. Elles se rattachent à des différences individuelles, tantôt de la cause morbifique, tantôt de la partie enflammée ou du sujet malade.

A l'inflammation, dans le sens restreint, se rallient immédiatement d'autres actes qu'on y rapporte tous lorsqu'on prend le mot dans une acception plus étendue. Ces actes ne forment pas une série successive : ils s'accomplissent à la fois; mais on les trouve rarement réunis dans un même cas, et la plupart même s'excluent mutuellement. On les désigne sous le nom de *terminaisons de l'inflammation*. Ils se rapportent tantôt à l'inflammation prise dans le sens restreint, et alors consistent en une cessation de la phlegmasie, un retour de la partie à son état normal (*résolution*), ou dans la mort de cette partie (gangrène); tantôt au sort ultérieur de l'exsudation inflammatoire, qui présente de grandes variétés, de sorte qu'ici les noms imposés diffèrent selon les cas.

Résolution de l'inflammation. Lorsque la cause de l'inflammation, ou, d'après notre hypothèse, l'accroissement de l'attraction entre le sang et le parenchyme, cesse, la partie malade revient à son état normal; la stase du sang se dissipe, les capillaires reprennent leur calibre habituel, le sérum est résorbé, ainsi que l'exsudation encore liquide de plasma, en un mot, le travail inflammatoire prend fin. C'est la manière la plus simple dont une inflammation puisse se terminer.

La résolution suppose donc toujours l'extinction de la cause occasionnelle; tant que celle-ci persiste, l'inflammation subsiste. Mais la partie malade ne revient pas toujours sur-le-champ à son état normal quand la cause morbifique cesse d'agir sur elle. Il y a souvent des circonstances qui s'y opposent.

Les vaisseaux dilatés de la partie sont gorgés de sang par l'exsudation d'une partie du plasma et l'effacement des espaces lymphatiques, les globules sont non seulement plus nombreux que de
coutume, mais encore plus rapprochés et comme engrenés les
uns dans les autres. Cette circonstance, que nous avons nié être
la cause de la stase, accompagne toujours celle-ci ; elle persiste
évidemment encore à la cessation de la cause occasionnelle, et oppose un certain obstacle à la contraction des parois des capillaires.
Si la résistance de cette stase passive est assez grande, d'un côté,
pour surmonter la force propulsive de la circulation (*vis à tergo*),
qui d'ailleurs a été diminuée, pendant l'inflammation, par l'ampliation des vaisseaux collatéraux, d'un autre côté, pour vaincre la
force contractile des parois des capillaires, qui dépend de leur
élasticité et de leur tonicité vitale, elle peut persister même après
que la cause qui a provoqué l'inflammation n'existe plus.

Il peut, en outre, même quand, après la cessation complète de
la cause morbifique, la stase est complétement dissipée par le *vis à
tergo* de la circulation, rester une paralysie des capillaires ; ceux-
ci, par défaut de ton, n'ont plus la force de revenir à leur diamètre normal ; ils restent dilatés, et contiennent plus de sang qu'à
l'ordinaire.

Dans les deux cas, la partie se trouve encore à l'état de congestion, même après la fin de l'inflammation : elle paraît plus rouge
que de coutume, phénomène très fréquent à observer. Nous devons, d'après les causes qui viennent d'être citées, distinguer cette
congestion en *passive*, mécanique, provenant de l'amoncellement
des globules, et en *active*, dépendant de la seule paralysie des capillaires. Nous verrons que cette distinction a une valeur pratique
pour la thérapeutique.

Mais, sans qu'aucune congestion appréciable persiste, il peut
aussi rester, après les inflammations locales, une certaine tendance
au retour, ainsi que l'établissent les considérations suivantes.

Supposons la force vitale qui cause les phénomènes inflammatoires, $= A$, composée de deux quantités, $x + y$; ni x ni y ne
peut à lui seul faire équilibre au *vis à tergo* de la circulation et
causer l'inflammation ; mais tous deux réunis le peuvent. Que la
force A vienne à être diminuée d'une de ces quantités, de x, par
exemple, l'inflammation cesse, car la quantité y seule ne peut plus
résister à l'effort de la colonne sanguine. Maintenant si, sur la partie

en apparence saine, agit une cause qui ne soit point capable à elle seule de provoquer une inflammation, parce qu'elle transmet au parenchyme, non point la force entière A, mais seulement la portion x de cette force, qui, dans les conditions ordinaires et en pleine santé, ne détermine pas d'inflammation; cette cause sera pourtant capable, dans le cas supposé, de réveiller l'inflammation qui, pour employer un terme reçu, sommeille. Ceci explique, en général, la propension de certains organes, qui ont été une fois enflammés, à retomber dans le même état à la moindre occasion.

Si la portion y de la force originelle A, qui a persisté, est en même temps celle qui entretient l'ampliation des capillaires, par conséquent une congestion dans l'organe précédemment enflammé, que d'ailleurs cette ampliation parte du système nerveux et des capillaires eux-mêmes (*active*), ou qu'elle soit due à la rétention des globules accumulés (*passive*), on appelle *chronique* l'inflammation qui surgit lorsque, par l'addition de la nouvelle quantité x, la congestion subsistante repasse à l'état de phlegmasie; et lorsque le phénomène se renouvelle souvent, chaque retour de l'inflammation réelle est nommé une *exacerbation*. Ceci tient à ce que, dans la manière ordinaire de voir des médecins, on n'établit pas de limite tranchée entre la congestion et l'inflammation.

Pour prouver l'accord des résultats de cette argumentation avec l'expérience, je rappellerai les cas où la force provocatrice de l'inflammation A est réellement scindée, une portion, x, paraissant liée au parenchyme, et l'autre, y, au sang. Qu'en pareil cas, par exemple dans le rhumatisme aigu, il y ait un changement vital du sang, duquel l'inflammation dépend en partie, ce n'est là, il est vrai, pour le moment qu'une hypothèse; mais, outre que cette hypothèse est possible, elle est vraisemblable au plus haut degré, puisque, en de telles circonstances, on démontre un changement matériel du sang (augmentation de la fibrine) qui cesse à l'extinction de la phlegmasie. Or, quand cette disposition du sang existe, dans le rhumatisme aigu, la moindre cause détermine des inflammations de diverses parties (notamment des articulations), et il suffit pour cela de causes qui, en d'autres occurrences, ne pourraient produire le même effet. La portion y résidante dans le sang de la force A est ici tellement prédominante, qu'il suffit que la portion x inhérente au parenchyme soit très petite pour qu'une phlegmasie locale éclate, et précisément ce peu de valeur de la quantité x fait que le travail inflammatoire local se dissipe si aisément, pour reparaître ailleurs sous l'influence de la disposition générale. De là l'impossibilité d'empêcher par des remèdes locaux le transport de l'inflammation d'une articulation à une autre, parce que les causes les plus légères, celles que souvent il n'est pas en notre pouvoir d'écarter, suffisent pour élever la force y à la force totale A. Mais si la portion y de force qui réside dans le sang est brisée, des causes bien plus puissantes que x peuvent agir sans qu'il survienne d'inflammation locale. Aussi les antiphlogistiques ne réussissent-ils dans le rhumatisme aigu que quand ils peuvent diminuer la portion de la force A inhérente au sang.

De ces considérations résultent des conséquences pratiques fort importantes, dont l'application aux cas particuliers dépasserait de beaucoup les bornes que je dois m'imposer ; je les abandonne donc à la sagacité du lecteur, d'autant mieux que la plupart se présentent d'elles-mêmes.

Gangrène.

Ce n'est pas sans raison qu'on place la gangrène au nombre des terminaisons de l'inflammation, quoiqu'elle soit une des plus rares.

Il y a des cas où l'inflammation atteint un degré extraordinaire d'intensité, où, par conséquent, l'attraction que nous admettons entre le sang et le parenchyme est très considérable, soit par l'énergie de la cause occasionnelle, soit par l'impressionnabilité de la partie atteinte ou de l'organisme entier. Dans ces circonstances, la rétention du sang est totale ; il s'opère donc une rupture de beaucoup de capillaires et un épanchement abondant dans le parenchyme. La première conséquence nécessaire de ces événements est la même que dans toute inflammation, un accroissement de conflit entre l'oxygène du sang et les liquides du parenchyme, par conséquent une augmentation de la formation d'acide carbonique et de la chaleur. Mais ce sang n'étant pas remplacé par de nouveau sang, comme dans l'état normal, et même dans les cas ordinaires, moins intenses, d'inflammation, la partie enflammée se trouvant complétement isolée de la circulation, et se comportant dès lors comme toute partie dont les artères sont oblitérées ; le sang que les capillaires contiennent passe plus ou moins rapidement à la décomposition. L'observation nous apprend que cette décomposition se remarque d'abord dans le sang extravasé ; puis plus tard dans celui que contiennent les capillaires : le sang devient pourpre, les globules disparaissent, l'hématine se dissout dans le sérum ; le sang extravasé forme des grumeaux bruns rouillés. Ce changement du sang est toujours le premier ; il ne manque jamais dans la gangrène inflammatoire. Plus tard les parties élémentaires des autres tissus changent aussi. Les faisceaux primaires des muscles soumis à sa volonté perdent leurs stries transversales et pâlissent ; eux, le tissu cellulaire et la plupart des autres organes perdent leur cohésion, et se réduisent en une masse grenue informe. Les os, les tendons, le tissu fibreux des poumons, sont ceux qui conservent le plus longtemps leur forme primitive ; d'ordinaire on en trouve encore des portions intactes lorsque, depuis longtemps déjà, les tissus environnants sont convertis en une masse puitacée.

Pour décider si ces changements dépendent de causes purement chimiques et mécaniques, si, en conséquence, ils sont uniquement la suite de l'inflammation, ou s'ils tiennent à d'autres causes encore, à des changements du parenchyme déterminés par une cause autre que celle de l'inflammation, il faudrait s'engager dans de longues discussions qui, à proprement parler, n'appartiennent point à l'histoire de l'inflammation. Qu'il nous suffise d'avoir montré qu'ici la grangrène peut être considérée avec vraisemblance comme un résultat de l'extravasation de sang chargé d'oxygène provoquée par le travail phlegmasique.

Dans ces cas, qui s'offrent rarement, la gangrène est sans contredit une suite de l'inflammation ; mais je laisse au lecteur à décider jusqu'à quel point on est en droit, d'après cela, de la considérer comme le plus haut degré de cette dernière.

Les choses se passent autrement dans la majorité des cas où l'inflammation et la gangrène surviennent simultanément. Lorsque, par exemple après la congélation, un membre s'enflamme sur certains points et se gangrène sur d'autres, c'est là seulement une preuve que la même cause extérieure peut, suivant son intensité, déterminer tantôt l'inflammation, tantôt la gangrène, ou, pour s'exprimer en termes généraux, que les causes des maladies peuvent différer en qualité et en quantité ; mais il ne s'ensuit pas que la gangrène et l'inflammation soient des actes affines ou des degrés divers d'un même acte. Il va sans dire qu'une inflammation peut passer à la gangrène par l'adjonction de nouvelles conditions, et cela d'autant plus facilement que la phlegmasie elle-même a déjà pro-

curé un plus grand nombre de ces conditions (stase et extravasation
du sang). C'est ce qui arrive la plupart du temps. Mais souvent
aussi les conditions de la gangrène et de l'inflammation sont posées
en même temps par une même cause morbifique. A des lésions
intenses, contusion, coagulation, brûlure, etc., succède l'inflammation; lorsque, par l'effet d'autres conditions dépendantes de la
même cause (déchirure de vaisseaux, épanchement considérable
de sang, lésions de nerfs), une mortification complète, la gangrène
de la partie survient au bout de quelque temps, c'est la suite, non
de l'inflammation, mais d'un autre travail dont les conditions ont
été posées simultanément avec celles de cette dernière, et qui, quand
il atteint un certain degré, détruit toute la vie organique, par conséquent aussi la phlegmasie. Notons cependant bien qu'ici la présence de l'inflammation peut faire que les parties dont elle s'est
emparée tombent en décomposition plus facilement et plus vite
qu'elles ne le feraient sans elle.

Les maladies de l'organisme animal sont tellement complexes,
leurs combinaisons si variées, les séries de leurs symptômes et de
leurs causes si nombreuses, et unies par tant de côtés, qu'il y a
impossibilité de suivre aucun acte dans toutes ses directions, ou de
démontrer le lien de causalité qui existe entre deux de ces actes.
Contentons-nous donc d'avoir signalé les points les plus essentiels
de la connexion qui a lieu entre la gangrène et l'inflammation.

Développement de l'exsudation inflammatoire.

Le plasma du sang qui sort des vaisseaux durant la dernière période de l'inflammation se répand dans les parties environnantes.
La manière dont il s'y amasse varie suivant la constitution de ces
parties. Si elles sont parenchymateuses, mais molles et lâches, leur
tissu tout entier se trouve imbibé uniformément de plasma : ainsi,
ce dernier remplit tous les interstices des éléments histologiques des
poumons dans la pneumonie, et s'insinue même dans les cavités des
cellules aériennes et des dernières ramifications bronchiques. Dans
les exsudations au cerveau, il occupe tous les intervalles des fibres
primitives et des vaisseaux, ou bien, en refoulant la substance cérébrale, il forme au milieu d'elle des cavernes dans lesquelles il
s'amasse. Si des organes étendus en surface deviennent le siége de
la phlegmasie, le plasma épanché s'étend en couche liquide sur leur
surface, et tantôt, recouvert encore de formations épithéliales, il

produit une vésicule, tantôt il se montre au grand jour, et alors ne tarde ordinairement guère à se dessécher en une croûte sur les surfaces externes, à constituer une fausse membrane sur les surfaces internes. C'est ce qui arrive à la peau, à la trachée-artère, dans l'arrière-gorge, etc. Quand ces surfaces forment les parois de cavités, comme au péritoine, à la plèvre, au péricarde, le plasma remplit la cavité. Nul doute que l'arrangement tient surtout ici à des causes physiques. En général, lorsque le plasma épanché n'est point résorbé, il se coagule au bout d'un laps de temps plus ou moins long. Cette coagulation est un acte purement chimique, ressortant des propriétés chimiques de la fibrine qu'il tient en dissolution. Cependant il y a des cas exceptionnels où, sans commencer par se solidifier, il subit de suite un développement organique.

L'arrangement de la fibrine coagulée obéit également à des lois purement chimiques; il se règle sur celui qu'affecte le plasma liquide.

La plupart du temps, dans les organes parenchymateux, tous les intervalles du tissu sont remplis par l'exsudation solide, qui en cimente pour ainsi dire les éléments; en même temps elle remplit complétement toutes les cavités naturelles et tous les canaux de la partie, d'où résulte une masse dense et solide, comme on le voit dans l'hépatisation du foie.

Dans les cavités, le travail offre quelques différences, mais faciles aussi à expliquer par la nature des choses. Si la coagulation a lieu d'une manière rapide et soudaine, l'exsudation forme des masses irrégulières, qui, d'abord spongieuses, se resserrent peu à peu, et produisent des flocons irréguliers, tantôt adhérents aux parois de la cavité, tantôt libres au milieu du liquide. Si la coagulation est lente et permanente, l'exsudation forme des couches plus ou moins irrégulières, qui couvrent les parois de la cavité, constituant parfois des sacs complets, au milieu desquels on trouve la sérosité du sang dépouillé de sa fibrine. Ce phénomène est commun surtout à la plèvre. Des dépôts stratifiés analogues se forment parfois dans l'intérieur d'organes, lorsqu'un tissu cellulaire lâche, interposé entre deux membranes plus denses, vient à s'enflammer, comme au canal intestinal.

Cependant il faut encore avoir égard à une autre circonstance pour comprendre le mode de production des diverses formes d'exsudation solide qui se rencontrent. En général, l'inflammation n'est

pas uniformément répandue dans un organe ; elle est limitée localement, et s'étend peu à peu. Une première goutte de plasma se
coagule ; une seconde, exsudée plus tard, s'applique à elle et se
coagule aussi, etc. De là vient que l'exsudation aux surfaces libres
offre souvent l'aspect de stalactites, de villosités (*cor villosum*), et
que, dans certaines phlegmasies du poumon (coqueluche, pneumonie lobulaire des enfants), toutes les portions de l'organe, même
les plus petites, contiennent encore de l'air et surnagent l'eau,
quoique le microscope y fasse apercevoir partout de petites quantités
d'exsudation. Les modifications de ces phénomènes s'expliquent
ordinairement d'elles-mêmes d'après les particularités qui se rattachent à chaque cas.

L'exsudation solidifiée se comporte chimiquement comme la
fibrine coagulée ; elle a la même couleur, la même consistance ; insoluble dans l'eau froide ou bouillante, l'alcool et l'éther, elle se
dissout peu à peu dans l'ammoniaque et l'acide acétique, plus rapidement dans la potasse. Au microscope, elle paraît complétement
amorphe, sans nulle trace d'organisation ; on y aperçoit seulement
parfois des indices vagues de fibres ou des granulations de graisse.

Jusqu'ici tous les phénomènes sont les mêmes ; mais la suite
varie suivant les cas, ce qui fait qu'on distingue, comme modes de
terminaison, la *résolution*, la *suppuration*, la *cicatrisation*, la
régénération et l'*hypertrophie*. Toutes ces opérations obéissent aux
lois générales de la formation organique, et dépendent de l'aptitude
à se développer qui est inhérente à l'exsudation par sa nature même.
Le passage au développement réel s'effectue probablement toujours
par une formation de cellules, c'est-à-dire que, dans l'exsudation
jouant le rôle de blastème, se développent des noyaux munis de
nucléoles, et autour d'eux des membranes enveloppantes. Les cellules primaires ainsi produites subissent ensuite d'ultérieurs changements, qui varient suivant les terminaisons de l'inflammation.

1° *Résolution.* Dans le sens le plus large, ici se rapportent tous
les cas où l'inflammation disparaît sans laisser de changement essentiel, durable, au tissu qu'elle affectait, ou sans avoir évacué aucun
produit au dehors. J'ai déjà dit comment l'inflammation, en attachant une acception restreinte à ce mot, peut se résoudre avant la
période d'exsudation, à l'extinction de sa cause déterminante. J'ai
ajouté que, suivant toute apparence, l'exsudation elle-même est
résorbée tant qu'elle demeure liquide, qu'alors elle rentre dans le

torrent de la circulation, et qu'il y a également résolution complète. Mais une fois cette exsudation solidifiée, le retour de la partie à son état normal ne peut avoir lieu qu'autant que l'épanchement se liquéfie de nouveau et vient ensuite à être résorbé. La fluidification est toujours le résultat d'un travail organique qui, d'après l'observation, a pour caractères les phénomènes suivants :

L'exsudation se convertit en cellules à noyau de 1/500 à 1/100 de ligne de diamètre. Ces cellules croissent peu à peu jusqu'à atteindre un diamètre de 1/80 à 1/60; elles s'emplissent en même temps d'une quantité, d'abord faible, puis plus considérable, de petites granulations obscures, de sorte que la cellule, primitivement transparente et incolore, devient opaque et brunâtre, ou noirâtre, et présente l'aspect d'un agrégat de petits grains qui en rendent invisible le noyau et souvent aussi la paroi.

Cette transformation de l'exsudation en cellules granulées marche de concert avec un changement chimique qu'elle subit. Déjà les cellules elles-mêmes contiennent deux substances différentes, leur enveloppe et leur noyau, dont la première se dissout dans l'acide acétique, qui n'attaque point le second. A l'époque de la formation des granulations apparaît une troisième substance ; les grains ne se dissolvent ni dans l'acide acétique ni dans l'ammoniaque ou la potasse; mais ils sont généralement solubles dans l'éther ; ils semblent donc consister en graisse.

Les cellules granulées, une fois produites, ne sont plus susceptibles de développement organique ultérieur. Dès qu'elles ont atteint leur grosseur complète, et qu'elles se sont entièrement remplies de granulations, elles ne subissent plus qu'une métamorphose régressive ; les noyaux disparaissent et sont résorbés, ainsi que les parois des cellules, et il finit par ne rester que les granulations, qui, d'abord réunies encore par une sorte de mucus, se désagrègent plus tard. Alors l'exsudation primitive se trouve convertie en une masse demi-liquide, pultacée, dans laquelle le microscope montre des granulations intactes, nageant au milieu d'un liquide séreux.

Ce mode de transformation de l'exsudation en favorise beaucoup la résorption. Jusqu'à leur entier développement, les cellules granulées tiennent les unes aux autres, et ne forment par conséquent point un liquide ayant, comme le pus, de la tendance à se porter au dehors. Mais, après cette époque, il paraît qu'à la résorption des parois des cellules se joint aussi celle du liquide, car celui-ci semble bien moins abondant qu'il n'a coutume de l'être dans le pus. Il finit donc par ne plus rester que les granulations, qui troublent peu les fonctions des parties entourantes, se dissolvent peu à peu dans les liquides du parenchyme, et sont alors résorbées.

La terminaison qui vient d'être décrite s'observe principalement après les inflammations d'organes internes, du cerveau, des poumons, du foie, de la rate, etc. La plupart des phlegmasies chroniques de la substance cérébrale et des ramollissements inflammatoires de cet organe sont accompagnés d'une formation de cellules granulées. J'ai vu la même chose dans toutes les inflammations des poumons, lorsque le malade succombait à une autre affection, après que les phénomènes généraux et l'auscultation avaient indiqué un commencement de résolution. Elle s'observe rarement aux parties externes, au tissu cellulaire, aux muscles, aux organes isolés en surface ; peut-être uniquement parce qu'il est plus rare de rencontrer la résolution des phlegmasies de ces organes que leur passage à la suppuration.

2° *Conversion de l'exsudation en pus.* Comme la formation des cellules granulées, elle s'accomplit d'après les lois générales du développement organique, et marche la plupart du temps de la manière suivante :

L'exsudation se transforme en cellules à noyaux (corpuscules du pus), qui, arrivés à leur dernier terme, ne sont plus susceptibles de développement ultérieur ; elles se séparent alors les unes des autres, et, mêlées avec le sérum primitif du plasma exsudé, elles forment une sorte d'émulsion, ou liquide plus ou moins épais, de couleur blanche jaunâtre, qu'on appelle *pus*, et qui a une certaine tendance à s'échapper au dehors.

Les cellules du pus sont petites (entre 1/100 et 1/300 de ligne de diamètre) ; d'abord pâles, parfaitement rondes, transparentes, et munies d'un noyau bien visible, elles deviennent plus tard obscures, granulées et fermes ; leur noyau se soustrait aux regards, mais il reparaît quand on ajoute de l'acide acétique, qui rend les parois des cellules transparentes. Les cellules du pus ont cela de particulier, que l'acide acétique résout généralement leurs noyaux en deux, trois ou quatre granulations.

En même temps que l'exsudation se convertit en globules de pus, elle subit un changement chimique. Les globules de pus se comportent avec les réactifs autrement que ne le fait la fibrine coagulée.

Ils consistent au moins en deux substances de composition différente, une nucléaire, insoluble dans l'acide acétique, mais soluble dans l'ammoniaque et la potasse, et une enveloppe, qui devient transparente dès qu'on la traite par l'acide acétique, dans lequel elle se dissout peu à peu.

La fibrine coagulée se convertit peu à peu en globules de pus. Au commencement de cette métamorphose on voit des globules isolés, en quelque sorte nichés dans le blastème amorphe ou indistinctement fibreux. Mais plus tard l'exsudation se métamorphose tout entière en corpuscules de pus. Dès que ceux-ci ont acquis leur plein développement, ils se détachent les uns des autres, perdent toute connexion entre eux, et se mêlent avec le sérum qui s'est séparé de la fibrine lors de sa coagulation. Le sérum du pus est celui du sang lui-même, peut-être un peu modifié. C'est seulement par son mélange avec les corpuscules, que le pus devient un liquide.

Comme, dans les inflammations, l'exsudation de la fibrine s'accomplit, en général, d'une manière graduelle, qu'elle dure un certain laps de temps, et qu'elle se répète souvent, la totalité de l'exsudation ne se convertit pas toujours à la fois en pus : d'ordinaire, dans un foyer purulent, un abcès, à côté du pus parfaitement développé, on trouve des portions d'exsudation fibrineuse amorphe, dans lesquelles la formation des corpuscules n'a point encore commencé ou ne fait que débuter. On peut observer ce phénomène dans presque tous les abcès, et les bourbillons ne sont que des masses d'exsudation encore amorphe, qui, entourées de pus de tous côtés, n'ont plus aucune connexion avec les parties environnantes.

Le pus achevé a une grande tendance à quitter la partie dans laquelle il s'est produit, et à se porter au dehors. Cette tendance tient sans doute en grande partie à sa fluidité ; elle cesse dès que, par suite de la résorption du sérum, la fluctuation disparaît dans un abcès, et elle est d'autant plus grande que la fluctuation est plus prononcée.

Quand le pus n'est point évacué par l'art, ou qu'il ne s'ouvre pas lui-même une issue, il peut subir des changements ultérieurs. Les corpuscules se fondent peu à peu, le pus se convertit (surtout quand le sérum est résorbé) en une masse épaisse, granuleuse, ou en un liquide ténu, mêlé de flocons onctueux, et la masse, aussi bien que les flocons, se montre, au microscope, sous l'aspect d'une matière composée de petites molécules grenues (la plupart au-dessous de 1/1000 de ligne), qu'on ne peut distinguer des autres matières organiques décomposées, par exemple, du fongus médullaire ou des tubercules ramollis, et en général des détritus organiques. Dans cet état, mais alors seulement, le pus est susceptible d'être résorbé en entier ; les débris se dissolvent peu à peu dans les liquides du corps, qui les ramènent dans le torrent de la circulation. Mais le phénomène appelé par les médecins résorption purulente diffère de celui-là ; il consiste :

1° Ou en ce que le sérum du pus est résorbé tout-à-coup, ce qui fait disparaître la fluctuation, la tendance à s'échapper au dehors, en un mot, tous les signes physiques de la présence d'un abcès, tandis que les corpuscules, qui restent, se détruisent peu à peu, et peuvent bien être résorbés, mais toujours au bout d'un laps de temps fort long ;

2° Ou en ce que le pus entier pénètre dans des vaisseaux déchirés ou ouverts de toute autre manière, ou enfin se forme de nouveau dans les veines (phlébite), et dans les deux cas se mêle avec le sang.

A la résorption purulente tiennent de près les abcès dits métastatiques, dont la formation dépend, dit-on, de ce que du pus qui s'est produit sur un point de l'organisme, venant à être résorbé et à passer dans le torrent de la circulation, se dépose sur un ou plusieurs autres points et y fait naître des abcès. Dans les cas de ce genre que j'ai pu observer, le pus du nouvel abcès s'était formé de la manière ordinaire, par le développement d'une exsudation inflammatoire, soit que celle-ci fût résultée d'une cause phlegmatique inconnue, soit qu'elle fût survenue accidentellement dans les vaisseaux déchirés. Mais je crois pouvoir conclure de là que la production des abcès métastatiques ne diffère pas de celle des abcès ordinaires. Il est vrai qu'une obscurité profonde couvre encore la cause de leur formation.

On voit par ce qui précède que la formation des cellules granulées et celle du pus aux dépens d'une fibrine coagulée amorphe se ressemblent en ce que, dans les deux cas, l'exsudation fibrineuse se résout en petites parcelles par suite d'un développement organique, ce qui permet qu'elle soit entraînée hors de la partie dans laquelle elle s'est développée. Mais, dans le premier cas, la résorption des parcelles est la terminaison naturelle et légitime, tandis que l'exsudation transformée en pus tend de sa nature à s'échapper au dehors, et qu'ici la résorption n'est jamais la règle, mais seulement une exception rare.

Au reste, l'observation nous apprend qu'une formation de cellules granulées et une formation de pus peuvent avoir lieu simultanément dans une même partie du corps et par suite d'un même travail exsudatif. Il peut aussi se produire, aux dépens de l'exsudation, des éléments histologiques permanents, tissu cellulaire, etc.

Le mode de production du pus qui vient d'être décrit n'est pas le seul qui puisse donner naissance à ce liquide pathologique. Il a lieu toutes les fois que du pus se forme dans l'intérieur des organes, dans le tissu cellulaire, etc., en un mot, toutes les fois que le plasma exsudé a le temps de se coaguler avant de commencer à s'organiser; mais quand du pus se produit à la surface du corps, ou dans des cavités communiquant avec l'extérieur, à la peau, aux membranes muqueuses, dans les plaies, ce n'est plus d'un blastème solide, c'est d'un blastème liquide, du plasma exsudé et non encore coagulé, qu'il tire naissance. Voici ce qui se passe alors.

Dans l'exsudation encore liquide se forment de petites granulations, tantôt isolées, tantôt réunies deux ou trois ensemble. Ce sont les noyaux insolubles dans l'acide acétique des cellules du pus. Autour de ces noyaux se développent peu à peu les parois des cellules. Après leur formation complète, les corpuscules purulents ressemblent sous tous les rapports à ceux qui proviennent d'une exsudation solide. Les uns comme les autres ne sont pas susceptibles de se développer davantage, et ils ont pour but d'être rejetés en dehors.

Ce sont là les deux modes que l'observation assigne à la formation du pus. Dans les deux cas, les matériaux sont les mêmes, le plasma du sang exsudé; seulement ils sont liquides dans un cas et coagulés dans l'autre; dans tous deux, le produit, le pus, est identique. Mais il y a des transitions où le pus, de quelque manière qu'il ait pris naissance, s'écarte de la règle; les corpuscules sont irréguliers, anguleux, et la différence chimique entre la substance du noyau et celle de l'enveloppe est fort peu marquée. Ces modifications morphologiques et chimiques du pus peuvent être très variées : je dirai plus tard quels sont les cas où on les rencontre, et pourquoi elles arrivent.

3° *Passage de l'exsudation à l'organisation.*

Dans les deux modes de terminaison de l'inflammation qui viennent d'être examinés, l'exsudation s'était bien développée, mais les produits de son développement étaient des cellules transitoires, non susceptibles de se développer davantage, et le résultat final consistait en une fonte, suivie d'élimination, de la matière exsudée, soit par dissolution et résorption (résolution), soit par expulsion au dehors (suppuration).

Maintenant il nous reste à passer en revue une série d'actes par lesquels l'exsudation inflammatoire se trouve réellement organisée et convertie en une partie permanente du corps. Bornons nous d'abord à faire connaître ce qui se passe alors; les faits fournis par l'observation nous apprennent ce qui suit à cet égard. Le travail qui a lieu dans l'organisation de l'exsudation inflammatoire est au fond le même que celui qu'on observe lors de la production de tous les tissus de l'embryon. Il ne diffère pas non plus, que le développement ait lieu dans l'exsudation inflammatoire coagulée ou dans celle qui est encore liquide. Enfin, il a toujours lieu, du moins autant qu'on en peut juger d'après les observations recueillies jusqu'à ce jour, par formation de cellules; il se produit dans l'exsudation des noyaux, munis de nucléoles, qui s'entourent ensuite d'une enveloppe, et les cellules primaires ainsi produites passent à l'état de tissus permanents par un développement ultérieur qui correspond aux lois de la formation organique en général, c'est-à-dire à celui de globules du sang, de tissu cellulaire, de tissu cartilagineux, de tissu osseux, de fibres nerveuses primaires, etc.

Le changement morphologique est toujours accompagné pas à pas d'une modification chimique. L'exsudation se partage d'abord en deux substances, de composition différente, celle du noyau et celle de la paroi, dont la première est insoluble et la seconde soluble dans l'acide acétique. Lorsque le développement est achevé, le produit diffère totalement : aussi, sous le point de vue chimique, la fibrine primitive de l'exsudation est devenue de la chondrine, ou de la colle, etc.

La conversion en tissus permanents peut s'effectuer de deux manières. Dans les lésions extérieures, plaies, etc., où l'on a plus de facilité que partout ailleurs de l'observer, on désigne ces deux modes sous les noms de guérison par première intention et de guérison par bourgeons charnus.

Dans la guérison par première intention, la totalité de l'exsudation inflammatoire s'organise sur-le-champ. Dans le second cas, elle se convertit, pour la plus grande partie, en pus, puis celle que fournit l'inflammation subsistante se transforme également en pus d'un côté, tandis que, d'un autre côté, elle s'organise, et la réparation de la perte de substance s'accomplit peu à peu, à mesure que la portion convertie en pus diminue proportionnellement à celle qui s'organise. Ainsi les bourgeons charnus et les tissus qui en proviennent ne se produisent pas du pus, mais d'une partie de l'exsudation, de celle qui ne se métamorphose point en pus. Le microscope nous fait voir que les bourgeons sont formés de deux éléments essentiellement différents, de globules de pus et de cellules primaires en train de se métamorphoser en tissus permanents, vaisseaux, tissu cellulaire, etc.

On peut dire, en général, que la guérison par première intention résulte d'une exsudation solidifiée, et celle par bourgeons charnus ou par suppuration d'une exsudation liquide. Cependant cette loi souffre quelques exceptions.

Si, faisant abstraction du travail d'organisation, de ce qui arrive pendant qu'il s'accomplit, on considère seulement le résultat final de l'inflammation, et la disposition des tissus engendrés par l'exsudation à laquelle elle a donné lieu, ainsi que le rapport de ces tissus avec les éléments histologiques normaux et préexistants, l'observation nous apprend qu'on peut distinguer les cas suivants :

1° Les tissus de formation nouvelle servent à remplacer des parties détruites, dans les plaies avec perte de substance, etc. C'est ce que nous appellerons *régénération inflammatoire*. Il y a ici deux degrés.

a. Les parties nouvelles ressemblent parfaitement à celles qui ont été perdues, sous le triple rapport morphologique, chimique et physiologique ou fonctionnel : *régénération complète*.

b. Elles en diffèrent plus ou moins par leurs propriétés, et on les nomme alors *cicatrices*. Les cicatrices peuvent différer à beaucoup d'égards du tissu reproduit par la régénération complète ; l'exsudation peut persister plus longtemps que de coutume à l'état amorphe, et ne se développer qu'avec beaucoup de lenteur ; alors la cicatrice n'est que transitoire ; ou les tissus nouveaux sont complètement développés, mais se composent d'éléments d'une moindre importance physiologique, spécialement de tissu cellulaire, et les éléments supérieurs qui existaient jadis dans la partie, les nerfs, les fibres musculaires, etc., ne se reproduisent pas ou ne se reproduisent pas en quantité égale à celle qui existait auparavant, de sorte que l'organe de formation nouvelle est inférieur, sous le point de vue des fonctions, à celui qu'il remplace.

2° Le tissu de formation nouvelle ne sert pas à remplacer une perte de substance, qui n'a eu lieu ni avant ni pendant l'inflammation. Il augmente la masse du tissu déjà existant dans l'organe, mais se confond si intimement avec ce tissu, que, le travail terminé, on ne parvient point à l'en distinguer. C'est ce qu'on appelle *l'hypertrophie inflammatoire*, laquelle offre également des degrés eu égard à la perfection des tissus produits.

3° Enfin le tissu nouveau forme, entre les parties normales, des masses plus ou moins séparées, qu'on désigne sous le nom général de *tumeurs*. Celles-ci tantôt ressemblent parfaitement, ou à peu près, aux parties environnantes (tumeurs fibreuses, condylomes, lipomes); ou bien elles en diffèrent, et alors peuvent être de nature bénigne (kystes, hydatides), ou maligne (fongus médullaire, tubercule, squirrhe). Cependant on est encore jusqu'ici dans le doute de savoir si quelques unes de ces formes, notamment les dernières, peuvent procéder d'un travail inflammatoire pur et non combiné avec d'autres actes organiques.

Mais ces résultats de l'organisation de l'exsudation inflammatoire ne sont que des abstractions, n'indiquant que des limites extrêmes. Il existe entre eux tant de formes intermédiaires que rarement on trouve un cas qui rentre parfaitement dans l'une des divisions établies.

Les détails qui précèdent sont des faits positifs, qui ressortent d'observations souvent répétées. Essayons de remonter à leur essence et à leurs causes, en nous abstenant d'hypothèses qui ne seraient pas absolument nécessaires.

Nous avons jugé probable que le travail inflammatoire dépend d'un surcroît d'attraction entre le sang et le parenchyme. Nous avons aussi parlé des causes de la résolution et de la gangrène. Tout cela sera ici supposé connu.

L'exsudation du plasma a épuisé l'inflammation, en tant qu'elle tient à un surcroît d'attraction entre le sang et le parenchyme; même dans les cas où la cause de l'inflammation semble résider dans le sang et dépendre de ce qu'il contient davantage de fibrine, l'exsudation apparaît réellement comme une crise, c'est-à-dire comme une élimination au dehors de la cause qui détermine et entretient la maladie. On se demande si cette cause exerce ou non de l'influence sur le développement ultérieur du plasma exsudé, et de quelles conditions dépend le développement de ce dernier.

Ces questions donnent lieu aux considérations suivantes :

Nous avons vu que le développement de l'exsudation inflammatoire varie beaucoup. On ne peut donc pas le faire dériver de la cause de l'inflammation, qui, dans notre hypothèse, est une, l'attraction plus forte entre le sang et le parenchyme.

Dans l'organisation de l'exsudation, son développement suit les lois de la nutrition normale. Il est donc fort peu vraisemblable qu'une force anormale, la cause de l'inflammation, en soit la condition.

Dans certains cas, l'exsudation se résout sans qu'il y ait développement proprement dit et formation de cellules, comme dans les inflammations typheuses et scrofuleuses, dans la plupart des cas d'ulcération, etc; Il faudrait donc que la cause de l'inflammation, après avoir déterminé la production de l'exsudation, en occasionnât la destruction, ce qui n'est pas possible.

Quelques modes particuliers de développement de l'exsudation sont propres à l'inflammation, savoir la suppuration de corpuscules de pus et de cellules granulées, ou la formation dans le sens le plus étendu. C'est d'eux seulement qu'on pourrait dire qu'ils dépendent de la cause de l'inflammation : mais ce qui ne permet guère de l'admettre, c'est que la formation des corpuscules du pus et celle des cellules granulées diffèrent sous le point de vue morphologique.

Il suit donc de là que le développement de l'exsudation ne peut pas dépendre uniquement de la cause de l'inflammation, mais que celle-ci semble en certains cas (la suppuration) exercer une influence essentielle sur lui. Nous ignorons comment cette influence s'exerce ; nous devons donc nous contenter de savoir qu'elle a lieu et en quoi elle consiste.

Essayons de concevoir, d'après ces prémisses, les causes et les conditions du développement de l'exsudation.

1° La cause finale de ce développement réside dans la nature de l'exsudation elle-même. Celle-ci, qu'elle soit liquide ou coagulée, est comme tous les blastèmes, comme les œufs de tous les animaux, comme les graines de toutes les plantes, c'est-à-dire qu'elle a en elle-même la possibilité de son développement. Les circonstances étant favorables, elle se développe nécessairement, en vertu même de sa nature, et l'aptitude à le faire ne lui est pas communiquée par le travail inflammatoire précédent, puisqu'elle appartient à la nature originelle de la fibrine. Donc l'opinion qui représente l'inflammation comme un accroissement de l'activité plastique est fausse quand elle prétend que l'intensité de la formation, la tendance du blastème au développement, est exaltée dynamiquement ; et elle n'a raison qu'en un point, savoir que l'inflammation a fourni aux parties environnantes plus de matériaux plastiques qu'elles n'en reçoivent par la nutrition normale, de sorte que l'aptitude plastique se trouve accrue non en intensité, mais seulement en extension, par l'augmentation en quantité de la matière apte à se développer.

2° Quoique l'aptitude de l'exsudation à se développer doive être considérée comme une propriété qui lui est nécessairement inhérente en vertu de sa nature même, son développement réel n'en dépend pas moins de conditions extérieures, qui peuvent l'empêcher, la favoriser, ou la modifier diversement. Ces conditions ne sont point parfaitement connues eu égard à leur mode spécial d'action ; cependant on sait au moins ce qui suit sous ce rapport.

A. Le développement de l'exsudation exige certaines conditions générales, qui ne peuvent manquer dans aucun développement organique. Ce sont :

a. Une certaine température moyenne. La plus favorable est celle qui correspond à la chaleur normale du corps. Au-dessous de zéro et au-dessus de cent degrés, il ne peut y avoir de développement.

b. La présence de l'eau et de l'oxygène.

B. L'individu chez lequel l'exsudation a eu lieu exerce une influence incontestable sur le développement réel de cette dernière. Cette influence dépend :

a. Des parties qui entourent l'exsudation ; quand ces parties sont privées de vie, par exemple gangrenées, l'exsudation ne se développe pas.

b. De l'individu entier.

En d'autres termes, ce développement est sous l'influence de la force vitale. Beaucoup de faits négatifs le prouvent : on n'a jamais vu, après la mort, sur le cadavre ou dans une partie séparée du corps vivant, l'exsudation subir de véritable développement organique.

3° L'aptitude de l'exsudation à se développer est générale et indéterminée, c'est-à-dire que d'une même exsudation peuvent provenir les formations les plus diverses, pus, cellules granulées, tissu cellulaire, cartilages, os, nerfs, etc. Du moins toutes les observations faites jusqu'à ce jour établissent-elles qu'à cela près de différences sans importance dans les dispositions morphologiques et chimiques, l'exsudation est la même dans tous les cas d'inflammation; celle qui ici devient du pus, peut devenir ailleurs du tissu cellulaire : elle peut, dans un même lieu, se convertir en partie en pus et en partie en tissu cellulaire, ce dont les bourgeons charnus fournissent un exemple. Or, de là suit que si, en général, l'aptitude à se développer tient à sa nature même, la manière dont elle se développe et le résultat final dépendent de circonstances extérieures. Comme ce point a une grande importance pratique, nous allons essayer de découvrir quelles sont les conditions, en consultant à la fois l'expérience et le raisonnement.

a. Les éléments histologiques qui entourent l'exsudation exercent manifestement une grande influence sur son développement et sur la forme qu'elle prend. Lorsque cette influence l'emporte sur les causes agissantes en sens inverse, l'exsudation déposée au voisinage du tissu cellulaire ou entourée par lui, devient tissu cellulaire, comme nous le voyons dans les bourgeons charnus, dans la plupart des régénérations, dans la guérison des plaies par première intention. Au voisinage des os, elle se convertit d'abord en cartilage, puis en os, comme dans les exostoses inflammatoires, dans les fractures; et de là dépend la formation du cal. Les fibres nerveuses primaires elles-mêmes se régénèrent ainsi au bout des nerfs coupés. Sous l'influence des fibres musculaires organiques normales, il se produit des hypertrophies inflammatoires de la tunique musculeuse des intestins. Après une perte considérable de substance, l'exsudation inflammatoire peut donner naissance à beaucoup d'éléments histologiques à la fois, sang, nerfs, tissu cellulaire, etc., chacun partant du tissu normal correspondant; même des membranes séreuses complètes, des sacs clos, munis de vaisseaux et d'épithélium, peuvent naître de la couche d'exsudation déposée à la surface des séreuses enflammées. Dans tous ces cas, la nouvelle

formation pathologique dépend évidemment de ce que l'influence
des parties environnantes l'emporte sur les autres circonstances qui
influent sur le développement de l'exsudation.

Nous pouvons donc dire : le passage de l'exsudation inflammatoire à l'organisation a lieu quand l'influence des éléments histologiques normaux, qui entourent cette dernière, l'emporte sur les
autres circonstances, et peut lui imprimer le cachet de son propre
mode d'existence. Mais les circonstances qui favorisent ou rendent
possible l'organisation de l'exsudation sont l'état normal et l'intégrité de l'énergie vitale des tissus environnants, la production lente
et en petite quantité à la fois de l'exsudation, le peu d'énergie de
la cause de l'inflammation et sa prompte extinction après l'accomplissement de l'exsudation.

b. Non seulement l'énergie vitale des tissus, mais encore la force
vitale de l'organisme entier, exerce une influence considérable sur
le développement de l'exsudation. Dans tous les cas où, soit après,
soit pendant l'accomplissement de celle-ci, il y a chute générale
des forces, comme dans le typhus, la gangrène, l'exsudation ne
se développe point, ou ne le fait que d'une manière très incomplète; c'est ce qui arrive dans les scrofules. Le peu d'énergie de
la force vitale empêche donc ou trouble le développement organique de l'exsudation.

c. Enfin le travail inflammatoire a beaucoup d'influence sur cet
acte. Lorsqu'il prédomine, lorsqu'il persiste après que l'exsudation
a eu lieu, que l'énergie locale des tissus ne peut triompher de lui, et
que la force vitale générale est affaiblie, l'exsudation passe à la suppuration. On ignore si la cause que nous avons assignée à l'inflammation (attraction plus forte entre le sang et le parenchyme) exerce
une influence immédiate sur l'exsudation, ou si cette dernière dépend d'autres changements dynamiques occasionnés par la cause de
l'inflammation ; mais il n'est guère permis de douter que cette influence n'ait lieu réellement.

Nous avons vu que la suppuration consiste en une formation ou de
cellules granulées ou de pus proprement dit. On ne peut assigner la
cause de ces deux modes divers de terminaison, et à peine même
nous est-il permis de hasarder des conjectures à cet égard.

La formation de cellules granulées s'observe dans les inflammations d'organes parenchymateux, du cerveau, du poumon, du foie,
de la rate, de l'intérieur de l'œil, etc., lorsque le plasma exsudé

et coagulé prend le mode de développement le plus favorable à l'issue de la maladie, que les tissus sont intacts, que la force vitale n'a point perdu de son énergie. Une véritable hypertrophie inflammatoire, une conversion de l'exsudation en tissus organisés, s'observe bien dans ces organes, mais elle y est fort rare : on ne la voit que chez les jeunes enfants, quand le liquide exsudé est peu abondant, et qu'il n'est fourni qu'en très petite quantité à la fois. Ce qui, peut-être, fait que les formations organiques nouvelles sont rares dans ces organes, et que la production de cellules granulées les y remplace, c'est que tous sont fort complexes sous le point de vue histologique, et que le passage de l'exsudation à l'organisation, dans la régénération simple comme dans l'hypertrophie, s'effectue d'autant plus lentement que la composition des organes est plus simple. On peut donc dire : la transformation de l'exsudation en cellules granulées a lieu quand, ne pouvant plus se convertir en tissus permanents (à cause de sa quantité, de la rapidité de sa production, de sa tendance à se développer rapidement, de la composition histologique et de la haute dignité des organes), elle se trouve toutefois soumise, de la part de la force vitale générale et des parties environnantes, à une influence assez grande pour ne pas lui permettre de passer à la suppuration. Ce qui prouve que la formation des cellules granulées ne dépend pas uniquement d'influences générales, mais encore d'influences locales, c'est qu'on voit quelquefois, rarement à la vérité, par exemple dans les poumons, une même exsudation se convertir, d'un côté en cellules granulées, de l'autre en pus.

La métamorphose de l'exsudation en pus semble, au contraire, tenir à ce que la cause de l'inflammation continue d'exercer son influence, et l'emporte sur les autres circonstances. Elle est manifestement favorisée par la rapidité avec laquelle s'accomplit l'exsudation, ce qui la dispose à se développer avec plus de promptitude qu'elle ne le fait dans le cas inverse, par son abondance, par l'intensité de l'inflammation, par le peu d'énergie de la force vitale de l'organisme entier et de chaque tissu particulier.

Une fois formé, le pus a indubitablement, comme les tissus normaux, la tendance à faire qu'une exsudation fibrineuse située dans son voisinage ne s'organise point, mais se transforme de suite en pus. Cette particularité explique l'ancien adage : le pus engendre le pus, et la règle pratique de ne pas ouvrir les abcès avant leur

complète maturité, parce qu'autrement on retarderait la fonte des
bords durs, c'est-à-dire la conversion en pus de la fibrine solide
contenue dans l'exsudation non encore organisée. Dès que la force
vitale générale et locale commence à triompher, et que l'énergie du
travail inflammatoire diminue, ainsi que la quantité de l'exsudation
produite par lui, la tendance à la formation du pus diminue,
et celle à l'organisation (régénération inflammatoire) augmente.
C'est pourquoi, dans toutes les plaies avec perte de substance,
dans toutes les guérisons par suppuration, il s'établit une lutte
entre la formation du pus et celle des bourgeons charnus, de sorte
qu'en cas de guérison la première va toujours en diminuant, et
l'autre, au contraire, toujours en augmentant. On explique aussi
par là pourquoi la guérison des plaies par suppuration et granulation doit nécessairement s'accomplir avec plus de lenteur que celle
par première intention, parce que, dans le second cas, l'exsudation tout entière s'organise sur le champ, tandis que, dans le premier, il n'y en a qu'une partie. Mais la guérison est d'autant plus
prompte que la sécrétion purulente diminue davantage, en même
temps que la formation des bourgeons charnus augmente, c'est-à-
dire d'autant plus qu'il y a moins de fibrine employée à produire
du pus et davantage à former des tissus permanents. Lorsque la
suppuration est très abondante, soit par intensité de l'inflammation,
soit par défaut d'énergie de la force vitale, la production des bourgeons charnus et la guérison marchent avec beaucoup de lenteur ou
ne font aucun progrès.

L'action délétère caustique que quelques personnes attribuent
au pus, sur les parties environnantes, est une fable. Le pus, du
moins celui que les chirurgiens appellent *louable* ou de bonne qualité, est un liquide fort doux, qui ressemble tout-à-fait, quant à sa
composition chimique, au fluide nourricier général, au plasma du
sang. Il n'exerce aucune action destructive sur les parties entourantes, et n'entraîne aucune perte de substance. L'expérience le
prouve ; dans les abcès, on ne voit pas les tissus normaux être frappés de mort et disparaître (car les bourbillons ne sont point du tissu
cellulaire mortifié, mais de l'exsudation non organisée) ; la suppuration peut durer des semaines, des mois et plus, à la surface des
membranes muqueuses, avec une grande intensité, sans qu'il survienne d'ulcères, sans qu'à l'ouverture du corps on aperçoive aucune trace de perte de substance. La différence entre la suppura-

tion louable et la suppuration qui s'accompagne de mortification des parties infiltrées de pus tient d'ordinaire à d'autres causes qu'à une action destructive du pus déjà formé.

La conversion de l'exsudation en pus ordinaire, de bonne qualité, dépend de ce que, la force vitale étant dans l'état normal, le travail inflammatoire prédomine ; ce qui suppose qu'il a une grande intensité. L'exsudation est ordinairement abondante : la cause inflammatoire la provoque avec une grande promptitude, au plus en quelques jours, comme le prouve l'expérience. Quoiqu'alors les éléments histologiques soient entourés d'une exsudation coagulée, et en quelque sorte cimentés par elle, leur force vitale n'est point affaiblie, et le temps est trop court pour qu'ils meurent, pour qu'ils puissent périr en quelque sorte de faim ; car, après sa formation, le pus se résout de suite en un liquide inoffensif, et les parties emprisonnées redeviennent libres.

Les choses se passent autrement dans l'ulcération, qui, prise dans son acception la plus étendue, se partage en deux grandes sections, eu égard à ses causes et aux phénomènes dont elle est accompagnée.

Le premier cas, le plus commun, est celui d'une inflammation chronique, par conséquent peu énergique, la force vitale étant, par des causes constitutionnelles ou locales, débilitée d'une manière générale ou modifiée dans sa qualité (comme dans les dyscrasies, scrofules, syphilis, goutte, etc.). Ces circonstances ont pour effet de rendre la métamorphose en pus très lente et fort incomplète. L'expérience le confirme. Ainsi, le ramollissement des abcès scrofuleux a lieu avec une lenteur extrême ; les corpuscules du pus diffèrent de l'état normal, ils sont moins complètement développés qu'à l'ordinaire. Dans ces cas, les éléments des tissus restent des semaines ou des mois empâtés par l'exsudation coagulée, qui les fait, en quelque sorte, périr de faim, en les soustrayant si longtemps à la nutrition ; d'ailleurs, leur force vitale étant affaiblie par les causes constitutionnelles ou locales, ils meurent, et sont éliminés avec le pus.

L'autre genre de mortification de l'inflammation est aigu, et se rapproche davantage de la gangrène. En voici les conditions : une grande diminution de l'énergie de la force vitale, soit générale, soit locale, comme dans le typhus, après une brûlure ou la congélation. Peu importe ici le degré d'énergie du travail inflammatoire ; la diminution de la force vitale empêche l'exsudation de se développer complétement ; elle se résout en une masse amorphe, sans nulle tendance ou avec peu de propension à produire des cellules. En même temps les tissus meurent à cause de l'extinction locale de la force vitale, et sont éliminés avec l'exsudation réduite à l'état de fonte.

Mais le pus diffère essentiellement dans ces deux cas. Dans le premier, il se forme du pus proprement dit, un mélange de sérum et de corpuscules ; mais ce pus est plus ou moins anormal, soit dans ses globules, soit même dans son sérum ; toutefois les différences sont parfois si peu prononcées, qu'à peine les remarque-t-on ; d'ailleurs l'ulcération n'est pas produite par l'anomalie du pus, elle dépend d'une cause commune avec cette dernière. Dans l'autre cas, le produit de l'inflammation n'est point du pus, mais de la *sanie*. On appelle sanie, en général, tous les produits inflammatoires qui procèdent, non d'un développement, mais d'une décomposition du liquide exsudé. La sanie varie beaucoup, eu égard à ses qualités ; à la plus grande distance possible du pus normal, se trouve celle de la gangrène, constituant un liquide rouge sale, sans molécules nageantes, et qui est du sang décomposé, du sérum tenant de l'hématine en dissolution. Vient ensuite l'exsudation à l'état de fonte, sérum mêlé de portions non décomposées et indistinctement grenues, qui est parfaitement identique à la masse ramollie du fongus médullaire et du tubercule. De là jusqu'au pus normal on trouve tous les intermédiaires imaginables.

Ici se termine ce que j'avais à dire sur l'inflammation en général. J'en ai examiné les phénomènes un à un, puis je les ai étudiés dans leur ensemble, dans leur succession, et j'ai tenté d'en expliquer les causes prochaines et éloignées. Il me reste à faire voir que cette disposition s'accorde réellement avec la nature, qu'elle est non seulement théorique, mais encore pratique. Pour cela je passerai rapidement en revue les différentes espèces d'inflammations. On peut les envisager de deux manières, d'après le siége qu'elles affectent et d'après les causes qui les déterminent, car ces deux circonstances leur impriment un cachet particulier.

Inflammations des membranes muqueuses. Ce qui les caractérise, c'est que l'exsudation s'opère du côté de la cavité tapissée par elles, et s'accompagne d'une exfoliation de l'épiderme. Les phénomènes de congestion ne manquent jamais ici ; la membrane se montre toujours plus rouge que de coutume : mais la limite entre la conges-

tion proprement dite et la congestion inflammatoire est difficile
à tracer : ces deux congestions se confondent ensemble plus
souvent que dans d'autres organes. La cause est rarement locale; en général, elle agit sur une autre partie du corps, de
sorte que son influence est probablement réflexe. Rarement s'o-
père-t-il une exsudation de sérum seul dans le sac de la muqueuse ; cependant le cas arrive quelquefois, par exemple au
début du coryza, où il se sécrète souvent un liquide limpide et
non coagulable. L'œdème de la membrane muqueuse est encore
plus rare : il n'attaque, en général, que le tissu cellulaire sous-muqueux, comme dans l'œdème de la glotte. Une exsudation du
plasma de sang est la conséquence la plus fréquente des phlegmasies
muqueuses, et ne manque presque jamais. Le produit de cette exsudation demeure presque toujours liquide, et devient le blastème
de corpuscules du pus ; je ne l'ai jamais vu se transformer en cellules granulées. Dans des cas rares, proportion gardée, dans les
inflammations fort aiguës, où probablement il y a en même temps
excès de fibrine dans le sang, le plasma exsudé se coagule à la surface de la muqueuse et forme une couche membraneuse, comme
dans le croup, l'angine couenneuse et les entérites suraiguës, la
dysenterie surtout. Ces fausses membranes sont ordinairement rejetées au dehors, à moins que le sujet ne succombe auparavant : je
ne les ai jamais vues s'organiser, ni seulement se métamorphoser en
corpuscules de pus ou en cellules granulées ; toutes celles que j'ai
observées étaient amorphes. Quand l'inflammation est fort intense,
il se fait souvent des déchirures de capillaires et des épanchements
de sang dans la cavité : c'est ce qui arrive surtout dans la dysenterie. L'exsudation s'accomplit rarement dans le tissu même de la
muqueuse, et seulement lorsque le tissu cellulaire sous-muqueux
est simultanément enflammé (plaques typheuses, dysenterie); alors
l'inflammation peut amener l'ulcération de la membrane.

Inflammations des membranes séreuses. Elles tendent également
toujours vers l'intérieur, et versent leur produit dans la cavité tapissée par la membrane. La cause n'est presque jamais mécanique,
et rarement elle agit d'une manière locale (pleurésie par suite de
ramollissement de tubercules); souvent elle réside en partie dans le
sang (inflammations rhumatismales et tous les cas nombreux où le sang
contient davantage de fibrine, dans la pleurésie, la péritonite, la péricardite); l'autre portion de cette cause se rattache d'ordinaire au

système nerveux (probablement par réflexion), comme dans la suppression de la transpiration cutanée, des règles, des lochies, etc. Les phénomènes de congestion (rougeur, etc.) sont toujours prononcés. La congestion est surtout inflammatoire ; les congestions pures paraissent être rares ici. On observe souvent un épanchement de sérum du sang : il a toujours lieu dans la cavité (hydropisie inflammatoire) ; cependant on ne parvient pas toujours à bien distinguer cette hydropisie inflammatoire de celle qui résulte d'une stase passive ; un épanchement de plasma dans la cavité est un phénomène très commun, qui ne manque jamais dans les inflammations bien développées. Le plasma demeure souvent liquide pendant assez longtemps, et on peut l'évacuer sous cette forme par la paracentèse. Quand il n'est ni résorbé ni éliminé au dehors, il devient blastème de pus, ce qui se voit rarement, ou il s'applique aux parois du sac séreux après s'être coagulé en totalité ou en partie. Dans ce dernier cas, lorsque l'inflammation est peu intense ou chronique, il se transforme généralement en tissu cellulaire (fausses membranes) ; il peut aussi devenir une séreuse de nouvelle formation, avec vaisseaux sanguins et épithélium. Quand il se coagule en masses irrégulières, non membraneuses, ou en flocons, il devient, en général, un blastème de pus. L'exsudation solide déposée sur les séreuses se transforme rarement en cellules granuleuses ; cependant j'ai vu ce cas dans le péricarde. Si l'inflammation n'est que partielle, l'exsudation coagulée forme des couches membraneuses, des villosités, etc., locales, qui, pour la plupart, s'organisent et deviennent tissu cellulaire (fausses membranes, adhérences), car elles se métamorphosent rarement en pus, et plus rarement encore en cellules granulées.

Inflammations des parties principalement formées de tissu cellulaire. C'est ici surtout que l'inflammation se montre pure et dégagée d'autres symptômes. La cause est ordinairement locale, rarement interne (furoncles, etc.). Le début est, en général, une congestion pure, presque toujours inflammatoire. L'épanchement de sérum du sang ne se voit guère que dans les cas compliqués (scarlatine), ou comme symptôme accessoire (œdème inflammatoire au pourtour d'abcès). Les symptômes cardinaux de l'inflammation, chaleur, rougeur, douleur, tumeur, sont très marqués. On voit rarement des extravasations. Il y a toujours exsudation du plasma quand l'inflammation est vive. Ce plasma se coagule, en gé-

néral, et c'est lui qui cause la tuméfaction. L'exsudation enveloppe
et cimente pour ainsi dire les éléments des tissus normaux. D'ordinaire elle se développe en pus, quand l'inflammation a une certaine
énergie, et produit ainsi un abcès. Lorsqu'elle est abondante et
qu'elle a eu lieu peu à peu, la plus grande partie se transforme en
pus, et la portion non encore organisée, détachée des tissus normaux par la fonte des parties environnantes, constitue un bourbillon. Après l'évacuation du pus, l'exsudation continue ; mais, dans
les cas les plus favorables, elle devient en partie des bourgeons
charnus ; la suppuration diminue dans la même proportion, et
l'abcès se ferme. Si la transformation en pus s'accomplit avec beaucoup de lenteur, qu'elle soit incomplète, et que les tissus enveloppés
par l'exsudation aient perdu une partie de leur force vitale, de
manière qu'ils aient de la tendance à périr, la suppuration passe à
l'ulcération. Quand l'inflammation est peu intense, la quantité de
l'exsudation peu considérable, et la force vitale des parties entourantes intacte, l'exsudation peut s'organiser de suite : il se produit alors une hypertrophie inflammatoire locale (induration permanente). Les bourgeons charnus peuvent aussi conduire à l'hypertrophie, quand leur formation a lieu en excès.

Inflammations d'organes très compliqués, cerveau, poumon,
foie, etc. Ici nous rencontrons à tous égards les plus grandes différences, ce qui n'empêche pas que tous les phénomènes puissent
être rapportés à ceux dont j'ai donné la description. Les causes sont
très variées, tantôt locales (plaies), tantôt réflexes (sympathies,
refroidissements) ou constitutionnelles (diathèse inflammatoire,
changement du sang). Très souvent (par exemple, dans l'apoplexie
cérébrale) on ne peut établir une ligne précise de démarcation entre
la congestion simple et la congestion inflammatoire. L'exsudation
de sérum du sang a lieu rarement, celle du plasma presque toujours, et d'ordinaire celle-ci est abondante. Le plasma se solidifie
en général, cimente les éléments des tissus, et empêche ceux-ci de
remplir leurs fonctions. Mais sa quantité et sa disposition peuvent
varier ; il remplit tantôt l'organe tout entier, tantôt seulement quelques unes de ses parties. La terminaison ordinaire est le développement de l'exsudation en cellules granulées, dont la fonte et la résorption mettent en liberté le tissu, qui revient à son état primitif.
Le passage à la suppuration est rare ; on l'observe parfois avec la
formation de cellules granulées. Celui à l'organisation est plus rare

encore. Dans certains cas, par exemple le typhus, la gangrène, l'exsudation tombe en fonte sans qu'il se développe de cellules. Presque toujours, ou du moins très fréquemment, l'inflammation est accompagnée d'extravasation du sang, qui favorise le passage à la gangrène, peu rare dans les phlegmasies du poumon, du foie et de la rate.

Inflammations provoquées par des causes locales, mécaniques ou chimiques. La cause n'agit que sur la partie enflammée, soit immédiatement sur le parenchyme, soit sur les nerfs. L'inflammation demeure locale. Ordinairement, il survient de suite une congestion inflammatoire. La tonicité des capillaires diminue localement; une plus forte attraction du parenchyme pour le sang (?) les dilate et les paralyse; le relâchement s'étend en général aussi aux artères voisines, d'où l'afflux d'une plus grande quantité de sang et des pulsations dans la partie malade. Rarement y a-t-il émission de sérum, mais presque toujours une exsudation du plasma s'accomplit de suite. Dans les inflammations les plus simples de cette espèce, les plaies par section, l'exsudation a, proportion gardée, une grande tendance à s'organiser, ce qu'on conçoit aisément, puisque la cause est passagère et la force vitale de la partie intacte. Dans les contusions, l'exsudation est plus abondante, la lésion plus profonde, l'inflammation plus tenace : de là une plus grande propension à la suppuration. Les inflammations déterminées par des agents chimiques, des vésicatoires, des caustiques, des brûlures, quand elles sont peu intenses et que l'action de la cause se borne à la surface, provoquent souvent d'abord un épanchement de sérosité, qui fait ampoule. Si l'action est plus vive et la destruction du tissu organique plus considérable, il y a toujours suppuration, et souvent aussi gangrène. Les irritations mécaniques et chimiques agissent dans les vaisseaux de la même manière qu'à la surface du corps.

Inflammations provoquées par des causes générales et internes. Elles sont de deux sortes :

1° La cause réside en partie dans le sang, dont la fibrine est plus abondante, et l'attraction pour le parenchyme plus grande. C'est le cas de presque toutes les phlegmasies internes, du rhumatisme aigu, de la pleurésie, de la pneumonie, etc.;

2° La cause tient à la partie malade des centres du système nerveux (probablement par réflexion), comme lorsque des phlegmasies internes éclatent après un refroidissement, une suppression de sécrétion, etc.

Je n'ai pas l'intention de passer en revue tous les cas possibles d'inflammations. Dans quelques unes, telles que les phlegmasies exanthématiques de la peau, il entre en jeu des circonstances particulières auxquelles je ne puis m'arrêter ici (contagion). A la plupart se joignent d'autres phénomènes, trouble des fonctions, souffrance générale de l'organisme (fièvre), dont l'étude m'entraînerait trop loin. Il me suffit d'avoir montré que les phénomènes précédemment décrits se retrouvent réellement dans les cas concrets, dont ils suffisent pour expliquer tous les symptômes essentiels, et que l'inflammation est réellement une maladie à part, analogue aux autres maladies.

Avant de terminer cet article, je jetterai encore un coup d'œil sur la thérapeutique de l'inflammation. Rien n'est plus difficile aujourd'hui que d'établir des principes thérapeutiques qui reposent sur une base physiologique, sur des faits positifs. Cependant il est permis de le tenter quand on étudie avec soin les phénomènes pathologiques et thérapeutiques. D'ailleurs ce que je vais dire ne s'applique qu'à l'inflammation locale dégagée de toutes complications, de fièvre, etc., et je n'ai nullement la prétention de le présenter comme un guide auquel le praticien puisse se confier en toute sûreté (1).

Examinons d'abord la saignée, et en premier lieu les émissions sanguines locales. Le développement de l'inflammation dépend d'une cause que nous avons cru entrevoir dans un surcroît d'attraction entre le parenchyme et le sang. On ne voit pas comment les émissions sanguines locales combattraient ou détruiraient cette cause. A la vérité, celle-ci détermine d'abord une congestion inflammatoire, une accumulation des globules du sang dans les capillaires dilatés. Évidemment, la saignée locale combat cet effet ; les scarifications déjà empêchent le sang de s'accumuler, en ouvrant aux globules de nouvelles issues, indépendamment de leurs couloirs naturels, les veines ; les sangsues et les ventouses produisent cet effet à un plus haut degré encore, car non seulement elles procurent des issues nouvelles, mais encore elles attirent le sang au dehors, et par conséquent agissent en sens inverse du parenchyme, qui tend à le retenir. Ce que je dis de la congestion s'applique aussi à la stase ; les

(1) Voyez Bouillaud, *Traité de Nosographie médicale*, Paris, 1846, t. I, pag. 127 et suivantes.

émissions sanguines locales peuvent empêcher qu'elle ne s'établisse, et la faire cesser quand elle est déjà établie. Elles s'opposent également à la production de l'œdème, et jusqu'à un certain point aussi à l'exsudation du plasma. Quand il y a accroissement de l'afflux du sang, elles peuvent en prévenir les suites fâcheuses, la déchirure des vaisseaux et l'extravasation; quand le relâchement des capillaires est secondaire et non primaire, qu'il dépend de l'accumulation du sang, que la cause de l'inflammation est passagère et dure peu, elles peuvent donc, employées à temps, empêcher la stase de s'établir et *couper* l'inflammation. Lorsque la cause agit pendant longtemps, leur utilité n'est que passagère, instantanée; il faut les répéter souvent et les prolonger beaucoup pour qu'elles aient de l'efficacité; même après l'extinction de la cause, elles peuvent encore se montrer utiles. Nous avons parlé de la congestion passive dans laquelle les capillaires, gorgés de globules, ne sauraient se contracter et revenir à leur état primitif; en pareil cas, les émissions sanguines les débarrassent de leur trop-plein. Mais dans les congestions actives, où la persistance de la réplétion par le sang dépend d'un relâchement primaire des parois des vaisseaux, on conçoit qu'elles ne peuvent, au contraire, rien. Elles n'exercent non plus aucune influence directe sur les terminaisons de l'inflammation, sur le développement ultérieur de l'exsudation; mais quand la persistance d'une congestion inflammatoire fait que l'exsudation déjà existante ne peut ni s'organiser ni se résoudre, et passe à la suppuration, leur utilité saute aux yeux.

D'un autre côté, cependant, elles peuvent nuire comme nouvelles lésions devenant nouvelles causes d'inflammation. De là la règle pratique de ne pas, sans nécessité, les appliquer immédiatement sur les parties enflammées, quoique ce soit de cette manière qu'elles agissent avec le plus d'énergie.

Quant à la saignée générale, elle a trois manières d'agir:

1° Elle déprime le système nerveux et la force vitale. C'est même là, sans doute, ce qui lui donne le plus d'importance pour la pratique. Mais donner l'explication physiologique du comment elle produit cet effet, présente de grandes difficultés. À peine entrevoyons-nous comment une dépression du système nerveux peut détruire la cause de l'inflammation et faire cesser le surcroît d'attraction du parenchyme pour le sang. Évidemment la chose a surtout lieu aisément lorsque la cause de l'inflammation a été transmise, par réflexion, des centres nerveux à leurs extrémités périphériques.

2° On a coutume d'admettre que la saignée modifie le sang, et détruit la portion de la cause d'inflammation qui réside en lui. Mais cette assertion manque de preuve. Nous savons, par les recherches d'Andral, Gavarret, Simon et autres, que, dans les cas où l'on doit admettre une diathèse inflammatoire générale, le sang montre un changement matériel; il contient davantage de fibrine, dont la quantité croît et décroît avec l'intensité de l'inflammation. Mais Andral et Gavarret ont trouvé que la saignée ne diminue pas la fibrine du sang. Il n'est donc pas probable qu'elle combatte directement la portion de cause de la phlegmasie qui réside dans ce liquide.

3° Nous nous attacherons surtout ici à l'effet local de la saignée sur la partie enflammée, parce qu'il est plus aisé de l'observer et de le démontrer. La saignée générale peut agir de plusieurs manières en sens inverse de l'accumulation locale du sang, de sa stase et de son afflux plus abondant. Elle le fait d'abord en accroissant le tirage, influence antiphlogistique qu'elle exerce surtout quand on la pratique sur les veines qui éconduisent le sang immédiatement de la partie malade. Mais son action, sous ce rapport, est évidemment fort inférieure à celle des émissions sangines locales, ou au moins des sangsues et des ventouses, qui combattent directement le surcroît d'attraction entre le parenchyme et le sang. La saignée influe encore sur les inflammations locales en ce que, diminuant la masse du sang, elle diminue aussi jusqu'à un certain point l'affluence du liquide vers la partie malade; mais, de toute évidence, son avantage à cet égard est très faible comparativement à ses inconvénients, de sorte que son utilité pratique se réduit presque à zéro. Je ne parle point de l'influence révulsive qu'on lui attribue; elle me paraît douteuse, et je me sens hors d'état d'en donner l'explication physiologique.

De ces considérations il suit que l'effet local et physique des saignées dans les inflammations est très faible, et absolument inférieur à celui des émissions sanguines locales. Leur action modifiante sur le sang semble aussi devoir à peine être prise en considération. Il ne reste donc que l'influence générale sur la force vitale et le système nerveux, et nous sommes arrivés par la théorie au même résultat que Marshall Hall par la pratique, savoir, que les saignées abondantes et poussées jusqu'à la syncope sont les seules qui agissent antiphlogistiquement ; mais qu'il faut les faire avec le moins de perte possible de sang, en ouvrant largement la veine et tenant le sujet debout ; de petites saignées, répétées à de longs intervalles, non seulement n'enraient pas l'inflammation, mais encore nuisent en diminuant la masse du sang.

L'artériotomie agit, comme la saignée veineuse, en diminuant la masse du sang, effet qui n'a point d'importance comme moyen thérapeutique ; mais elle diffère d'elle en ce qu'au lieu d'accroître l'écoulement elle diminue l'afflux. Sous ce rapport, elle est donc préférable, puisque, naturellement, le sang ne peut s'arrêter dans une partie où il n'afflue pas, et qu'il vaut mieux prévenir la stase que de la combattre quand elle s'est opérée. Mais un moyen plus sûr et plus durable que l'artériotomie d'arrêter l'afflux du sang sans en perdre, consiste à lui interdire l'accès de la partie malade, soit momentanément, par la compression des artères, soit d'une manière durable, par la ligature de ces vaisseaux. Un pareil moyen est sans doute justifié par la théorie dans les cas importants et là où l'on peut l'employer, par exemple dans les inflammations du cerveau et de ses membranes ; qu'il ait aussi de l'importance, sous le point de vue pratique, c'est ce que prouvent plusieurs cas récents où, en France et en Angleterre, il a produit les meilleurs résultats dans des affections inflammatoires de l'encéphale.

Les saignées générales ne sauraient avoir aucune utilité directe dans les diverses terminaisons de l'inflammation. Elles ne peuvent être indiquées là qu'autant qu'il s'agit d'écarter des complications, par exemple la persistance d'une phlegmasie aiguë, qui s'oppose à la résolution et détermine une tendance à la suppuration.

On emploie souvent le froid et le chaud dans les inflammations. Il n'est pas facile d'en expliquer physiologiquement la manière d'agir.

Le froid, quand il agit localement sur des parties saines, provoque d'abord les phénomènes de la première période de la congestion : resserrement des capillaires, accélération de la circulation dans leur intérieur, et diminution de la quantité des globules, d'où pâleur de la partie ; plus tard, lorsque son action continue, on voit paraître les symptômes de la seconde période : dilatation des capillaires, accumulation du sang et accroissement de la chaleur.

Employé localement à titre d'antiphlogistique, le froid empêche évidemment la production de la chaleur inflammatoire, qu'il absorbe sur-le-champ ; son action est donc agréable au point de vue de la sensation, et calmante pour les nerfs de la partie malade; il est possible et même vraisemblable que par là il détruise, ou au moins diminue la cause de l'inflammation, en tant qu'elle réside dans les nerfs périphériques ou dans le parenchyme. Mais si cette cause a pour siége les centres du système nerveux, comme dans toutes les inflammations réflexes, notamment le rhumatisme, l'application du froid sur la partie malade ne saurait rien faire contre elle : aussi est-elle beaucoup moins efficace dans les phlegmasies rhumatismales que dans les inflammations traumatiques. Un second mode d'action antiphlogistique du froid consiste en ce qu'il resserre les capillaires, et par là combat directement la congestion inflammatoire. Ces deux effets de sa part le rendent un puissant antiphlogistique pendant la période de congestion. Il paraît que l'influence paralysante qu'il exerce sur les capillaires, et qui ne manque jamais quand il agit longtemps sur des parties saines, n'a lieu que faiblement ou même n'a pas lieu du tout à l'égard des parties enflammées. D'après cela, il n'est indiqué, à proprement parler, que pendant la période de congestion. Il influe comme obstacle sur le développement de l'exsudation, car tout abaissement de température empêche la force plastique de se développer. Comme il combat l'inflammation proprement dite, quand elle persiste encore, et que c'est sur cette dernière principalement que repose la conversion de l'exsudation en pus, il s'oppose aussi à cette conversion et favorise le passage de l'exsudation à l'organisation.

La chaleur a une action inverse de celle du froid. Elle favorise tout d'abord les congestions locales, et par conséquent augmente l'inflammation proprement dite. Elle agit de même, surtout quand elle est humide, par rapport au développement spontané de l'exsudation, à la conversion de laquelle en pus elle aide. Elle s'oppose directement au passage à l'induration inflammatoire et à l'hypertrophie.

De là découlent d'elles-mêmes les indications pour l'emploi du froid et du chaud dans les cas particuliers.

Le tartre stibié et le nitre sont depuis longtemps célèbres comme antiphlogistiques (1). Il serait prématuré sans doute de vouloir don-

----

(1) Voyez Rasori, *Théorie de la phlogose*, trad. par S. Pirondi, Paris, 1839, 2 vol. in-8.

ner une théorie complète de leur manière d'agir ; cependant on peut au moins l'essayer. Ces sels, pris à l'intérieur, n'ont évidemment aucune influence locale directe sur la partie enflammée, et l'on ne voit pas non plus comment ils pourraient combattre directement la cause de l'inflammation. Leur influence semble se diriger principalement sur le sang, et consister en ce qu'ils y diminuent l'excès de fibrine, ce qui, probablement, détruit la portion de la cause inhérente à ce liquide ; aussi les voyons-nous agir surtout dans les inflammations qui dépendent d'une diathèse inflammatoire générale, le rhumatisme aigu, la pleurésie, etc.

Ce qu'ils opèrent lentement et peu à peu, le calomélas paraît le faire d'une manière soudaine par une excrétion locale rapide de la fibrine excédante. Lorsqu'on administre ce sel pendant la première période d'une phlegmasie violente et menaçante, avant que l'exsudation ait eu lieu, qu'on le fait prendre à grandes doses et à de courts intervalles, que, pour plus de sûreté, on l'associe à des drastiques, par exemple au jalap, les selles ne sont pas jaunes et en bouillie, mais d'un rouge brun et marronées ; elles contiennent du sang extravasé et un grand nombre de flocons jaunâtres ou blanchâtres ; elles ont une forte réaction alcaline. Ce traitement détermine donc une excrétion de fibrine par le canal intestinal, et par là diminue instantanément la diathèse inflammatoire du sang. Je n'ose pas décider si l'irritation locale de l'intestin agit directement en sens inverse de la cause de l'inflammation, par une espèce d'influence réflexe ; mais cet effet, s'il a lieu, ne me paraît pas être la chose principale.

A l'égard des dérivatifs, vésicatoires et autres, ils ne sauraient agir localement contre la congestion inflammatoire, la stase ou l'exsudation, ni exercer une influence générale en modifiant le sang ; leur action ne peut être dirigée que contre la cause de l'inflammation, en tant qu'elle dépend des nerfs périphériques ou de leur système central ; elle rentre donc dans un domaine encore fort obscur, celui de la pathologie nerveuse.

TABLE

DU NEUVIÈME VOLUME.

FIN DE LA TABLE DU NEUVIÈME VOLUME.

www.ingramcontent.com/pod-product-compliance
Lightning Source LLC
LaVergne TN
LVHW010606180726
843502LV00001B/154